全国中医药行业高等职业教育"十三五"规划教材

中医内科学

（第二版）

（供中医学、针灸推拿、中医骨伤等专业用）

主 编◎周英信 杨德全

中国中医药出版社
·北 京·

图书在版编目（CIP）数据

中医内科学 / 周英信，杨德全主编 . —2 版 . —北京：中国中医药出版社，2018.8（2022.4 重印）

全国中医药行业高等职业教育"十三五"规划教材

ISBN 978 - 7 - 5132 - 4961 - 4

Ⅰ . ①中… Ⅱ . ①周… ②杨… Ⅲ . ①中医内科学—高等职业教育—教材

Ⅳ . ① R25

中国版本图书馆 CIP 数据核字（2018）第 090375 号

中国中医药出版社出版

北京经济技术开发区科创十三街 31 号院二区 8 号楼

邮政编码 100176

传真 010-64405721

河北品睿印刷有限公司印刷

各地新华书店经销

开本 787×1092 1/16 印张 28.75 字数 592 千字

2018 年 8 月第 2 版 2022 年 4 月第 4 次印刷

书号 ISBN 978 - 7 - 5132 - 4961 - 4

定价 87.00 元

网址 www.cptcm.com

服 务 热 线 010-64405510

购 书 热 线 010-89535836

维 权 打 假 010-64405753

微信服务号 zgzyycbs

微商城网址 https://kdt.im/LIdUGr

官 方 微 博 http://e.weibo.com/cptcm

天猫旗舰店网址 https://zgzyycbs.tmall.com

李伏君（千金药业有限公司技术副总经理）

李灿东（福建中医药大学校长）

李建民（黑龙江中医药大学佳木斯学院教授）

李景儒（黑龙江省计划生育科学研究院院长）

杨佳琦（杭州市拱墅区米市巷街道社区卫生服务中心主任）

吾布力·吐尔地（新疆维吾尔医学专科学校药学系主任）

吴　彬（广西中医药大学护理学院院长）

宋利华（连云港中医药高等职业技术学院教授）

迟江波（烟台渤海制药集团有限公司总裁）

张美林（成都中医药大学附属针灸学校党委书记）

张登山（邢台医学高等专科学校教授）

张震云（山西药科职业学院党委副书记、院长）

陈　燕（湖南中医药大学附属中西医结合医院院长）

陈玉奇（沈阳市中医药学校校长）

陈令轩（国家中医药管理局人事教育司综合协调处副主任科员）

周忠民（渭南职业技术学院教授）

胡志方（江西中医药高等专科学校校长）

徐家正（海口市中医药学校校长）

凌　娅（江苏康缘药业股份有限公司副董事长）

郭争鸣（湖南中医药高等专科学校校长）

郭桂明（北京中医医院药学部主任）

唐家奇（广东湛江中医学校教授）

曹世奎（长春中医药大学招生与就业处处长）

龚晋文（山西卫生健康职业学院／山西省中医学校党委副书记）

董维春（北京卫生职业学院党委书记）

谭　工（重庆三峡医药高等专科学校副校长）

潘年松（遵义医药高等专科学校副校长）

赵　剑（芜湖绿叶制药有限公司总经理）

梁小明（江西博雅生物制药股份有限公司常务副总经理）

龙　岩（德生堂医药集团董事长）

中医药职业教育是我国现代职业教育体系的重要组成部分，肩负着培养新时代中医药行业多样化人才、传承中医药技术技能、促进中医药服务健康中国建设的重要职责。为贯彻落实《国务院关于加快发展现代职业教育的决定》（国发〔2014〕19号）、《中医药健康服务发展规划（2015—2020年）》（国办发〔2015〕32号）和《中医药发展战略规划纲要（2016—2030年）》（国发〔2016〕15号）（简称《纲要》）等文件精神，尤其是实现《纲要》中"到2030年，基本形成一支由百名国医大师、万名中医名师、百万中医师、千万职业技能人员组成的中医药人才队伍"的发展目标，提升中医药职业教育对全民健康和地方经济的贡献度，提高职业技术院校学生的实际操作能力，实现职业教育与产业需求、岗位胜任能力严密对接，突出新时代中医药职业教育的特色，国家中医药管理局教材建设工作委员会办公室（以下简称"教材办"）、中国中医药出版社在国家中医药管理局领导下，在全国中医药职业教育教学指导委员会指导下，总结"全国中医药行业高等职业教育'十二五'规划教材"建设的经验，组织完成了"全国中医药行业高等职业教育'十三五'规划教材"建设工作。

中国中医药出版社是全国中医药行业规划教材唯一出版基地，为国家中医中西医结合执业（助理）医师资格考试大纲和细则、实践技能指导用书、全国中医药专业技术资格考试大纲和细则唯一授权出版单位，与国家中医药管理局中医师资格认证中心建立了良好的战略伙伴关系。

本套教材规划过程中，教材办认真听取了全国中医药职业教育教学指导委员会相关专家的意见，结合职业教育教学一线教师的反馈意见，加强顶层设计和组织管理，是全国唯一的中医药行业高等职业教育规划教材，于2016年启动了教材建设工作。通过广泛调研、全国范围遴选主编，又先后经过主编会议、编写会议、定稿会议等环节的质量管理和控制，在千余位编者的共同努力下，历时1年多时间，完成了83种规划教材的编写工作。

本套教材由50余所开展中医药高等职业教育院校的专家及相关医院、医药企业等单位联合编写，中国中医药出版社出版，供高等职业教育院校中医学、针灸推拿、中医骨伤、中药学、康复治疗技术、护理6个专业使用。

本套教材具有以下特点：

1. 以教学指导意见为纲领，贴近新时代实际

注重体现新时代中医药高等职业教育的特点，以教育部新的教学指导意见为纲领，注重针对性、适用性以及实用性，贴近学生、贴近岗位、贴近社会，符合中医药高等职业教育教学实际。

2. 突出质量意识、精品意识，满足中医药人才培养的需求

注重强化质量意识、精品意识，从教材内容结构设计、知识点、规范化、标准化、编写技巧、语言文字等方面加以改革，具备"精品教材"特质，满足中医药事业发展对于技术技能型、应用型中医药人才的需求。

3. 以学生为中心，以促进就业为导向

坚持以学生为中心，强调以就业为导向、以能力为本位、以岗位需求为标准的原则，按照技术技能型、应用型中医药人才的培养目标进行编写，教材内容涵盖资格考试全部内容及所有考试要求的知识点，满足学生获得"双证书"及相关工作岗位需求，有利于促进学生就业。

4. 注重数字化融合创新，力求呈现形式多样化

努力按照融合教材编写的思路和要求，创新教材呈现形式，版式设计突出结构模块化，新颖、活泼，图文并茂，并注重配套多种数字化素材，以期在全国中医药行业院校教育平台"医开讲－医教在线"数字化平台上获取多种数字化教学资源，符合职业院校学生认知规律及特点，以利于增强学生的学习兴趣。

本套教材的建设，得到国家中医药管理局领导的指导与大力支持，凝聚了全国中医药行业职业教育工作者的集体智慧，体现了全国中医药行业齐心协力、求真务实的工作作风，代表了全国中医药行业为"十三五"期间中医药事业发展和人才培养所做的共同努力，谨此向有关单位和个人致以衷心的感谢！希望本套教材的出版，能够对全国中医药行业职业教育教学的发展和中医药人才的培养产生积极的推动作用。需要说明的是，尽管所有组织者与编写者竭尽心智，精益求精，本套教材仍有一定的提升空间，敬请各教学单位、教学人员及广大学生多提宝贵意见和建议，以便今后修订和提高。

国家中医药管理局教材建设工作委员会办公室

全国中医药职业教育教学指导委员会

2018 年 1 月

《中医内科学》是"全国中医药行业高等职业教育'十三五'规划教材"之一，供全国中医药高等职业教育中医学、针灸推拿、中医骨伤等专业教学使用。本教材以学生为中心，坚持以立德树人为根本，以"铸中医魂、做中医人"为职业理念，以"仁心立人、仁术立业、医道立世"为育人理念，根据中医职业岗位能力需求，以中医类专业设置与中医行业发展需求、课程内容与中医职业标准、教学过程与中医临床过程"三对接"为编写宗旨，以中医临床思维能力和中医内科常见病证的辨证论治能力培养为重点，充分体现中医临床内科岗位的职业特征，遵循中医药人才培养规律，依照中医内科学课程标准，在开展课程建设的实践研究中进行开发编写。

教材编写坚持以服务中医药发展战略需求，面向基层，突出基础、突出技能、突出特色，培养高素质技术技能中医人才为根本目标；坚持以"实际、实用、实践、实效"为原则，力求贴近中医临床实际、符合学生学习实际，进而使教学内容体现实用、实效，以训练提高中医临床思维能力为基本要求，以提升中医实践技能水平为根本目标，按照中医执业助理医师岗位项目任务进行立项开发教材。为确保编写质量，编委会组织了中医临床与教学一线的专家、教授进行了认真的论证和研发，编写设计上着手抓住基本内容、关键内容和核心内容，抓住基础能力、关键能力和核心能力，抓住基本技能、专业技能和综合技能，着力体现教材编写的先进性、科学性、实用性、针对性和创新性。

本教材内容共分九大模块。模块一为绪论，主要介绍中医内科学课程性质、明确中医内科学的任务；概要性地阐明中医内科学术理论的起源与发展；系统介绍中医内科学临证的诊察与识病、辨证、论治基本程序；明确中医内科学学习方法及要求。各论共分肺系病证、心系病证、脑系病证、脾胃系病证、肝胆病证、肾系病证、气血津液病证、经络肢体病证八大模块，各模块则以所属常见病证为学习项目，全书共有48个病证项目。而每个病证项目的主要内容，首先列出明确的学习任务与目标，正文突出以案例导入为引领，然后分别介绍病因病机、诊断与鉴别诊断、辨证论治、预防与调护等主体内容，并附有病案分析。书末附有中医内科常用方剂索引。本教材涵盖了中医执业医师资格考试中医内科学48个病种，以中医助理执业医师资格考试中医内科学43个病种为重点内容。

中医内科常见病证项目是本教材的基本内容，教材各病证概述部分阐明病证的概念，简述病证的源流及与西医病名的关系。【病因病机】突出常见病因、病机概要两大内容，简明扼要阐明发病的主要病因、基本病机、病位、病理性质、病理因素与病机转化。【诊断与鉴别诊断】诊断依据主要包括临床要表现、病史特点及其相关检查三大内容，病证鉴别列举其主要相关病证的类证鉴别。【辨证论治】内容主要有辨证要点、治疗原则、分证论治三大部分。辨证要点突出临床辨证思路，内容简明扼要。治疗原则主要阐明治疗的基本原则。分证论治为教材的关键与核心，其内容有五个方面：一是证候，包括主症、兼症与舌脉三大主体内容；二是审证求机，阐明病证特点及其基本病机；三是治法，法从证立；四是方药，包括治疗的代表方剂及其常用药物；五是临床运用，突出方药的灵活使用，随症加减，方随证变，主要列出常用加减变化。【预防与调护】简明扼要病证的预防措施和调护要点。【结语】概括说明病证的主要病因、基本病机、病证特征、临证要点等内容。

本书编写特点：一是编写体例上突出实际、实效。在病因病机部分分为常见病因、病机概要两大层次，内容清晰，重点突出；在编写体例上，强化病机概要，明确列出基本病机、病位、病理性质、病理因素、病机转化，让学生清晰学习的核心和特色所在。二是教材内容取舍上突出中医临床岗位能力需求。内容上增加和强化了教材的功能导向作用，引导如何学习好中医内科学，关键在于筑基铸魂，弘毅励志，并强调了学习要求；在教材内容取舍上，以中医执业（助理）医师资格考试中医内科学单元细目病种为纲，并根据临床常见病证进行选择，增加了中医临床优势病证项目如阳痿、遗精、耳鸣耳聋等，舍去了相对较少的病证如肺痿、疟疾，非优势病种关格，更加符合中医临床岗位的实际需要。三是教材栏目突出特色与创新。诊断上突出主症与病证特征，兼顾伴随症（兼症），注重病证的发病特点及诱因，充分突出中医病证的诊断思维模式，辨证论治栏目中增加审证求机一项，更能反映中医辨证论治的临床思维方法及其临床路径，审证求机栏目的增设是本次编写体例的创新点。

本教材的编写分工：模块一绪论、模块五的概述内容、项目胃痛由周英信编写；各论除模块五外的其他七大模块的概述内容，项目郁证、血证、痰饮以及常用方剂由高征编写；项目感冒、咳嗽、哮病由杨德全编写；项目喘证、肺痈、肺痿、肺胀由杨昆编写；项目心悸、胸痹（附真心痛）、不寐由赵敏编写；项目头痛、眩晕、中风由曾洪长编写；项目癫狂、痫病、痴呆由杨澄编写；项目痞满、呕吐、噎膈、呃逆由李芬芳编写；项目腹痛、泄泻、痢疾、便秘由杨定芳编写；项目胁痛、黄疸、积聚由周微红编写；项目鼓胀、颤证由于明宇编写；项目水肿、淋证、癃闭由黄承伟编写；项目阳痿、遗精、耳鸣耳聋由傅渤珺编写；项目消渴、汗证、内伤发热由张重州编写；项目虚劳、癌病、厥证由魏芳编写；项目痹证、痿证、腰痛由黄元华编写。本书主编、副主编共同参与了审稿，黄元华、李芬芳、于明宇协助完成，最后由主编周英信教授统稿、审修、定稿。

编委会全体同仁，在时间紧、任务重的情况下，不辞辛劳，精心笔耕，如期完稿。在本书的编写过程中，编者参考和吸收了多种相关教材、著作中的资料，并得到了编写单位的大力支持，在此一并致以衷心的感谢。由于编者水平有限，如有疏漏不足之处，敬请各院校师生和读者提出宝贵意见，以便再版时修订完善。

《中医内科学》编委会

2018 年 2 月

目录

1

扫一扫，看课件

模块一

绪　论

绪论由概论、内科疾病的辨证论治纲要、学习方法与要求三大项目内容组成。概论主要介绍中医内科学的课程性质、课程定位、研究范围，简要阐明中医内科学的发展简史；辨证论治纲要重点介绍了中医内科疾病的辨治原则、临证的基本程序、临证的思维方法、预防与调护等。学习方法与要求上，从立志做中医传人着手，按照中医成才规律要求和中医内科学学科特点，对学习者提出了明确要求，以期提升学生的学习能力，达到该课程的学习目标。

项目一　中医内科学概论

【学习目标】
　　1. 掌握中医内科学的定义、性质和范围。
　　2. 熟悉中医内科疾病的命名和特点。
　　3. 熟悉中医内科学术流派历史沿革中重要的代表人物、学术成就及其主要著作。
　　4. 了解中医学的发展简史。

一、中医内科学的定义及性质

中医内科学是运用中医学理论和中医临床辨证思维方法，研究内科疾病的病因病机、发展规律、诊断、辨证论治及预防康复等方面的一门临床学科。

中医内科学古称"大方脉""杂医"等，它继承了历代医家的学术思想和医疗经验，同时又汲取了现代中医内科在理论和实践方面的新成就、新技术、新进展，在中医学尤其临床学科体系中占有重要地位。

中医内科学以脏腑、经络、气血津液等理论为指导，系统地反映了中医辨证论治的特点。

本课程是中医类专业的核心课程，是临床其他各科的基础。同时也是中医执业（助理）医师考试的主要课程。

二、中医内科疾病的范围及分类

中医内科疾病的范围很广，传统将其研究的疾病分为外感病和内伤病两大类。

1. 外感热病　主要指《伤寒论》及《温病学》所说的伤寒、温病等热性病，主要由外感风、寒、暑、湿、燥、火六淫及疫疠之气所致，是以六经、卫气营血和三焦的生理、病理理论为指导，依据六经辨证、卫气营血辨证、三焦辨证，分别进行证候归类和辨证论治。

2. 内伤杂病　主要指《金匮要略》及后世内科专著所述的脏腑、经络、气血津液等杂病，主要由情志过极、饮食不节、劳倦等内伤因素所致，是以脏腑、经络、气血津液的生理、病理理论为指导，依据脏腑辨证、经络辨证、气血津液辨证，来进行证候归类和辨证论治。

随着时代的前进、学术的发展、学科的分化，原属于中医内科疾病范畴的外感病如伤寒、温病等热性病已另设专科，内科的部分急症则编入《中医急诊学》。

本版教材所讨论的内容主要是内伤杂病和部分外感热病。即以脏腑、经络、气血津液疾病为主要研究和阐明的对象，按其体系分为肺系病证、心系病证、脑系病证、脾胃系病证、肝胆系病证、肾系病证、气血津液病证、肢体经络病证八大模块，涵盖了49种中医内科常见病证子项目；以病证项目为单位，逐一阐明每一病证的基本概念、历史沿革、病因病机、诊断及鉴别诊断、辨证论治、病证的转归预后、预防与调摄等具体内容。

三、中医内科疾病的命名及特点

1. 中医内科疾病的命名　中医内科疾病的命名原则主要是以病因、病机、病理产物、病位、主症、体征为依据。以病因命名的如中风、中暑、虫证等；以病机命名的如郁证、痹证、厥证等；以主症命名的如咳嗽、喘证、呕吐、泄泻、眩晕等；以主要体征命名的如黄疸、积聚、水肿、鼓胀等；以病位与主症命名的如胃痛、腹痛、头痛等；以病位与病机命名的如胸痹、肝着、肾着、肺痿等；以病理产物命名的如痰饮等。

2. 中医内科疾病的特点　外感热病病因为六淫、戾气等外邪。六淫发病常与季节有关，起病较急，病邪多由皮毛、口鼻而入，由表传里，多具有季节性、传变性。若兼夹戾气、疫毒，则具有传染性、流行性。内伤杂病病因多为饮食、劳倦、情志所伤，其特点是多因素相加、多脏腑相关、多病性复合、多病证杂见，其基本病机为脏腑气血阴阳失调。在病情演变过程中，往往脏病及脏、脏病及腑。因复感外邪，或多种病理因素的产生，而出现寒热虚实错杂的证候，可多证重叠。

四、中医内科学的发展简史

中医内科学的形成与发展源远流长，经历了漫长的历史过程。几千年来，在长期与疾病做斗争的探索实践中，积累了丰富的经验，使中医内科学术内容日渐丰富，理论逐渐完善，形成了相对独立的临床学科体系，为人类的卫生保健事业做出了重大贡献。

（一）萌芽时期（殷商时期）

早在原始社会，人们在生活和与疾病做斗争的同时，便开始了原始的医药活动，如《淮南子·修务训》所载"神农氏……尝百草……当此之时，一日而遇七十毒"，就生动地反映了我们的祖先发现药物的过程。随着与疾病做斗争经验的不断积累，人们对内科疾病有了初步的认识和相应治疗。在殷代甲骨文中，已有"疾首""疾身""疾足""风疾""疟疾""蛊"等内科疾病的记载。殷商时代已发明汤液、药酒治疗疾病。西周时期将医学进行分科，有了疾医、疡医、食医、兽医等分工不同的医师，其中的疾医可谓最早的内科医师。

（二）奠基时期（春秋战国至秦汉时期）

始于战国，成书于西汉的《黄帝内经》是一部划时代的医学巨著，全面总结了秦汉以前的医学成就，其显著特点是体现了整体观念和辨证论治，对内科疾病分别从脏腑、经络、气血津液等生理系统，风、寒、暑、湿、燥、火等病因，以及疾病的临床表现特点等方面来加以认识，为后世内科疾病的分类与命名打下了基础，也成为中医内科学术理论发展的渊源。

东汉张仲景总结前人的经验，并结合自己的临床体会，著成《伤寒杂病论》，创立了包括理、法、方、药在内的六经辨证论治理论体系和脏腑辨证论治理论体系。辨证论治理论体系的确立为中医内科学的形成奠定了基础。

（三）形成时期（魏晋至金元时期）

1. 病因学、症状学、诊断学、治疗学的成就　在病因学方面，晋代葛洪《肘后备急方》记载有尸注、癞、沙虱；隋代巢元方编著的《诸病源候论》是最早的中医病因病理学专著，书中主要论述了各种疾病的病因和症状，并对许多内科病证的发病机理做了解释，为中医内科疾病的病因病机理论发展奠定了基础；南宋陈无择《三因极一病证方论》把病因分为内因、外因、不内外因三类。

在症状学方面，《诸病源候论》记述内科病候852种左右，对胸痹的症状如疼痛性质、部位与预后均有较为全面的论述；唐代孙思邈《千金要方》指出消渴病易发疮疡；王焘《外台秘要》指出消渴病"每发则小便至甜"的特征。在诊断学方面，晋代王叔和《脉经》使脉学理论与方法系统化，并将相似的脉象进行排列比较，便于掌握，对内科疾病的诊断起了很大作用，成为我国第一部脉学专著。在治疗学方面，晋代葛洪《肘后备急方》用青蒿治疗疟疾，用海藻治疗瘿病；唐代的《千金要方》肯定了《神农本草经》用常山、蜀漆治疗疟疾，继《伤寒杂病论》之后提出用白头翁、苦参治痢疾，用槟榔治疗寸白虫，用谷皮治脚气等。北宋由国家颁行的《太平圣惠方》《圣济总录》收载了大量内科方药。

2. 学术理论的创新，如金元四大家学说的形成　金元时期，中医学术理论有许多创新和发展，影响深远。如刘完素倡火热病机学说，治疗主张用寒凉；张从正治病力主攻邪，邪去则正安，善用汗、吐、下三法；李东垣论内伤而重视脾胃，提出"内伤脾胃，百病由生"的论点，首创脾胃内伤学说，治疗多用补脾升阳法；朱丹溪创"阳常有余，阴常不足"之说，而主养阴。金元时期名医大家对中医的创新发展，极大地丰富了中医内科学的理论和实践。至此，中医内科学术体系已初步形成。

（四）完善发展时期（明清时期）

明清时期，中医内科学术日益充实、发展和完善。如明代薛己所著《内科摘要》是第一部以"内科"命名的著作。王纶在《明医杂著》中提出"外感法仲景，内伤法东垣，热病用完素，杂病用丹溪"，是对内科学术思想的一个很好的概括。王肯堂《证治准绳》、张介宾《景岳全书》、秦景明《症因脉治》等著作，对内科疾病都有深刻的认识。清代的内科著作特别丰富，如《古今图书集成·医部全录》《医宗金鉴》《临证指南医案》《张氏医通》《证治汇补》《医学心悟》《辨证录》《血证论》《医林改错》《湿热条辨》《温热论》《温病条辨》《温疫论》等。清代内科学术的最大成就是温病学说的发展，如叶天士的《温热论》，创立了温病卫气营血辨证论治理论体系；吴鞠通的《温病条辨》，创立了温病三焦辨证论治理论体系，进一步丰富了温病辨证论治的内容。温病学说的形成及实践，标志着温病学在中医内科学范围内，形成了一个与伤寒不同的又一个外感热病体系，也使中医内科理论体系更加成熟与完善。

（五）创新发展时期

自20世纪50年代起，中医内科学术进入到一个崭新的历史发展时期。在继承与创新的基础上，全国各省市先后建立了中医药方面的医疗、教学、科研机构，培养了一大批中医内科学术人才。如对中医内科学术文献进行整理和研究，编写出版了《实用中医内科学》等一批中医内科学专著，开展名老中医学术继承工作，鼓励当代名医名家著书立说，对中医内科学术发展提出许多见解与发挥，促进了中医内科学术理论的传承与创新。借助西医学和现代科学研究手段，辨病与辨证相结合，促进了专科专病的深化研究。这一时期的中医内科学在临床研究、理论研究、实验研究方面自我创新、自我发展，特别是在肝胆病、脾胃病、心脏病、肾与膀胱病、血液病、中风病、热病、咳喘病、血证、厥脱、痹证、癫狂、高血压病、内分泌及代谢异常性疾病等方面较为突出，极大地丰富了中医内科学的证治内容，并在一些疾病的诊断、辨证规范和防治方法的研究上有了较大的更新与发展。

随着医学实践的不断深入和发展，中医内科学的学科分化日趋明显，新的中医内科专科专病著作相继出版，在一定程度上标志着学科的不断细化。如《中医体质学》《中医脑病学》《中医风湿病证治学》《中医脾胃病学》《中医男科学》《中医肿瘤学》《中医肾脏病学》等，全面总结了古今中医内科相关专科专病的成就和经验，反映了当代中医内科学理论研究和临床实践的新成果，为相关专科的创建奠定了坚实的理论与诊疗基础。

综上所述，中医内科学的形成和发展，对中华民族的繁衍昌盛发挥了独特的作用。中医药迎来全面发展新时代，我们要多措并举贯彻落实《中华人民共和国中医药法》。首先是加大中医内科学及其交叉学科人才培养的力度，尤其是国医大师、中医名医的学术传承工作。二是加强对中医内科学的学科建设。要遵循中医内科学发展规律，保持中医学的自身特点和优势，完善中医内科学术理论和内科疾病的诊治规范。要正确处理继承与创新的关系，一方面以继承中医学的精粹为基础，加强危重症和中医优势病种的研究，提高临床疗效，发挥学术优势；另一方面是从中医学自身的学术特点出发，运用现代科学技术手段，重视与相关学科的交叉渗透，积极开展研究工作，揭示其本质，探索其规律，拓宽学科领域，培植新的学科，促使中医内科学成为更加先进的学科体系，不断提高理论与临床水平，使其在新时期取得更大发展。

复习思考

1. 中医内科学的基本概念是什么？
2. 怎样理解中医内科学的学科属性、任务及地位？
3. 中医内科疾病如何进行分类？举例说明中医内科疾病的命名方法。
4. 简述"金元四大家"的代表人物及其学术思想。
5. 明清时期中医内科学术发展体现在哪些方面？

项目二　中医内科学辨证论治纲要

【学习目标】
　　1.掌握中医内科的病、证、症的概念及其关系。
　　2.掌握中医内科疾病的辨治原则。
　　3.熟悉中医内科的临证程序。
　　4.了解中医内科疾病的预防与调护。

一、中医内科的病、证、症的概念及其关系

　　病，即疾病，是特定病因作用于人体后，正邪相争而引起阴阳失调、脏腑组织损伤或生理功能障碍的一个完整的病理过程。在这一过程中，始终存在着损伤、障碍与修复、调节的矛盾斗争，亦即邪正斗争。每种疾病一般都有一定的发病原因、病机、发展规律和转归，即都有其发生、发展和变化的基本规律，这是由疾病的基本矛盾决定的，均有较固定的临床症状和体征，有诊断要点和与相似疾病的鉴别点，如感冒、肺痈、肠痈、痢疾、消渴等。因此，疾病这一概念反映了某一种疾病全过程的总体属性、特征和规律，揭示了疾病全过程的基本矛盾。

　　证，即证候，是对疾病发展过程中某一阶段或某一类型的病理概括。一般由一组相对固定的、有内在联系的、能揭示疾病某一阶段或某一类型病变本质的症状和体征构成。通过辨证分析，辨明病机，明晰病变部位、原因、性质、邪正盛衰变化，故证候能够揭示疾病过程中某一阶段的主要矛盾和病理变化本质，是确定治法、处方遣药的依据。如风寒感冒、肝阳上亢、心血亏虚、心脉痹阻等，都属证的概念。

　　症，即症状，包括症状（狭义）和体征。症状（狭义）是指患者出现的异常的主观感觉或不适，如恶寒怕冷、酸、麻、胀、痛、烦躁等；体征是指医生检查患者时所发现的一些异常的客观征象，如发热、浮肿、病理舌象、病理脉象等。症是判断疾病、辨识证候的主要依据。但因其仅是疾病的个别现象，故不能反映疾病或证候的本质，因而不能作为治疗的依据。同一个症状，可由不同的致病因素引起，其病理机制不尽相同，因此可见于不同的疾病和证候中。

　　病、证、症之间存在着密切关系。病与证，虽然都是对疾病本质的认识，但病的重点是全过程，揭示的是疾病全过程的基本矛盾；而证的重点在现阶段，揭示的是疾病现阶段的主要矛盾。症是构成病和证的基本要素，是诊病和辨证的主要依据。有内在联系的症状

和体征组合在一起即构成证候；各阶段或类型的证候贯穿并叠合起来，便是疾病的全过程。一种疾病由不同的证候所组成，称为"同病异证"，如感冒一病，有风寒表证与风热表证的不同；而同一证候又可见于不同的疾病过程中，称为"异病同证"，如水肿、腰痛、癃闭等不同的病证，均可出现"肾阳虚弱"的相同证候。

总之，病、证、症三者既有区别又有联系，临诊时必须处理好它们之间的关系，一般是在分析症状的基础上认识疾病和辨别证候，在识病的同时辨证。辨证是对疾病当前阶段病理变化本质的探究或揭示，是论治的基础和依据，故辨证是中医理论指导临床治疗的核心和灵魂。

二、中医内科疾病的辨治原则

（一）辨证原则

1. 全面分析病情　首先要收集符合实际的"四诊"材料，参考相关检查结果，取得对疾病客观情况的完整认识，这是全面分析病情，确保辨证正确的前提。

全面分析病情，必须将中医的整体观运用到内科疾病的临床辨证中。在辨证时，既要诊察局部，也要审察全身；既要注重当前的病证，还要了解病史、体质、家庭、社会环境、自然环境对人体的影响。只有从整体观念出发，全面考虑问题、分析问题，才能取得比较符合实际的辨证结论。

2. 掌握病证病机特点　病机，就是疾病发生发展变化的机理，是对证的病因、病位、病性、病势等方面的归纳、概括。证的本质就是病机。不同的证有各自不同的病机。掌握了证的病机，就抓住了疾病当前阶段的本质或主要矛盾，就有了确立治法的前提和依据，即所谓"据证立法"。证又有单一证、兼夹证、复合证。

不同的疾病，有各不相同的基本病机。掌握了疾病的基本病机，就掌握了疾病的基本本质，也就为疾病提供治疗的基本原则和方向。

内科每一病证均有自身的临床特点和病机变化规律，掌握其特点和病机，就有利于对内科各种病证进行辨证论治。

3. 辨证与辨病相结合　中医内科疾病既要辨证，又要辨病，即做到辨证与辨病相结合。辨证是对证候的辨析，以确定证候为目的，进而根据证候来确立治法，据法处方以治疗疾病。若单纯辨证，则仅能抓住疾病当前的主要矛盾。辨病是对疾病的辨析，以确定疾病的诊断为目的，从而为治疗提供依据。若单纯辨病则只是抓住了疾病发生、发展过程中的基本矛盾。

只有做到辨证与辨病相结合，才能全面准确地认识疾病的本质特征，制定最为有效的治疗措施。因此，辨病与辨证是相辅相成、缺一不可的。辨证论治是认识和解决疾病过程中某一阶段主要矛盾的手段；辨病论治是认识和解决某一疾病过程中基本矛盾的手段。

在辨证的基础上辨病，在辨病的同时辨证，辨证与辨病相结合，有利于对疾病性质的全面准确认识。

（二）治疗原则

1.调节整体平衡　人体是以五脏为中心，配合六腑，通过经络系统，联络五体、五官、九窍、四肢百骸而组成的一个有机联系的整体系统。在病理情况下，机体任何局部的病变都是整体病理反应的一部分。因此，在治疗疾病、立法选方时，既要注重局部的病变特点，更要重视整体情况，应通过整体调节使阴阳达到相对平衡，最终促进局部病变的恢复，这就是调节整体平衡原则。

调节整体平衡，恢复和建立阴阳相对平衡状态，不外"去其有余""补其不足"两个方面。"去其有余"，即去其阴阳之偏盛。阴或阳的过盛或有余即指或为阴盛，或为阳盛。阴盛则寒，阳盛则热，阴盛还可转化为水湿、痰饮，阳盛也可转化为瘀滞、燥结。故去其有余，有温、清、利、下等各种具体治法。"补其不足"，即补其阴阳之偏衰，有补阴与补阳之不同。

调节整体平衡时，还要求对各种治疗措施和方药的运用应做到适可而止，不可矫枉过正，以防机体出现新的不平衡。如攻邪时须注意勿伤正，补虚时注意勿留邪，清热时注意不要伤阳，祛寒时注意不要伤阴，补脾时注意不要碍胃等。

2.审证求机论治　审证求机就是要从整体上动态分析疾病的各种复杂征象，综合归纳推论出疾病发生发展的原因、病变机理。证与病机，都是疾病本质的反映，是疾病的主要矛盾，审证求机论治，就等于找出了疾病本质、主要矛盾，从疾病的本质入手，从根本上加以治疗。只有解决了疾病的主要矛盾，一切复杂问题都会迎刃而解。故治疗疾病应遵从审证求机论治的原则。

"同病异治"与"异病同治"是审证求机论治在临证中的基本应用。"证同治亦同，证异治亦异"，说明"证"是决定治法、方药的最可靠依据。

（1）同病异治：是指同一种疾病，由于发病的原因、体质或病变阶段不同，所形成的病机不同，反映出的证候也就不同，因而治法也有所异。例如头痛，有外感头痛与内伤头痛的区分。外感头痛又有风寒头痛、风热头痛、风湿头痛的不同。内伤头痛亦有肝阳上亢头痛、痰浊头痛、血瘀头痛之差异。治疗时应分别予以辛温解表、辛凉解表、祛风胜湿、平肝潜阳、化痰息风、活血通窍等不同治法，才会有较好疗效。反之，若一见头痛，不究病机，不求其本，不识其"证"，概施川芎、白芷、吴萸、藁本等止头痛药物，则难有满意疗效。由此可知，"同病异治"是同中求异辨证法思想的具体应用。

（2）异病同治：是指几种不同的疾病，在其发展变化过程中出现了相同的病机，即有了相同的证，因此就可采用相同的治法，选用相同的方药来治疗。如胃下垂、肾下垂、子宫脱垂、脱肛等不同病变，均可因"中气下陷"而引起，表现为相同的证候，故皆可用补

8

益中气法来治疗。

因此，中医学诊治疾病的着眼点是对证候的辨析和因证候而施治。证同则治同，证异则治异，是辨证论治的精神实质。

3. 明辨标本缓急　标和本是一对相对的概念，标是指事物的次要矛盾，本是指事物的主要矛盾，标本主要用于说明病变过程中矛盾的主次关系。如正气与邪气，正气是本，邪气是标；病因与症状，病因为本，症状为标；病情缓急，急者为标，缓者为本；旧病与新病，旧病为本，新病为标；表证与里证，里证为本，表证为标。

疾病的发生、发展过程极其复杂，常常有邪正盛衰、病情缓急、旧病未愈而新病又起、表证与里证同在等标本现象，所以，在临证时必须分清疾病的标本主次、轻重缓急，而采取"甚者独行，间者并行"，即采取"急则治其标，缓则治其本"和"标本同治"的方法进行治疗，这就是明辨标本缓急的治疗原则。

（1）急则治其标：是指患者在疾病的发展过程中，如果出现了紧急危重的证候（即标病甚急），影响到病人的安危时，就必须先行解决标急，而后再治疗其本的原则。如鼓胀病人，出现重度腹水，致呼吸喘促，难以平卧，二便不利，此乃标病甚急，若正气可支，就应攻水利水，以治其标。待水消病缓，再予以补脾养肝，以治其本。

（2）缓则治其本：是指对慢性病，或处于疾病的恢复期，或患者病情缓和的情况下，应从根本上（即针对本质）进行治疗。疾病的本质被解决了，标象自然随之而解。如阴虚咯血，咯血为标，阴虚为本，在咯血量不多，标象不急的情况时，从根本上治疗当滋阴润燥，阴虚之本得治，则咯血之标自除。

（3）标本同治：是指在标本俱急的情况下，必须采取标本同治的原则。如水肿见咳喘、胸满、腰痛、小便不利、一身尽肿、恶寒等症，其本为肾虚水泛，其标为风寒束肺，乃标本均急之候，必须采用温肾助阳、发汗、利小便之法，即表里双解，标本同治。

4. 把握动态变化　疾病的过程是邪正斗争，此消彼长，此长彼消，不断变化发展的过程，疾病的每一个阶段都有不同的病理特点，因此必须把握其动态变化，分阶段进行治疗，不可一法一方固守到底。一般来说，外感病或内伤病均如此。如癥瘕病初起，其积未坚，治宜消散；进入中期，所积渐坚，治宜软化；转入后期，正气已虚，则宜攻补兼施。

5. 顺应异法方宜　疾病的发生、发展受多方面因素影响，如时令气候、地理环境等，尤其是患者的个体体质因素对疾病影响更大。因此，在治疗疾病时，必须根据季节气候、地域环境、患者体质、年龄等不同特点而选用适宜的治疗方案，具体包括因时制宜、因地制宜、因人制宜三个方面，这就是顺应异法方宜的治疗原则。

（1）因时制宜：即指根据不同季节的时令特点来考虑治法用药的原则。如春夏季节，气候由温渐热，阳气升发，人体腠理疏松开泄，即便此时外感风寒，治疗时一般也不可过用辛温发散之品，以防止开泄太过，耗气伤阴；而秋冬季节，气候由凉逐渐变寒，阴盛阳衰，腠理致密，阳气敛藏于内，此时外感风寒，治疗时辛温发散之品用量宜稍大，且慎用寒凉之品，以防苦寒之品伤阳。

（2）因地制宜：是指根据不同地域的地理环境特点来考虑治疗用药的原则。地域不同，环境的气候特点不同，患病亦异，治法应当有别。即使患有相同病证，治疗用药亦应考虑不同地域特点而区别对待。如西北高寒地区，因高寒少雨，气候燥寒，其病也多燥寒，治宜辛润，其药量也可以稍重；而东南温热多雨，治宜清化，其药量则宜稍轻。

（3）因人制宜：是指根据患者的年龄、体质、性别、生活习惯等不同特点来考虑治疗用药的原则。在体质方面，由于每个人的先天禀赋和后天调养不同，则个体素质有强有弱，还有偏寒偏热以及素有宿疾的不同，所以，虽患同一种疾病，但治疗用药亦应有所区别，如阳热体质慎用温补，阴寒体质慎用寒凉等。

6. 据证因势利导　因势利导要求医者在治疗疾病时，应顺其病势，就近祛邪，以获得最佳治疗效果，故应遵守据证因势利导的原则。如饮食积滞证，若食积尚在胃，则当选用探吐法或用消食药，才能取得理想的效果；若诊得食积已在膈下（亦即入肠），又当用泻法。又如表证，因邪在肌表，治当发汗解表之法。

三、中医内科疾病的预防与调护

（一）中医内科疾病的预防

中医内科学强调疾病的预防，以中医学"治未病"思想为指导，通过预先采取一定的措施，以防止疾病的发生、发展与复发。治未病包括未病先防和既病防变两大方面，其内容十分丰富，涉及各个方面的综合调摄，主要有以下四大内容。

1. 未病养生，防病于先　是指在未病之前，即采取一定的措施维护健康状态以预防疾病的发生。如《素问·上古天真论》曰："上古之人，其知道者，法于阴阳，和于术数，食饮有节，起居有常，不妄作劳，故能形与神俱，而尽终其天年，度百岁乃去……夫上古圣人之教下也，皆谓之虚邪贼风，避之有时，恬惔虚无，真气从之，精神内守，病安从来。"即通过顺应四时、调摄情志、食饮有节、起居有常、适度劳作等，来力求达到形与神俱而尽终其天年的健康状态及"正气存内，邪不可干"的疾病预防之目的。另外，在传染病流行季节，还可采用药物消毒防病，如用雄黄、艾叶、苍术等熏烟以防疫疾。这些都充分表明中医学对人类养生保健的高度重视。

2. 欲病救萌，防微杜渐　欲病是指患者有多种异常表现和体验，但通过理化检查、特殊检查后，却又无明显异常，难以做出疾病诊断的状态，与现代所谓的亚健康状态大体相同。中医提倡"消患于未兆"（高保衡、林亿《重广补注黄帝内经序》），其"未兆"即未有显著疾病的征兆，属于欲病状态。此阶段，若能引起重视，及时去除某些原因或诱因，经过调理，则可恢复健康；若不予重视，任其发展，便成疾病，故此时是"治未病"的最佳时期。欲病状态养生，要突出两个重点。

（1）科学的生活方式：预防和消除欲病状态，其重要前提是养成科学的生活方式，诸如饮食有节、起居有常、情志调畅、劳逸适度、运动锻炼，以及戒除不良嗜好等，但要持之以恒，方可收效。

（2）适当调养干预：针对不同体质，尤其结合四诊合参，以求辨证施"养"。主要采用针灸、推拿、刮痧、气功、食疗等非药物疗法进行调治。必要时也可遵循《内经》"寒者热之，热者寒之，虚者补之，实者泻之"的治疗原则，适当运用药物调理，以促使机体恢复到阴阳平衡的状态。

3. 已病早治，防其传变　是指人体在患病之后，要及时采取有效措施，做到早期诊断，早期治疗，以预防疾病的发展和传变。如《素问·阴阳应象大论》指出："故邪风之至，疾如风雨，故善治者治皮毛，其次治肌肤，其次治筋脉，其次治六腑，其次治五脏。治五脏者，半死半生也。"即强调了早期诊治的重要性。

（1）早期诊治：是指在患病之初，就要采取积极的措施，以防止疾病传变和进一步加重。如外感病，其传变规律多为由表入里、由浅入深。因此，在表证初期，就应发汗解表，祛邪外出，及早诊治，促使病体早日康复；否则，表邪就会传变，有可能转化为表里同病或里证，使病情复杂而较重。有些疾病在发作前，常有一些先兆症状，应及早诊治，即可收到事半功倍的效果，甚至能避免致残、致命的危险。如中风病，发作前常有眩晕、肢麻等先兆症状，如能据此做到早期诊治，则大多可避免中风的发生。

（2）预防传变：人体是一个完整统一的有机整体，因此，在病理情况下，当某一脏腑经络有病，往往会影响其他脏腑经络，而使病情复杂或加重。所以，要根据脏腑、经络的生理病理、五行生克制化、六经病证传变等理论，把握疾病的传变规律，采取"扭转截断"的治疗措施，同时注重保护人体正气和未受邪之地，从而达到阻止疾病进一步传变的目的。如《金匮要略·脏腑经络先后病脉证》曰"见肝之病，知肝传脾，当先实脾"，即指预防疾病的传变。

4. 瘥后调摄，防止复发　疾病初愈，往往正气尚虚，邪气留恋。此时若不注意调摄，每可使病情复发或加重。故应给予适当的善后调治，防止复发。

（1）祛邪务尽：病体初愈之时，往往正虚邪恋，此时若失于善后调治，不尽除余邪，则可使病程缠绵不已而难以迅速康复。如周学海《读书笔记》云："盖凡大寒大热病后，脉络之中，必有推荡不尽之瘀血，若不驱除，新生之血不能流畅，元气终不能复，甚有传为劳损者。又有久病气虚，痰涎结于肠胃，此宜加涤痰之品。"即明确指出，在病后或疾病初愈之时，邪气虽已去大半，但为了防止邪气留恋而病复，为了病体的彻底康复，祛邪当务尽。

（2）防止复发：病体初愈，若调养不当，又可使疾病在一定条件下复发。预防之法，应从以下几方面着手。

防食复：食复是指病体初愈之时，脾胃尚虚，因饮食失节而导致疾病复发者。食复轻者损谷自愈，重者消导方瘥。故饮食宜清淡而富有营养，忌肥腻炙煿、鱼虾腥荤、过饱、辛辣之物、寒凉之品，忌酗酒等。

防劳复：劳复是指病体初愈之时，正气尚虚，而余邪未清，因过度劳累而致疾病复发者。劳复一般分为劳力复、劳神复和房劳复三种。所以疾病初愈之际，宜充分休息、节欲惜精、保养精气，是病后调摄的重要原则。

防情志复：多为病体初愈之时，由于情志过激而致旧病复发者。预防之法，当注意调畅情志，保持精神恬静愉悦，戒郁怒。

防重感复：是指病后正虚，余邪未尽，又复感新邪，致旧病复发者。重感致复多发生于热病新瘥之后，即所谓"瘥后伏热未尽，复感新邪，其病复作"（《重订通俗伤寒论·伤寒复证》）。因此，应注重病后调护，防寒保暖，慎避外邪，对防止复发有着重要意义。

防药复：疾病瘥后，医者运用药物调理失当而致疾病复发者，称为"药复"。疾病新瘥，可辅之以药物适当调理，以便病体彻底康复，但用药不可急于求成，既不能迭进大补而壅滞助邪，更不能不加辨证而致药证相悖，否则，每致病情复发。故在病体初愈用药时，应遵循扶正宜平补勿助邪、祛邪宜缓图勿伤正的原则。

（二）中医内科疾病的调摄护理

所谓调摄护理，是指在对患者进行诊治尤其是用药治疗过程中，采取顺应四时、调摄情志、饮食调护、起居有常、合理给药、运动健身等综合调护原则，以促进病体顺利康复。调摄护理的内容十分丰富，择要举例如下。

1. 顺应四时　中医学强调养生要顺应四季寒暑变化等自然规律，即《内经》的"天人相应"观。正如《素问·四气调神大论》曰："故阴阳四时者，万物之终始也，死生之本也，逆之则灾害生，从之则苛疾不起，是谓得道。"由此可见，四时阴阳的变化规律，是万物由生而死、由始而终的根本法则，人亦如此。人类如果违背了自然规律，就会损害身体，导致疾病。因此，要遵循自然规律，顺应四时，避免外邪，使人体的内环境与外环境相统一，进而达到防病健身、促进健康之目的。要指导患者养成能顺应四时规律的科学的生活方式，如在一年之中，春防风、夏防暑热、长夏防湿、秋防燥、冬防寒等。

2. 调摄情志　七情即指喜、怒、忧、思、悲、恐、惊七种不同精神情志活动。适度的情志活动有益于身心健康，过度或不良的情志活动可直接影响疾病的发生、发展及其转归。因此，要保持乐观的情绪、开朗的性格、良好的涵养、开阔的胸怀，从而达到情志畅达，避免七情失调。医护人员应鼓励患者表达自己的想法、观点和感受，同时表示理解、同情和乐于倾听，使患者感到自己是安全的、被人理解的，从而增强其继续交流的信心和兴趣。还应根据患者的性格特征观察其情绪变化，努力使患者保持良好的情绪状态，可综合应用移情、疏导、相制等矫正方法，改变患者的感受、认识、情绪、态度和行为，使其保持舒畅、宁静的心理环境，树立战胜疾病的信心。如《素问·阴阳应象大论》中的悲胜怒、恐胜喜、怒胜思、喜胜忧、思胜恐，就是一种"以情胜情"的心理疗法，可有效地治疗疾病。再如，中医学的"移情易性"疗法，将患者的注意力转移他处。如让患者放风筝，在风和日丽的天气踏青问柳、登山赏花、临溪戏水等，以陶冶性情，使其情志与大自然相适应，充满勃勃生机；也可以通过学习、娱乐、交谈等方式，排除内心的悲愤、忧愁等不良情绪，达到促进康复之目的。

3. 饮食调护　饮食为人体气血生化之源，是维持人体生命活动不可缺少的物质基础。但若饮食不当，则可导致疾病的发生或病情恶化。饮食调护对提高疗效，促进病体康复具有重要意义。如《养老奉亲书》强调："凡老人有患，宜先食治；食治未愈，然后命药……是以善治病者，不如善慎疾；善治药者，不如善治食。"

饮食调护必须重视辨证，因证施膳。应根据病证的寒、热、虚、实及患者的年龄、体质等因素，结合中药的四气、五味、升降浮沉及药物归经等理论选择食物；并根据"寒者热之，热者寒之，虚则补之，实则泻之"的调护原则，注意不同疾病的饮食宜忌，做到因时、因地、因人、因证施膳。如春季是阳气升发、万物复苏的季节，宜养肝，饮食要增酸减甘，宜食一些辛散之品，以振奋阳气；夏季炎热，宜食苦寒清热之品；三伏天暑湿较重，宜食健脾化湿之品；秋季气候干燥，宜食甘润之品；冬季气候寒冷，宜予温补之品。同时地域不同，饮食也有差别。再如阴虚证，饮食宜甘凉、清淡，可多食蔬菜、瓜果，忌食辛辣；气虚证，饮食宜甘淡，忌食肥甘厚味；阳虚证，饮食宜甘温，忌食生冷。

4. 运动健身　适当运动可以强筋骨、利关节、行气血、通经脉、调养脏腑，从而达到增强体质和机体正气、防病健身之目的。常用的运动健身项目很多，但对于患者而言，要以运动强度较小的慢活动为宜，如散步、太极拳、五禽戏、八段锦、气功等。还应根据天气的冷、暖、晴、雨，掌握活动的时间和场所，如寒冷季节不宜在室外活动、炎热季节应避开烈日等。

5. 合理给药　给药方法是否恰当，对疗效有一定的影响。给药方法包括服药时间、服药方法、服药次数、药后调护等，兹分述如下。

（1）服药时间：《灵枢·百病始生》云："有余不足，当补则补，当泻则泻，毋逆天时。"《灵枢·顺气分为四时》云："顺天之时，而病可与期。顺者为工，逆者为粗。"即要求医生在临床治疗时应顺应天时而调理血气，提示无论用针用药，都必须随时间的不同而采取不同的措施。否则，将会引起不良的后果。《神农本草经·序录》记载了不同病位的病证服药时间与饮食时间的关系："病在胸膈以上者，先食后服药；病在心腹以下者，先服药而后食；病在四肢血脉者，宜空腹而在旦；病在骨髓者，宜饱满而在夜。"一般说来，病在上焦，宜食后服；病在下焦，宜食前服；滋补药宜食后服；驱虫药和泻下药宜空腹服；安神药宜临卧服；对胃肠有刺激的，亦应食后服。急性病、重病则不拘时服，慢性病应按时服，治疟药宜在发作前2小时服。十枣汤服在平旦，鸡鸣散服在五更。这些服药时间，对提高疗效都有重要的临床意义。

（2）服药方法：服药方法因病位不同而异。《古今医统大全》曰："病在上者，不厌频而少；病在下者，不厌顿而多。少服则滋荣于上，多服则峻补于下。"治疗咽痛的方剂则多次少量服，如猪肤汤"温分六服，少少含咽"，苦酒汤"少少含咽之"。治疗危急病证，多采用大剂顿服以抑制病势，如攻逐水饮的十枣汤要"平旦服，若下少病不除者，明日更服"，大小承气汤"下，余勿服"，"若更衣者，勿服之"。葶苈大枣泻肺汤、大黄牡丹汤、大黄甘遂汤等的"顿服"，则都是突击给药，力求速去其邪而勿伤其正。还应根据病性和药物的特点来决定不同的服用方法。如治疗寒证药宜热服、温服；治疗热证药宜凉服。但若病情严重，又应寒药热服、热药冷服，以防邪药格拒；服药呕吐者，宜佐用少量姜汁，或先服姜汁，亦可采取冷服、小量频服的方法；服峻烈、毒性药物时，宜从小剂量开始，中病即止，以免中毒和损伤正气；危重患者宜少量频服，或取鼻饲给药法等。

（3）服药次数：一般而言，服用汤剂多为每日1剂，分2～3次温服。也可根据病情需要，每日只服1次，或每日服数次。《素问病机气宜保命集》根据《内经》"补上治上制以缓，补下治下制以急"及"气有多少，病有盛衰，治有缓急，方有大小"的制方原则，首先提出了不同病位的不同服药次数："肾肝位远，数多则其气缓，不能速达于下，必大剂而数少，取其迅急，可以走下也。心肺位近，数少则其气急，不能发散于上，必小剂而数多，取其气宜散，可以补上也。"《伤寒论》中每个方剂都有服药次数之嘱。如用治表证的方剂，多分三次服，强调一服汗出者，止后服，再服不汗者，可缩短给药时间。以上说明服药次数，须根据病情轻重、病位的不同和药力大小而定。

（4）药后调护：服药后的调养与护理不仅直接影响疗效，而且关系到疾病的康复。如《伤寒论》桂枝汤的服法为"服已须臾，啜热稀粥一升余，以助药力"。一般来说，服解表药应取微汗，不可大汗，亦不能汗出不彻；服泻下剂后，不宜进生冷、油腻食物，以免影响脾胃的健运。药后调护尚应注意饮食的宜忌，如水肿者宜少食盐、消渴者忌糖、肥胖者慎食油腻、阴虚证慎食辛辣等。此外，汗后避风及慎劳役、戒房事、调情志等，皆为药后调护的重要内容，应辨证调护。

四、中医内科临证的基本程序

中医内科临证的基本程序，是医者在中医内科疾病辨治原则指导下，运用中医药理论知识，对疾病进行诊断和治疗的方法，可概括为"诊察、辨病与辨证、论治"三大步骤。具体临证程序，首先是四诊、识病、辨证，且突出辨证候，这些方面属于辨证论治中"理"的部分。继而进行论治，包括了立法、选方、遣药、预防与调护等步骤。中医内科临证的基本程序，贯穿于诊疗病人的全过程，务必贯彻落实四诊合参、病证结合、审证求机、审因论治的原则，充分体现辨证论治与理法方药的统一性，广大中医人应始终抓住临证基本程序和要求。

中医内科临证的基本程序，是中医药院校中医学专业学生必须具备的基本功。要在整体恒动观指导下，首先运用四诊收集临床资料，并根据"审证求因论治"原则，辨别发病的病因；再根据"审察病机，无失其宜"原则，结合地理环境、时令、气候，患者的体质、性别、职业等情况综合分析，从而辨识出疾病的病因、病机、病性、病位等，得出辨证结论；最后据证立法、选方、遣药、调护等。在临床实践中，要以所学的中医内科学理论为指导，分析、判断、解决每个具体疾病，同时要对所学的理论进行检验。经过实践、认识、再实践、再认识的过程，理论学习和临床实践的循环往复，从而达到临证视野开阔、思维活跃，学有所本、论有所据，辨证精细、治法严谨，处方简约、用药灵活，不断提高中医内科学的理论水平和内科疾病的临证诊治能力。

（一）诊察与识病、辨证

1. 四诊 运用四诊全面、系统地收集患者的临床资料，并要求四诊合参。既要全面系统，又要重点突出，做到详而有要，简而不漏。

四诊是医者获得患者第一手临床资料的主要手段。医生通过望、闻、问、切，可获得识病、辨证所需的全部资料。问诊时，首先要善抓主诉、主症。主诉是指患者就诊时最感痛苦的症状或体征及持续时间；主症是指全局中占主导地位的症状。中医的诊断与主诉、主症有着非常密切的关系。围绕主诉进行问诊，可全面、系统地了解疾病的发生、发展、变化全过程；掌握患者的主症特点、诱发及加重因素、兼（次）症为何，有助于识病、辨证。此外，还要注意了解起病及加重的诱因或原因、最初症状，以及诊治经过等。要注意结合望、闻、切诊，包括望舌、神、面色、形态、巩膜及分泌物、排泄物（痰、尿等）；闻与疾病有关的各种声音，如语声、咳嗽声、呼吸音、肠鸣音等；以及切脉、切腹、切肌肤等。只有做到四诊合参，才能全面、系统地掌握病情资料，有利于对病证做出正确的判断。因此，四诊合参是辨证论治的基本前提。

2. 识病 识病即辨识病种，也即辨病、诊病。即对疾病的病种做出判断，并得出病名诊断的思维过程。疾病的病名，是对该病全过程的特点与规律所做出的概括与抽象。一般可根据临床表现特点，结合发病特点、病史、辅助检查等进行分析、判断，尚应结合询问患者的既往史、家族病史、接触史、性别、年龄等方面进行全面考虑。临床上有显著表现特征的疾病，一般比较容易辨识，而有些疾病则需要通过对病因病机的分析才能识别。因此，要求医者应具备对内科疾病的辨识和鉴别能力。

中医内科疾病的诊断，主要以临床表现为依据，但各病各有其独特的临床表现，对此必须熟悉。中医内科疾病病名的诊断应以中医病名进行表述，这就要求医者认识或了解中医病名的命名原则。另外，在对疾病病名进行诊断时，对具有相同病因、病位或共同症状的类似疾病，必须加以鉴别分析，排除相类疾病，以达到准确诊断的目的。

诊断时常常以抓主症为线索，以兼症为佐证和鉴别，既条分缕析，又全面综合，以有利于重点突出、简明扼要地识别疾病的证候。以疼痛为例，要分析其部位、性质、程度、加重或缓解等因素。如痛在胃脘者，询知其既痛且胀、痛势隐隐、得食可缓、局部喜暖喜按等，即可得出"脾胃虚寒型胃痛"的初步印象。然后全面回顾四诊所得，扩大思路，寻求对初步印象的支持。出现不符合初步印象的证候也要认真推敲，或扩大内涵，或相互排除假象，为辨证论治提供可靠依据。尤其是在诊治疑难病或急重症过程中，常遇到症状繁多、病因复杂、病性交错、病位难分、虚实互见的情况，这就更要抓主症，解决主要矛盾。

3. 辨证　辨证就是医者对四诊所收集到的临床资料进行综合分析，进而揭示出疾病发生发展过程中某一阶段的病因、病位、病性、病机、病势等要素，最后概括、判断为某种类型的证，并写出证名的思维过程。要求医者具有分析、判断病因病机的能力。

中医学之所以更注重或更强调辨证，是因为通过辨证，不仅确定了证候名称，更重要的是求得了对疾病当前病理本质的认识，抓住了疾病当前的主要矛盾，能为疾病的治疗提供依据，为论治指出方向。

中医内科疾病的辨证，主要掌握以下几个环节，即辨病因、辨病性、辨病位、辨病势、辨病机。

（1）辨病因：即辨明导致疾病发生的原因，为辨证的重要内容。以疾病的临床表现为依据，通过分析疾病的症状、体征来推求病因、辨识病因，为治疗用药提供依据，称为"审证求因"。即以"审证求因"的方法来辨识病因。

如病人出现恶寒发热、头痛身痛、无汗、苔薄白、脉浮紧，伴鼻塞、流涕等表现，即可推断为外感风寒，辨为风寒表证。病因一旦辨出，证候随之确立，继而就可立法、处方、遣药。由此看来，辨病因，对临床辨证和治疗有着重要意义。

（2）辨病性：即指辨别疾病的寒热虚实属性。寒证与热证是机体阴阳偏胜偏衰的反映，阳盛则热，阴盛则寒；阴虚则内热，阳虚则外寒。尚有寒热错杂、寒热真假。虚证与实证，是患者机体邪正盛衰这一对矛盾的消长反映：虚证时，主要是正气不足，同时邪气也不盛的病理状态；实证时，主要是邪气亢盛有余，同时正气也未虚的病理状态。正如《素问·通评虚实论》所说："邪气盛则实，精气夺则虚。"虚证与实证，往往会形成正虚邪实，虚实错杂，甚则虚实真假的证候。

（3）辨病位：即辨明疾病发生后所涉及的病变部位，可为一个或多个。辨病位一般是运用以五脏为中心的整体观，分析综合临床资料后做出疾病的整体定位。疾病发生后，总是有一定的病变部位，如肌腠、经络、脏腑、气血等。不同的致病因素侵袭人体不同的部位，引起不同的病证。一般说来，外感病邪，多侵袭体表，引起表证，然后由表入里；情志内伤、饮食不节、劳逸失度，则易直接损伤脏腑气血，病变在里。病位是形成一系列临床症状、体征的根源所在。

内科疾病的病位，应首先辨明在表在里。在此基础上，再进一步辨识，以辨明更具体的病位。如表证应进一步辨明在肌腠（卫分），或肺卫同病；里证进一步辨明病在何脏何腑，或在气、在血、在津液。临床常用的定病位方法有脏腑定位、经络定位、表里定位、上下定位和气血定位等。

辨明病位，还可推知致病邪气的属性，了解病情轻重及疾病传变趋向，因此，对确立证候、辨识病种、治疗用药都非常重要。如水肿病，若腰部以上水肿，或全身水肿而以头面、眼睑明显者，乃外感风邪所致，病属表，称为风水，治当发汗；若腰部以下水肿，以两腿为重而头面不肿者，多为脾肾功能失调所致，病属里，称为石水，治当利尿。病变部位不同，致病原因不同，因而证候有别，治疗也就不一样。

病位在疾病发展过程中，不是一成不变的，会随着病邪的性质、邪正盛衰等方面情况的变化而发生动态变化。

由于病位与病因、病性、病势等密切相关，故辨病位在辨证中具有重要意义。

（4）辨病势：即预测疾病发生、发展、演变的趋势，辨识病情轻重、缓急的程度，推测疾病的预后与转归。病势主要取决于正邪交争的盛衰。具体而言，是对患者体质、病邪性质、受邪轻重、病位浅深、治疗及调养等因素综合辨识的结论。阳实证转化为虚寒证为病进，虚寒证转化为阳实证为病退。正盛邪退，疾病就渐趋好转、痊愈；正气大亏或邪气极盛，正不胜邪，则病情恶化，甚至预后不良。预测病势尚有规律可循，如外感病发展、演变的趋势，或具有卫气营血的传变规律，或具有三焦的传变规律，或具有六经的传变规律。辨病势还应结合病证的相关因素，具体情况具体分析。

临床上，医者常根据病情的发展趋势，进而判断疾病的预后与转归。

（5）辨病机：病机是指疾病发生、发展、变化的机理，包括病因、病位、病性、病势等内容。辨病机主要依据对证候的分析，有的单凭症状或体征即可反映部分病机，如盗汗为阴虚，舌质红绛、少苔或无苔亦为阴虚；但有的症状病机复杂，需结合其他伴随症状、体征等病情资料辨别、分析，如潮热，可由阳明腑实、湿温、阴虚等多种病机引起，因而仅凭潮热一症难以确定其病机。

由于病机就是疾病之本质，因此，掌握了疾病的基本病机，就等于掌握了病证的本质，就能依据病机制定出论治疾病的原则和方法。

（6）辨体质：辨体质要以整体观念为指导，运用望、闻、问、切全面地收集体质资料，而不能只看到局部的体质状况，需因人、因时、因地制宜，以病人为中心，对人体体质状态进行全面分析，综合判断。辨识体质，可为患者制定个体化治疗方案提供较为重要的参考。

（二）论治

1. 立法　即指依据已辨明的某类型证候，确立相应的治疗原则和治疗方法。如辨明病属风寒表证，治法宜辛温解表；病属风热表证，治法宜辛凉解表。

2. 选方　即根据治疗原则和治疗方法，选择最贴切的治疗主方，即基础方剂。力求方合于法，药合于病。

3. 遣药　是指在选定方剂的基础上，根据患者的具体情况，随证加减药物，使用药更符合患者病情，这是对方剂的灵活运用。遣药时，不仅应知药味的治疗作用，更宜知药味的不良作用，同时还应了解药与病、药与人之间的利害关系。避其害，用其利。总之，应该根据药性的四气五味及升降沉浮特性，使之顺应病势、病性、病位，应依据病情与病证的初、中、末不同阶段，而选用适宜的药物。

4. 预防与调护　一是未病先防，包括加强体质锻炼、调摄精神情志、注意饮食起居和开展药物预防。二是既病防变，为了预防疾病的发展，要掌握疾病的传变规律，做到早期发现，有效治疗，以防止传变。

中医内科护理，内容丰富，包括一般护理、情志护理、饮食护理及煎药服药等。

复习思考

1. 简述病、症、证的含义及其相互关系。
2. 辨证和辨病相结合有何临床意义？
3. 如何理解中医内科学常用的治则、治法？试举例说明。
4. 中医临证一般可分哪几个阶段？具体包括哪些步骤？

项目三　中医内科学的学习方法与要求

【学习目标】
　　1. 掌握大医精神的内涵和实质。
　　2. 熟悉中医内科临证的主要内容和基本要求。

　　中医内科学是中医类专业的核心课程，前期与中医基础课程相衔接，后期又是临床各科的基础，因此本课程在中医学中占有十分重要的地位。学习掌握好中医内科学的方法和要求，可充分调动学生学习的主观能动性，将有利于提升分析问题和解决问题的能力。

一、筑基铸魂，弘毅励志

　　《论语》曰："士不可以不弘毅，任重而道远。"铸中医魂，做中医人。认真贯彻落实"仁心立人，仁术立业，医道立世"的职业教育理念，知行合一，视传承中医药文化和中医药技艺为己任。培养学生学习和传承中医国粹的责任感、紧迫感和使命感，不断提高自身的道德修养和文化品位。以传承中医药文化为抓手，树立中医自信，以提升中医临床能力为根基，筑基铸魂，做中医传人。在学习中医内科学的过程中，尤其是通过医家典故的学习，不仅激励学生博读经典，熟记古籍精论名句，指导临床，跟师学习，更重要的是还能弘毅励志。作为高等中医药院校的学生，应弘扬大医精神，立志献身于中医药学事业，勤学敏思，精业济世，把患者的利益放在第一位，对工作认真负责，严格遵守各项规章制度和操作规程，发扬中医学"仁心仁术"的优良传统，处处对患者生命、安全、健康负责。做中医人要有历史担当，具有为医者的仁心，坚持学医有恒心，在临证中树立信心，做到诊断治疗能精心，对待患者有耐心。

　　要明晰学习中医应重基础、多临床，切忌急功近利。中医离不开传统文化，这是基础，基础不牢就难以提高、发展。在中医学专业的毕业生中，常可听到学难致用、临床所见往往和教材对不上号，或一旦进入临床实习便手忙脚乱、无从下手等反映。究其原因，除了他们刚接触临床，还未形成系统的中医内科临床思维能力外，与中医"根基"不牢不无关系。中医内科学是一门实践性很强的临床学科，理论是实践的指导，在理论学习阶段，要紧密联系经典著作、中医基础理论、中医诊断学、中药学、方剂学等前期基础学科的理论，夯实基础。否则业医不懂脏腑经络，开口动手便错；诊断学基础不牢，面对复杂的临床表现就无从诊察、辨证；若方药学知识匮乏或掌握不牢，选方遣药时就会茫然。同时也要熟练掌握中医内科每一种疾病的病因病机要点、诊断依据、辨证论治原则、各证型的证候特征与代表方剂。此外，还应通过临床病例示教和临床见习的机会，增加感性认识，了解中医内科疾病诊治的过程和方法，理论知识与临床实践相结合，为临床实习和今后的临床工作打下坚实的基础。

二、明晰定义，提纲挈领

中医内科学是运用中医学理论阐述内科病证的一门临床学科，对病证的学习，应以各病证的定义为纲。病证的定义高度概括了该病证特有的、区别于其他病证的病因、病机和临床特征等。明确病证的定义，对学习该病证具有指南和提纲挈领的作用。

病名的定义非常严格，只有明确定义的内涵，才能对疾病做出正确诊断。如泄泻，是以排便次数增多，粪便稀溏，甚至泻出如水样为主症的病证，其中尤以粪便稀溏为重要特征。若便次虽增，但粪质成形者，则不属泄泻范畴。黄疸是以目黄、身黄、小便黄为主症的一种病证，其中目睛黄染是本病的重要特征。积聚是以腹内结块，或胀或痛为主要临床特征的一类病证，"结块"为诊断本病的着眼点。鼓胀临床以腹大胀满、绷急如鼓、皮色苍黄、脉络显露为特征。除腹大胀满这一基本特征外，肤色只能是苍黄，而不能是萎黄或苍白，因苍主肝气盛、黄为脾土衰，本病系肝脾为患，故令苍黄。显然，"皮色苍黄"对本病的定位诊断具有重要意义。虚劳是以脏腑亏损、气血阴阳虚衰、久虚不复成劳为主要病机，其中久虚不复、由虚成劳系诊断本病的关键，多见于慢性虚弱性疾病的严重阶段。

三、审证求机，融会贯通

中医内科疾病的病机复杂，病种较多、范围甚广，任何脏腑功能的失常和气血阴阳的失调，均可导致内科病证的发生。病机既是临床辨证的依据，又是论治用药的指南。中医内科病证各有其临床特点和病机变化规律，只有掌握不同病证的临床表现特点和病机，才能找出疾病的本质，进而准确辨证，才能从整体上把握疾病的发展、转归及鉴别不同病证。相同的病因可引起不同疾病，关键是因其病机不同，致使临床出现各种证候表现而发生不同的病证。如感冒、咳嗽、哮病皆可因外感引起。其中感冒以风邪为主因，常夹寒、热之邪，故以风寒、风热之证多见，病机则以卫表不和为主；咳嗽以风寒居多，其病机以肺气上逆为主；哮病其痰伏于肺为发病"夙根"，每因外邪等病因的引动而触发，故其病机则以痰气交阻，肺气不宣，引动伏痰为主。同时，还应视邪气的盛衰和患者体质的强弱等具体情况，权衡病机的主次，明确病位、病性及病机转归。如痹证初期，邪在经脉，累及筋骨、肌肉、关节，经脉闭阻，不通则痛是其基本病机。日久不愈，既可耗伤气血，损及肝肾，而虚实相兼；也可由经络累及脏腑，出现相应的脏腑病变，其中以心痹为多见。其病理性质虽有虚实之分，但虚实之间常相互夹杂或转化，故当明辨之。

四、辨证论治，知常达变

辨证和论治是诊治疾病密切联系、不可分割的两部分。辨证论治既是理、法、方、药在临床上的具体运用，也是中医内科临证中须遵循的基本原则。因此，在学习中医内科学时，不仅要牢牢掌握每个病证的辨证要点、治疗原则和治法，关键是要熟练掌握每个病证各证型的证候与病机特点，以及治法、方药的灵活运用，使理、法、方、药环环相扣，以提高辨证论治的准确性与灵活性，做到知常达变。

知常就是要善于把握辨证论治的基本规律，从而执简驭繁。如对各证型证候的学习，由于中医内科学涉及证型多达200余个，死记硬背很是难掌握的，这就需要从病证的分型规律入手。中医内科学所述病证以内伤杂病为主，其分型规律则以脏腑辨证为主要依据，故掌握脏腑辨证的基本证候，结合内科病证中该证型的证候特点，辨证即可化难为易。以脾气虚弱证为例，不论何病证中的该证型，一般应具备面色萎黄、少气懒言、肢体倦怠、脘闷纳呆、便溏、肌肉瘦削、舌质淡、脉濡弱等基本证候，再根据内科疾病的证候特点即可诊断病证。如大便时溏时泻，反复发作，稍有饮食不慎大便次数即增多，则辨证为脾气虚弱型泄泻；如大便干或不干，虽有便意，但排出困难，便后乏力，则辨证为脾气虚弱型便秘；如头痛隐隐，时发时止，遇劳加重，则辨证为脾胃虚弱型头痛等。只要把握了脾胃虚弱的共性表现，就抓住了这一病证的辨治核心。根据每个病证的主症特征即可进行病证诊断。

达变即要"观其脉证，知犯何逆，随证治之"（《伤寒论》）。中医内科病证往往复杂多变，或多个病证、病机并存，或涉及多个脏腑经络。"证"的可变性，决定了辨证论治的灵活性。因此，要视具体病情做具体分析，根据实际病情进行具体治疗。如标本兼顾、同病异治、异病同治，以及因时、因地、因人制宜等。

五、纵横串联，辨析异同

运用比较、归纳的学习方法，对相关内容进行纵向、横向比较分析，不仅有利于掌握病证间的区别与联系，使疑似问题豁然开朗，并能使所学知识条理化。如能持之以恒，对提高学生归纳、总结问题的能力大有裨益。

在纵向方面，每学完一个病证后，要自觉地对临床表现特点、病因、基本病机、辨证要点、治法要点、方药等予以归纳总结，尤其要注意比较同一病证中不同证型的异同。如外感泄泻，多以表证兼湿为共性，应进一步比较寒湿、湿热、暑湿之异同；感冒中的风寒证与风热证，应对病因、临床表现的异同进行比较等。

在横向方面，需要比较、归纳的内容较多，可从类病机、类病位、类病证、类证候、类治法、类方药等方面进行串联比较，总结其异同。如同为饮食停滞证，可分别见于呕吐、泄泻、腹痛等病证，其病机特点却不完全相同。呕吐为食积胃脘，胃气上逆；泄泻为食滞肠胃，脾胃纳化失司，清浊不分，肠道功能失调；腹痛为食滞胃肠，腑气壅滞，不通则痛。对于相似的病证，如中风与痫病、厥证，吐血与咯血，眩晕与中风，尿血与血淋等，要比较其异同。在类治法方面，如湿热泄泻治以清热利湿，含"利小便以实大便"之义；而湿热痢疾治以清热化湿解毒、调气行血导滞，禁利小便。在方药的选择上，如心悸、不寐、郁证、血证都有心脾两虚证，治疗均用归脾汤，归脾汤在血证中的运用尤为广泛；黄连温胆汤既可治疗心悸、不寐之痰火扰心证，又可治疗眩晕之痰热上扰证；五磨饮子既可治疗肺气郁闭之喘证，也可治疗气厥实证等。如此串联比较、分析归纳，就能将前后学习的内容融会贯通，从而辨析异同，把握规律，并且便于记忆，加深理解。

六、研读医案，启迪思维

要想成为一名合格的中医师，提高临床技能，必须广泛研读医案，特别要重视对古今名家医案的研读，从历代医案中获取营养和启迪思维。

中医医案不仅是中医理论的有力验证和真实记录，也是中医理论与临床实践紧密结合的生动范例，贯穿于医生临床思维活动和理、法、方、药综合应用的具体过程，反映了医家的临床经验和学术特色。病证关系、方证关系、药证关系、临证思维等无不在医案中充分体现。由此可见，学习医案对借鉴前人经验，启迪思维，汲取精华，进而提高临床疗效，升华中医理论，都是十分重要的。可以说，学习医案是每一位中医医师成长的必由之路，也是中医素养提升的必要手段。

对于中医医案的学习，古今医家都十分重视。清代医家周学海在《读医随笔》中说："宋以后医书，唯医案最好看，不似注释古书之多穿凿也。每部医案中，必有一生最得力处，潜心研究，最能汲取众家之所长。"因此，对医案的学习，重在揣摩名医的临证思维规律，感悟医家的学术特色，借鉴医家的诊疗思路，观察复诊转方变化，总结独特用药经验，掌握药物剂型、剂量等，从而提高辨证论治的技能和培养知常达变的能力。学习医案，要由易到难，可以先从学习通俗易懂的当代名医医案入手，如《当代名老中医典型医案集》《蒲辅周医案》《岳美中医案医话集》等。待有一定基础，再选择一些有一定难度和重要价值的医案来学习，如《清代名医医案精华》《名医类案》《临证指南医案》等。学习医案还要注意各个不同历史时期的学术特色、叙述风格，了解医案的大体优势、侧重，才能汲取其精华，避其不足。

七、理实一体，知行合一

中医内科学是一门源于临床实践的学科，其生命力亦源于临床实践活动。因此，学习中医内科学最好的方法是理论联系实际，即所谓"纸上得来终觉浅，绝知此事要躬行""熟读王叔和，不如临证多"。

1. 理实一体，工学结合　理论联系实际，从某种意义上说就是学与用的结合。所学中医内科学理论知识，并不能代替自己的实践，只有通过临床，把理论和实际结合起来，才能真正将精髓学到手。这种从学到用、从用到学，学中做、做中学，其实就是一个由理论到实践，又由实践到理论的反复提高过程。要遵循"早临床，多临床，反复临床"的原则，理实一体，知行合一，循序渐进地不断提升临证能力，力求精益求精。要以中医内科临床工作任务为目标进行学习，特别是毕业实习是中医内科学的重要学习阶段，通过临床实习，巩固和加深理解已学到的理论知识，奠定良好的中医内科临证基本功。所谓中医内科临证基本功，就是前面着重论述的"中医内科临证基本程序"。这是培养中医临床思维方法和诊疗能力的重要环节，必须认真学习，了然于心，并在实践中反复练习和体会，从而不断提高中医内科学的理论水平和处理常见病、多发病和部分疑难病的能力。

2. 早临床，多临床，反复临床　要想成为一名合格的中医师，就必须早临床，多临床，反复临床才能实现。只有大量的临证实践，才能上升为能力。没有临床，就谈不上能力；临床不多，能力也大不了，临床多了，能力自然就提高了，这是再普通不过的道理。中医的生命力在于临床，中医的出路也在于临床，没有临床疗效，中医学就不复存在，故中医学术的发展应以临床为先导、疗效为核心，这是中医学作为一门应用学科的性质所决定的。历史上凡是有所成就，有所创新的名医，均具有深厚的理论功底和丰富的临床经验。此外，理论的正确与否，也必须通过实践来加以检验。学好中医内科学，除读书识理、多实践外，还要"博涉知病，多诊识脉，屡用达药"（《褚氏遗书·辨书》）。其中的"博涉""多诊""屡用"是指广泛、大量、多次的意思，强调学医的方法；其中的"知病""识脉""达药"，是学医的目的。现代著名中医学家蒲辅周先生就十分重视读书与实践并行，他深有体会地说："我一生行医十分小心谨慎，真所谓如临深渊，如履薄冰。学医首先要认真读书，读书后要认真实践，二者缺一不可。光读书不实践，仅知理论不懂临床；盲目临床，不好好读书，是草菅人命……我的一生就是在读书与实践中度过的。"（《认真读书认真实践的一生》）这不仅是蒲老一生的治学经验总结，也是古往今来的名医们共同走过来的一条成才之道。

临床实践是中医学术赖以生存和发展的土壤，作为一名即将面向中医临床的医学生，不仅要有扎实的中医内科学理论功底和灵活运用中医辨证思维的能力，而且要在将来的临床实践中，勤学苦练，不断学习，不断总结，注重理论与实践相结合，注重能力的培养，把中医学的精髓贯穿于临床之中，在继承中不断发展，有所创新，成为实践能力强、发展潜力大的中医人才，这是新一代中医人的光荣使命。因此，学医成名之路，就是"读经典，多临床"。

复习思考

1. 大医精神对医学生有何指导作用？

2. 研读中医医案，具有哪些重要意义？简述之。

3. 要想成为一名合格的中医师，为何需"早临床，多临床，反复临床"？请谈谈你的认识。

扫一扫，看课件

模块二
肺系病证

【学习目标】

知识要求

1. 掌握感冒、咳嗽、哮病、喘证等病证的诊断要点、辨证论治。

2. 熟悉肺痈、肺痨、肺胀等病证的诊断要点、辨证论治。

3. 熟悉常见肺系病证的病因病机与类证鉴别。

技能要求

1. 能够对感冒、咳嗽、哮病、喘证等肺系病证者进行辨治处置。

2. 能够对肺系病证患者开展预防与调护指导。

肺系病证是因外感或内伤等因素导致肺的生理功能失常而产生病理变化后所出现的一类病证。临床常见感冒、咳嗽、喘证、哮病、肺痈、肺痨、肺胀等病证。

一、肺的生理病理特点

肺居胸中，经气管上通喉咙，左右各一，覆盖于五脏之上，故称"华盖"；肺外合皮毛；肺为娇脏，不耐寒热，其气以降为顺，又为清肃之脏，不容异物。故外感和内伤因素都易损伤肺脏而引起病变。

1. 肺的生理功能与特点

（1）肺主气、司呼吸：肺主气包括主一身之气和呼吸之气。肺主一身之气，是指肺有主持、调节全身之气的作用；肺主呼吸之气，是指肺有司呼吸功能，通过肺的呼吸作用，不断地吸清呼浊，吐故纳新，实现机体与外界环境之间的气体交换，以维持人体正常的生命活动，故肺为体内外气体交换之场所。实际上，肺的呼吸亦即肺的宣降运动在气体交换过程中的具体体现，肺气宣发，浊气得以呼出；肺气肃降，清气得以吸入。宣肃正常，散纳有度，则呼吸调匀有序，气道通畅。

（2）肺主宣发肃降：肺主宣发，是指肺气向上升宣和向外周布散，进而将卫气和津液输布于全身，以温润肌肤。肺主宣发功能具体体现在三个方面：一是呼出体内的浊气；二是将脾转输至肺的津液和水谷精微向上向外布散，外达皮毛；三是宣发卫气，调节腠理的开阖，将代谢后的津液化为汗液，排出体外。皮毛位于体表，为人体抗御外邪的屏障。皮毛由肺输布的卫气与津液来温养，故肺与皮毛在生理上有密切的关系。肺气充足，则皮毛润泽，开阖正常，外邪不易侵入；若肺气虚弱，则皮毛御邪能力减弱，而易感冒。若肺气失宣，则可出现呼吸不利、胸闷、咳嗽、鼻塞、无汗等表现。

肺主肃降，即指肺气向下通降和使呼吸道保持洁净的作用。肺主肃降功能体现在三个方面：一是吸入自然界的清气；二是将吸入的清气和脾转输至肺的津液、水谷精微向下向内布散；三是清肃肺和呼吸道内的异物，保持清洁。若肺失清肃，气不得降，则可引起胸闷、咳嗽、喘息等肺气上逆的病变。

宣发与肃降是肺的功能活动不可分割的两个方面，它们相反相成，生理上相互协调、相互制约，病理上相互影响。没有正常的宣发也就没有正常的肃降；反之，没有正常的肃降，也就不能正常的宣发。宣发肃降正常，则气道通畅，呼吸均匀。若肺失宣肃，则肺气上逆，而见咳、喘等。

（3）肺主通调水道：是指通过肺气的宣发、肃降对体内水液的输布、运行和排泄起着疏通和调节作用。

（4）肺朝百脉，主治节：是指全身的血液都通过百脉流经于肺，经肺的呼吸，进行体内外清气与浊气的交换，然后再通过肺气宣降作用，反过来将富含清气的血液通过百脉输送到全身。

2. 肺的病理特征 肺的病理主要表现为肺的宣降功能异常。因肺失宣肃，肺气上逆，故常见咳嗽、喘息等；因肺气亏虚，肺不主气，故常见短气、自汗、易感冒等；肺朝百脉，助心主治节，因肺气失调，不朝百脉，可引起心血的运行不利，而发为心悸、胸闷、唇甲紫暗等；肺能通调水道，因肺失宣肃，通调失职，可引起水肿、小便不利等。

3. 肺与其他脏腑的关系 ①肺与心：肺气助心行血，如肺气虚弱或壅塞，不能助心行血，则心血运行不畅，甚至血脉瘀滞，出现心悸胸闷、唇青舌紫等症；如心气虚衰或心阳不振，心血运行不畅，则肺气的宣通失常，出现咳嗽、气喘等症。②肺与肾：肺为"水之上源"，肾为主水之脏，肺失宣肃，通调水道失职，累及于肾，可出现尿少、水肿；肾气化失司，关门不利，则水泛为肿，继而出现喘咳而不得平卧。肺主呼气，肾主纳气，肾的精气不足，则摄纳无权；或肺气久虚而及肾，则肾不纳气，出现动则气喘。③肺与脾：肺司呼吸而摄纳清气，脾主运化而化生谷气；肺主行水，脾主运化水液。脾虚则生痰，聚于肺，出现咳嗽、痰多、喘促。④肺与肝：肝主升发，肺主肃降。肝气升发太过，易化火犯肺，灼伤肺津，出现胁痛易怒、干咳或痰中带血，此谓"木火刑金"或"肝火犯肺"。

二、肺系病证的辨治要点

1. 辨证要点

（1）辨虚实：肺系病证的辨证应首分虚实。可从以下几方面辨别：发病缓急、病之新久（病期）、病程长短、声息强弱高低、全身症状（包括舌象、脉象）等。一般来说，若为发病急骤，病之初期（新病），病程较短，呼吸气粗声高，脉象有力，多属实证；若为发病势缓，病之缓解期、恢复期或后期（久病），病程较长，呼吸气微声低，短促难续，脉象细弱力，多属虚证或虚中夹实证。

实证多由风、寒、热、燥、火、痰饮上干于肺，肺失宣肃，升降不利所致，常有风寒束肺、风热袭肺、风燥伤肺、痰湿蕴肺、痰热蕴肺、肝火犯肺、寒饮伏肺证等；虚证多由肺脏气阴不足，肺不主气而宣肃无权，常见肺气虚证、肺阴虚证、肺气阴两虚证。

（2）辨寒热：在分清虚实的基础上，应注意辨别病性之寒热。可从以下几方面辨别：痰的色质、寒象热象、舌象脉象。若伴咯痰色白质稀、形寒怕冷、面白、口淡不渴或渴喜热饮，或兼风寒表证、舌淡苔白、脉迟紧，多属寒证；若伴咯痰色黄质稠、身热面赤、烦躁、渴喜冷饮、小便短黄、大便干结、舌淡苔白、脉数，多属热证。

（3）辨外感、内伤：若有外感病史，发病急，病程短，兼恶寒发热等肺卫表证，多属外感病；若有情志不调、饮食不节、劳倦过度、久病体虚等病史，发病缓，病程长，或反复发作，不兼恶寒发热等肺卫表证，多属内伤病。

（4）辨病位：当根据脏腑的证候表现特点进行辨识。如兼食少纳呆，便溏或泄泻，腹胀腹痛，多与脾病有关；若疾病易因情志因素而诱发，伴烦躁易怒、胸胁闷胀疼痛、口苦，或面红目赤、头胀头痛、眩晕、脉弦，且病情随情志变化而波动，则多与肝病有关；若患者喘咳时动则尤甚，或呼吸浅促，呼多吸少，腰膝酸软，多与肾病有关。

（5）辨痰：辨痰有助于辨别病因、病性、病位，为辨识证候提供重要参考依据。

辨痰色：色白属风、寒、湿；色黄属热；色灰为痰浊；痰白带血属虚寒；痰黄带血属肺热；痰白质黏带血属阴虚；脓血相兼为痰热蕴结成痈之候。

辨痰质：痰液稀薄属风寒、虚寒；痰液浊厚为湿痰；痰黏稠属热、燥、阴虚。

辨痰量：量少属燥、阴虚；量多为湿为饮。

辨痰味：有热腥气或腥臭气为痰热；味甜属脾；味咸属肾；味苦属肝。

2. 治疗要点

（1）根据肺的生理特点组方遣药

1）实证宜辛苦，虚证宜酸收。外邪犯肺，宜辛散外邪；肺气上逆，宜苦泄以肃降肺气（平咳喘）；久咳久喘耗散肺气，损及肺体，宜用酸收以补其肺体，敛其耗散之气。《素问·脏气法时论》："肺苦气上逆，急食苦以泻之……肺欲收，急食酸以收之，用酸补之，辛泻之。"

2）肺为娇脏，多气少血，清旷而位高，选方多宜轻清而忌重浊。①宣肺药物多轻清，治宜轻宣肺气，吴鞠通"治上焦如羽，非轻不举"；②肺为娇脏，不耐寒热，肺恶燥，治宜辛平甘润，以使肺气自降，清肃之令得行。

（2）扶正祛邪

1）邪气壅滞于肺，肺失宣肃。祛邪宜宣肺、肃肺、清肺、泻肺、化痰、降逆。

2）肺之阴伤气耗，肺不主气。扶正宜补肺、敛肺、温肺、润肺。

3）整体治疗。根据五行生克关系对肺进行间接补泻法：①虚证宜补脾（补母）以益肺（补子）即培土生金法；滋肾（补子）以益肺（补母）即金水相生法。②实证宜泻肝以治疗木火刑金（肝火犯肺）。③泻表安里，宜通过泻大肠（通腑），使肺热或痰浊从大肠下泻以治肺实证。

（3）重视调护

1）避风寒，防外感，寒暖适宜，随气候的变化而增减衣服。

2）病室应通风换气，保持空气清新。

3）患者避免接触刺激性气体、粉尘、烟雾，戒烟。

4）饮食宜清淡、易消化，忌辛辣醇酒厚味生冷。

项目一　感　冒

【学习目标】

知识要求

1. 掌握感冒的治则及各证型的辨证要点、治法、代表方剂。

2. 熟悉感冒的定义、病因病机及鉴别诊断。

3. 了解感冒的历史源流、其他疗法及预防调护。

技能要求

1. 能够对感冒进行正确的诊断、鉴别并具备辨证论治的能力。

2. 能够对感冒病人进行预防调护指导。

案例导入

陈某，男性，42 岁，职员。2017 年 1 月 16 日就诊。患者 1 个月来连续出差，回来后感冒，现已 1 周，自服感冒药无效，遂来就诊。刻下症见：恶寒重、发热轻，自测体温 38℃，头痛，周身疼痛，鼻塞流清涕，咽痛，口干，咳嗽，咯痰，痰多色黄易咯，倦怠乏力，小便黄少，大便不畅，舌红，苔微黄，脉弦滑。

问题与思考：

1. 中医诊断为何病证？辨证为何证型？

2. 本病的临床特征是什么？应与哪些病证相鉴别？

3. 中医治法是什么？如何选方用药？应如何调养？

感冒是感受触冒风邪或时行疫毒，引起肺卫功能失调，出现鼻塞、流涕、喷嚏、头痛、恶寒、发热、全身不适、脉浮等主要临床表现的一种常见外感疾病。本病四季均可发生，尤以春冬两季为多。病情轻者多为感受当令之气，称为伤风、冒风、冒寒；病情重者多为感受非时之邪，称为重伤风。若在一个时期内广泛流行、证候相类似者，称为时行感冒。

《内经》中已有外感风邪引起感冒的论述，如《素问·骨空论》说："风者百病之始也……风从外入，令人振寒，汗出头痛，身重恶寒。"汉代张仲景《伤寒论》论述太阳病时，以桂枝汤治表虚证，以麻黄汤治表实证，提示感冒风寒有轻重之分，这为感冒的辨证治疗奠定了基础。感冒病名则出自北宋《仁斋直指方·诸风》，该书在"伤风方论"论及参苏饮时谓其"治感冒风邪，发热头痛，咳嗽声重，涕唾稠黏"。元代朱丹溪《丹溪心法·中寒二》提出本病病位在肺，治疗应分立辛温、辛凉两大法则。及至明清，多将感冒与伤风互称，并对虚人感冒也有进一步的认识，提出扶正达邪的治疗原则。至清代，随着温热病学说的兴起与发展，不少医家逐渐认识到本病之发生与感受时行之气相关，林珮琴在《类证治裁·伤风》中明确提出了"时行感冒"之名。

西医学中普通感冒（伤风）、流行性感冒（时行感冒）及其他上呼吸道感染而表现感冒证候者，均可参照本病辨证论治。

【病因病机】

感冒是因感受六淫、时邪疫毒，侵犯肺卫，以致卫表不和，肺失宣肃为病。

1. 常见病因

（1）风邪：①风邪是引起本病的主要外因："风为百病之长"，"风者，百病之始也"，风为外感病致病之先导。气候骤变，淋雨受凉，出汗后伤风易致风邪侵袭患病。②风邪常兼夹当令之气相合为病：冬季多夹寒（风寒）；春季多夹热（风热）；夏季多感暑；梅雨多为湿邪；秋季多燥。

（2）时行疫毒：时行疫毒是一种具有强烈传染性的外在致病因素，明代吴又可指出这种邪气的特点是致病性强，从口鼻而入，有传染性，易于流行。多由四时六气失常，非其时而有其气伤人致病。在这种情况下，人体抗御外邪的能力相对减弱，造成在同一时间、同一地区大面积发病，且无季节性。时行疫毒也可兼夹寒、热、暑、湿、燥邪，但以风寒、风热居多。

2. 病机概要

（1）基本病机：为六淫入侵，卫表不和，肺气失宣。

（2）病位：在肺卫。因病邪在外、在表，故尤以卫表不和为主。

（3）病理性质：属表实证，但有寒热之分。若感受风寒湿邪，则皮毛闭塞，邪郁于肺，肺气失宣；感受风热暑燥，则皮毛疏泄不畅，邪热犯肺，肺失清肃。

（4）病理因素：风寒、风热、暑湿、秋燥、时行病毒、气虚、阴虚。

（5）病机转化：由于感邪不同及体质的强弱差异，在病程中且可见寒与热的转化或错杂。初起外邪袭表，肺卫功能失调，风热不解，或寒郁化热，则可转为肺热证；病邪传里化热而表寒未解，以致内外俱实，发为表寒里热证；或感受时行病毒，病邪入里化热迅速，里热充斥内外而成热毒炽盛，病情急且重；若反复感邪，正气耗损，由实转虚，或体虚感邪，正气愈亏，则转为本虚标实证。

【诊断与鉴别诊断】

1. 诊断依据

（1）临床表现

1）主症：鼻塞流涕、喷嚏、咽痒、咳嗽、恶寒、发热、无汗或少汗、头痛、身体酸楚等。

2）次症：胸闷、恶心、脘痞、纳呆、便溏、咽干、少痰、手足心热等。

（2）诱发因素：可有气候骤变、淋雨受凉、劳倦、汗出当风等诱因。四季皆可发病，而以冬、春两季为多。

（3）相关检查

1）血常规：病毒性感染，白细胞计数正常或偏低，淋巴细胞比例升高；细菌性感染，白细胞计数常增多，有中性粒细胞增多和核左移现象。

2）病毒和病毒抗原的测定：如用免疫荧光法、血清学诊断法、病毒的分离与鉴定等，以判断病毒的类型，区别病毒和细菌感染。

3）细菌培养：以确诊细菌感染和判断细菌的类型。

4）其他检查：2009 年我国已研究出甲型 H1N1 流感特异灵敏的快速诊断办法，当发现可疑病例的时候，即可用特异的诊断试剂确定或者排除。

5）胸部 X 线摄片：有咳嗽、痰多等呼吸道症状者，胸部 X 线摄片可见肺纹理增粗。

2. 病证鉴别

（1）感冒与风温早期的鉴别：感冒发热多不高或不发热，温病必有发热甚至高热；感冒服解表药后，多能汗出、身凉、脉静，温热病汗出后热虽暂降，但脉数不静，身热旋即复起，咳嗽胸痛，头痛较剧，甚至出现神志昏迷、惊厥、谵妄等传变入里的证候。感冒与风温早期的鉴别见表 2-1。

表 2-1 感冒与风温早期的鉴别

	感冒	风温早期
病因	风邪为主	温邪为主
主症	发热不高或不发热	发热为主，咳嗽，甚则神昏、惊厥
传变情况	多不传变	有传变，由卫及气，甚或入营血
发病季节	四时皆可	有明显季节性，冬春为多
病程	较短，易于治愈	长短不一，重者难于治愈

（2）普通感冒与时行感冒：普通感冒在气候变化时发病率升高，但无明显流行特点，若感冒 1 周以上不愈，发热不退或反见加重，应考虑继发他病；时行感冒病情较重，发病急，全身症状显著，可发生传变，化热入里，继发或合并他病，具有广泛的传染性、流行性。普通感冒与时行感冒的鉴别见表 2-2。

表 2-2 普通感冒与时行感冒的鉴别

	普通感冒	时行感冒
病因	外感六淫，风邪为主	时行疫毒
发病季节	冬春季发病	季节不限
病情	轻	重，急，有传染流行
传变情况	多不传变	多传变入里合并他病
全身症状	不重	明显

（3）感冒与鼻渊：鼻渊有鼻塞流涕，多腥臭而浊，一般无恶寒发热，病程长，反复发作，不易治愈。

（4）感冒与乳蛾：乳蛾有发热、恶寒、咽痛等症，见咽部两侧红肿胀大，常有黄、白色脓样分泌物。

（5）感冒与麻疹：麻疹初起有发热恶寒、鼻塞流涕、咳嗽、咯痰等，与感冒相似，但麻疹伴有目赤畏光、眼胞浮肿、多泪、口腔两颊有麻疹黏膜斑等。

【辨证论治】

1. 辨证要点

（1）辨虚实：实证者，形体壮实，正气未衰，病程短；虚证者多年老或大病后以及素体虚弱者，病程长，缠绵难愈，兼见虚象。

（2）辨普通感冒与时行感冒：见表2-2。

（3）辨风寒与风热：见表2-3。

表2-3　风寒感冒与风热感冒的鉴别

	风寒感冒	风热感冒
发病季节	冬季较多	春季较多
体质	一般或阳虚体质	一般或阴虚或阳盛体质
发热程度	轻	重
恶寒程度	重	轻
出汗	无汗或少汗	出汗
咽喉肿痛	无或轻	咽红肿痛
舌苔脉象	苔薄白，脉浮紧	苔薄黄，脉浮数

（4）辨体虚感冒的气虚、阴虚：气虚感冒多在感冒见症的基础上，兼见倦怠无力、气短懒言、自汗等气虚症状；阴虚感冒多在感冒见症的基础上，兼见心烦口干、手足心热、少汗等阴虚症状。

（5）辨兼夹症：夹湿多见于梅雨季节，见身热不扬、头胀或重如裹、胸闷口淡或黏等湿滞症状；夹暑多见于长夏季节，见身热有汗、心烦口渴、小便短赤、苔黄腻等暑湿症状；夹燥多见于秋季，见鼻燥咽干、咳嗽少痰、口渴舌红等燥热症状；夹食多见于饱食过度，见身热、嗳腐吞酸、脘胀纳呆、恶心腹泻、苔腻等食滞症状。

2. 治疗原则　感冒病位在卫表肺系，治疗应因势利导，从表而解，遵《素问·阴阳应象大论》"其在皮者，汗而发之"之意，以解表达邪为原则。根据所夹邪气不同选用辛温、辛凉、辛润、清暑解表等法；至于体虚感冒，则属正虚邪实，治当扶正祛邪，切忌专行发散，重伤正气；对于时行感冒，因其常易化热，发生传变，故清热解毒是常用的重要治则。

3. 分证论治

（1）风寒感冒

证候　恶寒重，发热轻，鼻塞，流清涕，咳嗽，痰稀薄，无汗，头痛，肢节酸疼；苔薄白，脉浮紧。

审证求机　本证的辨证要点为恶寒重，发热轻，头身痛，流清涕，脉浮紧；基本病机为风寒外束，卫阳被郁，腠理内闭，肺气不宣。

治法　辛温解表，宣肺散寒。

方药　荆防败毒散或荆防达表汤加减：荆芥、防风、川芎、羌活、独活、杏仁、前胡、桔梗、甘草、橘红。

临床运用　①表寒重，头痛、身痛、憎寒、发热、无汗者，配麻黄、桂枝以增强发表散寒之力；②表湿较重，肢体酸痛、头重头胀、身热不扬者，用羌活胜湿汤加减；③湿邪蕴中，脘痞、食少、呕恶，或有便溏，苔白腻者，加苍术、厚朴、半夏化湿和中；④头痛甚者（前额），加白芷散寒止痛；鼻塞重者，加苍耳子、辛夷以通鼻窍；⑤风寒夹湿兼内热者，用九味羌活汤散寒除湿，兼清里热。

（2）风热感冒

证候　身热较重，微恶风，汗泄不畅，头胀痛，面赤，咳嗽，痰黏或黄，咽燥，或咽喉乳蛾红肿疼痛，鼻塞，流黄浊涕，口干欲饮；舌苔微黄，舌边尖红，脉浮数。

审证求机　本证的辨证要点为热重寒轻，头胀痛，流黄浊涕，口干咽痛，舌苔薄黄，脉浮数；基本病机为风热犯表，热郁肌腠，卫表失和，肺失清肃。

治法　辛凉解表。

方药　银翘散加减：银花、连翘、豆豉、薄荷、荆芥、竹叶、芦根、牛蒡子、桔梗、甘草、贯众。

临床运用　①若风热上壅，头胀痛较甚，加桑叶、菊花、蔓荆子以清利头目；②痰阻于肺，咳嗽痰多，加浙贝母、前胡、杏仁化痰止咳；③痰热较盛，咯痰黄稠，加黄芩、知母、瓜蒌皮；④热毒壅阻咽喉，乳蛾红肿疼痛，加射干、马勃、板蓝根清热解毒利咽；⑤肺热素盛，风寒外束，热为寒遏，烦热恶寒、少汗、咳嗽气急、痰稠、声哑，可用石膏合麻黄内清肺热、外散表寒；⑥时行感冒热毒症状重者，高热、恶寒或寒战、头身痛、咽喉肿痛、咳嗽气粗等，常加贯众、蚤休、板蓝根、大青叶等清热解毒药，以祛时行病毒。

（3）暑湿感冒

证候　身热，微恶风，汗少，肢体酸重或疼痛，头昏重胀痛，咳嗽痰黏，鼻流浊涕，心烦口渴，或口中黏腻，渴不多饮，胸闷脘痞，泛恶，腹胀，大便或溏，小便短赤；舌苔黄腻，脉濡数。

审证求机　本证的辨证要点为外感表热证兼暑湿证；基本病机为暑湿伤表，表卫不和，肺气不清。

治法　清暑祛湿解表。

方药　新加香薷饮加减：金银花、连翘、香薷、鲜荷叶、鲜芦根、厚朴、白扁豆。

临床运用　①暑热偏盛，可加黄连、栀子、黄芩、青蒿清暑泄热；②湿困卫表，肢体酸重疼痛较甚，加藿香、佩兰等芳化宣表；③里湿偏盛，口中黏腻、胸闷脘痞、泛恶、腹胀、便溏，加苍术、白蔻仁、半夏、陈皮和中化湿；④小便短赤加滑石、甘草、赤茯苓清热利湿。

（4）秋燥感冒

证候　温燥见发热，微恶风寒，头痛，少汗，咳嗽少痰，咽干鼻燥，口渴，舌红苔白而干，脉浮数或小数。症状进一步加重，可出现身热，目赤，干咳无痰，咽喉干燥，鼻燥痛，口渴心烦，便秘，甚至咯血等；舌红赤，苔薄黄干燥。凉燥见恶寒，发热，头痛无汗，鼻塞，咽干唇燥，干咳或痰少而稀；苔薄白而干，脉浮而不数。

审证求机　本证的辨证要点为外感表证兼干燥少津，其中温燥为风热表象兼干燥症，凉燥为风寒表象兼干燥症；基本病机为秋燥袭表，肺卫失和。

治法　温燥宜辛凉甘润、轻透肺卫；凉燥宜辛开温润、宣肺达表。

方药　温燥方用桑杏汤加减：桑叶、杏仁、沙参、川贝母、麦冬、知母、豆豉、栀子、梨皮。凉燥方用杏苏散加减：杏仁、苏叶、半夏、陈皮、前胡、紫菀、款冬花、百部、桔梗、枳壳、茯苓、甘草、生姜、大枣。

临床运用　①温燥重证，燥热伤肺兼里热阴虚者，改用清燥救肺汤加减；②凉燥见无汗身痛者，加荆芥、防风。

（5）气虚感冒

证候　恶寒重，发热轻，头痛身楚，咳嗽，痰白，咯痰无力，平素神疲体弱，气短懒言，反复易感；舌淡苔白，脉浮而无力。

审证求机　本证的辨证要点为风寒表证伴气虚证；基本病机为素体气虚，卫外不固，风邪侵袭。

治法　益气解表。

方药　参苏饮加减：党参、甘草、茯苓、苏叶、葛根、前胡、半夏、陈皮、枳壳、桔梗。

临床运用　①表虚自汗，易伤风邪者，可常服玉屏风散加灵芝以益气固表，增强抗病能力。②恶寒重，发热轻，四肢欠温，语音低微，舌质淡胖，脉沉细无力，为阳虚外感，当助阳解表，用再造散加减，药用党参、黄芪、桂枝、附子、炙甘草、细辛、防风、羌活。若寒甚无汗者用麻黄附子细辛汤；寒轻有汗者用桂枝加附子汤。

34

（6）阴虚感冒

证候　身热，微恶风寒，少汗，头昏，心烦，口干，干咳少痰；舌红少苔，脉细数。

审证求机　本证的辨证要点为风热表证伴阴虚内热证；基本病机为阴津亏虚，外受风热，表卫失和所致。

治法　滋阴解表。

方药　加减葳蕤汤加减：玉竹、豆豉、薄荷、葱白、桔梗、白薇、甘草、大枣。

临床运用　①阴伤较重，口渴咽干明显，加沙参、生地黄、麦冬以养阴生津；②若素体血虚，或失血之后，复感外邪而致血虚感冒，症见身热、无汗、头痛、面色无华、唇甲色淡、心悸头晕、舌淡苔白、脉细弱。治以养血解表，方用葱白七味饮。恶寒较重者，加苏叶、荆芥、防风；身热较甚者，加金银花、连翘。

4. 其他疗法

（1）中成药疗法：风寒感冒，选感冒软胶囊；风热感冒，可服用银翘解毒片、桑菊感冒片、柴黄片、抗病毒胶囊；风热感冒咽喉肿痛明显者，服用银黄口服液、双黄连口服液、板蓝根颗粒；正气不足，易患感冒者，用玉屏风颗粒；风寒暑湿外感用藿香正气丸（水、液、软胶囊）；时行感冒，可服用抗病毒颗粒、板蓝根颗粒等。

（2）针灸疗法：主穴取风池、大椎、曲池。风寒者加列缺、迎香、风门；风热者加鱼际、内庭、外关、尺泽；阳虚加足三里、膏肓俞；阴虚、血虚加三阴交、肺俞、血海、复溜。风寒、风热、暑湿者均用泻法，风寒、阳虚、气虚者并可加灸，阴虚、血虚者针用补法。每日1次，每次5～6穴，留针20～30分钟。

（3）刮痧疗法：用边缘平滑的陶瓷小汤匙蘸润滑油（花生油或麻油等植物油）刮颈背。颈部自风池穴而下，刮背部从脊柱两旁自上而下，刮时用力均匀，不要太重，防止刮破皮肤，刮至出现紫色出血点为止。对风寒、风热、暑湿感冒均可适用。

【预防与调护】

1. 饮食起居　注意防寒保暖，随时增减衣服，避免受凉、淋雨及过度疲劳。应多饮水，饮食宜清淡，富营养的半流质，以新鲜蔬菜、水果为宜，忌油腻之品。

感冒流行季节，应避免到公共场所活动，防止交叉感染。选择药物预防，冬春风寒当令，可用贯众、紫苏、荆芥、甘草等水煎，顿服，连服3天；夏月暑湿当令，可用藿香、佩兰、薄荷煎汤以代茶饮；时行感冒流行期间，可用贯众、板蓝根煎服或泡水代茶饮，连用2～3日。

2. 正确护理　病室内温湿度适宜，空气新鲜，避免直接吹风。注意观察病人的体温、出汗、脉象、舌苔等。中药煎煮时间宜短，一般沸腾后15分钟即可，以保留芳香挥发有效物质。无汗者宜服药后进热粥或覆被以取汗，汗后及时换干燥洁净衣服以免再次受邪。

高热病人应卧床休息，汗出后用毛巾擦干，换去湿衣。

【结语】

感冒是以感受风邪为代表的六淫、时邪病毒，侵犯肺卫，引起肺卫功能失调，以恶寒发热、头身疼痛、鼻塞流涕、喷嚏咳嗽、全身不适为临床特征的常见外感病证，以冬春季为多。病机为卫表不和，肺失宣肃。治疗以解表达邪为原则，但应分清风寒、风热与暑湿及兼夹病邪的不同，而分别采用辛温解表、辛凉解表和解表清暑祛湿等治法祛除表邪。时邪疫毒又当以清热解毒为治疗重点。感冒的治疗一般禁用补法，以免敛邪，但若体虚外感，又当在解表剂中佐以益气、助阳、滋阴、养血等补益之品，以扶正祛邪。正确的煎药、饮食等调护，有助感冒的迅速康复。感冒的预防很重要，尤其是对时行感冒流行趋势的地区、单位，更应尽早采取措施，以免蔓延。

复习思考

1. 如何区分感冒与时行感冒？
2. 感冒的辨证要点有哪些？感冒应如何区分风寒证与风热证？
3. 治疗感冒方剂的煎服法有何特点？

病案分析

张某，女，16岁，住院号10988。

症状：病经五六天，始觉恶寒，继则身热不寒，微恶风，汗出不多，午后热甚，头晕痛，咳嗽，痰吐黏白，胸部闷痛，呼吸不畅，咽部微红，口渴欲饮，尿黄，舌苔薄白，边尖红，脉浮数。经西药注射数天，身热不退。

辨证施治：风热袭表，肺卫失和。治予辛凉解表、轻宣肺气。仿银翘散合桑菊饮意。

处方：淡豆豉四钱，薄荷八分（后下），冬桑叶二钱，菊花一钱五分，炒牛蒡子三钱，银花三钱，连翘二钱，前胡二钱，桔梗一钱，光杏仁二钱，甘草八分，枇杷叶三钱，芦根一两（去节）。

药后身热渐退，翌晨正常。至午睡时，风雨交加，室温骤降，因仅盖单被而致复感，醒来即感微恶寒，发热，体温39.5℃，汗少，头痛，身楚，加服上方一帖，得汗热降。第三日续投原方巩固。继因咳嗽不净，右侧胸胁闷痛，口中微干，表证罢解，而肺气未清，转予清肺化痰法，上方去豆豉、薄荷、菊花，加贝母、瓜蒌皮各三钱，炒黄芩一钱五分，继服，药后咳止，痊愈出院。

（周仲瑛．中医内科学．南京：江苏人民出版社，1977）

项目二 咳 嗽

【学习目标】

知识要求

1. 掌握咳嗽的治则及辨证论治。

2. 熟悉咳嗽的病因病机及病证鉴别。

3. 了解咳嗽的定义、源流、预防调护等内容。

技能要求

1. 能够熟练地对咳嗽进行诊断、辨证、处方用药。

2. 能够熟练地对咳嗽患者开展预防调理。

📖 案例导入

谢某，男，60 岁，退休。2015 年 6 月 7 日就诊。

患者近 2 年来咳嗽咳痰反复发作，每年持续 3 ～ 4 个月。近 1 周加重，痰多，咳声重浊，痰出咳平，痰黏稠而厚，色白，于每天早晨起床后及进食油腻甘甜食物后则咳甚痰多，胸闷，脘痞，呕恶，纳少，神疲体倦，大便时溏，遂来就诊。舌苔白腻，脉滑。

问题与思考：

1. 中医诊断是什么病证？辨为何种证型？

2. 本病的临床特征是什么？本病应与哪些病证相鉴别？

3. 中医治法是什么？如何选方用药？

咳嗽是指外感或内伤等因素，导致肺失宣降，肺气上逆，冲击气道，发出咳声或伴咯痰为临床特征的一种病证。分别言之，有声无痰为咳，有痰无声为嗽，一般多痰声并见，难以截然分开，故以咳嗽并称。

咳嗽的病名首见于《内经》，《素问·咳论》指出咳嗽是"皮毛先受邪气"，"五脏六腑皆令人咳，非独肺也"，强调外邪犯肺或脏腑功能失调，病及于肺，皆能致咳。隋代巢元方《诸病源候论·咳嗽候》有十咳之称，即"五脏咳、风咳、寒咳、久咳、胆咳、厥阴咳"。明代张介宾将咳嗽分为外感、内伤两大类，《景岳全书》指出："咳嗽之要，止惟二证。何为二证？一曰外感，一曰内伤而尽之矣。"至此，咳嗽的辨证分类渐趋完善，切合临床实用。

咳嗽既是独立性的病证，又是肺系多种疾病的一个症状。西医学中的上呼吸道感染、支气管炎、支气管扩张、肺脓肿、胸膜炎、肺炎等以咳嗽为主症者，可参照本病辨证论治。

【病因病机】

咳嗽分外感咳嗽与内伤咳嗽，外感咳嗽病因为外感六淫之邪；内伤咳嗽病因为饮食、情志等内伤因素致脏腑功能失调，内生病邪。外感咳嗽与内伤咳嗽，均是病邪引起肺失宣肃，肺气上逆而作咳。

1. 常见病因

（1）外邪袭肺：六淫之邪，侵袭肺系。常以风为先导，根据四时主气的不同，所兼邪气不同，或夹寒，或夹热，或夹燥，表现为风寒、风热、风燥相合为病。其中"六气皆令人咳，风寒为主"（张介宾），《河间六书·咳嗽论》："寒、湿、燥、暑、风、火六气，皆令人咳。"另外，起居不慎，寒温失宜，过度疲劳，卫外功能减退、失调，易感外邪。

（2）内邪干肺：脏腑功能失调，病及于肺，引起咳嗽。

1）他脏病及肺：①嗜好烟酒，熏灼肺胃；过食辛辣肥甘炙煿，酿生痰热；饮食不节，过度劳倦，损伤脾胃，脾失健运，痰湿内生，上渍于肺，此即"脾为生痰之源，肺为贮痰之器"之意。②情志过激，郁怒伤肝，肝失条达，气郁化火，循经上犯于肺而致咳嗽。③先天禀赋不足，或房劳过度，使肾阴下亏，虚火上灼于肺，或损伤肾阳，致肾阳虚衰，不能蒸腾气化水液，水饮内停，上犯于肺；或心的功能失常，心血瘀阻，心病及肺。上述原因均能致脏腑功能失调，累及于肺，肺失宣肃，气逆于上而作咳嗽，正是"五脏六腑皆令人咳，非独肺也"之理。但必须指出，无论何脏腑有病，最终必须影响到肺的宣肃功能，咳嗽才能发生，正如《医学三字经》所言："咳嗽不止于肺，而不离乎肺也。"

2）肺脏自病：①肺脏的多种疾病迁延不愈，损伤肺气，灼伤肺阴，肺失宣降，肺气上逆而咳嗽；②长期吸烟，损伤肺气，灼伤肺阴，肺气上逆致咳嗽。

2. 病机概要

（1）基本病机：内外邪气干肺，肺失宣降，肺气上逆。

（2）病位：咳嗽病变主脏在肺，涉及肝、脾，久则及肾。

（3）病理性质：外感咳嗽属于邪实，有风寒袭肺、风热犯肺、风燥伤肺之分，且可发生演变转化，如风寒化热、风热灼津化燥、肺热蒸液成痰等。内伤咳嗽，属邪实与正虚并见，病理因素主要为"痰"与"火"，痰有寒热之别，火有虚实之分，痰火可互为因果。虚实之间有先后主次的不同，他脏及肺者，多因实致虚，如肝火犯肺，气火炼液为痰，灼伤肺津；痰湿犯肺者，久延则肺脾气虚，气不化津，痰浊更易滋生，甚则病及于肾，不能主气、纳气。肺脏自病者，多因虚致实，如肺阴不足，阴虚火炎，灼津为痰；肺气亏虚，气不化津，津聚成痰。

（4）病理因素：外感病理因素为风、寒、暑、湿、燥、火（风寒为多），如外邪不能及时外达，风寒化热、风热化燥、肺热蒸液成痰。内伤因素为痰与火，痰分寒痰、热痰，火分实火、虚火，痰与火可互为因果，相互转化，痰浊郁而化热、化火，火邪炼液为痰。

（5）病机转化：外感咳嗽与内伤咳嗽可相互为病，外感咳嗽如迁延失治，邪伤肺气，更易反复感邪，而致咳嗽屡作，肺气益伤，逐渐转为内伤咳嗽；内伤咳嗽，肺脏有病，卫外不强，易受外邪引发或加重，特别在气候转冷，气温骤降时尤为明显。因此，咳嗽虽有外感、内伤之分，但两者常互为因果。

【诊断与鉴别诊断】

1. 诊断依据

（1）临床表现：

1）主症：以咳嗽、咯痰，或伴咽痒为主要表现。

2）次症：新病可伴有恶寒发热等肺卫症状，久咳者，多伴其他脏腑兼症。

（2）病史：发病前多有明显的诱因，如天气变化、恼怒、劳累、辛辣饮食、饥饿、烟尘等。

（3）相关检查：急性期查白细胞总数和中性粒细胞可增高。肺部 X 线摄片检查见肺纹理正常或增多增粗，必要时可做 CT、MRI、纤维支气管镜进一步确诊。

2. 病证鉴别

（1）咳嗽与肺痨：咳嗽，常同时出现咯血、盗汗、潮热、消瘦等症，结合血沉、结核菌素试验、痰菌涂片、细菌培养以及 X 线检查，可做出鉴别。

（2）咳嗽与肺痈：以发热、咳嗽、胸痛、咯吐腥臭浊痰，甚则脓血相兼为主要特征，发病多急，X 线摄片、支气管碘油造影及纤维支气管镜检查等，可做出鉴别。

（3）咳嗽与感冒：外感咳嗽与感冒均有咳嗽和表卫失和的症状，但主次不同。外感咳嗽以咳嗽为主症，兼有寒热表证；而感冒以卫表失和的恶寒发热、头身疼痛、鼻塞流涕、喷嚏等为主症，咳嗽较轻或无咳嗽。

（4）咳嗽与肺癌：二者都以咳嗽为主症，但肺癌常伴咯血，多见于 40 岁以上吸烟男性，咳嗽多为刺激性呛咳，病情发展快，呈恶病质，胸部 X 线摄片、CT 摄影、支气管碘油造影、纤维支气管镜及痰细胞学检查有助于确诊。

【辨证论治】

1. 辨证要点

（1）辨别外感与内伤

1）外感咳嗽：多是新病，起病急，病程短，病情较轻，常伴恶寒、发热、头痛等肺卫表证，属于邪实。

2）内伤咳嗽：多为久病，起病缓，常反复发作，病程长，病情较重，多伴他脏见症，属于邪实正虚。辨外感与内伤咳嗽见表2-4。

表2-4 辨外感与内伤咳嗽

	外感咳嗽	内伤咳嗽
病史新久	多为新病	久病或反复发作
起病缓急	急	缓
病程长短	短	长，反复发作
伴随症状	常伴肺卫表证	外无表证，可伴他脏见症
病理性质	邪实	虚实夹杂，本虚标实

（2）辨咳嗽的特征

1）发作时间：咳嗽发于白昼，鼻塞声重者，多为外感咳嗽；晨起咳嗽，阵发加剧，咳声重浊，多为痰浊咳嗽；夜卧较剧，持续难已，短气乏力者，多为气虚或阳虚咳嗽；午后或黄昏咳嗽加重，多属肺燥阴虚。

2）性质：干性咳嗽见于风燥、气火、阴虚等咳嗽；湿性咳嗽见于痰湿等咳嗽。

3）声音：咳嗽声低气怯属虚，洪亮有力属实。

（3）辨痰的性状

1）辨色：痰色白属风、寒、湿；色黄属热；色灰为痰浊；血性痰（脓痰、铁锈色痰）为肺脏风热或痰热；粉红色泡沫痰属心肺气虚，气不主血。

2）辨质：痰液稀薄属风寒、虚寒；痰稠属热、燥、阴虚；痰稠厚属湿热。

3）辨量：痰量偏少属干性咳嗽；痰量偏多属湿性咳嗽。

4）辨味：热腥为痰热；腥臭为肺痈之候；味甜者属痰湿；味咸为肾虚。

2.治疗原则 外感咳嗽治宜祛邪宣肺；内伤咳嗽治当祛邪止咳、扶正补虚，标本兼顾，分清虚实主次。

3.分证论治

（1）外感咳嗽

1）风寒袭肺证

证候 咳嗽声重，气急，咽痒，咳痰稀薄色白；常伴有鼻塞，流清涕，恶寒，发热，无汗等表证；舌苔薄白，脉浮或浮紧。

审证求机 本证要以咳嗽，咯痰清稀色白伴风寒表证为辨证要点；基本病机为风寒侵肺，肺气失宣。

40

治法　疏风散寒，宣肺止咳。

方药　三拗汤合止嗽散加减：麻黄、杏仁、甘草、荆芥、桔梗、白前、陈皮、百部、紫菀、款冬花。

临床运用　①咽痒甚加防风以祛风止痒；②鼻塞声重加辛夷、苍耳子通鼻窍；③夹痰湿。痰黏，胸闷，苔腻者，加半夏、厚朴、茯苓、苍术；④表寒未解，郁里化热，即"寒包火咳"，出现咳嗽音嘎，气急似喘，咳痰黏稠，口渴心烦，或有身热者，加生石膏、桑白皮、黄芩；⑤若风寒咳嗽日久，表邪未尽，喉痒咳嗽而咯痰不爽者，用止嗽散。

2）风热犯肺证

证候　咳嗽频剧，气粗或咳声嘶哑，喉燥咽痛，咯痰不爽，痰黏稠或稠黄，咳时汗出；常伴鼻流黄涕，口渴，头痛，肢楚，恶风，身热等表证；舌苔薄黄，脉浮数。

审证求机　本证的辨证要点为咳嗽、痰黄伴风热表证；基本病机为风热犯肺，肺失清肃。

治法　疏风清热，宣肺化痰。

方药　桑菊饮加减：桑叶、菊花、连翘、薄荷、杏仁、甘草、桔梗、芦根。

临床运用　①咳嗽较重者，加前胡、牛蒡子、浙贝母；②咽痒者，加蝉蜕；③咽痛声哑者，加射干、马勃；④痰黄稠，加黄芩、鱼腥草、瓜蒌；⑤风热伤络，鼻衄，痰中带血，加白茅根、生地黄、侧柏叶；⑥热伤肺津，口燥咽干，加沙参、麦冬、天花粉；⑦夹暑，合六一散、荷叶。

3）风燥伤肺证

证候　喉痒，干咳，连声作呛，咽喉干痛，唇鼻干燥，无痰或痰少而黏，不易咯出，或痰中带血丝，口干；初起或伴鼻塞，头痛，微寒，身热等表证；舌干红少津，舌苔薄白或薄黄，脉浮数或小数。

审证求机　本证以喉痒干咳，或痰少而黏，口咽鼻干燥，伴风热表证，多见于初秋为审证要点；基本病机为风燥伤肺，肺失清润。

治法　疏风清肺，润燥止咳。

方药　桑杏汤加减：桑叶、杏仁、南沙参、川贝母、麦冬、天花粉、栀子、百部、桔梗、玉竹。

临床运用　①咽痒甚者，加蝉蜕；②咽痛明显，加玄参、马勃；③鼻衄，加生地黄、白茅根；④若是温燥伤肺之重证，可用清燥救肺汤加减治疗；⑤另有凉燥犯肺，乃燥证与风寒并见，表现干咳少痰或无痰，咽干鼻燥，兼有恶寒发热，头痛无汗，舌苔薄白而干等症。用药当以温而不燥，润而不凉为原则，方用杏苏散合止嗽散加减，以疏散风寒，温润止咳，切不可用发汗峻剂，或过于滋腻之品；喉痒甚者，加荆芥、防风，既疏散风寒，又祛风止痒。

（2）内伤咳嗽

1）痰湿蕴肺证

证候　咳嗽反复发作，咳声重浊，痰多，因痰而嗽，痰出嗽平，痰黏腻或稠厚成块，色白或带灰色，每于早晨或食后则咳甚痰多，进甘甜油腻食物加重，胸闷，胸痞，呕恶，食少，体倦，大便时溏；舌苔白腻，脉象濡滑。

审证求机　本证以咳嗽痰多色白黏稠、晨间为甚、苔白腻、脉滑为辨证要点；基本病机为脾虚生痰，上渍于肺，壅遏肺气。

治法　健脾燥湿，化痰止咳。

方药　二陈平胃散合三子养亲汤加减：陈皮、法半夏、茯苓、甘草、苍术、厚朴、桔梗、紫菀、款冬花、苏子、白芥子。

临床运用　①寒痰较重，痰黏白如泡沫，怯寒背冷者，加细辛、干姜；②脾虚明显者，加党参、焦白术；③兼有表寒者，加紫苏、荆芥、防风；④病情稳定后服香砂六君子汤以资巩固。

2）痰热郁肺证

证候　咳嗽气粗，痰多，质黏厚或稠黄，咯吐不爽，或有热腥味，或吐血痰，胸胁胀满，咳时引痛，面赤，或有身热，口干欲饮；舌质红，苔黄腻，脉滑数。

审证求机　本证以咳嗽气粗、痰多黄稠、苔黄腻、脉滑数为辨证要点；基本病机为痰热壅阻，肺失肃降。

治法　清热肃肺，化痰止咳。

方药　清金化痰汤加减：黄芩、栀子、桔梗、麦冬、桑白皮、浙贝母、知母、瓜蒌皮、橘红、茯苓、甘草。

临床运用　①痰黄如脓，或腥臭，加鱼腥草、金荞麦根、薏苡仁、瓜蒌仁；②胸满，咳逆，痰壅，便秘，加葶苈子、大黄；③痰热伤津，口干咽燥，舌红少津，加南沙参、玉竹、天花粉；④痰中带血，加白茅根、藕节。

3）肝火犯肺证

证候　气逆作咳，咳则连声，面红目赤，急躁易怒，口苦咽干，痰少质黏，咯之难出，甚则痰中带血，胸胁胀痛，咳时引痛，症状常随情绪波动而增减，舌质红或舌边红，苔薄黄少津，脉弦数。

审证求机　本证以气逆作咳、咳则连声、面红目赤、急躁易怒、口苦、脉弦数为辨证要点；基本病机为肝郁化火，上逆侮肺。

治法　清肝泻肺，降气止咳。

方药 泻白散合黛蛤散加减：青黛、海蛤壳、桑白皮、地骨皮、知母、粳米、甘草、青皮、陈皮、沙参。

临床运用 ①肝火旺，加山栀子、牡丹皮；②咳频痰稠难咯者，加浙贝母、海浮石、枇杷叶；③胸胁痛甚者，加郁金、延胡索、丝瓜络、瓜蒌；④火郁伤津，口干咽燥者，加南沙参、麦冬、生地黄、天花粉养阴生津。⑤咯血，加白茅根、侧柏叶凉血止血。

4）肺阴亏耗证

证候 干咳，咳声短促，痰少黏白，或痰中夹血，或声音逐渐嘶哑，口干咽燥，或午后潮热颧红，手足心热，夜寐盗汗，起病缓慢，日渐消瘦，神疲；舌质红、少苔，脉细数。

审证求机 本证的病证特点为干咳少痰及阴虚内热表现；基本病机为肺阴亏虚，虚热内灼，肺失润降。

治法 滋阴润肺，止咳化痰。

方药 沙参麦冬汤加减：沙参、麦冬、玉竹、桑叶、甘草、天花粉、生扁豆。

临床运用 ①咳嗽较甚，加紫菀、款冬花、百部、川贝、桔梗润肺化痰止咳；②痰中带血，加丹皮、白及、藕节、白茅根清热凉血止血；③若潮热盗汗明显者，加知母、地骨皮、青蒿、五味子、乌梅以清退虚热，收敛止汗；④咯吐黄痰者，加黄芩、鱼腥草、瓜蒌以清热化痰；⑤若久病及肾，金不生水，母病及子，而致肺肾阴虚，症见五心烦热、腰膝酸软、梦遗者，可合用麦味地黄丸加知母、黄柏益肾敛肺、滋阴降火。

5）肺气亏虚证

证候 咳嗽声低无力，痰多稀薄色白，气短乏力，面白无华，自汗，畏风，易于感冒；舌淡苔白，脉虚弱。

审证求机 本证以咳嗽声低无力、痰多稀白、气短乏力、自汗、畏风、易感冒为辨证要点；基本病机为肺气亏虚，气失所主，肺失宣肃。

治法 补益肺气，化痰止咳。

方药 补肺汤合玉屏风散加减：党参、黄芪、紫菀、桑白皮、熟地黄、五味子、白术、防风、款冬花、灵芝。

临床运用 ①若兼见食少便溏、脘腹痞满等脾虚者，加六君子汤补气以健脾，培土以生金；②若病久肺虚及肾，致肾阳虚衰，水饮内停，水饮上泛，凌心射肺，症见咳嗽痰多清稀、喘促、心悸、水肿、形寒肢冷、苔白滑、脉弦滑沉弱者，用真武汤加细辛、干姜、桂枝以温阳化气、温肺化饮、平冲降逆；③若属气阴两虚咳嗽，则沙参麦冬汤、补肺汤、玉屏风散加灵芝治疗。

4.其他疗法

（1）去除诱因：咳嗽的病人尽可能避免吸入刺激性气体，如果冷空气是咳嗽的诱因，应戴上口罩，避免吸入冷空气，用温湿毛巾热敷喉部，鼓励病人尽量将痰咳出。

（2）针灸疗法：主穴选肺俞、合谷，痰多配丰隆；咽痒而咳刺天突；胸膺憋闷刺内关、膻中；久咳体弱者，温灸肺俞、肾俞、脾俞。外感咳嗽宜浅刺，用泻法；内伤咳嗽用平补平泻法，并可配合灸法。

【预防与调护】

1.提高肌体卫外功能，增强皮毛腠理适应气候变化的能力；积极预防上呼吸道感染，防止病原体进一步蔓延。体虚易感冒者常服玉屏风散加灵芝。

2.改善环境卫生，消除烟尘和有害气体的危害，加强劳动保护；吸烟者戒烟；锻炼身体，增强体质，提高抗病能力。

3.注意起居有节，劳逸结合，保持室内空气清新。

4.忌食辛辣、香燥、肥甘厚味及寒凉之品；保持心情舒畅，避免性情急躁、郁怒化火伤肺；发病后注意休息，清淡饮食；多饮水，以利排痰。

5.内伤咳嗽，缓解期进行长疗程的持续治疗，重点补益脾肾，取"缓则治其本"之义，补虚固本，以图根治。

【结语】

咳嗽是肺系疾病中的一个主要病证，有外感、内伤之分。外感咳嗽为六淫外邪犯肺，有风寒、风热、风燥等的不同；内伤咳嗽为脏腑功能失调，累及于肺或肺脏自病所致，有痰湿、痰热、肝火、肺虚等的区别。其共同病机为肺失宣肃，肺气上逆，发为咳嗽。病位在肺，涉及肝、脾、肾等脏腑。辨证重在辨清外感、内伤，外感新病多属邪实，治当祛邪宣肺，肺气宣通，其咳自止，忌用收涩敛邪之品；内伤久咳多属邪实正虚，治当祛邪止咳、扶正补虚，分清虚实主次处理，禁用宣散伤正之剂。咳嗽的治疗，除直接治肺外，还应注意治脾、治肝、治肾等整体疗法，不能单纯见咳止咳。正确的调护，如预防感冒、戒烟等对巩固疗效、预防复发等有重要意义。

复习思考

1.外感咳嗽与内伤咳嗽如何鉴别？

2.如何根据咳嗽和咳痰的特点对咳嗽进行辨证论治？

3. 治疗咳嗽为何不可见咳止咳？

病案分析

李某，女，28岁，职工。

初诊：1965年10月25日，咳嗽阵作，痰少，已经1个月。曾服散寒止咳方药10余剂，效果不显。形寒，饮食减少，口燥不欲饮，舌苔薄白，脉象小滑。时当秋令，由于肺燥感寒，气失清肃。治宜散寒清肺，顺气化痰之法。

处方：炙麻黄2.4g，杏仁9g，生甘草4.5g，苏子9g，炙紫菀12g，蒸百部9g，炙白前6g，炙款冬6g，海蛤壳12g，炙枇杷叶9g，4剂。

二诊：11月1日。服上方咳嗽曾消失，近日因感冒，昨夜有阵咳，余时尚轻。前方加前胡9g，去蛤壳，3剂。

三诊：11月9日。咳嗽甚少，夜间偶有阵咳。舌苔薄，脉濡细。再予顺气治咳。处方：苏子9g，杏仁9g，生甘草3g，前胡9g，炙紫菀9g，炙白前6g，南沙参6g，3剂。

四诊：11月19日。咳嗽已愈，停药多日。近日复感风寒，咳嗽又作。肺气失于宣降，再予宣肺散寒、顺气止咳。处方：炙麻黄2.4g，前胡9g，炙苏子9g，杏仁9g，生甘草4.5g，炙紫菀12g，炙款冬15g，炙白前9g，当归9g，海蛤壳15g，3剂。

11月30日随访。咳嗽已愈，药已停服。

（张向渠.现代著名老中医临床诊治荟萃·黄文东医案.北京：科学技术文献出版社，1986）

项目三　哮　病

【学习目标】

知识要求

1. 掌握哮病的治则，发作期、缓解期的辨证论治。

2. 熟悉哮病的定义、主因、病机及病证鉴别。

3. 了解哮病的源流、其他疗法、预防调护。

技能要求

1. 能够熟练地处理哮病发作期、缓解期各证型的辨证治疗。

2. 能够对哮病患者开展预防调护等指导工作。

📖 案例导入

向某，女性，51 岁，退休职工。2015 年 11 月 30 日就诊。患者喘息、胸闷反复发作 10 余年，每遇受凉后发作并加重。1 月前受寒凉后引发喘息加重，咳嗽，伴有胸闷憋气，自服"抗过敏药""抗生素"无效，遂于今日来诊。刻下症见：喘息胸闷，喉中哮鸣有声，咳嗽阵作，痰稀白，量较多，遇冷加重，喜温恶寒，夜间喘咳症状突出，睡眠欠佳，纳可，感受寒凉后大便稀溏、小便频。舌体胖，舌质淡暗，苔薄白，脉弦细而滑。

问题与思考：

1. 中医诊断为何病证？辨为何证型？

2. 本病的临床特征是什么？应与哪些病证相鉴别？

3. 中医治法是什么？如何选方用药？应如何调养？

哮病是由于宿痰伏肺，遇诱因或感邪引动触发，以致痰阻气道，肺失肃降，痰气搏击所引起的发作性痰鸣气喘疾患。临床以喉中哮鸣有声、呼吸急促困难，甚则喘息不能平卧为特征。哮以声响名，喘以气息言，由于哮必兼喘，故哮病又称哮喘。

《内经》虽无哮病，但有"喘鸣""鼽齁"之类的记载。《金匮要略》称之为"上气"，指出"咳而上气，喉中水鸡声，射干麻黄汤主之"，并从病理上将其归属于痰饮病中的"伏饮"证。汉代张仲景所创方剂如桂枝加厚朴杏子汤、麻杏石甘汤、射干麻黄汤、葶苈大枣泻肺汤等，为后世治疗哮病所常用。元代朱丹溪首创"哮喘"病名，《丹溪心法》有专篇论述，认为"哮喘专主于痰"，提出"未发以扶正气为主，既发以攻邪气为急"的治疗原则。明代虞抟《医学正传》进一步对哮与喘做了明确的区别，指出"哮以声响言，喘以气息言"。张介宾认为哮有"夙根"，遇寒即发，或遇劳即发，并增补了哮病的治疗措施。

西医学中的支气管哮喘、喘息性支气管炎、嗜酸性细胞增多症（或其他急性肺部过敏性疾患）引起的哮喘可参照本病辨证论治。

【病因病机】

哮病发生的主因为宿痰（伏痰）内伏于肺，复加外感、饮食、情志、劳倦，以及海腥发物、花粉烟尘等诱因引动触发，以致痰随气升，气因痰阻，壅塞气道，肺管挛急狭窄，通畅不利，痰气相击，肺失宣肃，肺气上逆而见痰鸣如吼，气息喘促。正如《证治汇补·哮病》所说："哮即痰喘之久而常发者，因内有壅塞之气，外有非时之感，膈有胶固之痰，三者相合，闭拒气道，搏击有声，发为哮病。"

1. 常见病因

（1）外邪侵袭：①风寒、风热壅阻肺气，气不布津，聚液生痰，成为"夙根"；②吸入花粉、烟尘、异味气体、动物毛屑，阻塞气道，肺失宣发，津液凝聚，痰浊内蕴。

（2）饮食不当：①过食生冷，津液凝聚，寒饮内停；②嗜食酸咸、甘肥、甜腻，积痰生热，痰浊内生，上干于肺，成为"夙根"；③进食鱼虾蟹等发物，脾失健运，内生痰湿，古有"食哮""鱼腥哮""卤哮""醋哮""糖哮"。

（3）体虚病后：先天不足、肾气虚弱，易受外邪侵袭，即"幼稚天哮"；病后体弱，幼年患麻疹、顿咳或反复感冒、咳嗽日久，肺气亏虚，气不布津，痰饮内生；或阴虚火旺，蒸液为痰，痰热胶结。

2. 病机概要

（1）基本病机：宿痰伏肺，遇诱因引触，痰随气升，气因痰阻，痰气搏击，壅塞气道，肺管狭窄，通畅不利，肺失宣降。

（2）病位：主要在肺，涉及脾、肾、肝、心。

（3）病理性质：发作时为痰阻气闭，病理性质以邪实为主，有寒痰、痰热之分。若长期反复发作，寒痰伤及脾肾之阳，痰热耗灼肺肾之阴，则可从实转虚。在平时表现为肺、脾、肾等脏气虚弱之候。大发作时邪实与正虚错杂并见。

（4）病理因素：以痰为主（伏痰）。

（5）病机转化：若哮病反复发作，寒痰伤及脾肾之阳，痰热伤及肺肾之阴，则可从实转虚。肺虚不能主气，气不布津，则痰浊内蕴，并因肺不主皮毛，卫外不固，而更易受外邪的侵袭诱发；脾虚不能转输水津上归于肺，反而积湿生痰；肾虚精气亏乏，摄纳失常，则阳虚水泛为痰，或阴虚虚火灼津生痰，因肺、脾、肾虚所生之痰上贮于肺，影响肺之宣发肃降功能。可见，哮病为本虚标实之病，标实为痰浊，本虚为肺、脾、肾虚。因痰浊而导致肺、脾、肾虚衰；肺、脾、肾虚衰又促使痰浊生成，使伏痰益固，且正虚降低了机体抗御诱因的能力。本虚与标实互为因果，相互影响，故本病难以速愈和根治。发作时以标实为主，表现为痰鸣气喘；在间歇期以肺、脾、肾等脏器虚弱之候为主，表现为短气、疲乏，常有轻度哮症。若哮病大发作，或发作呈持续状态，邪实与正虚错综并见，肺肾两虚而痰浊又复壅盛，严重者因不能治理调节心血的运行，命门火衰不能上济于心，致心阳不足，水气不化，水气凌心，甚至发生"喘脱"危象。

【诊断与鉴别诊断】

1. 诊断依据

（1）临床表现

1）主症：发作突然，发作时喉中哮鸣有声，呼吸困难，甚则张口抬肩，鼻翼扇动，不能平卧。

2）次症：发病前多有鼻痒、喷嚏、咳嗽、胸闷等过敏先兆。常伴有口唇指甲发绀、汗出、烦躁、乏力，约数分钟至数小时后缓解。

（2）病史：多有过敏史或家族史。可因饮食不当，情志失调，劳累、花粉烟尘、海腥发物等诱发。

（3）相关检查

1）血常规：嗜酸性粒细胞可增高，如并发感染可有白细胞总数增高，中性粒细胞比例增高。外源性者血清 IgE 值增加显著，痰液涂片可见嗜酸性粒细胞。

2）胸部 X 线或 CT 检查：发作时两肺透亮度增加，膈肌低平，呈充气过度。缓解期多无明显异常。注意有无感染、肺不张、气胸、纵隔气肿等。

3）呼吸功能检查：发作期有关呼吸流速的全部指标均显著下降，重证哮喘气道阻塞严重，可使 $PaCO_2$ 上升，表现为呼吸性酸中毒。

4）动脉血气：哮喘发作严重时有缺氧，PaO_2 降低、$PaCO_2$ 下降，表现为呼吸性碱中毒。当出现呼吸肌疲劳时，$PaCO_2$ 逐渐恢复至正常水平，当病情进一步恶化时 PaO_2 继续降低，而 $PaCO_2$ 逐渐升高，出现呼吸性酸中毒。严重缺氧可引起代谢性酸中毒。

5）特异性变应原检测：皮肤过敏原试验和血清特异性 IgE 检查，可证实患者的变态反应状态，了解诱发哮喘的过敏原和种类。

2. 病证鉴别

（1）哮病和喘证：二者都有呼吸急促困难的表现。哮必兼喘，但喘未必兼哮。哮以声响言，喉中哮鸣有声，是一种反复发作的独立性疾病；喘以气息言，为呼吸气促困难，是多种肺系急慢性疾病的一个症状。

（2）哮病与支饮：支饮亦可表现痰鸣气喘的症状，大多由于慢性咳嗽经久不愈，逐渐加重而成咳喘，病势时轻时重，发作与间歇的界限不清，以咳嗽和气喘为主；哮病往往间歇发作，突然起病，服用平喘药后可迅速缓解，喉中哮鸣有声，轻度咳嗽或不咳。

【辨证论治】

1. 辨证要点

（1）辨虚实：本病属邪实正虚，发作期以邪实为主，缓解期以正虚为主，并可从病程新久及症状辨别虚实。辨哮病虚实见表 2-5。

表 2-5　哮病虚实辨证

	实证	虚证
病程新久	新	久
声响	气粗声高	喘哮气怯声低
呼吸	呼吸深长，呼出为快	呼吸短促难续，吸气不利
体质脉象	体质不虚，脉象有力	体质虚，脉沉细或细数

（2）辨寒热：在分清虚实的基础上，实证需辨寒痰、热痰以及有无表证。辨哮病寒热见表2-6。

表2-6　哮病寒热辨证

	寒痰	热痰
痰液	稀白	黄稠
面色	晦滞	面红
兼症	恶寒、发热、身痛	发热、心烦、口渴
舌象脉象	苔白滑，脉浮紧	舌质红，苔黄腻，脉滑数

（3）辨脏腑：虚证有肺虚、脾虚、肾虚之异。肺气虚者，症见自汗畏风、少气乏力；脾气虚者，症见食少便溏、痰多；肾气虚者，症见腰酸耳鸣、动则喘甚。此外，还应审其阴阳气血之偏虚，详细辨别，分清主次。

2. 治疗原则　以"发时治标，平时治本"为基本原则。发时攻邪治标，祛痰利气，寒痰宜温化宣肺，热痰当清化肃肺，寒热错杂者，当温清并施；表证明显者兼以解表，属风痰为患者又当祛风涤痰；反复日久，正虚邪实者，又当兼顾，不可单纯祛邪。若发生喘脱危候，当急予扶正救脱。平时应扶正治本，阳虚者应予温补，阴虚者则予滋养，分别采取补肺、健脾、益肾等法，以减轻、减少或控制其发作。

3. 分证论治

（1）发作期

1）冷哮（寒哮）证

证候　呼吸急促，喉中哮鸣有声，胸膈满闷如塞，咳不甚，痰清稀色白多泡沫，咯吐不爽，面色晦滞带青，口不渴，或渴喜热饮，天冷或受寒易发，形寒怕冷；舌苔白滑，脉弦紧或浮紧。

审证求机　本证以呼吸急促、喉中哮鸣有声、痰清稀、形寒背冷、口不渴、苔白滑、脉弦紧为辨证要点；基本病机为寒痰伏肺，遇感触发，痰升气阻，肺失宣降。

治法　温肺散寒，化痰平喘。

方药　射干麻黄汤加减：射干、麻黄、细辛、紫菀、款冬花、半夏、五味子、生姜、大枣。

临床运用　①痰壅喘逆不得卧，加葶苈子、苏子；②表寒里饮，表寒证较突出者，可加桂枝等；③若病久阳虚阴盛，发作频繁，发时喉中痰鸣如鼾，声低气短不足以息，咳痰清稀，面色苍白，汗出肢冷，舌淡苔白，脉沉细者，可用苏子降气汤加补骨脂、沉香、胡桃肉、山茱萸、诃子、黄芪等以温阳补虚、降气化痰、纳气平喘，标本同治。

2）热哮证

证候 气粗息涌，喉中痰鸣如吼，胸高胁胀，咳呛阵作，咳痰色黄稠厚，咯吐不利，烦闷不安，汗出，面赤，口苦，口渴喜饮，不恶寒，天热易发；舌质红，舌苔黄腻，脉滑数或弦滑。

审证求机 本证以喘促气急、喉中痰鸣如吼、痰黄黏稠、苔黄腻、脉滑数为辨证要点；基本病机为痰热蕴肺，壅阻气道，肺失清肃。

治法 清热宣肺，化痰定喘。

方药 定喘汤加减：白果、麻黄、桑白皮、款冬花、半夏、杏仁、苏子、黄芩、甘草。

临床运用 ①痰稠胶黏，加知母、瓜蒌仁、胆南星、浙贝母、海蛤粉；②气息喘促，加葶苈子、地龙；③便秘，加大黄、芒硝、全瓜蒌；④内热偏盛，加石膏、金银花、鱼腥草。

3）寒包热哮证

证候 喉中哮鸣有声，胸膈烦闷，呼吸急促，喘咳气逆，咯痰不爽，痰黏色黄，或黄白相兼，烦躁，发热，恶寒，无汗，身痛，口干欲饮，大便偏干；舌苔白腻、微黄，舌尖边红，脉弦紧。

审证求机 本证的病证特点为喉中哮鸣有声，痰黏色黄，或黄白相兼，发热、恶寒、无汗、头身痛、脉弦紧；基本病机为痰热壅肺，复感风寒，客寒包火，肺失宣降。

治法 解表散寒，清化痰热。

方药 小青龙加石膏汤加减：麻黄、石膏、厚朴、杏仁、生姜、半夏、甘草、大枣。

临床运用 ①表寒重者加桂枝、细辛；②喘哮痰鸣气逆者，加射干、葶苈子、苏子；③咯痰稠黄胶黏者，加黄芩、前胡、瓜蒌皮等。

4）风痰哮证

证候 喉中痰涎壅盛，声如拽锯，或鸣声如吹哨笛，咯痰黏腻难出，或为白色泡沫痰液，喘急胸满，或胸部憋塞，但坐不得卧，无明显寒热表现，面色青黯，起病多急，常倏忽来去；发前自觉鼻、咽、眼、耳发痒，喷嚏，鼻塞，流涕，随之迅速发作；舌苔厚浊，脉滑实。

审证求机 本证的病证特点为喉中痰涎壅盛，声如拽锯，或鸣声如吹哨笛，无明显寒热倾向，面色青黯，起病多急，常倏忽来去，舌苔厚浊，脉滑实；基本病机为痰浊伏肺，风邪引触，肺气郁闭，升降失司。

治法 祛风涤痰，降气平喘。

方药 三子养亲汤加味：白芥子、苏子、莱菔子、麻黄、杏仁、僵蚕、厚朴、半夏、陈皮、茯苓。

临床运用　①痰壅喘急，不能平卧，加葶苈子、猪牙皂角；②感受风邪而发作者，加苏叶、防风等。

5）虚哮证

证候　喉中哮鸣如鼾，声低，气短息促，动则喘甚，发作频繁，甚则持续喘哮，口唇爪甲青紫，咯痰无力，痰涎清稀或质黏起沫；面色苍白或颧红唇紫，口不渴或咽干口渴，形寒肢冷或烦热；舌质淡或偏红，或紫黯，脉沉细或细数。

审证求机　本证的病证特点为喉中哮鸣如鼾，声低，气短息促，动则喘甚，咯痰无力；基本病机为哮病久发，痰气瘀阻，肺肾两虚，摄纳失常。

治法　补肺纳肾，降气化痰。

方药　平喘固本汤加减：党参、黄芪、胡桃肉、沉香、脐带、冬虫夏草、五味子、苏子、半夏、款冬花、橘皮。

临床运用　①肾阳虚者，加附子、鹿角片、补骨脂；②肺肾阴虚者，配沙参、麦冬、生地黄；③痰气瘀阻，口唇青紫者，加川芎、红花；④气逆于上，动则气喘者，加蛤蚧摄纳肾气。

（2）缓解期

哮病反复频发，正气必虚，多见于肺、脾、肾三脏，故在平时缓解期，应培补正气，从本调治，以减轻或控制其发作，分别从肺、脾、肾着手治之，尤以补肾为要，因肾为先天之本，五脏之根，内寓元阴、元阳，肾中精气充足，则根本得固。

1）肺脾气虚证

证候　气短声低，喉中时有轻度哮鸣，痰多质稀，色白，自汗，怕风，常易感冒，倦怠无力，食少便溏；舌质淡，苔白，脉细弱。

审证求机　本证以自汗、恶风、易感冒及痰多稀白、纳呆脘胀、便溏为辨证要点；基本病机为哮病日久，肺脾气虚，气不化津，痰饮蕴肺，肺气上逆。

治法　健脾益气，培土生金。

方药　六君子汤加减：党参、白术、山药、茯苓、白扁豆、莲子、法半夏、橘皮、甘草。

临床运用　①表虚自汗加黄芪、浮小麦、麻黄根、煅牡蛎；②怕冷，畏风，易感冒，可加桂枝、白芍、防风、附片；③痰多者加紫菀、款冬花。

2）肺肾两虚证

证候　短气喘息，动则为甚，吸气不利，咯痰质黏起沫，脑转耳鸣，腰酸腿软，心慌，不耐劳累；或五心烦热，颧红，口干，舌质红少苔，脉细数；或畏寒肢冷，面色苍白，舌苔淡白、质胖，脉沉细。

审证求机　本证的病证特点为短气息促，动则为甚，吸气不利，五心烦热，口干及肺肾阴虚见症；基本病机为哮病久发，精气亏乏，肺肾摄纳失常，气不归原，津凝为痰。

治法　补肺益肾，纳气平喘。

方药　生脉地黄汤合金水六君煎加减：熟地黄、山茱萸、胡桃肉、人参、麦冬、五味子、茯苓、甘草、半夏、陈皮。

临床运用　①肺肾两虚证，肺气阴两虚为主者加黄芪、沙参、百合；②肾阳虚为主者，加补骨脂、淫羊藿等；③肾阴虚为主者，七味都气丸加麦冬、龟板胶、参蛤散；④另可常服紫河车粉补益肾精。

4. 其他疗法

（1）耳针疗法：发作期取定喘、内分泌、皮质下，缓解期可加脾、肾等，均用王不留行籽外贴耳穴。

（2）针灸疗法：发作期选穴：定喘、天突、内关穴；咳嗽痰多加孔最、丰隆，每次选用1～2个腧穴，用重刺激，留针30分钟，每隔5～10分钟捻针一次，每日或隔日一次，背部加拔火罐。缓解期选穴：大椎、肺俞、足三里；肾虚加肾俞、关元；脾虚加中脘、脾俞。每次选2～3穴，较轻刺激，间日治疗一次。

（3）单验方：白芥子、延胡索各20g，细辛、甘遂各12g，共为细末，分3次用，加麝香0.6g，和匀，用姜汁调成膏状，摊在油纸上，贴肺俞、膏肓、百劳等穴，胶布固定，约3～4小时去之，每10天贴一次，连贴3次，连续3年，发作期贴敷有治疗作用，缓解期贴药有预防效果，最好在夏季三伏天贴治。

【预防与调护】

1. 饮食调摄　饮食宜清淡而富营养，忌生冷肥甘厚味、海腥发物、辛辣等食物，并戒除烟酒。避免接触到刺激性气体、灰尘、花粉等。

2. 精神调摄　保持良好的情绪，避免精神紧张、恼怒，树立信心。

3. 寻找并祛除诱因　预防感冒，注意气候变化，做好防寒保暖工作，避免因寒冷空气的刺激而诱发。

【结语】

哮病是一种发作性的痰鸣气喘疾患，以喉中哮鸣有声、呼吸急促困难，甚则不能平卧为特征。哮病的发病内因以痰伏于肺为关键，每因外感、饮食、情志、劳倦而诱发。哮病发作的基本病理变化为"伏痰"遇感引触，痰随气升，气因痰阻，相互搏结，壅塞气道，肺管挛急狭窄，调畅不利，肺气宣降失常，引动停积之痰所致。病位初起在肺，日久渐及脾、肾、心；病性有寒热虚实之不同，发时以邪实为主，治当攻邪治标，祛痰利气，属寒者，温化宣肺，属热者，清化肃肺，寒热夹杂，虚实并见者，治当分清主次兼顾以治之；未发时以正虚为主，治当扶正固本，采用补肺、健脾、益肾等法，尤以补肾为要，因肾为先天之本，五脏之根，精气充足则根本得固；补肺可加强卫外功能，防止外邪入侵；补脾可杜绝生痰之源。如此可减轻、减少或控制其发作。

哮病是一种反复发作、缠绵难愈、病程较长、难以根除的疾病，一般预后较差。部分青少年患者，随着年龄的增长，肾气渐充，正气日盛，再辅以药物治疗，可以终止发作。而中老年及体弱患者，肾气渐衰，发作频繁，则不易根除；或在平时有轻度哮鸣气喘，若大发作时持续不已，甚则出现喘脱危候。如长期不愈，病由肺脏影响及脾、肾、心，可转为肺气胀满，不能敛降之肺胀。

复习思考

1. 何谓哮病？哮与喘的关系如何？
2. 哮病的发病因素有哪些？为什么说"祛除宿疾伏痰是预防哮病发作之首务"？
3. 寒哮与热哮如何区别？怎样辨识和救治喘脱？

病案分析

刘某，男，34岁，工人。初诊1990年11月7日。

哮喘反复发作4年余，近1个月来持续频繁发作，喉中作水鸡声，痰鸣喘咳，气急，咯黄色黏痰，排吐不利，胸部闷痛，咳则尤甚，咽干作痒，口干，烦热，面赤自汗，口唇、指端微绀，舌苔黄腻，质红，脉滑数。证属痰热壅肺，肺失清肃。治宜清热宣肺、化痰平喘。

处方：蜜炙麻黄6g，炒黄芩10g，知母10g，桑白皮10g，光杏仁10g，法半夏10g，海浮石10g，芦根20g，射干6g，广地龙10g，金荞麦根15g，南沙参10g。7剂，水煎服。

二诊：11月14日。药服3日哮喘即告减轻，痰易咯出，连服1周，喘平，咽痒、面赤自汗、胸部闷痛俱见消失。但有干咳，咯痰质黏，咽部干燥，唇红。痰热郁蒸，耗伤阴津。治宜清化痰热、养阴生津。

处方：蜜炙麻黄5g，炒黄芩10g，知母10g，桑白皮10g，光杏仁10g，海浮石10g，芦根30g，金荞麦根15g，天麦冬各10g，南沙参10g，生甘草3g，地龙10g。7剂，水煎服。药后症状消失，继续调治巩固半月。

（周仲瑛.周仲瑛临床经验辑要.北京：中国医药科技出版社，1998）

项目四 喘 证

【学习目标】

知识要求

1. 掌握喘证的辨证要点、常见辨证分型及治疗。

2. 熟悉喘证常见病因病机、类证鉴别、预防调护方法。

3. 了解喘证的源流、演变与预后。

技能要求

1. 能够对喘证患者的常见证型进行辨证论治。

2. 能够熟练地为喘证患者开展预防与调护指导。

案例导入

彭某，男性，73岁。因"喘息反复发作5年，加重1天"于2015年10月9日来诊。

咳嗽多年，秋冬尤甚。1天前因天冷冒寒引起咳嗽，昼夜不休，息粗鼻扇，咯痰不爽，痰吐黄稠，胸部胀闷不舒，喘促夜卧难平，恶寒发热，汗出，口渴，食欲不振，大便秘结，小便黄，舌红少津，苔黄燥，脉浮滑数。

问题与思考：

1. 中医诊断为何病？辨证为何证型？

2. 本病的临床特征是什么？本病应与哪些病证相鉴别？

3. 中医治法是什么？如何选方用药？应如何调养？

喘证是指由于外感或内伤，导致肺失宣降，肺气上逆，或气无所主，肾失摄纳，临床以呼吸困难、气息迫促，甚则张口抬肩、鼻翼扇动、不能平卧为主症的一种病证。

喘证的记载最早见于《黄帝内经》，如《灵枢·五阅五使》曰："肺病者，喘息鼻张。"《灵枢·本脏》曰："肺高则上气，肩息咳。"汉代张仲景《金匮要略》中所言"上气"即是指气喘、肩息、不能平卧的证候，辨证已分虚实，并列方治疗。明代张介宾把喘证归纳成虚实两大证，《景岳全书》曰："实喘者有邪，邪气实也；虚喘者无邪，元气虚也。"清代叶天士《临证指南医案》曰："在肺为实，在肾为虚。"清代林珮琴《类证治裁》认为："喘由外感者治肺，由内伤者治肾。"

西医学如肺炎、喘息性支气管炎、肺气肿、肺源性心脏病、心源性哮喘以及癔症等疾病以呼吸困难为主要临床表现时，可参照本病进行辨证施治。

【病因病机】

喘证常由多种疾患引起，病因复杂，可概括为外感与内伤两大类。外感为六淫侵袭肺系；内伤为饮食不当、情志失调、劳欲久病等导致肺气上逆，宣降失职；或气无所主，肾失摄纳而成。

1. 常见病因

（1）外邪侵袭：外感风寒、风热，侵袭于肺，壅阻肺气，肺气不得宣畅，升降失常，肺气上逆作喘。

（2）饮食不当：恣食生冷、肥甘厚味，嗜酒，脾失健运，聚湿生痰，上渍于肺，壅阻气道，肺失肃降而作喘。如复加外感诱发，可见痰浊与风寒、邪热等内外合邪的错杂证候。此外，痰浊又有从寒化、热化之不同。若痰湿久郁化热，或肺火素盛，痰受热蒸，则痰火交阻于肺，痰壅火迫，肺气不降，上逆为喘。若湿痰转从寒化，可见寒饮伏肺，常因外邪袭表犯肺，引动伏饮，壅阻气道，发为喘促。

（3）情志所伤：忧思气结，肺气痹阻，气机不利，肺气不得肃降而发为喘；或恼怒伤肝，肝气上逆乘肺，肃降失常，升多降少发为喘。

（4）劳欲久病：久病，如慢性咳嗽、哮病、肺胀、肺痨损伤于肺，肺气肺阴不足，气失所主则短气而喘；久病不已，由肺及肾，肾元亏虚，肾不纳气而致喘；房劳过度，精气内夺，肾元受损，失于摄纳，逆气上奔而作喘；肾阳亏虚，寒水不化，上凌心肺，心阳不振，肺气上逆致喘。

2. 病机概要

（1）基本病机：痰邪壅肺，宣降不利；或精气虚衰，肺肾出纳失常。

（2）病位：主要在肺和肾，涉及肝、脾。

（3）病理性质：其病性有虚实之不同。实喘在肺，为外邪、痰浊、肝郁气逆，邪壅肺气，宣降不利所致；虚喘责之肺、肾，因阳气不足、阴精亏耗，而致肺肾出纳失常，且尤以气虚为主。

（4）病机转化：实喘因外邪所致者，若失于表散，则可由表及里；因痰浊、肝郁所致者，则可化热化火；虚喘因肺虚所致者，反复发作，可累及脾肾二脏；因肾虚所致者，复感外邪，可转化为上盛下虚之证。若长期迁延，反复发作，可造成肺、脾、肾虚损严重，最后可累及心阳，导致心气、心阳衰惫，血行瘀滞，甚至出现面青唇绀、指甲青紫，喘汗至脱，亡阴、亡阳危证。

【诊断与鉴别诊断】

1.诊断依据

（1）临床表现

1）主症：以气息急促、呼吸困难，甚则张口抬肩、鼻翼扇动、不能平卧、口唇发绀为特征。

2）次症：兼有恶寒发热、咳嗽等外感表证，或胸闷、气短声低、腰酸腿软等症状。

（2）病史：多有慢性咳嗽、哮病、肺痨、心悸等病史，每遇外感及劳累而诱发。

（3）相关检查

1）实验室检查：①血常规检查：细菌感染时白细胞总数、中性粒细胞增高；过敏性疾患时嗜酸性粒细胞计数增高。②病原学检查：支气管—肺疾病应注意痰量、性质、气味，并做细菌培养，有助于确定病原体和选择有效抗生素。③心肌酶、B 型钠尿肽检查有助于判断患者是否存在心肌损伤和心衰。血气分析有助于判断患者是否存在呼吸衰竭。上述实验室检查根据临床具体情况选择使用。

2）影像学检查：X 线检查：心肺疾患引起的呼吸困难多有心脏增大、肺部炎症等表现，必要时进一步做 CT 检查。支气管造影可诊断支气管扩张、支气管腺瘤和癌。心电图、超声心动图等检查可诊断心脏疾患。

3）支气管镜检查：用于支气管肿瘤、狭窄、异物的诊断和治疗。

2.病证鉴别

（1）喘证与气短：喘证是以呼吸困难，张口抬肩，甚至不能平卧为特征；气短即少气，为呼吸微弱而浅促，或短气不足以息，似喘而无声，亦不抬肩，但卧为快。

（2）喘证与哮病：喘指气息而言，为呼吸气促困难，甚则张口抬肩，摇身撷肚。哮指声响而言，必见喉中哮鸣有声，常伴有呼吸困难。喘未必见哮，而哮必兼喘。

【辨证论治】

1.辨证要点

（1）辨虚实。喘证虚社辨证见表 2-7。

表 2-7　喘证虚实辨证

	实喘	虚喘
病之新久	新病	久病或久病急性发作
声息	声高息粗，伴痰鸣咳嗽	声低气怯，少有痰鸣咳嗽
呼吸	呼吸深长有余，以呼出为快，	呼吸短促难续，深吸为快
脉象	数而有力	微弱或浮大中空

（2）辨外感内伤：①外感起病急，病程短，多有表证；②内伤病程久，反复发作，无表证。

（3）辨病位：凡因外邪、痰浊、肝郁气逆所致邪壅肺气而喘者，病位在肺；因久病劳欲，肺肾出纳失常，呼多吸少病变部位在肺肾。

2. 治疗原则 喘证的治疗应分清虚实邪正。实喘治肺，以祛邪利气为主，区别寒、热、痰、气的不同，分别采用温化宣肺、清化肃肺、化痰理气的方法；虚喘以培补摄纳为主，或补肺，或健脾，或补肾，阳虚则温补之，阴虚则滋养之。至于虚实夹杂，寒热互见者，又当根据具体情况分清主次，权衡标本，辨证选方用药。

此外，由于喘证多继发于各种急慢性疾病中，所以还应当注意积极地治疗原发病，不能见喘治喘。

3. 分证论治

（1）实喘

1）风寒壅肺证

证候 喘息咳逆，呼吸急促，胸部胀闷，痰多稀薄而带泡沫，色白质黏；常有头痛，恶寒，或有发热，口不渴，无汗；苔薄白而滑，脉浮紧。

审证求机 本证的病证特点为咳喘、痰液清稀色白，兼风寒表证；基本病机为风寒上受，内舍于肺，邪实气壅，肺气不宣。

治法 宣肺散寒。

方药 麻黄汤合华盖散加减：麻黄、紫苏、半夏、橘红、杏仁、苏子、紫菀、白前。

临床运用 ①表证重者，加桂枝、白芷、细辛；②寒痰阻肺，痰白清稀量多泡沫，加细辛、生姜、白芥子、陈皮；③咳喘重，胸满气逆，加射干、前胡、厚朴、紫菀；④变证，外寒内饮，咳嗽喘息，痰多稀薄色白泡沫，形寒肢冷，背冷，口渴或渴喜热饮，恶寒发热，无汗，舌淡苔白滑，脉弦紧，方用小青龙汤；⑤寒邪束表，肺有郁热，或表寒未解，内已化热，热郁于肺，喘咳上气，息粗鼻扇，咯痰黏稠，伴形寒身热，烦闷口渴，有汗或无汗，舌质红，苔薄白或黄，脉浮数或滑者，麻杏石甘汤加黄芩、瓜蒌、桑白皮、葶苈子、知母、半夏等。

2）表寒肺热证

证候 喘逆上气，胸胀或痛，息粗，鼻扇，咳而不爽，吐痰稠黏；伴形寒，身热，烦闷，身痛，有汗或无汗，口渴；苔薄白或薄黄，舌边红，脉浮数或滑。

审证求机 本证的病证特点为喘逆上气，咳吐稠黏痰，形寒，身热，口渴；基本病机为寒邪束表，热郁于肺，肺气上逆。

治法 解表清里，化痰平喘。

方药 麻杏石甘汤加减：麻黄、生石膏、杏仁、甘草。

临床运用 ①表寒重，加桂枝；②痰热重，加瓜蒌、贝母；③痰鸣息涌，加葶苈子、射干。

3）痰热郁肺证

证候　喘咳气涌，胸部胀痛，痰多质黏色黄，或夹有血色；伴胸中烦闷，身热，有汗，口渴而喜冷饮，面赤，咽干，小便赤涩，大便或秘；舌质红，舌苔薄黄或腻，脉滑数。

审证求机　本证的病证特点为喘咳气涌、痰黄黏稠及里热证；基本病机为邪热蕴肺，蒸液成痰，痰热壅滞，肺失清肃。

治法　清热化痰，宣肺平喘。

方药　桑白皮汤加减：桑白皮、黄芩、黄连、栀子、杏仁、贝母、半夏、苏子。

临床运用　①痰多黏稠，加瓜蒌、海蛤粉；②喘不得卧，痰涌便秘，加大黄、葶苈子；③痰黄有腥味，加鱼腥草、金荞麦根、蒲公英、冬瓜子；④身热甚，加石膏、知母、金银花。

4）痰浊阻肺证

证候　喘而胸满闷塞，甚则胸盈仰息，咳嗽痰多，黏腻色白，咯吐不利；兼有呕恶，食少，口黏不渴；舌苔白腻，脉象滑或濡。

审证求机　本证的病证特点为咳喘痰多，舌苔白腻；基本病机为中阳不运，积湿生痰，痰浊壅肺，肺失宣降。

治法　祛痰降逆，宣肺平喘。

方药　二陈汤合三子养亲汤加减：法半夏、陈皮、茯苓、苏子、白芥子、莱菔子、杏仁、紫菀、旋覆花。

临床运用　①痰多壅盛，加苍术、厚朴；②痰多喘甚，加胆南星、竹沥、天竺黄、葶苈子；③痰转黄稠，咽干，便秘，加黄芩、桑白皮、竹茹。

5）肺气郁痹证

证候　每遇情志刺激而诱发，发时突然呼吸短促，息粗气憋，胸闷胸痛，咽中如窒，但喉中痰鸣不著，或无痰声；平素常多忧思抑郁，失眠，心悸；苔薄，脉弦。

审证求机　本证的病证特点为每遇情志刺激而诱发，发时突然呼吸短促、息粗气憋、胸闷胸痛，平素常多忧思抑郁；基本病机为肝郁气逆，上冲犯肺，肺气不降。

治法　开郁降气平喘。

方药　五磨饮子加减：沉香、乌药、槟榔、枳实、木香。

临床运用　①肝气郁滞重，加柴胡、郁金、青皮等以增强疏肝理气之功；②气滞腹胀、便秘，加大黄以降气通腑（六磨汤）；③心悸失眠，加百合、酸枣仁、合欢花（皮）、远志；④精神恍惚，悲伤欲哭，合甘麦大枣汤以宁心缓急。

（2）虚喘

1）肺气虚耗证

证候　喘促短气，气怯声低，喉有鼾声，咳声低弱，痰吐稀薄，自汗畏风；或见咳痰少质黏，烦热而渴，咽喉不利，面颧潮红；舌质淡红或有苔剥，脉软弱或细数。

审证求机　本证的病证特点为喘促气短，声低，自汗恶风；基本病机为肺气亏虚，气失所主。或肺阴也虚，虚火上炎，肺失清肃。

治法　补肺益气养阴。

方药　生脉散合补肺汤加减：人参、黄芪、党参、熟地黄、五味子、冬虫夏草、桑白皮、紫菀。

临床运用　①咳逆，咯痰清稀，加紫菀、款冬花、苏子、钟乳石；②痰黏难咯，加贝母、瓜蒌、桔梗、百部、桑白皮。

2）肾虚不纳证

证候　喘促日久，动则喘甚，呼多吸少，呼则难升，吸则难降，气不得续，形瘦神惫，跗肿，汗出肢冷，面青唇紫；舌淡苔白或黑而润滑，脉微细或沉弱。或见喘咳，面红烦躁，口咽干燥，足冷，汗出如油；舌红少津，脉细数。

审证求机　本证的病证特点为喘促，动则尤甚，呼多吸少，腰膝酸软；基本病机为肺病及肾，肺肾俱虚，气失摄纳。

治法　补肾纳气。

方药　金匮肾气丸合参蛤散加减：附子、肉桂、山茱萸、冬虫夏草、胡桃肉、紫河车、熟地黄、当归、蛤蚧。

临床运用　①肾阴虚，症见口燥咽干、喘则面红足冷，七味都气丸合生脉散加减（滋阴纳气），加生地黄、天麦冬、龟胶、当归，五味子、诃子；②肾阳不足，心失温养，血脉瘀滞，症见面唇、舌质青紫者，加桃仁、红花、川芎、水蛭、僵蚕；③若肾虚于下，痰浊壅盛于上，喘咳痰多，气急胸闷、苔腻，为"上盛下虚"之候，用苏子降气汤。

3）正虚喘脱证

证候　喘逆剧甚，张口抬肩，鼻扇气促，端坐不能平卧，稍动则咳喘欲绝，或有痰鸣；心慌动悸，烦躁不安，面青唇紫，汗出如珠，肢冷；脉浮大无根，或见歇止，或模糊不清。

审证求机　本证的病证特点为喘逆剧甚，鼻扇气促，端坐不能平卧，汗出如珠，肢冷，脉浮大无根，或见歇止；基本病机为肺气欲绝，心肾阳衰。

治法　扶阳固脱，镇摄肾气。

方药　参附汤送服黑锡丹，配合蛤蚧粉：人参、黄芪、炙甘草、山茱萸、冬虫夏草、五味子、蛤蚧、龙骨、牡蛎。

临床运用　①若呼吸微弱，间断难续，或叹气样呼吸，汗出如洗，烦躁内热，口干颧红，舌红无苔，或红绛而紫赤，脉细微而数，或散或芤，宜益气救阴防脱，用生脉散加生地黄、山茱萸、西洋参；②汗多，加煅龙骨、牡蛎、浮小麦；③阴竭阳脱，加附子、肉桂。

4. 其他疗法

（1）中成药疗法：鱼腥草注射液、痰热清注射液可用于痰热郁肺者；虚喘肾不纳气者，偏于肾阴虚可选六味地黄丸，偏于肾阳虚可选附桂地黄丸。

（2）按摩疗法：在发作时按压大椎、定喘、肺俞穴位有效。患者反向坐在椅子上，上身用胳膊支撑，趴在椅背上，家人用大拇指用力揉压这些穴位，以感穴位位置酸、胀、麻、疼为宜，时间5～15分钟。

（3）针灸疗法：取穴定喘、天突、膻中、肺俞、膏肓俞、中府。风寒袭肺者加列缺、外关、风池、风门；肺热者加尺泽、曲池、大椎；痰湿阻肺者加丰隆、足三里、脾俞；肺气郁痹者加肝俞、太冲、行间、照海；脾虚加脾俞、中脘；肾虚加肾俞、关元。实证用泻法，虚者用补法，每次选3～5个腧穴，留针15～20分钟，每日或间日1次。可酌情在胸背部施烧灼灸，或拔罐法。

【预防与调护】

1. 饮食调摄 饮食宜清淡而富营养，忌生冷肥甘厚味、辛辣等食物。

2. 科学护理 根据病情卧床休息，重者取半卧位或坐位。必要时吸氧。观察喘咳情况，痰的性状及全身状况如神志、呼吸、血压、心率等变化，积极做好抢救措施。避免刺激性气味，戒烟。

【结语】

喘证是以气息急促，呼吸困难，甚至张口抬肩，鼻翼扇动，不能平卧为临床特征的一种病证，严重者可致喘脱。外感六淫，内伤饮食、情志以及久病体虚所致。其病主要在肺、肾，亦与肝、脾等脏有关。病理性质有虚实之分。实喘为邪气壅肺，气失宣降，治予祛邪利气。祛邪指祛风寒、清肺热、化痰浊（痰饮）等，利气宣肺平喘，亦包括降气解郁等法。虚喘为精气不足，肺不主气，肾不纳气所致，治予培补摄纳，但应分阴阳，培肺气、益肺阴、补肾阳、滋肾阴等，并佐摄纳固脱等法。治虚喘很难速效，应持之以恒地调治方可治愈。正如《医宗必读·喘》所说："治实者攻之即效，无所难也。治虚者补之未必即效，须悠久成功，其间转折进退，良非易也。"若见"上盛下虚"者，又当疏泄其上，补益其下，权衡轻重主次治疗。若见喘脱者，急当扶正固脱，镇摄潜纳，及时救治。

复习思考

1. 试述喘证的辨证要点。如何辨别喘证的虚、实？

2. 喘证的治疗原则是什么？

3. 虚喘与哪些脏腑密切相关？应当怎样论治？

病案分析

夏某，58 岁，女。

喘证已历多年，既往每届冬令发作加甚。今年自冬至夏，发作持续不已，呼吸困难，动则喘甚，稍有咳嗽，痰少，喉中少有痰鸣、心慌，舌质淡，脉沉细。证属肺肾两虚，痰浊阻气。治拟苏子降气汤加减：肉桂 2.5g，炙黄芪 12g，当归 10g，钟乳石 10g，炒苏子 10g，法半夏 10g，胡桃肉 10g，橘皮 5g，沉香 2.5g，生姜 2 片，7 剂。

二诊：补肺纳肾，降气化痰，气喘减轻，但动则仍甚，咳少无痰，舌苔白，脉沉细，面色无华，仍当从肾虚水泛为痰作喘进治。处方：肉桂 2.5g，炙黄芪 12g，当归 10g，钟乳石 10g，炒苏子 10g，法半夏 10g，胡桃肉 10g，紫石英 12g，熟地黄 12g，诃子 5g，沉香 2.5g，生姜 2 片，14 剂。

三诊：补肺纳肾，降气平喘。气喘减轻，咳少，痰不多，唯头昏不适，舌脉如前。原法再进，原方去钟乳石，加枸杞子 10g。

患者服上方后，病情缓解，持续 4 个月气喘未作，是年冬季轻度发作 2 次，经用上方迅速控制。

分析：本病属喘证，患者呼吸困难，动则喘甚，稍有咳嗽，痰少，喉中少有痰鸣、心慌，舌质淡，脉沉细。证属肺肾两虚，痰浊阻气。治法：补肺益肾、降气化痰。方中肉桂、熟地黄、胡桃肉、黄芪补肺益肾，半夏、苏子降气平喘，沉香纳气平喘。

（周仲瑛 . 周仲瑛临床经验辑要 . 北京：中国医药科技出版社，1998）

项目五　肺　痈

【学习目标】

知识要求

1. 掌握肺痈的辨证要点、常见辨证分型及其治疗。

2. 熟悉肺痈常见病因病机、类证鉴别、预防调护方法。

3. 了解肺痈的源流、演变与预后。

技能要求

1. 能够对肺痈患者的常见证型进行辨证论治。

2. 能够熟练地为肺痈患者开展预防与调护指导。

彭某，男性，73 岁。因"反复咳嗽、吐腥臭痰 7 天"于 2013 年 11 月 8 日来诊。

现症见：咳嗽、吐腥臭痰，自觉喉间有腥味，身热，汗出烦躁，咳嗽气急，胸满作痛，自觉喉间有腥味，口干咽燥，舌苔黄腻，脉滑数。

问题与思考：

1. 中医诊断为何病？当辨为何证型？

2. 本病的临床特征是什么？本病应与哪些病证相鉴别？

3. 中医治法是什么？如何选方用药？应如何调养？

肺痈是指由于热毒瘀结于肺，以致肺叶生疮，肉败血腐，形成脓疡，以发热、咳嗽、胸痛、咯吐腥臭浊痰，甚则咯吐脓血痰为主要临床表现的一种病证。

肺痈病名首见于《金匮要略·肺痿肺痈咳嗽上气病脉证治》，指出"咳而胸满振寒，脉数，咽干不渴，时出浊唾腥臭，久久吐脓如米粥"，认为未成脓时，治以泻肺去壅，方用葶苈大枣泻肺汤；已成脓时，应排脓解毒，方用桔梗汤，并指出了预后"始萌可救，脓成则死"。唐代孙思邈《备急千金要方》创用苇茎汤以清肺排脓、活血消痈，为后世治疗本病的要方。明代陈实功在《外科正宗·肺痈论》中将肺痈分为初起、已成、溃后三个阶段，提出初起在表者宣散风清肺，已有里热者宜降火抑阴，成脓者宜平肺排脓，脓溃正虚者宜补肺健脾等治疗原则。

西医学中肺脓肿、化脓性肺炎、肺坏疽及支气管扩张、支气管囊肿、肺结核空洞等伴化脓感染而表现出肺痈临床特征者，均可参照本病进行辨证论治。

【病因病机】

肺痈的外因为感受风热，或风寒袭肺，内郁化热；内因为嗜酒太过或恣食辛辣煎炸厚味，痰热素盛；如宿有痰热蕴肺，复加外感风热，内外合邪，则更易引发本病。病为邪热蕴肺，热壅血瘀成痈，血败肉腐而化脓所致。

1. 常见病因

（1）外邪犯肺：感受风热，或风寒袭肺，内郁化热，肺受邪热熏灼而成。

（2）痰热伤肺：嗜酒太过或恣食辛辣煎炸厚味，酿湿生痰化热，灼扰于肺；或宿有痰热蕴肺，复加外感风热，内外合邪，则更易引发本病。

（3）他脏转移：其他脏腑痰浊瘀热蕴结，日久上灼于肺，始成肺痈。

2. 病机概要

（1）基本病机：邪热蕴肺，热壅血瘀成痈，血败肉腐而化脓。

（2）病位：在肺。

（3）病理性质：属实、属热，主要表现为邪盛的实热证候，痰热、瘀血郁结、血败肉腐、成痈化脓，脓疡溃后方见阴伤气耗之象。

（4）病机转化：初期风热侵袭肺卫；成痈期为热壅血瘀；溃脓期肉腐血败；恢复期邪毒渐尽，邪去正虚，阴伤气耗或见脓毒不净，邪恋正虚。

【诊断与鉴别诊断】

1. 诊断依据

（1）临床表现

1）主症：突然寒战高热，咳嗽胸痛，咯吐黏浊痰，10 日左右，咯吐大量腥臭脓痰，或脓血相兼。

2）次症：常伴有风热表证，气分热盛，恢复期常伴有阴虚内热证。

（2）病史

1）病史特征：有外感因素或素有痰热病史。

2）诱发因素：如天气变化、恼怒、劳累、暴饮暴食、饥饿、饮食生冷干硬及辛辣烟酒，或服用有损脾胃的药物。

（3）相关检查

1）传统检查三法：①传统的验痰法：脓血浊痰吐入水中，沉者是痈脓，浮者是痰。②验口味：肺痈病人口啖生黄豆或生豆汁不觉有腥味者。③验爪甲：溃后迁延至慢性患者，还可见"爪甲紫而带弯"，指端呈鼓杵样。

2）血常规检查：细菌感染患者白细胞总数及中性粒细胞均显著增加，慢性肺脓肿患者的白细胞可无明显改变，但可有轻度贫血。病原学检查：痰涂片、痰培养＋药敏试验，有助于确定病原体和选择有效的抗生素治疗。血源性肺脓肿患者的血培养可发现致病菌。

3）影像学及其他检查：①X 线检查，胸片可见大片浓密炎症阴影或透光区及液平面。②胸部 CT 扫描多呈类圆形的厚壁脓腔，脓腔内可有液平面出现，脓腔内壁常表现为不规则状，周围有模糊炎性影。③支气管镜检查：有助于发现病因，若疑为支气管肿瘤，可摘取做活检；如有气道内异物可取出使引流通畅。亦可借助纤维支气管镜防污染毛刷采样细菌培养以及吸引脓液和病变部注入抗生素，促进支气管引流和脓腔的愈合。

2. 病证鉴别

（1）肺痈与风温：肺痈初期与风温相似。风温起病多急，以发热、咳嗽、烦渴或伴气急胸痛为特征，与肺痈初期颇难鉴别。但肺痈之振寒、咯吐浊痰明显、喉中有腥味是其特点，特别是风温经正确及时治疗后，多在气分而解，如经一周身热不退，或退而复升，咯吐浊痰，应进一步考虑肺痈之可能。

（2）肺痈与痰热蕴肺证：类证鉴别见表2-8。

表2-8　肺痈与痰热蕴肺的类证鉴别

	肺痈	痰热蕴肺证
病机	瘀热蕴结成痈，酿脓溃破	气分邪热动血伤络
病势	较重	较轻
症状	咯大量腥臭脓血浊痰，夹血色	咯吐黄稠浓痰，量多

【辨证论治】

1. 辨证要点

辨别病期和虚实：本病为热毒痰瘀蕴肺，成痈酿脓，属于邪盛的实热证。初起及成痈期为热毒瘀结在肺，邪盛正实。溃脓期，大量腥臭脓痰排出后，因痰热久蕴，肺之气阴耗伤，属虚实夹杂证。恢复期，阴伤气耗，兼余毒不净。

2. 治疗原则　清热解毒、化瘀排脓以祛邪，是治疗肺痈的基本原则。脓未成应着重清肺消痈，脓已成需排脓解毒。具体处理可根据病程，分阶段施治。初期风热侵犯肺卫，宜清肺散邪；成痈期热壅血瘀，宜清热解毒、化瘀消痈；溃脓期血败肉腐，宜排脓解毒；恢复期阴伤气耗，宜养阴益气；若久病邪恋正虚者，则应扶正祛邪。

3. 分证论治

（1）初期

证候　恶寒发热，咳嗽，咯白色黏痰，痰量日渐增多，胸痛，咳则痛甚，呼吸不利，口干鼻燥，舌苔薄黄，脉浮数而滑。

审证求机　本证的病证特点为咳嗽胸痛与风热表证并见；基本病机为风热外袭，卫表不和，邪热壅肺，肺失清肃。

治法　疏风散热，清肺化痰。

方药　银翘散加减：金银花、连翘、淡豆豉、牛蒡子、薄荷、荆芥穗、桔梗、甘草、竹叶、鲜芦根。

临床运用　①表证重者加薄荷、豆豉疏表清热；②热势较甚者，加鱼腥草、黄芩清肺泄热；③咳甚痰多者，加杏仁、桑白皮、冬瓜子肃肺化痰；④胸痛加郁金、桃仁活血通络。

（2）成痈期

证候　身热转甚，时时振寒，继则壮热，汗出烦躁，咳嗽气急，胸满作痛，转侧不利，咳吐浊痰呈黄绿色，自觉喉间有腥味，口干咽燥；舌苔黄腻，脉滑数。

审证求机 本证的病证特点为壮热、咳吐黄绿色痰、喉间腥臭；基本病机为热毒蕴肺，蒸液成痰，热壅血瘀，蕴酿成痈。

治法 清肺解毒，化瘀消痈。

方药 千金苇茎汤合如金解毒散加减：鲜芦根、薏苡仁、冬瓜仁、桃仁、桔梗、甘草、黄芩、黄连、黄柏、栀子。

临床运用 ①肺热壅盛，壮热、心烦、口渴、汗多、尿赤、脉洪数有力、苔黄腻，配石膏、知母、黄连、栀子清火泄热；②热壅络瘀，胸痛，加乳香、没药、郁金、赤芍以通瘀和络；③痰热郁肺，咯痰黄稠，配桑白皮、瓜蒌、射干、海蛤壳以清化痰热；④痰浊阻肺，咳而喘满、咯痰脓浊量多、不得平卧，配葶苈子、大黄泻肺通腑泄浊；⑤热毒瘀结，咯脓浊痰，有腥臭味，可合用犀黄丸，以解毒化瘀。

（3）溃脓期

证候 咳吐大量脓血痰，或如米粥状，腥臭异常，有时咯血，胸中烦满而痛，甚则气喘不能卧，身热，面赤，烦渴喜饮；舌质红，苔黄腻，脉滑数或实数。

审证求机 本证的病证特点为咳吐大量脓血痰，腥臭异常，胸烦闷而痛；基本病机为热壅血瘀，血败肉腐，痈肿内溃，脓液外泄。

治法 排脓解毒。

方药 加味桔梗汤加减：桔梗、甘草、贝母、橘红、金银花、薏苡仁、葶苈子、白及。

临床运用 ①络伤血溢，咯血，加丹皮、栀子、藕节、白茅根，另服三七、白及粉以凉血止血；②痰热内盛，烦渴、痰黄稠，加石膏、知母、天花粉清热化痰；③津伤明显，口干、舌质红，加沙参、麦冬养阴生津；④气虚不能托脓，气短、自汗、脓出不爽，加生黄芪益气托毒排脓；⑤脓液溃泄不畅，量少难出，加穿山甲、皂角刺，但咯血者禁用。

（4）恢复期

证候 身热渐退，咳嗽减轻，咯吐脓血渐少，臭味亦减，痰液转为清稀，精神渐振，食纳好转，或见胸胁隐痛，难以久卧，气短，自汗，盗汗，低热，午后潮热，心烦，口燥咽干，面色不华，形体消瘦，精神萎靡；舌质红或淡红，舌苔薄，脉细或细数无力。或见咳嗽，咯吐脓血痰日久不净，或痰液一度清稀而复转臭浊，病情时轻时生，迁延不愈。

审证求机 本证的病证特点为咳减热退，伴气阴两虚见证；基本病机为邪毒渐去，肺体损伤，阴伤气耗，或为邪恋正虚。

治法 益气养阴清热。

方药 沙参清肺汤或桔梗杏仁煎加减：①益气养阴、清肺化痰，用沙参清肺汤加减：

沙参、麦冬、百合、玉竹、党参、太子参、黄芪、当归、川贝母、冬瓜仁；②滋阴养肺，兼清余毒，用桔梗杏仁煎加减：桔梗、甘草、杏仁、枳壳、阿胶、金银花、红藤、连翘、夏枯草。

临床运用　①阴虚发热，低烧不退，加十大功劳叶、青蒿、白薇、地骨皮以清虚热；②脾虚，食纳不佳、便溏，配白术、山药、茯苓以培土生金；③肺络损伤，咳吐血痰，加白及、白蔹、合欢皮、阿胶以敛补疮口；④若正虚邪恋，咯吐腥臭脓浊痰，当扶正祛邪，治以益气养阴、排脓解毒，加鱼腥草、金荞麦根、败酱草、桔梗等。

4. 其他疗法　双黄连注射液、鱼腥草注射液可用于肺痈各期。

【预防与调护】

1. 饮食调摄　养成良好的饮食规律，饮食宜清淡，多吃具有润肺生津化痰作用的水果，如梨、枇杷、荸荠等，饮食不宜过咸，忌油腻厚味及辛辣刺激、海腥发物，如大蒜、辣椒、韭菜、海虾等，禁烟酒及辛辣炙煿食物，以免燥热伤肺。

2. 精神调摄　要保持心情舒畅，避免精神紧张、恼怒。

3. 科学护理　应做到安静卧床休息，每天观察体温、脉象的变化，观察痰与脓的色、质、量、味的改变。注意室温的调节，做好防寒保暖，以防复感。在溃脓期可根据肺部病位，予以体位引流，如见大量咯血，应警惕血块阻塞气道。

【结语】

肺痈的临床特征是发热、咳嗽、胸痛、咳吐大量脓血痰。其形成由外感风热或风寒化热，或痰热素盛，或内外合邪，总之为热壅于肺不得泄，以致蒸液成痰，热壅血瘀，肉腐血败，成痈化脓。一般要经历初期、成痈期、溃脓期和恢复期四个阶段，每期的病理又各有重点，故辨证重点在分清病期。病理性质属实属热，治疗以清热散结、解毒排脓为原则。力争将病变控制在成脓以前，以大剂清肺消痈之品消散之；若已成脓又当解毒排脓，使脓疡易溃，脓血易引流；在恢复期应清养并举，既不能继续大剂清热解毒以伤正，又不能单纯补益而敛邪；若邪敛正虚，则应扶正祛邪。而清热法要贯穿治疗的全过程，务求邪去正复为要。若见恶候或慢性迁延，应请西医外科会诊治疗。

复习思考

1. 肺痈的证候特征有哪些？如何通过辨痰来辨别肺痈的不同病期？
2. 肺痈病理演化过程的影响因素是什么？为什么说肺痈溃脓期是病情顺逆的转折点？
3. 谈谈你对肺痈治疗原则及用药规律的认识。

病案分析

左某，女，21 岁。

间歇性寒热，咳嗽已一月。开始突发寒热，无汗，鼻塞，咳嗽，痰吐黏白，此后寒热断续不清，入暮为甚，至晨热平，延至两旬左右，左胸剧痛如刺，咳嗽及呼吸动作时加剧，语言不利，舌苔薄白，质偏红，脉象细滑。

处方：桃仁 9g，生薏苡仁 15g，冬瓜子 15g，芦根 30g，鱼腥草 18g，合欢皮 12g，桔梗 6g，甘草 3g，金银花 12g，连翘 9g，天花粉 9g，知母 6g。

治疗结果：上药日服 1 剂，3 天后热平，吐出脓血痰 10 多日，咳嗽渐止，胸痛缓解，继续服药巩固，住院 15 天后出院。

分析：本病属肺痈，患者寒热断续不清，入暮为甚，至晨热平，延至两旬左右，左胸剧痛如刺，咳嗽及呼吸动作时加剧，语言不利，舌苔薄白，本病病机为风寒袭肺，郁而化热，蒸液成痰，热壅血瘀，势趋成痈之候。治拟清热解毒、散结消痈，故以苇茎汤合桔梗汤，方中桔梗、薏苡仁、冬瓜子、桃仁排脓散结化瘀，芦根、鱼腥草、金银花、连翘清肺解毒消痈。

（周仲瑛 . 周仲瑛临床经验辑要 . 北京：中国医药科技出版社，1998）

项目六　肺　痨

【学习目标】

知识要求

1. 掌握肺痨的辨证要点、常见辨证分型及治疗。

2. 熟悉肺痨常见病因病机、类证鉴别、预防调护方法。

3. 了解肺痨的源流、演变与预后。

技能要求

1. 能够对肺痨病患者的常见证型进行辨证论治。

2. 能够熟练地为肺痨病患者开展预防与调护指导。

案例导入

宋某，男性，21 岁。因"反复咳痰、咯血 1 个月，加重 2 天"，于 2015 年 9 月 15 日来诊。

1 个月前无明显诱因出现咳嗽、咯血，血色鲜红，胸部闷痛，手足心热，潮热盗汗，近来体重下降明显，胃口欠佳，小便黄，大便调。舌红少津，苔薄，脉细数。痰涂片培养：结核杆菌阳性。

问题与思考：

1. 中医诊断为何病？当辨为何证？

2. 本病的临床特征是什么？本病应与哪些病证相鉴别？

3. 中医治法是什么？如何选方用药？应如何调养？

肺痨是一种由于正气虚弱，感染痨虫，侵蚀肺脏所致的以咳嗽、咯血、潮热、盗汗及身体逐渐消瘦等症为主要临床表现的具有传染性的慢性消耗性疾病。

早在《内经》中就已记载了本病的临床特点，如《灵枢·玉版》说："咳，脱形，身热，脉小以疾。"汉代张仲景《金匮要略·血痹虚劳病脉证并治》指出："若肠鸣，马刀侠瘿者，皆为劳得之。"华佗《中藏经·传尸》及葛洪《肘后备急方·治尸疰鬼注方》已认识到本病具传染性，指出"死后传之旁人，乃至灭门"。唐代孙思邈《千金要方》把"尸疰""鬼注"列入肺脏病篇，明确了本病的病位在肺。宋代许叔微《普济本事方·诸虫尸鬼注》提出本病是由"肺虫"引起："肺虫居肺叶之内，蚀人肺系，故成瘵疾，咯血声嘶。"元代葛可久《十药神书》是我国现存第一部治疗肺痨的专著。明代龚居中《红炉点雪》也是一部治疗肺痨的专著。《丹溪心法》强调"痨瘵主乎阴虚"，确立了滋阴降火的治疗大法。《寿世保元·痨瘵》指出本病病机的实质是"由相火上乘肺金"。《医学入门》指出本病有六大主症，即"潮、汗、咳嗽，或见血，或遗精、泄"，并提出"杀虫""补虚"两大治疗原则。

西医学中的肺结核、肺外结核病可参考本病辨证论治。

【病因病机】

肺痨的外因为感染"痨虫"；内因为禀赋不足、酒色过度、病后失调、营养不良，导致肺虚，则"痨虫"极易犯肺，侵蚀肺体，而致发病。

1. 常见病因

（1）感染痨虫：直接接触，或感受病者之气，致痨虫由口鼻侵入人体而发病。

（2）禀赋不足：先天体质不强，小儿发育未充，痨虫入侵。明代王伦《明医指掌》曰："小儿之痨，得之母胎。"

（3）酒色劳倦：酒色过度，耗损脾肾，精血不足，正虚受感；忧思劳倦，伤脾，脾虚肺弱，痨虫入侵。

（4）病后失调：大病、久病后，失于调治（如麻疹、哮喘等），或外感咳嗽，经久不愈，正虚感邪，或胎产之后，失于调养。

（5）营养不良：生活贫困，营养不足，体虚不能抗邪，易感痨虫。

2. 病机概要

（1）基本病机：正气虚弱，感染痨虫，侵蚀肺体，耗损肺阴。以肺阴亏虚为主，发展则致阴虚火旺、气阴两虚，甚则阴损及阳，阴阳两虚。

（2）病位：在肺，可累及脾、肾、心、肝等脏。

（3）病理性质：病理性质以本虚为主，也可见标实。本虚以阴虚火旺为主，可兼见气虚、阳虚，甚则阴阳两虚；标实为痰浊、瘀血。

（4）病理因素：外在因素是痨虫感染，内在因素是正气亏虚，内外因素互为因果。

（5）病机转化：初起肺体受损，肺阴耗伤，肺失滋润，故见肺阴亏损之候；继则阴虚生内热，而致阴虚火旺；或因阴伤气耗，阴虚不能化气，导致气阴两虚，甚则阴损及阳，而见阴阳两虚之候。

【诊断与鉴别诊断】

1. 诊断依据

（1）临床表现

1）主症：咳嗽，咯血，潮热，盗汗，形体逐渐消瘦。

2）次症：常伴有疲劳乏力、食欲不振、口渴心烦、午后手足心热，男子可见遗精，女子月经不调等症。

（2）病史

1）病史特征：多有肺痨患者密切接触史。

2）诱发因素：如过度劳累、营养差、长期咳嗽、恼怒或长期服用有损于肺的药物等。

（3）相关检查

1）影像学检查：胸部 X 线检查不但可早期发现肺结核，而且可对病灶部位、范围、性质、发展情况和治疗效果做出判断，对决定治疗方案很有帮助。除荧光透视和 X 线摄片外，必要时还可采用点片或特殊体位（如前弓位）摄片、体层摄片及支气管造影等。胸部 CT 检查有助于发现微小或隐蔽性病变，可早期确诊。

2）痰涂片或培养结核菌：部分呈阳性。

3）血沉增快、结核菌素试验呈阳性有助于诊断。

2. 病证鉴别

（1）肺痨与虚劳：肺痨（痨瘵）具有传染性，是一个独立的慢性传染性疾患，有其发生发展及传变规律；虚劳病缘于内伤亏损，是多种慢性疾病虚损证候的总称。肺痨与虚劳的类证鉴别见表2-9。

表 2-9 肺痨与虚劳的类证鉴别

	肺痨	虚劳
病因	感染痨虫	内伤亏损
病位	肺, 可传及脾、肾等脏	五脏并重, 以肾为主
病机	阴虚火旺	五脏阴阳气血亏损
症状	咳嗽、咯血、潮热、盗汗、消瘦	五脏气、血、阴、阳亏损证候
传染性	有	无

（2）肺痨与肺痿：病位在肺，都以虚损证候为主要临床表现，肺痨后期可以转成肺痿。肺痿是由多种慢性疾患后期转归而成，如肺痈、肺痨、久嗽等导致肺叶痿弱不用，以咳吐浊唾涎沫为主症；肺痨因正气虚弱，感染痨虫所致，以咳嗽、咯血、潮热、盗汗、形体消瘦为特征。

【辨证论治】

1. 辨证要点

（1）辨主症

1）咳嗽：干咳少痰，咳声轻微短促，或痰少质黏，多为阴虚；咳而气短声低，痰清稀，多为气虚。

2）咯血：多为痰中带血，少数为血痰，提示阴虚肺燥，血络受伤；亦有大量咯血者，血色鲜红，常夹泡沫痰者，多为虚火炽盛，损伤肺络，需防止气随血脱。

3）潮热：多为低热，有时但觉手心灼热。发热每在午后开始，暮夜为盛，晨起热退。热势的增减，提示阴津耗损与来复，是病情恶化与好转的征象。

4）盗汗：本病盗汗乃是虚热逼蒸，津液外泄所致。因此，观察盗汗的多少、有无，可了解病势进退的情况。

（2）辨病性：肺痨病理性质以本虚为主，亦可见标实。本虚以阴虚为主，可兼气虚、阳虚；标实为痰浊、瘀血。干咳，口干咽燥，骨蒸盗汗，手足心热，舌红、少苔，病性属阴虚；咳而气短，发热不著，恶风自汗，神疲乏力，活动后诸症加剧，舌淡，脉虚，则属气虚；面白无华，唇舌色淡，肢冷便溏，五更泄泻，阳痿精冷，属阳虚；咳喘胸闷，咳声不扬，痰色黄或白，舌苔白腻或黄腻，脉滑，属痰浊；胸痛如针刺，咯血色紫黯，面色黧黑，肌肤甲错，舌质紫黯或见瘀斑，则属瘀血。

2. 治疗原则　治疗当以补虚培元和抗痨杀虫为原则。根据体质强弱分别主次，但尤需重视补虚培元，增强正气，以提高抗病能力。调补脏器重点在肺，并应注意脏腑整体关系，同时补益脾肾。治疗大法应根据"痨瘵主乎阴虚"的病理特点，以滋阴为主，火旺的兼以降火，如合并气虚、阳虚见症者则当同时兼顾。杀虫主要是针对病因治疗。

3. 分证论治

（1）肺阴亏损证

证候　干咳，咳声短促，或咯少量黏痰，或痰中带有血丝，血色鲜红，午后自觉手足心热，皮肤干灼，或有少量盗汗，口干咽燥，胸部隐隐闷痛；舌边尖红，苔薄，脉细或兼数。

审证求机　本证的病证特点为干咳痰少与阴虚内热见症；基本病机为阴虚肺燥，肺失滋润。

治法　滋阴润肺，清热杀虫。

方药　月华丸加减：天冬、麦冬、生地黄、熟地黄、山药、百部、沙参、川贝母、茯苓、阿胶、三七、獭肝、白菊花、桑叶。

临床运用　①痰中带血，加仙鹤草、白茅根、白及、藕节；②骨蒸潮热，五心烦热，加银柴胡、胡黄连、青蒿、地骨皮、鳖甲、知母；③盗汗多，加龙骨、牡蛎、玉米须；④咳嗽较剧，加马兜铃、杏仁、炙款冬花；⑤声音嘶哑，加诃子、木蝴蝶、凤凰衣；⑥胸痛，加郁金、丝瓜络。

（2）虚火灼肺证

证候　咳呛气急，痰少质黏，或吐痰稠黄量多，时时咯血，血色鲜红，午后潮热，骨蒸，五心烦热，颧红，盗汗量多，口渴，心烦，失眠，性急易怒，胸胁掣痛，男子可见遗精，女子月经不调，形体日渐消瘦；舌质红绛而干，苔薄黄，脉细数。

审证求机　本证的病证特点为咳嗽痰少、时时咯血和肺肾阴虚火旺见症；基本病机为肺肾阴伤，虚火内灼，肺络受损。

治法　滋阴降火。

方药　百合固金汤合秦艽鳖甲散加减：生地黄、熟地黄、麦冬、贝母、百合、当归、芍药、玄参、秦艽、鳖甲、地骨皮、柴胡、知母。

临床运用　①火旺较甚，加胡黄连、黄芩、黄柏；②咯血，加丹皮、栀子、紫珠草、醋大黄、煅人中白，或合十灰散；③血色紫暗成块，伴胸胁刺痛，加花蕊石、三七粉、血余炭、郁金；④盗汗者，加煅龙骨、煅牡蛎、糯稻根、麻黄根、浮小麦。

（3）气阴耗伤证

证候　咳嗽无力，气短声低，痰中偶或夹血，血色淡红，午后潮热，面色无华，颧红；舌质嫩红，边有齿印，苔薄，脉细弱而数。

审证求机　本证的病证特点为咳嗽无力，咯血色淡，伴气阴两虚表现；基本病机为阴伤气耗，肺脾两虚。

治法　益气养阴。

方药　保真汤加减：人参、黄芪、白术、茯苓、甘草、五味子、当归、生地黄、熟地黄、天冬、麦冬、赤芍、白芍、银柴胡、地骨皮、黄柏、陈皮、知母、生姜、大枣。

临床运用　①咳痰者，加苏子、紫菀、款冬花；②夹痰湿，加半夏、橘红、茯苓；③咯血量多，加山茱萸、仙鹤草、煅龙骨、煅牡蛎、参三七；④劳热、自汗、恶风，加桂枝、白芍、大枣合参、芪、草和营固表；⑤骨蒸、盗汗，加牡蛎、乌梅、鳖甲、地骨皮；⑥火旺较甚，加胡黄连、黄芩、黄柏。

（4）阴阳虚损证

证候　咳逆喘息，少气，痰中或见夹血，血色暗淡，潮热，形寒，自汗，盗汗，声嘶失音，面浮肢肿，心慌，唇紫，肢冷，五更泄泻，口舌生糜，大肉尽脱，男子滑精，阳痿，女子经少，经闭；舌光质红少津，或舌淡体胖边有齿痕，脉微细而数或虚大无力。

审证求机　本证的病证特点为肺痨日久不愈，咳喘少气，有肺肾阴虚和脾肾阳虚见症；基本病机为阴伤及阳，精气虚竭，肺、脾、肾三脏俱损。

治法　滋阴补阳。

方药　补天大造丸加减：人参、黄芪、白术、当归、白芍、山药、茯苓、枸杞子、紫河车、龟板、鹿角胶、熟地黄、酸枣仁、远志。

临床运用　①肾虚气逆，喘息，加冬虫夏草、诃子、钟乳石（摄纳肾气）；②心悸，加紫石英、丹参、柏子仁；③五更泄泻，加补骨脂、煨肉蔻，去地黄、阿胶等。

4. 其他疗法

（1）中成药疗法：肺痨康胶囊可用于阴虚痰热者，阴虚火旺者可服用知柏地黄丸，阴虚肺燥者可用养阴清肺丸。

（2）针灸疗法：肺痨多取上背部、胸脘部和小腿阳明经穴（足三里、丰隆、上巨虚）以宣肺健脾抗痨；或取小腹部任脉穴和下背部肾俞等穴以益肾抗痨。

【预防与调护】

1. 饮食调摄　养成良好的饮食规律，饮食应富营养，宜食补肺润燥生津之品，忌辛辣刺激动火动液之品。

2. 精神调摄　注意适当休息，重者应卧床静养。消除紧张情绪，密切观察病情变化，警惕危证发生。注意病人的思想和精神调养，禁恼怒，息妄想，树立战胜疾病的信心，慎起居，远房事。

【结语】

肺痨是具有传染性的慢性消耗性疾患。其病因为感染痨虫，但发病与否与正气强弱有很大关系。病位主要在肺，但可损及其他脏腑。病理特点主在阴虚，进而阴虚火旺，或气阴两虚，病久阴损及阳，可见阴阳两虚。其治疗原则为补虚培元和抗痨杀虫。补虚之大法以滋阴为主，气虚者予以补气，若阴阳两虚者，则当滋阴补阳。补虚重点在肺，同时予以补脾和补肾，尤须重视补脾，因脾为肺之母，补脾可畅气血生化之源而养肺金。但应注意补脾不宜壅滞，不宜辛燥，以免壅滞气机，伤阴动血。一般以甘淡补脾法为宜。本病虽以虚为主，但往往可见虚中夹实，如阴虚常夹痰热，肺脾气虚常夹痰浊，咯血者常夹血瘀。故在补虚的同时，要结合应用清化痰热，或清化痰浊，及化瘀止血等法。阴虚火旺者宜清火，因其为虚火，故用药当以甘寒养阴为主，酌配苦寒降火之品，谨防苦寒太过，注意中病即止，以免伤脾败胃。抗痨杀虫，是肺痨病的重要治法，在辨证论治的基础上应十分重视配合西药抗痨杀菌药物的使用。另外，很多中药也有不同程度的抗痨杀虫作用，如白及、百部、黄连、黄芩、大蒜、冬虫夏草、功劳叶、葎草等，均可在辨证的基础上结合辨病，适当选用。

复习思考

1.肺痨是怎样形成的？其病机特点如何？

2.肺痨临床表现有何特点？怎样诊断肺痨？

3.肺痨的治疗原则是什么？治疗肺痨在辨证论治的基础上需要加入哪些抗痨杀虫中药？

病案分析

杨某，女，36岁。

病史：肺痨病史已8年，长期服异烟肼治疗，病未见好。X线胸透：两上肺第二前肋间可见片状阴影，左肺病灶边缘清晰。意见：浸润型肺结核。症状：咳嗽痰黏，潮热，盗汗，胸痛，口干，月经延期，舌苔薄白，质红，脉象细数。

辨证施治：肺阴不足，营血日耗，虚热内生，治以滋阴清热。药用：沙参12g，麦冬10g，百部9g，银柴胡3g，青蒿、贝母各6g，橘皮4.5g，橘络3g，牡蛎18g，甘草3g。

连服6剂，咳嗽、潮热、盗汗诸症明显改善。乃用枇杷膏、养血膏、加味白及丸续服。5个月后胸透复查，结核病灶硬结，病情已愈。

分析：本病属肺痨，患者咳嗽痰黏、潮热、盗汗、胸痛、口干、月经延期、舌苔薄白、质红、脉象细数，辨为肺阴不足，治法：滋阴润肺，清热杀虫，方药：月华丸加减，沙参、麦冬滋阴润肺，百部、贝母润肺止嗽，青蒿、银柴胡退热。

（江苏新医学院．中医内科学．南京：江苏人民出版社，1977）

项目七　肺　胀

【学习目标】

知识要求

1. 掌握肺胀的辨证要点、常见辨证分型及治疗。

2. 熟悉肺胀常见病因病机、类证鉴别、预防调护方法。

3. 了解肺胀的源流、演变与预后。

技能要求

1. 能够对肺胀患者的常见证型进行辨证论治。

2. 能够熟练地为肺胀患者开展预防与调护指导。

案例导入

李某，女性，81岁。因"咳喘反复发作10余年，复发3天"于2014年1月12日来诊。

咳喘多年，冬夏尤甚，既往诊断为"慢性阻塞性肺疾病"。近日因劳累后加重，胸部满闷，憋闷如窒，短气喘息，咳嗽痰多，色白黏腻，畏风自汗，脘痞纳少，倦怠乏力，舌暗，苔薄腻，脉滑。

问题与思考：

1. 中医诊断为何病证？当辨为何证？

2. 本病的临床特征是什么？本病应与哪些病证相鉴别？

3. 中医治法是什么？如何选方用药？应如何调养？

肺胀是指多种慢性肺系疾病反复发作，迁延不愈，肺、脾、肾三脏虚损，从而导致肺管不利，气道不畅，肺气壅滞，胸膺胀满为病理改变，以喘息气促、咳嗽咯痰、胸部膨满、胸闷如塞，或唇甲发绀、心悸、浮肿，甚至出现昏迷、喘脱为临床特征的病证。

《灵枢·经脉》首先提出肺胀病名，并指出病因病机及证候表现，认识到本病是一虚实夹杂的复杂证候，如《灵枢·胀论》："肺胀者，虚满而喘咳。"《灵枢·经脉》："肺手太阴之脉……是动则病肺胀满膨膨而喘咳。"《金匮要略·肺痿肺痈咳嗽上气病脉证治》指出本病的主症是"咳而上气，此为肺胀，其人喘，目如脱状"。《金匮要略·痰饮咳嗽病脉证并治》曰："咳逆倚息，短气不得卧，其形如肿。"并提出以越婢加半夏汤、小青龙加石膏汤治疗。《丹溪心法·咳嗽》曰："肺胀而咳，或左或右不得眠，此痰夹瘀血碍气而病。"提示肺胀的发生与痰瘀互结阻碍肺气有关，提出用四物汤加桃仁等治疗，开创活血化瘀治疗肺胀之先例。

西医学中慢性支气管炎、支气管哮喘、支气管扩张、硅沉着病、肺结核等合并肺气肿，慢性肺源性心脏病等病均可参照本病辨证施治。

【病因病机】

肺胀为久病肺虚，痰浊潴留，壅阻肺气，气之出纳失常，气还肺间，肺气胀满，每因六淫外邪乘袭，诱使本病发作或加剧。

1. 常见病因

（1）久病肺虚：内伤久咳、久喘、久哮、支饮、肺痨，迁延失治，痰浊潴留，壅阻肺气，气之出纳失常，日久气阴耗伤，成为发病基础。

（2）感受外邪：肺虚久病，卫外不固，六淫外邪（生物、气候、刺激性理化因子）反复乘袭，诱使本病发作，病情呈进行性加重。

（3）痰夹血瘀：病久肺虚，内有郁结之痰，反复感邪，肺气郁闭，血行无力，痰瘀互结于肺，滞留于心，肺气失于敛降。

2. 病机概要

（1）基本病机：久病肺虚，痰浊潴留，壅阻肺气，气之出纳失常，气还肺间，肺气胀满。

（2）病位：病变首先在肺，继则影响脾、肾，后期病及于心。

（3）病理性质：病理性质多属标实本虚，虚实夹杂。但有偏实、偏虚的不同，且多以标实为急。感邪则偏于邪实，平时偏于本虚。早期由肺而及脾、肾，多属气虚、气阴两虚；晚期以肺、肾、心为主，气虚及阳，或阴阳两虚，纯属阴虚者罕见。正虚与邪实每多互为因果，故虚实诸候常夹杂出现，每致愈发愈频，甚则持续不已。

（4）病理因素：痰浊、水饮、瘀血，互为影响，相兼为病。早期以痰浊为主；渐而痰瘀互见；终至痰、瘀、水错杂为患。

（5）病机转化：痰浊、水饮、瘀血三者可相互转化。痰浊久蕴，若痰从寒化则成饮；饮溢肌表则为水；痰浊久留，肺气郁滞，则心脉不畅而为瘀；瘀阻血脉，又可导致水饮内生，即"血不利则为水"。早期以痰浊为主；渐而痰瘀互见；终至痰、瘀、水错杂为患。

【诊断与鉴别诊断】

1. 诊断依据

（1）临床表现

1）主症：胸部膨满、胀闷如塞、喘咳上气、痰多、烦躁等，以喘、咳、痰、胀为特征。

2）次症：心悸，面唇发绀，脘腹胀满，肢体浮肿，甚则喘脱，或并发眩晕、鼓胀、癥积、神昏、谵语、惊厥、出血等。

（2）病史

1）病史特征：常有长期慢性咳喘病史及反复发作史，一般约经 10～20 年形成。

2）诱发因素：因外感而诱发，其中以寒邪为主，其次过劳、暴怒、炎热亦可诱发本病。

（3）相关检查

1）影像学检查：轻度多无异常表现，随着病情进一步加重，肺脏过度充气，残气量增加；重度肺气肿时，胸廓扩张，肋间隙增宽，肋骨平行，活动减弱，膈降低且变平，两肺透亮度增加，肺血管增粗、紊乱，右下肺动脉干扩张，右心室增大。CT 可帮助了解肺气肿的部位和严重程度。心电图：右心室肥大，电轴右偏，顺钟向转位，出现肺型 P 波。

2）生化检查：低氧血症或合并高碳酸血症；血液流变学检查为全血黏度和血浆黏度可增加；血生化可见肝、肾功能异常，血清电解质紊乱。

3）肺功能测定：鉴别呼吸困难的原因，判断气道阻塞的部位，评估肺部疾病的病情严重程度。

2. 病证鉴别

（1）肺胀与哮病：哮病是一种反复发作性的痰鸣气喘疾患，常突然发病，且以夜间发作多见，经治迅速缓解，但多有宿根；肺胀是由包括哮病在内的多种慢性肺系疾病后期转归而成，每次因外感诱发而逐渐加重，经治疗后逐渐缓解，发作时痰瘀阻痹的症状较明显，两病有显著的不同，且肺胀之咳喘虽经治疗缓解，但其气短不续，胸中胀满，则常持续存在。肺胀与哮病的类证鉴别见表 2-10。

表 2-10　肺胀与哮病的类证鉴别

	肺胀	哮病
发病年龄	老年	任何年龄
发病季节	冬春	秋冬
疾病性质	多种慢性肺系疾病后期转归而成	反复发作性的痰鸣气喘疾患

	肺胀	哮病
发病时间	外感诱发，逐渐加重	突然发病，夜间多发
症状特点	咳、喘、痰、肿、瘀	喉中哮鸣有声，呼吸急促困难
病情预后	病程缠绵，易生变端	经治迅速缓解，但多有宿根

（2）肺胀与喘证：喘证是以气息喘促、呼吸困难，甚至张口抬肩、鼻翼扇动、不能平卧为主要表现，可见于多种急慢性疾病过程中，常为某些疾病的重要主症和治疗的重点。但肺胀由多种慢性肺系疾病迁延不愈发展而来，除呼吸困难、喘促外，以胸部膨满、憋闷如塞为主要临床特征。喘证久病不愈可发展为肺胀。

【辨证论治】

1. 辨证要点

（1）辨虚实：肺胀是本虚标实之证，但有偏实与偏虚的不同。一般感邪时偏于邪实，平时偏于本虚，偏虚者有气（阳）虚、阴阳两虚等不同，为肺、脾、肾、心亏虚所致；偏实者为水停、痰凝、气滞、血瘀为患。早期以痰浊为主，渐而痰瘀并重，并可兼见气滞、水饮；后期痰瘀水壅盛，正气虚衰，本虚标实并重。

（2）辨脏腑：咳嗽喘息，胸闷胀满，气短怕风，稍劳即著，病位在肺；哮喘胸满，脘痞痰多，倦怠乏力，病位在脾；哮喘气短，动则喘甚，呼多吸少，病位在肾；咳逆上气，心慌气短，口唇发绀，病位在心。

（3）辨痰饮气血：咳逆上气，面浮肢肿，心悸，尿少，属水饮；咳逆上气，痰涎壅盛，属痰浊；咳逆上气，胸中膨膨胀满，不能平卧，属气滞；咳逆上气，面色晦黯，唇舌发绀，为瘀血。

（4）辨主症：咳、喘、痰、肿、瘀为本病之主症。

2. 治疗原则　总的治则是祛邪扶正。但在急性发作期，一般以标实为多，故以祛邪为主；在缓解期，一般以正虚为主，故以扶正为主。标实者，根据病邪性质，分别采取祛邪宣肺、降气化痰、温阳利水、活血化瘀，甚或开窍、息风、止血等法。本虚者，当补养心肺、益肾健脾为主，或气阴兼调，或阴阳兼顾，正气欲脱时则应扶正固脱、救阴回阳。

3. 分证论治

（1）痰浊壅肺证

证候　胸膺满闷，短气喘息，稍劳即著，咳嗽痰多，色白黏腻或呈泡沫，畏风易汗，脘痞纳少，倦怠乏力；苔薄腻或浊腻，脉小滑。

审证求机 本证的病证特点为胸满闷胀、短气、喘息、咳嗽痰多、色白黏腻、苔薄腻或浊腻；基本病机为肺脾虚弱，痰浊内生，上逆犯肺，肺失宣降。

治法 降气化痰，健脾益肺。

方药 苏子降气汤合三子养亲汤加减：苏子、前胡、白芥子、陈皮、半夏、厚朴、白术、茯苓、甘草。

临床运用 ①若属外感风寒诱发，痰从寒化为饮，喘咳痰多，呈白色泡沫状，见表寒里饮证者，可用小青龙汤加麻黄、桂枝、细辛、干姜散寒化饮；②痰饮郁而化热，烦躁而喘、脉浮，用小青龙加石膏汤兼清郁热；③若痰浊夹瘀，唇甲紫暗、舌苔浊腻者，可用涤痰汤加丹参、地龙、桃仁、红花、赤芍、水蛭等；④痰多胸满不能平卧，加葶苈子泻肺平喘。

（2）痰热郁肺证

证候 咳逆喘息气粗，胸满，烦躁，目胀睛突，痰黄或白，黏稠难咯；或伴身热，微恶寒，有汗不多，口渴欲饮，溲赤，便干；舌边尖红，苔黄或黄腻，脉数或滑数。

审证求机 本证的病证特点为喘息气粗、痰黄黏稠，表里实热见症；基本病机为痰热蕴肺，肺失清肃。

治法 宣肺泄热，降逆平喘。

方药 越婢加半夏汤或桑白皮汤加减：麻黄、黄芩、石膏、桑白皮、杏仁、半夏、苏子。

临床运用 ①痰鸣喘息，不得平卧，加射干、葶苈子（泻肺平喘）；②痰热伤津，口干舌燥，加天花粉、知母、芦根；③痰热壅肺，腑气不通，胸满喘逆，大便秘结，加大黄、芒硝；④阴伤而痰量已少者，减苦味药物，加麦冬、沙参等。

（3）痰蒙神窍证

证候 神志恍惚，表情淡漠，谵妄，烦躁不安，撮空理线，嗜睡，甚则昏迷，或伴肢体瞤动，抽搐，咳逆喘促，咯痰不爽；苔白腻或黄腻，舌质暗红或淡紫，脉细滑数。

审证求机 本证的病证特点为神志异常如神志恍惚、嗜睡、烦躁不安，苔白腻或黄腻；基本病机为痰蒙清窍，引动肝风。

治法 涤痰，开窍，息风。

方药 涤痰汤加减：半夏、茯苓、橘红、胆南星、竹茹、枳实、石菖蒲、远志、郁金。另可配服至宝丹或安宫牛黄丸以清心开窍。

临床运用 ①痰热内盛，见身热、烦躁、神昏、谵语、舌红苔黄者，加葶苈子、天竺黄、竹沥；②肝风内动见抽搐，加钩藤、全蝎、羚羊角粉（吞）；③血瘀明显，唇甲发绀，加丹参、红花、桃仁；④皮肤黏膜出血、咯血、便血鲜红，加水牛角、生地黄、牡丹皮、紫珠草。

（4）阳虚水泛证

证候　心悸，喘咳，咯痰清稀，面浮，下肢浮肿，甚则全身肿，腹胀有水，脘痞，纳差，尿少，怕冷，面唇青紫；舌胖质黯，苔白滑，脉沉细。

审证求机　本证的病证特点为面浮肢肿、尿少怕冷、心悸喘咳、面唇青紫、舌胖质黯；基本病机为心肾阳虚，水饮内停。

治法　温肾健脾，化饮利水。

方药　真武汤合五苓散加减：附子、桂枝、茯苓、白术、白芍、猪苓、泽泻、生姜、赤芍。

临床运用　①阳虚水泛证，若水肿势剧，上凌心肺，心悸喘满，倚息不得卧者，加沉香、黑白丑、川椒目、葶苈子、万年青根行气逐水；②血瘀甚，发绀明显，加泽兰、红花、丹参、益母草、北五加皮化瘀行水；③待水饮消除后，可参肺肾气虚证论治。

（5）肺肾气虚证

证候　呼吸浅短难续，声低气怯，甚则张口抬肩，倚息不能平卧，咳嗽，痰白如沫，咯吐不利，胸闷心慌，形寒汗出，或腰膝酸软，小便清长，或尿有余沥；舌淡或黯紫，脉沉细数无力，或有结代。

审证求机　本证的病证特点为呼吸浅短难续，声低气怯，甚则张口抬肩，倚息不能平卧，腰膝酸软，小便清长；基本病机为肺肾两虚，气失摄纳。

治法　补肺纳肾，降气平喘。

方药　平喘固本汤合补肺汤加减：党参（人参）、黄芪、炙甘草、冬虫夏草、熟地黄、胡桃肉、脐带、五味子、灵磁石、沉香、紫菀、款冬花、苏子、法半夏、橘红。

临床运用　①肺虚有寒，怕冷、舌质淡，加桂枝、干姜、钟乳石、细辛温肺散寒；②兼有阴伤，低热、舌红苔少，加麦冬、玉竹、生地养阴清热；③气虚瘀阻，颈脉动甚、面唇发绀明显，加当归、丹参、苏木活血通脉；④如见喘脱危象者，急加参附汤送服蛤蚧粉或黑锡丹补肾纳气、回阳固脱。另外，还可选用参附注射液、生脉注射液、参麦注射液。

4. 其他疗法

（1）针灸疗法：取穴天突、定喘、风门透肺俞透厥阴俞、大椎透陶道透身柱、孔最、丰隆、内关、列缺。

（2）穴位贴敷：取穴天突、肺俞、定喘、大椎等。

【预防与调护】

1. 疾病预防　坚持锻炼，增强体质，加强肺脏通气功能，提高抗病能力；保持心情舒畅，避免精神紧张、恼怒；积极防治肺部疾病。既病防变，预防病势演变。

2.科学护理　保持室内空气新鲜。取半卧位、坐位，轻者可适当下床活动。指导病人有效咳嗽，对有呼吸困难的病人，遵医嘱给予低流量持续吸氧。饮食宜清淡、富于营养。严密观察病情变化，及时做好治疗抢救措施。预防感冒，避免接触烟尘，以免诱发加重本病。如因外感诱发，立即治疗，以免加重。戒烟酒及恣食辛辣、生冷之品。有水肿者应进低盐或无盐饮食。

【结语】

肺胀是由多种慢性肺系疾病后期转归而成。喘、咳、痰、胀，即喘息气促、咳嗽、咯痰、胸部膨满、胀闷如塞等是肺胀的证候特征；病久可见唇甲发绀、心悸、浮肿（瘀、悸、肿）等症；外邪或调治不当，其变证坏病可见昏迷、抽搐甚至喘脱等。病理性质属本虚标实。本虚多为气虚、气阴两虚，甚可发展为阳虚；标实为气滞、痰浊、水饮、瘀血。气虚、血瘀、痰阻则贯穿于肺胀之始终。由于标本虚实常相兼夹，又互为影响，故成为迁延难愈，日渐加重的病证。本病严重危害患者健康与生命，应积极防治。预防上重视治疗原发疾病，控制其迁延发展是关键。治疗上应祛邪扶正、标本兼顾。感邪时偏于邪实，急者祛邪治标为主；平时偏于正虚，缓者以扶正治本为主。常在祛邪宣肺、降气化痰、温阳行水、活血化瘀、补益肺气、健脾化痰、补肾纳气、滋补阴阳诸法中灵活施治，病危时还须采用开窍、息风、止血、扶正固脱、救阴回阳等法以救急。但急则治标，缓则治本，标本兼顾应贯穿于本病治疗的全过程。

复习思考

1. 如何区别肺胀与哮病、喘证？
2. 试述肺胀的辨证要点。
3. 肺胀的治疗原则是什么？怎样理解肺胀治疗原则中的"治标"与"治本"？

病案分析

邓某，女，48岁。

入院日期：1963年6月15日。

主诉：浮肿已半年，1周来加重而入院。患者于1961年元月感冒后，开始咳嗽气喘、下肢浮肿，经治疗后好转，但常心悸。2个月前症状又加重，动则心悸、气喘，下肢逐渐浮肿，心下痞满，咳嗽，吐白痰，尿少。经西医检查，诊断为慢性支气管炎、阻塞性肺气肿、慢性肺源性心脏病、心力衰竭 3 度。

辨证：心肾阳虚，痰湿阻遏，肺气壅塞。

治法：温阳宣肺、豁痰利湿，真武汤加开鬼门法治之。

处方：附子 6g，杭芍 9g，白术 9g，云苓 12g，甘草 9g，麻黄 3g，生石膏 12g，生姜 9g，杏仁 9g，白茅根 30g，车前子（包）15g，大枣（擘）5 枚。

上方服药 3 剂后，尿量显著增加，每日达 1500～1900mL，下肢浮肿明显减退。用药至第 5 剂后肿退，仅小腿略肿，咳嗽减轻。故上方加入宽胸理气之品：厚朴 6g，陈皮 6g。服药至第 6 剂后浮肿消失，心率减慢，两肺底可闻及湿性啰音，考虑还有胸闷、咳嗽、气短等症，上方去白茅根、厚朴、车前子，加入止咳降气之苏子 9g。再服药 5 剂后咳嗽已止，仅微有气喘，心下稍有痞满，又予厚朴麻黄汤清肺泄热、豁痰平喘之剂。服药 1 周后，诸症均消失，心率 83 次 / 分，食纳正常，二便自调，故出院返家。

（董建华．中国现代名中医医案精华·赵锡武医案．北京：北京出版社，1990）

扫一扫，看课件

模块 三

心系病证

【学习目标】

知识要求

1. 掌握心悸、胸痹、不寐病证的诊断要点、辨证论治。

2. 熟悉心悸、胸痹、不寐病证的病因病机与类证鉴别。

技能要求

1. 能够对心悸、胸痹、不寐等心系病证进行正确诊断和具有辨证论治的能力。

2. 能够对心病患者开展预防与调护指导。

心系病证是指在外感或内伤等因素作用下，心的功能失常所导致的一类病证。临床常有心悸、胸痹、不寐等病证。

一、心的生理病理特点

1. 心的生理功能与特点　心的主要生理功能是主血脉、主藏神。由于心的主血脉和主藏神功能起着主宰人体整个生命活动的作用，故称心为"君主之官""生之本""五脏六腑之大主"。心主血脉，包括主血和主脉两个方面，是指心能推动血液在脉管中运行，流注全身，从而发挥血液对脏腑、经络、组织器官的濡养作用。心主血脉的功能是否正常，可以从四个方面观察：面色、舌色、脉象、胸部感觉。心主血脉功能正常，则面色红润，舌色淡红、滋润而有光泽，脉和缓而有力，胸部舒畅。心藏神，指心具有主宰人体五脏六腑、形体官窍的一切生理活动和人体精神意识思维活动的功能。心主血脉和心藏神这两种功能可互相影响。心在体合脉，其华在面，开窍于舌，心与小肠相表里。

2. 心的病理特征　心的病理表现主要在血脉运行障碍和神志异常方面，可因虚、因实而致。如心气不足，心血亏少，则心动失常，血脉空虚，而见心悸怔忡、面舌淡白无华，脉细弱无力；心脉瘀阻，不通则痛，而见心胸部憋闷疼痛，甚则疼痛放射至肩臂内侧，面舌紫暗或青紫，舌色青紫或瘀斑、瘀点，脉涩或结、代。心神异常，可表现为失眠多梦、烦躁或躁狂，甚则神昏谵语等。

心的病理变化主要有虚实两个方面，虚多为气血阴阳的亏损，实多为痰、饮、火、瘀的阻滞。如正虚邪扰，血脉不畅，心神不宁，则为心悸；寒、痰、瘀等邪痹阻心脉，胸阳不展，则为胸痹；阳盛阴衰，阴阳不调，心肾不交，则为不寐。

3. 心与其他脏腑的关系 ①心与肺：心主血，肺主气，血的运行依靠气的推动，而气也必须靠血的运载才能输布全身，心与肺相互配合，才能保证气血正常运行。心肺在病理上常相互影响，若肺气虚弱，宗气不足，则运血无力而导致心脉瘀阻，而见胸痛、心悸、唇舌青紫等证候；若心气不足或心阳不振，则血液运行不畅，也会影响肺之宣降功能而致胸闷、咳喘等。②心与脾：心主血，脾生血、统血，脾气健运则化生血液旺盛，血液充足，心有所主；血液正常运行于脉道，既赖心气的推动，又需脾气的统摄。若脾气虚弱，气血不足，血失气的统摄而外逸，可致心血亏耗，而见心悸、失眠、食少、肢倦、面色少华等为主要表现的心脾两虚证。③心与肝：心主血脉，肝主藏血、调节血量。心行血功能正常，则肝有所藏；反之，肝有所藏，则心血充足，行血功能正常。故心肝两脏在病理上常相互影响而导致心肝血虚证，表现为心悸、失眠、视物昏花、月经涩少等。④心与肾：心属火，肾属水，心火下降于肾，使肾水不寒；肾水上济于心，使心火不亢，心肾阴阳升降的动态平衡，维持着心肾功能的协调，称为"心肾相交"，或"水火既济"。若肾阴不足，不能上济于心，而导致心火偏亢，症见不寐、遗精等，称为"心肾不交"。

二、心系病证的辨治要点

1. 辨证要点

（1）辨虚实：心系病证首应辨虚实。可从以下几方面辨别：发病之缓急、病期、病之新久、病程长短、气血阴阳是否亏虚（包括舌象、脉象）等。一般来说，发病急骤，新病，或处于发作期，病程较短，实象如气滞、瘀阻、寒凝、痰浊或痰热、火热之象突出而虚象相对不明显，脉弦、滑、涩者，多属实证；若发病势缓，久病，或处于缓解期，病程较长，气血阴阳亏虚之象突出而实象相对不明显，脉细弱无力者，多属虚证或虚中夹实证。

实证多由痰阻、火扰、寒凝、气郁、瘀血等所致，常见心火亢盛、痰浊痹阻心脉、痰迷心窍、水饮凌心、心血瘀阻等证候；虚证多由思虑劳神太过，或先天不足，脏气虚弱，久病伤心，导致心血虚、心阴虚、心气虚、心阳虚等证候。

（2）辨疼痛性质：心系病证常见心痛症状，此时，应注意辨别疼痛的性质、特点，有助于辨别病因、病性、病机，从而为辨别证候提供重要依据。胀痛、走窜痛多属气滞；刺痛、固定痛多属血瘀；闷痛多属痰浊；绞痛多为寒凝心脉；灼痛多由火热所致，宜分清虚火、实火；隐痛多属气血阴阳亏虚，多见于缓解期。

（3）辨病势轻重：如胸痹，即当辨病势之轻重：心痛发作频繁者重，每次心痛发作瞬间即逝者轻，疼痛持续时间长者重；疼痛部位固定不移者病情较重，疼痛部位窜走不定者病情较轻；休息或服药后即能缓解者轻，服药后难以缓解者重。

胸痹之轻重，还应结合全身状况综合分析，才能得出正确的结论。

2. 治疗要点

（1）虚证治疗宜补，依其气、血、阴、阳亏虚之不同，分别采取补气、养血、滋阴、温阳等法，兼以养心安神。实证治疗应以祛邪为主，兼重镇安神。

（2）根据不同的病因，分别采用不同的治法。痰火扰心者，宜清心豁痰；饮遏心阳者，宜温阳化饮；气滞心胸者，宜疏肝理气、和血疏脉；心血瘀阻者，宜活血化瘀通脉；寒凝心脉者，宜辛温散寒通阳。

（3）急性发作期，应加强病情监护，注意神志、呼吸、血压、舌苔、脉象等方面的变化，做好各种急救准备，必要时予以吸氧、心电监护及保持呼吸道通畅。缓解期应保持心情舒畅，精神愉快，避免情志刺激，饮食不宜过饱，保持大便通畅，劳逸适度，保证充分休息及充足睡眠。

项目一　心　悸

【学习目标】

知识要求

1. 掌握心悸的诊断依据、辨证要点、辨证分型及治疗。

2. 熟悉心悸常见病因病机、类证鉴别、预防调护方法。

3. 了解心悸的西医学范畴、相关检查、转归预后。

技能要求

1. 能够对心悸进行正确诊断和具备辨证论治的能力。

2. 能够熟练地为心悸患者开展预防与调护指导。

案例导入

王某，男，62岁。因"心慌、心悸不安反复发作3年，加重伴胸闷1个月"，于2017年3月2日就诊。

患者3年前因生气后，出现心悸不适、心慌，到某医院诊治，做心电图诊断为"频发室性早搏",用西药治疗后,症状减轻,早搏明显减少,未予重视。近1个月因饮酒后心悸不安症状加重,并伴胸闷气短、食少纳呆、头晕、少寐多梦而易惊醒。舌质淡,苔薄白,脉细弦。

问题与思考:

1. 中医诊断为何病? 当辨为何证?

2. 本病的临床特征是什么? 本病应与哪些病证相鉴别?

3. 中医治法是什么? 如何选方用药? 应如何调养?

心悸是因气血阴阳亏虚,心失所养,或痰饮瘀血阻滞,邪扰心神,心神不宁所致的以心中悸动、惊惕不安,甚则不能自主为主要表现的病证。临床一般多呈反复发作,每因情志波动或劳累过度而诱发,且常伴胸闷、气短、失眠、健忘、眩晕、耳鸣等症。病情较轻者为惊悸,病情较重者为怔忡,可呈持续性。

《黄帝内经》虽无心悸或惊悸、怔忡之病名,但有类似的记载,如"心下鼓""心怵惕"等,并认识到宗气外泄,心脉不通,突受惊恐,复感外邪可致心悸。心悸的病名,首见于汉代张仲景的《伤寒论》和《金匮要略》,称之为"心动悸""心下悸""心中悸"及"惊悸"等,并认为其主要病因有惊扰、水饮、虚劳及汗后受邪等。宋代严用和在《济生方》中首次提出"怔忡"之病名。

西医学中由于各种原因引起的心律失常,如心动过速、心动过缓、早搏、心房颤动或扑动、病态窦房结综合征、预激综合征及心功能不全、神经官能症等,凡具有心悸临床表现的,均可参照本病辨证论治。

【病因病机】

心悸的病因有体质虚弱、七情所伤、饮食劳倦、感受外邪及药食不当导致气血阴阳亏虚,心神失养;或痰、饮、火、瘀阻滞心脉,扰乱心神。

1. 常见病因

(1)体虚劳倦:禀赋不足,素质虚弱,或久病失养;或劳倦太过伤脾,生化之源不足,气血阴阳亏虚,脏腑功能失调,心失所养,发为心悸。

(2)七情所伤:平素心虚胆怯,突遇惊恐,忤犯心神,心神动摇,不能自主而心悸。长期忧思不解,心气郁结,郁久化火生痰,痰火扰心,心神不宁而致心悸。大怒伤肝,大恐伤肾,怒则气逆,恐则精却,阴虚于下,火逆于上,动撼心神导致惊悸。

(3)感受外邪:风、寒、湿三气杂至,合而为痹。痹证日久,复感外邪,内舍于心,痹阻心脉,血行受阻而致心悸;或风寒湿热之邪,由血脉内侵于心,耗伤心气心阴而致心悸。

85

（4）药食不当：嗜食醇酒厚味、煎炸炙煿，蕴热化火生痰，痰火上扰心神引起心悸；或因药物过量或毒性较剧，耗伤心气，损伤心阴，引起心悸。

2. 病机概要

（1）基本病机：气血阴阳亏虚，心失所养；或邪扰心神，心神不宁。

（2）病位：在心，与肝、脾、肾、肺四脏密切相关。

（3）病理性质：有虚实两个方面，虚者为气、血、阴、阳亏损，使心失所养，而致心悸；实者多由痰火扰心，水饮上凌或心血瘀阻，气血运行不畅所致。

（4）病理因素：常有痰、饮、气、火、瘀。

（5）病机转化：虚实之间可以相互转化，多为虚实夹杂。如实证日久，耗伤正气，可分别兼见气、血、阴、阳之亏损，而虚证也可因虚致实，而兼有实证表现，如临床上阴虚生内热者常兼火亢或夹痰热，阳虚不能蒸腾水湿而易夹水饮、痰湿，气血不足、气血运行滞涩而易出现气血瘀滞，瘀血与痰浊又常常互结为患。病情恶化，心阳暴脱，可出现厥脱危候。

【诊断与鉴别诊断】

1. 诊断依据

（1）临床表现

1）主症：自觉心中悸动，心跳异常，或快或慢，或跳动过重，或忽跳忽止，呈阵发性或持续不解，神情紧张，心慌不安，不能自主。

2）次症：胸闷不舒，易激动，心烦寐差，乏力，头晕等症。中老年患者，可伴有心胸疼痛，甚则喘促，汗出肢冷。严重者可发生晕厥、猝死。

（2）病史：多见于中老年，可反复发作或持续发作。常由情志刺激如惊恐、紧张，以及劳倦、饮酒、饱食、喝浓茶和浓咖啡，及服用特殊药物等因素而诱发。

（3）相关检查

1）心电图检查：是检测心律失常准确、可靠、方便的手段。必要时可做 24 小时动态心电监测。

2）心脏彩超、心内电生理、食道调搏：可进一步明确诊断，尤其是对复杂心律失常做出诊断，并且判断心律失常的危险程度和预后，以及协助选择治疗方法和制定治疗方案。

3）电解质、T_3、T_4、TSH：常规检查电解质是否有电解质紊乱，必要时检查甲状腺功能以排查甲状腺疾病。

4）针对原发病的一些相关检查：视引发心律失常的病因不同，选择如 X 线胸部摄片、肾功能、血沉、抗"O"、免疫功能和心肌酶谱检查等。

2. 病证鉴别

（1）惊悸与怔忡：两者均有心中悸动不安、胸闷。惊悸与怔忡的类证鉴别见表 3-1。

表 3-1　惊悸与怔忡的类证鉴别

	惊悸	怔忡
诱因	发病多与精神因素有关	发病多无精神因素，由久病体虚所致
发病特点	常为阵发性	常为持续性
病情	病情较轻，实证居多	病情较重，多虚证或虚中夹实
病理特点	多为功能性改变	多为器质性损害

（2）心悸与奔豚：奔豚发作之时，亦觉心胸躁动不安。其与心悸的鉴别要点：心悸为心中剧烈跳动，发自于心；奔豚乃发自少腹，向上冲逆。

【辨证论治】

1. 辨证要点

（1）辨虚实：虚者为气血阴阳亏虚，实者多为痰饮、瘀血、火邪。临床上虚实并存者较多。

（2）辨脉象：脉象变化是心悸辨证中的重要内容。临床结合病史、症状、推断脉症从舍。一般认为阳盛则促，数为阳热，若脉虽数、促而沉细、微细，伴有面浮肢肿、动则气短、形寒肢冷、舌淡者，为虚寒之象。阴盛则结，迟而无力为虚寒，脉象迟、结、代者，一般多属虚寒，其中结脉表示气血凝滞，代脉表示元气虚衰、脏气衰微。凡久病体虚而脉象弦滑搏指者为逆，病情重笃而脉象散乱者为病危之象。

（3）结合辨病：如功能性心律失常所引起的心悸，常表现为心率快速型心悸，多属心虚胆怯，心神动摇；冠状动脉粥样硬化性心脏病（简称冠心病）引起的心悸，多为气虚血瘀，或痰瘀交阻；风湿性心脏病（简称风心病）引起的心悸，以心脉瘀阻为主；病毒性心肌炎引起的心悸，多由邪毒内侵，内舍于心，常伴气阴两虚，瘀阻络脉。

2. 治疗原则　心悸的治疗应该分虚实。虚证分别予以补气、养血、滋阴、温阳；实证则宜化痰、涤饮、清火、行瘀。但本病以虚实错杂为多见，且虚实的主次、缓急各有不同，故治当相互兼顾，灵活应用。

3. 分证论治

（1）心虚胆怯证

证候　心悸不宁，善惊易恐；坐卧不安，少寐多梦而易惊醒，恶闻声响，食少纳呆；苔薄白，脉细略数或细弦。

审证求机　本证的病证特点为心悸不宁、善惊易恐；基本病机为气血亏损，心虚胆怯，心神不宁。

治法　镇惊定志，养心安神。

方药　安神定志丸加减：人参、茯苓、茯神、远志、石菖蒲、龙齿、山药、天冬、生地黄、熟地黄、五味子。

临床运用　①心气虚损明显者重用人参，加黄芪；②心阳不振，用肉桂易桂枝，加附子；③心血不足，加阿胶、首乌、龙眼肉；④心气郁结，加柴胡、郁金、合欢皮；⑤气虚夹湿，加泽泻，重用白术、茯苓；⑥气虚夹瘀，加丹参、川芎、红花、郁金。

（2）心血不足证

证候　心悸气短；头晕目眩，面色无华，失眠健忘，倦怠乏力；舌淡红，脉细弱。

审证求机　本证的病证特点为心悸、失眠健忘及血虚的表现；基本病机为心血亏耗，心失所养，心神不宁。

治法　补血养心，益气安神。

方药　归脾汤加减：人参、黄芪、白术、炙甘草、当归、龙眼肉、茯神、远志、酸枣仁、木香、生姜、大枣。

临床运用　①气虚兼阴亏血少者，宜用炙甘草汤；②气虚加黄芪；③血虚加当归；④阳虚而汗出肢冷，加附子、黄芪、煅龙骨、煅牡蛎；⑤阴虚加麦冬、熟地黄、沙参、玉竹、石斛；⑥自汗盗汗，加麻黄根、煅龙骨、煅牡蛎、糯稻根；⑦纳呆腹胀，加陈皮、麦芽、神曲、山楂、鸡内金、枳壳；⑧失眠多梦，加合欢皮、夜交藤、柏子仁；⑨热病后期损及心阴而心悸者，以生脉散加减。

（3）阴虚火旺证

证候　心悸易惊，思虑劳心尤甚；失眠多梦，五心烦热，口干，盗汗，伴耳鸣腰酸、头晕目眩、急躁易怒；舌红少津，苔少或无苔，脉细数。

审证求机　本证的病证特点为心悸而烦、失眠多梦及阴虚证表现；基本病机为肝肾阴虚，水不济火，心火内动，扰动心神。

治法　滋阴清火，养心安神。

方药　天王补心丹合朱砂安神丸加减：生地黄、玄参、天冬、麦冬、当归、丹参、人参、茯苓、柏子仁、酸枣仁、远志、五味子、桔梗、朱砂、黄连。

临床运用　①肾阴亏虚，虚火妄动，遗精腰酸者，加龟板、熟地黄、知母、黄柏，或用知柏地黄丸；②阴虚而火热不明显者，可单用天王补心丹；③阴虚兼有瘀热者，加赤芍、牡丹皮、桃仁、红花、郁金。

（4）心阳不振证

证候　心悸不安，胸闷气短，动则尤甚；面色苍白，形寒肢冷，舌淡苔白；脉虚弱或沉细无力。

审证求机　本证的病证特点为心悸不安、胸闷气短及阳虚证表现；基本病机为心阳虚衰，无以温养心神。

治法　温补心阳，安神定悸。

方药　桂枝甘草龙骨牡蛎汤合参附汤加减：桂枝、炙甘草、煅龙骨、煅牡蛎、人参、附子。

临床运用　①形寒肢冷者，重用人参、黄芪、附子、桂枝；②大汗出者，重用人参、黄芪、煅龙骨、煅牡蛎，加山茱萸，或用独参汤煎服；③兼见水饮内停者，加葶苈子、五加皮、车前子、泽泻；④夹瘀血者，加丹参、赤芍、川芎、桃仁、红花；⑤兼阴伤者，加玉竹、五味子；⑥心阳不振，以致心动过缓者，加炙麻黄、补骨脂，重用桂枝以温通心阳。

（5）水饮凌心证

证候　心悸眩晕，胸闷痞满；渴不欲饮，小便短少，或下肢浮肿，形寒肢冷，伴恶心、欲吐、流涎；舌淡胖，苔白滑，脉弦滑或沉细而滑。

审证求机　本证的病证特点为心悸眩晕、舌淡苔白滑及虚寒之象；基本病机为脾肾阳虚，水饮内停，上凌于心，扰乱心神。

治法　振奋心阳，化气行水，宁心安神。

方药　苓桂术甘汤加减：茯苓、桂枝、白术、炙甘草、远志、茯神、酸枣仁、泽泻、人参。

临床运用　①兼见恶心呕吐，加半夏、陈皮、生姜；②兼见肺气不宣，水饮犯肺，咳喘、胸闷者，加杏仁、前胡、桔梗，葶苈子、五加皮、防己；③兼见瘀血者，加当归、丹参、川芎、泽兰、益母草；④若心肾阳虚而致浮肿、尿少、阵发性夜间咳喘或端坐呼吸者，用真武汤。

（6）心脉瘀阻证

证候　心悸不安，胸闷不舒，心痛时作，痛如针刺；唇甲青紫；舌质紫黯或有瘀斑，脉涩或结或代。

审证求机　本证的病证特点为心悸不安、胸闷不舒、心痛时作、舌质紫黯或有瘀斑；基本病机为血瘀气滞，心脉瘀阻，心阳被遏，心失所养。

治法　活血化瘀，理气通络。

方药　桃仁红花煎合桂枝甘草龙骨牡蛎汤加减：桃仁、红花、丹参、赤芍、川芎、延胡索、香附、青皮、生地黄、当归、桂枝、炙甘草、龙骨、牡蛎。

临床运用　①气滞血瘀，加柴胡、枳壳；②兼气虚加黄芪、党参、黄精；③兼血虚加何首乌、枸杞子、熟地黄；④兼阴虚加麦冬、玉竹、女贞子；⑤兼阳虚加附子、肉桂、淫羊藿；⑥络脉痹阻，胸部窒闷加沉香、檀香、降香；⑦夹痰浊，胸满闷痛、苔浊腻，加瓜蒌、薤白、半夏、陈皮；⑧胸痛甚加延胡索、蒲黄、五灵脂、三七。

（7）痰火扰心证

证候　心悸时发时止，受惊易作，胸闷烦躁，痰多黏稠；失眠多梦，口干口苦，大便秘结，小便短赤；舌红，苔黄腻，脉弦滑。

审证求机　本证的病证特点为心悸、胸闷烦躁、苔黄腻；基本病机为痰浊停聚，郁久化火，痰火扰心，心神不安。

治法　清热化痰，宁心安神。

方药　黄连温胆汤加减：黄连、陈皮、半夏、茯苓、竹茹、枳实、胆南星、全瓜蒌、远志、菖蒲、龙骨、牡蛎、酸枣仁。

临床运用　①痰热郁结，大便秘结较重者，加生大黄；②心悸重者，加珍珠母、石决明、磁石；③火郁伤阴，加麦冬、玉竹、天冬、生地黄；④热象不显，痰浊阻滞心气，而见心悸短气、胸痞胀满、痰多，或食少腹胀、舌苔白腻或黄腻、脉弦滑，用导痰汤；⑤脾虚夹痰心悸，用定志丸加半夏、陈皮、谷芽、麦芽、白豆蔻。

4. 其他疗法

（1）中成药疗法：①丹参片、银杏叶片、丹参注射液，适用于心脉瘀阻型心悸。②补心气口服液、黄芪注射液适用于心气不足型心悸。③滋心阴口服液适用于心阴虚型心悸。④生脉胶囊适用于气阴两虚型心悸；生脉注射液适用于气阴两虚，脉微欲绝的心悸。⑤心宝丸适用于心阳虚型心悸；参附注射液适用于心阳虚心阳暴脱心悸。

（2）单验方：①酸枣仁粥：酸枣仁末15g，粳米100g，先将粳米熬粥，在将熟之时放入酸枣仁末，继续煮至米熟粥成，宜趁温热时食用。本方具有宁心安神的功效，可用于心虚胆怯的心悸。②小麦红枣粥：小麦60g，粳米100g，大枣6枚，龙眼肉15g，先将上述四物洗净，放入砂锅煮成粥，起锅时放入20g白糖，搅匀趁温热时食之。本方具有养心安神、健脾益气的功效，用于心气不足的心悸。③苦参：每日20～30g，水煎服，10天为1个疗程，对房性及室性早搏疗效较好，对窦性心动过速、房颤有一定疗效。④延胡索粉：每次口服3～10g，每日3次，7～10天为1个疗程，适用于房性、结性早搏及阵发性房颤。

（3）针灸疗法：主穴：内关、神门、心俞、巨阙。气虚者加气海、膻中；血虚者加膈俞、足三里；痰火者加丰隆、尺泽。瘀血者加血海、膈俞；气虚、血虚者针用补法；痰火、瘀血者针用泻法。每日1次，10次为1个疗程。

（4）应急措施：脉率快速型心悸（心率≥120次／分）：①生脉注射液20～60mL加入5%葡萄糖注射液250～500mL中静脉滴注。②苦参注射液2mL肌肉注射，每日2次。

脉率过缓型心悸：参附注射液10～20mL加入50%葡萄糖注射液20～40mL中缓慢静脉注射，或20～100mL加入5%葡萄糖注射液250～500m中静脉滴注。

（5）心悸危重症病情变化迅速，猝死风险较高，根据临床情况，积极采取中西医结合抢救措施，并合理使用心脏电复律、经导管射频消融术、起搏器及除颤器植入技术等。

【预防与调护】

1. 精神调摄　经常保持心情愉快，精神乐观，情绪稳定，避免精神刺激。

2. 饮食调摄　饮食有节，进食营养丰富而易消化吸收的食物，平素饮食忌过饥、过饱，戒烟酒、浓茶、浓咖啡，宜低脂、低盐饮食；心阳虚者忌食生冷，心阴虚者忌辛辣炙煿，痰浊、瘀血者忌过食肥甘，水饮凌心者宜少食盐。

3. 起居调摄　生活规律，注意寒温变化，防止外邪侵袭；注意劳逸结合，避免剧烈活动及体力劳动；重症应卧床休息。

4. 长期治疗　本病病势缠绵，应坚持长期治疗，配合食补、药膳疗法等，增强抗病力；积极治疗原发病，如胸痹、痰饮、肺胀、喘证、痹证等，对预防心悸发作具有重要意义；应及早发现变证、坏病先兆症状，配合心电生理检查，积极做好防治。

【结语】

心悸多因体虚劳倦、情志内伤、外邪侵袭、药食不当等，导致气血阴阳亏虚，心失所养，或痰饮、瘀血阻滞，邪扰心神而发病。其病位在心，常与肝、脾、肺、肾相关。心悸病机有虚实之分，虚为气血阴阳亏损，心神失养；实为气滞、血瘀、痰浊、火郁、水饮扰动心神，两者常相互夹杂。虚证之中，常兼痰浊、水饮或血瘀为患；实证之中，则多有脏腑虚弱的表现。治疗上，其虚证者，或补气血之不足，或调阴阳之盛衰，以求气血调和，阴平阳秘，心神得养；其实证者，或行气祛瘀，或清心泻火，或化痰逐饮，使邪去正安，心神得宁。因心中悸动不安为本病的临床特点，故可配合安神之品。因虚者，常配以养血安神之品；因实者，则多配用重镇安神之品。

复习思考

1. 试述心悸的辨证要点。惊悸和怔忡如何鉴别？
2. 心悸的治疗原则是什么？简述心悸的分证论治。
3. 治疗阴虚心悸时如何区分天王补心丹、朱砂安神丸的使用要点？

病案分析

闻某，女，69岁。初诊时间：2012年12月。

患者反复心悸胆怯10年余，曾做心电图提示心律不齐。半个月前再发心悸，自觉前后心及手心发热、肢软、膝以下畏寒。舌淡红，苔薄白有裂纹，脉细数。门诊心电图提示窦性心动过速，心率 110 次 / 分，偶有房性早搏。诊断：心悸，证属气虚血瘀，心阴不足。治法：益气活血，养心安神。处方：黄芪 30g，党参 15g，白术 15g，茯苓 15g，丹参 15g，川芎 15g，莪术 15g，麦冬 15g，五味子 10g，淫羊藿 15g，巴戟天 15g，酸枣仁 15g，牡蛎 15g，苦参 15g，玄参 15g，甘草 10g。4 剂，2 天 1 剂，水煎服。

二诊：1 周后复诊，患者心悸胆怯症状较前减轻，五心发热及下肢畏寒症状缓解不明显，应补肾滋阴，佐以补阳之品，故原方去破血之品莪术，加黄精 20g，枸杞 15g，女贞子 15g，补骨脂 15g，阴阳兼顾。7 剂，2 天 1 剂，水煎服。

半个月后复诊，患者主症均明显减轻，遂守原方再服 10 剂。门诊随访半年，心悸未再发作。

分析：本例病人属气虚血瘀，心阴不足型。治宜益气活血、养心安神。初诊时自拟经验方活血化瘀、养心安神、平调阴阳。二诊减莪术，免去破血伤正之虞，重用补阴药，兼顾补阳气。本案选药清补而不滋腻，正气得护，气血通畅，阴阳平衡，故患者半年未再发病。

［熊丽玲，吴少俊，李胜涛 . 李明富治疗心悸验案 2 则 . 湖南中医，2014（1）：79-80］

项目二 胸 痹

【学习目标】

知识要求

1. 掌握胸痹的诊断要点、辨证分型及治疗。

2. 熟悉胸痹常见病因病机、胸痹的类证鉴别、胸痹的预防调护方法。

3. 了解胸痹的源流、胸痹的演变与预后。

技能要求

1. 能够对胸痹患者进行辨证论治。

2. 能够熟练地为胸痹患者开展预防与调护指导。

案例导入

杨某，男，67 岁。于 2015 年 12 月 8 日就诊。

主诉：阵发心前区疼痛 8 小时，加重 1 小时。

病史：既往有胃、十二指肠球部溃疡及高血压病史。该患者 8 小时前，突然自觉胃脘部胀闷不适、恶心呕吐、呕吐胃内容物，自行服肝胃气痛片和牛黄降压丸，服药后患者仍觉胃脘不适、胸闷如塞、气短心悸、面色苍白、形寒肢冷、冷汗出，即到乡卫生院就诊，接诊医师拟诊"胃脘痛"，予西咪替丁及中药黄芪建中汤。1 小时前，患者心胸猝然大痛、胸闷气短、呕吐、大汗淋漓、四肢不温、唇甲青紫，家人立即联系 120 送县医院住院治疗。入院时除上症外，尚见喘促不能平卧、大汗淋漓、四肢不温、脉微欲绝。心电图示：V3～V5 导联 ST 段弓背抬高。

问题与思考：

1. 中医诊断为何病？当辨为何证？

2. 本病的临床特征是什么？本病应与哪些病证相鉴别？

3. 中医治法是什么？如何选方用药？应如何调养？

胸痹是指多种因素导致心脉痹阻，出现以胸部闷痛，甚则胸痛彻背、喘息不得卧为主症的一种疾病。轻者仅感胸闷如窒、呼吸欠畅，重者则有胸痛，严重者胸痛彻背、背痛彻胸。

胸痹之名，源于《灵枢·本脏》曰："肺大则多饮，善病胸痹。"历代文献中尚有"厥心痛""胸痹心痛""心痛""真心痛""卒心痛""心痹"等病名。其证候与胸痹基本相同，现大多统一称为"胸痹"。《内经》对本病的病因病机及证候表现均有记载。汉代张仲景《金匮要略》列专篇论述。如《金匮要略·胸痹心痛短气病脉证治》说："胸痹之病，喘息咳唾，胸背痛，短气，寸口脉沉而迟，关上小紧数，瓜蒌薤白白酒汤主之。""胸痹不得卧，心痛彻背者，瓜蒌薤白半夏汤主之。"且把病因病机归纳为"阳微阴弦"，即胸阳不振，阴寒凝结，认为乃本虚标实之证。明以前医家多将心痛与胃脘痛混为一谈，明代王肯堂《证治准绳》首次对心痛与胃脘痛做了鉴别，并强调用大剂的桃仁、红花、降香、失笑散等活血化瘀药物治疗瘀血心痛，开活血化瘀治疗心痛之先河。清代王清任《医林改错》以血府逐瘀汤治疗胸痹心痛，至今沿用不衰。

西医学中的冠状动脉粥样硬化性心脏病之心绞痛、心肌梗死可参照本病辨证论治。其他如心包炎、心肌病、心脏神经症等表现胸痹临床特征者，亦可参照本病辨证论治。

【病因病机】

胸痹的发生多与年老体虚、饮食不节、情志失调、寒邪内侵、劳倦内伤等因素有关。其关键病机是心脉痹阻。

1. 常见病因

（1）年老体虚：本病多见于中老年人，年过半百，肾气自半，精血渐衰。若肾阳虚衰则不能鼓动五脏之阳，导致心气不足或心阳不振，血脉失于温煦，鼓动无力而痹阻不通；若肾阴亏虚，则不能滋养五脏之阴，导致心阴亏虚，心脉失于濡养而致胸痹；或因阴虚火旺，灼津成痰，痰浊痹阻心脉，发为胸痹。

（2）饮食不节：过食膏粱厚味，嗜好烟酒，损伤脾胃，运化失健，聚湿生痰，上犯心胸，阻遏心阳，胸阳不展，气机不畅，心脉痹阻，而成胸痹；痰浊痹阻，留恋日久，痰阻血瘀，痰瘀互结，导致胸痹；嗜食辛辣醇酒厚味，湿热内蕴，湿郁成痰，热郁化火，痰火犯于心胸，心阳被遏而致胸痹。

（3）情志失调：忧思伤脾，脾失健运，津液不布，遂聚为痰；或郁怒伤肝，肝失疏泄，肝郁气滞，气郁化火，灼津为痰，气滞痰阻，痹阻心脉，而成胸痹；或痰瘀交阻，胸阳不运，心脉痹阻，不通则痛而成胸痹。

（4）寒邪内侵：素体阳虚，胸阳不振，阴寒之邪乘虚而入，寒凝气滞，气滞血瘀，心脉痹阻，不通则痛发为胸痹。

（5）劳倦内伤：劳倦、久病，脾胃虚弱，运化失职，气血亏虚，心脉失养，拘急而痛；或积劳伤阳，心肾阳虚，鼓动无力，胸阳不展，阴寒内侵，血脉不畅，导致胸痹。

2. 病机概要

（1）基本病机：心脉痹阻不通。

（2）病位：在心，与肝、脾、肾密切相关。

（3）病理性质：本虚标实，虚实夹杂。

（4）病理因素：本虚为气虚、阳虚、气阴两虚；标实为瘀血、寒凝、痰浊、气滞；且可相兼为病，如气滞血瘀、寒凝血瘀、痰瘀交阻等。

（5）病机转化：可因实致虚或因虚致实。痰瘀踞于心胸，胸阳痹阻，病延日久，每可耗气伤阳，可转为心气不足或阴阳并损；阴寒凝结，气失温煦，伤及阳气，可致心阳虚衰；瘀阻脉络，留瘀日久，瘀血不去，新血不生，可导致心气、心血不足，此属因实致虚。心气不足，鼓动不力，易致气滞血瘀，瘀血阻络；心肾阴虚，水亏火炎，炼液为痰，痰浊阻于心脉；心阳虚衰，阳虚生寒，寒痰凝络，此为因虚致实；本病进一步发展，瘀血闭阻心脉，可见心胸猝然大痛，而发为真心痛；若心肾阳虚，水邪泛滥，水饮凌心射肺，可出现喘咳、肢肿等严重并发症。

【诊断与鉴别诊断】

1. 诊断依据

（1）临床表现

1）主症：胸膺部或膻中憋闷疼痛，甚则痛引左肩背、咽喉、胃脘部、左上臂内侧等部位；常呈反复发作性，一般 3 ～ 5 分钟，休息或服药可缓解。

2）次症：常伴有心悸、气短、自汗，甚则喘息不得卧。

（2）病史

1）病史特征：多见于中年以上发病。

2）诱发因素：多因劳累过度、抑郁恼怒、饮食不节、吸烟酗酒、气候突变、感受寒冷等而诱发，亦可于安静时发病。

（3）相关检查

1）心电图：是必备的常规检查。能反映心肌缺血，特别是疼痛发作时及缓解后两者心电图的对比对诊断有价值。根据 ST 段或 / 和 T 波的异常变化来判断心肌缺血的部位及程度，同时根据相应导联所出现病理性 Q 波及 ST 段抬高的表现，来确定心肌梗死的部位。

2）超声心动图：依据节段性心肌动力学异常改变，也可间接判断心肌缺血部位及程度，同时可作为心肌炎、心肌病、心脏瓣膜病等的鉴别诊断。可检出室壁运动异常，心肌梗死并发室壁瘤、附壁血栓、乳头肌功能不全所致二尖瓣反流、室间隔穿孔和心包填塞等。

3）动态心电图监测：可观察心肌缺血发作时 ST 段和 T 波改变，有助于诊断、观察药物治疗作用及有无心律失常。

4）心肌酶检查：是诊断冠心病急性心肌梗死的重要依据。

5）其他检查：放射性核素检查、冠状动脉造影和左室造影、血管镜检查有助于诊断和鉴别诊断。

2. 病证鉴别

（1）胸痹与胃脘痛：因两者疼痛部位相近，易于混淆。鉴别点：两者在疼痛部位、疼痛性质、疼痛持续时间及兼症方面均有所不同。胸痹以闷痛为主，疼痛为时短暂，虽与饮食有关，但经休息、服药后常可缓解。胃脘痛以胀痛为主，局部有压痛，持续时间较长，多与饮食有关，常伴有泛酸、嘈杂、嗳气、呃逆等胃部症状。真心痛有时亦表现为持续性胃脘部疼痛，应予警惕。

（2）胸痹与悬饮：二者均有胸痛。胸痹多为心前区疼痛，且历时短暂，休息或用药后得以缓解，疼痛时可向左肩或左臂内侧等部位放射，常有受寒、饱餐、情绪激动、劳累等诱因。悬饮为胸胁胀痛，持续不解，多伴有咳唾引痛，转侧、呼吸时疼痛加重，并有咳嗽、咯痰、发热等肺系证候。

（3）胸痹与真心痛：真心痛乃胸痹的进一步发展。症见心痛剧烈，持续不解，伴有汗出、肢冷、面白、唇紫、手足青至节，脉微或结代等。正如《素问·厥论》中所说："真心痛，手足青至节，心痛甚，旦发夕死，夕发旦死。"

【辨证论治】

1. 辨证要点

（1）辨标本虚实：发作期多为标实，分为气滞、痰浊、寒凝、血瘀；缓解期多为本虚或本虚标实，有阴阳气血亏虚或气虚血瘀、阳虚痰浊。

（2）辨病情轻重：一般来说，病情的轻重与疼痛持续时间的长短及次数成正比。短暂者多轻，持续时间长、反复发作者多重。但也有发作次数不多而病情较重的不典型情况，尤其在安静或睡眠时发作疼痛者病情较重。总之，胸痹的轻重，还应结合全身状况综合分析，才能得出正确的结论。

2. 治疗原则 本病为本虚标实，虚实夹杂，发作期以标实为主，缓解期以本虚为主。因此，治疗原则应先治其标，后治其本，必要时可根据虚实标本主次，兼顾同治。发作期治标以祛邪为主，常治以疏理气机、辛温通阳、活血化瘀、泄浊豁痰，尤其重视活血通脉；缓解期以扶正固本为主，常治以补气温阳、滋阴养血益肾，尤其重视补益心气。若虚实夹杂者，可分清主次，适当兼顾。由于本病多为虚实夹杂，在发作期虽以标实为主，但常兼本虚；在缓解期以本虚为主，亦可见邪实，故治疗上应补中寓通，通中寓补，通补兼施，当以补正而不碍邪、祛邪而不伤正为原则，不可滥补、猛攻。

3. 分证论治

（1）心血瘀阻证

证候 心胸疼痛，如刺如绞，痛有定处，入夜尤甚；甚至心痛彻背，背痛彻心，或痛引肩背；伴有胸闷心悸，日久不愈，常因劳累或暴怒加重；舌质紫黯，或有瘀斑，苔薄，脉弦涩或沉涩。

审证求机 本证的病证特点为心胸疼痛剧烈，如刺如绞，痛有定处，舌质紫黯，脉涩；基本病机为心脉瘀阻，胸阳不展，心脉不畅。

治法 活血化瘀，通脉止痛。

方药 血府逐瘀汤加减：桃仁、红花、川芎、当归、生地黄、赤芍、枳壳、桔梗、柴胡、牛膝、甘草。

临床运用 ①血瘀轻证可用丹参饮；②瘀血痹阻重症，胸痛剧烈，加乳香、没药、降香、丹参；③血瘀气滞并重，胸闷痛甚，加沉香、檀香、荜茇；④寒凝血瘀或阳虚血瘀，伴畏寒肢冷、脉沉细或沉迟，加桂枝、细辛、高良姜、人参、附子；⑤气虚血瘀，伴气短乏力、自汗、脉弱，用人参养营汤合桃红四物汤；⑥若猝然心痛发作，可含化复方丹参滴丸、速效救心丸等急救之剂。

（2）气滞心胸证

证候 心胸满闷，疼痛阵作，时欲太息，情志不遂时容易诱发或加重；或兼胃脘胀闷，得嗳气或矢气则舒；苔薄或薄腻，脉细弦。

审证求机 本证的病证特点为心胸满闷、疼痛阵作、情志不遂时容易诱发或加重；基本病机为肝失疏泄，气机郁滞，心脉不通。

治法 疏肝理气，活血通络。

方药 柴胡疏肝散加减：柴胡、白芍、陈皮、枳壳、川芎、香附、甘草。

临床运用 ①兼血瘀，胸闷心痛明显，可合用失笑散或丹参饮；②肝气郁结，日久化火，心烦易怒、口干便秘、舌红苔黄、脉弦数，用丹栀逍遥散加减；③便秘重者，加当归龙荟丸。

（3）痰浊闭阻证

证候 心胸窒闷疼痛，闷重痛轻；多形体肥胖，肢体沉重，痰多气短，遇阴雨天诱发或加重，倦怠乏力，纳呆便溏，口黏，恶心，咯吐痰涎；舌体胖大边有齿痕，苔白腻或白滑，脉滑。

审证求机 本证的病证特点心胸窒闷疼痛，闷重痛轻，多形体肥胖，苔浊腻或白滑；基本病机为痰浊闭阻，胸阳失展，气机不畅。

治法 通阳泄浊，豁痰宣痹。

方药 瓜蒌薤白半夏汤合涤痰汤加减：瓜蒌、薤白、半夏、陈皮、茯苓、枳实、胆南星、石菖蒲、竹茹、党参、甘草、生姜、大枣、白酒。

临床运用 ①痰浊郁而化热，痰黏色黄，大便干，苔黄腻，可用黄连温胆汤；②痰热伤津，加生地黄、麦冬、沙参；③大便秘结加桃仁、生大黄；④痰热、瘀热痹阻心脉，可用四妙勇安汤合小陷胸汤；⑤痰浊与瘀血并见者合桃红四物汤；⑥痰浊闭塞心脉，猝然剧痛，可用苏合香丸。

（4）寒凝心脉证

证候 猝然心痛如绞，心痛彻背，喘不得卧，多因气候骤冷或骤感风寒而发病或加重；伴胸闷气短，形寒肢冷，心悸，面色苍白；苔薄白，脉沉紧或促。

审证求机 本证的病证特点为猝然心痛如绞，形寒，手足不温，遇寒加重；基本病机为素体阳虚，阴寒凝滞，气血痹阻，心阳不振。

治法 宣痹通阳，散寒止痛。

方药 枳实薤白桂枝汤合当归四逆汤加减：瓜蒌、薤白、桂枝、当归、白芍、细辛、炙甘草、枳实、厚朴、大枣。

临床运用 ①胸痛剧烈，心痛彻背，背痛彻心，痛无休止，伴身寒肢冷，气短喘息，脉沉紧或沉微，为阴寒极盛，胸痹之重证，当用散寒温通之法，予乌头赤石脂丸加荜茇、高良姜、细辛；②痛剧而四肢不温，冷汗自出，即刻舌下含化苏合香丸或麝香保心丸。

（5）气阴两虚证

证候　心胸隐痛，时作时止，心悸气短，动则益甚；伴倦怠乏力，声低气微，易汗出；心烦失眠，手足心热；舌淡红，舌体胖大边有齿痕，少苔或无苔，脉虚细缓或结代。

审证求机　本证的病证特点为心胸隐痛、心悸气短，伴有气阴不足的见症；基本病机为心气不足，阴血亏耗，血行瘀滞。

治法　益气养阴，活血通脉。

方药　生脉散合人参养营汤加减：人参、麦冬、五味子、当归、白芍、熟地黄、茯苓、白术、黄芪、肉桂、远志、陈皮、生姜、大枣、甘草。

临床运用　①偏于气虚，可用生脉散合保元汤；②偏于阴血虚，可用生脉散合炙甘草汤；③兼气滞血瘀者，加川芎、郁金；④兼痰浊者，加茯苓、白术、白蔻仁；⑤心脾两虚，纳呆、失眠，加茯苓、茯神、半夏曲、远志、柏子仁、酸枣仁。

（6）心肾阴虚证

证候　心痛憋闷或灼痛，时作时止；心悸盗汗，虚烦不寐，腰膝酸软，头晕耳鸣，口干便秘；舌红少津，苔少或剥，脉细数或促代。

审证求机　本证的病证特点为心痛憋闷或灼痛，时作时止，虚烦不寐及阴虚见证；基本病机为心肾阴虚，虚热内灼，脉道失濡，瘀血阻络，心脉不畅。

治法　滋阴益肾，养心和络。

方药　天王补心丹合炙甘草汤加减：当归、五味子、柏子仁、酸枣仁、炙甘草、大枣、生姜、阿胶、党参、玄参、丹参、生地黄、茯苓、远志、桔梗、桂枝、麦冬、天冬、麻仁。

临床运用　①阴不敛阳，虚火扰神，虚烦不眠、舌尖红少津，可用黄连阿胶汤合酸枣仁汤加减；②风阳上扰，加珍珠母、磁石、石决明、琥珀粉（吞服）；③心肾阴虚兼头晕目眩、腰膝酸软、遗精盗汗、心悸不宁、口干咽燥，用左归饮加减；④兼气滞，加合欢花、金铃子、延胡索。

（7）心肾阳虚证

证候　胸闷而痛，心悸气短，动则更甚；自汗乏力，腰酸，畏寒肢冷，唇甲色淡，面色㿠白，神倦怯寒，四肢肿胀欠温；舌质淡胖或紫黯，苔白或腻或水滑，脉沉细或沉微。

审证求机　本证的病证特点为胸闷而痛、心悸气短及阳虚见症；基本病机为心肾阳虚，胸阳不振，血行瘀滞。

治法　温补阳气，振奋心阳

方药　参附汤合右归饮加减：人参、附子、熟地黄、山药、山茱萸、枸杞子、杜仲、菟丝子、肉桂、当归、鹿角胶。

临床运用　①肾阳虚衰，不能制水，水饮上凌心肺，水肿、喘促、心悸，用真武汤加黄芪、汉防己、猪苓、车前子；②阳虚欲脱，四肢厥逆，用四逆加人参汤；③阳损及阴，阴阳两虚，可加麦冬、五味子。

4. 其他疗法

（1）中成药疗法：①速效救心丸：每日 3 次，每次 4～6 粒含服，急性发作时每次 10～15 粒，治疗冠心病胸闷憋气、心前区疼痛。②苏合香丸：每次 1～4 丸，疼痛时用，治疗寒凝气滞胸痹。③地奥心血康、复方丹参滴丸、复方丹参注射液、血栓心脉宁、心通口服液用于心血瘀阻胸痹；④补心气口服液用于心气虚胸痹；⑤滋心阴口服液用于心阴虚胸痹。

（2）单验方：①丹参山楂饮：丹参、山楂各 15～20g，水煎或开水冲泡，每日 1 剂，代茶饮用，用于心血瘀阻之胸痹；②人参三七饮：生晒参 5～10g，三七粉 3g，用生晒参煎汁，取汁送服三七粉，每日 3 次，用于气虚血瘀之胸痹。

（3）针灸疗法：主穴：心俞、厥阴俞。每次取主穴一对或一侧，不留针，每日 1 次，12～15 天为 1 个疗程，疗程间休息 3～5 天。虚寒者配内关、通里，针后加灸；寒重时加灸肺俞、风门；肢冷重时加灸气海或关元；痰浊者配巨阙、膻中、郄门、太渊、丰隆，针用泻法；瘀血者配膻中、巨阙、膈俞、阴郄，针用泻法。

（4）应急措施：急性发作期以消除疼痛为首务，可选择速效救心丸 10～15 粒，舌下含化；或麝香保心丸 3～5 粒，舌下含化。如果有条件可予川芎嗪注射液 40～80mg，加入 5%葡萄糖注射液 250～500mL 静脉滴注；参麦注射液 60～100mL，加入 5%葡萄糖注射液 250～500mL 静脉滴注。

（5）其他：介入治疗及心脏搭桥手术治疗。

【预防与调护】

1. 精神调养 避免大喜、大怒、忧思过度，保持心情舒畅。

2. 饮食生活宜忌 注意寒温适宜，避免感受风寒。注意饮食调控，不宜过食肥甘厚味，戒烟限酒，多吃水果、蔬菜，饮食宜清淡、低盐，保持大便通畅。注意休息，保证充足的睡眠。发作期应立即卧床休息，缓解期要适当休息，坚持力所能及的活动，做到动中有静，动而有节。

【结语】

胸痹是因年老体虚、饮食不节、情志失调、寒邪内侵、劳倦内伤，导致瘀血、痰浊、寒凝、气滞痹阻心脉。表现以胸部闷痛，甚则胸痛彻背，喘息不得平卧为主症的一种病证。病位在心，与肝、脾、肾关系密切，其病机总属本虚标实，发作期以标实为主，常见瘀阻、气滞、痰浊、寒凝，闭阻心脉；缓解期以本虚为主，常见气阴两虚、心肾阴虚或心肾阳虚，心脉失于滋养、温煦而痹阻不通。治疗原则为先治其标，后治其本。实证宜根据证候应用活血化瘀、理气通阳、豁痰泄浊、辛温散寒等法，虚证宜益气养阴、滋阴益肾、益气温阳等法。但临证所见，多虚实夹杂，故必须严密观察病情，灵活掌握，辨证论治，按虚实主次缓急而兼顾同治，并配合运用有效的中成药，可取得较好的疗效。

附 真心痛

真心痛亦称心厥，是胸痹进一步发展的严重病证。其特点为剧烈而持久的胸骨后疼痛，伴心悸、喘促、水肿、汗出、面色苍白等症状，甚至猝死。

西医学中的冠心病急性心肌梗死可参照本病辨证论治。

《诸病源候论·心病诸候》曰："心为诸脏主而藏神，其正经不可伤，伤之而痛为真心痛。"《灵枢·厥病》曰："真心痛，手足青至节，心痛甚，旦发夕死，夕发旦死。"指出该病证在当时死亡风险甚高。明代《医学入门·心痛》说："真心痛，因内外邪犯心君，一日即死。"

真心痛其病机责之于"本虚标实"。本虚是发病基础，标实是发病条件。如寒凝气滞，血瘀痰浊，痹阻心脉，心脉不通，出现心胸疼痛，严重者心脉突然闭塞，气血运行中断，可见心胸猝然大痛，而发为真心痛。若心气不足，运血无力，心脉瘀阻，心血亏虚，气血运行不利，可见心动悸、脉结代；若心肾阳虚，水邪泛滥，水饮凌心射肺，可出现心悸、水肿、喘促，或亡阳厥脱，或阴阳俱脱，最后导致阴阳离决。总之，本病病位在心，总的病机为本虚标实，而在急性期则以标实为主，在发作期必须选用有速效止痛作用之药物，以迅速缓解心痛症状，发作时应用宽胸气雾剂口腔喷雾给药，或舌下含化复方丹参滴丸，或速效救心丸，或麝香保心丸缓解疼痛。疼痛缓解后予以辨证施治，常以补气活血、温阳通脉为法，可与胸痹辨证互参。注意给予病人合理护理，令其卧床休息，低流量吸氧，保持情绪稳定和大便通畅等，必要时采用中西医结合治疗。

1. 气虚血瘀证

证候 突发持续性心胸闷痛，动则加重；伴短气乏力，汗出，心悸；舌体胖大，边有齿痕，舌质黯淡或有瘀点瘀斑，舌苔薄白，脉弦细无力。

治法 益气活血，通脉止痛。

方药 保元汤合血府逐瘀汤加减：人参、黄芪、桃仁、红花、川芎、赤芍、当归、丹参、柴胡、枳壳、桔梗、甘草。

临床运用 ①瘀血刺痛明显者，加莪术、延胡索，另吞三七粉；②口干、舌红者，加麦冬、生地黄；③舌淡肢冷者，加肉桂、淫羊藿；④痰热内蕴者，加黄连、瓜蒌、半夏。

2. 痰瘀互结证

证候 突发持续性胸痛如窒，堵闷疼痛；倦怠气短，脘腹痞满，纳呆，恶心呕吐；舌质淡胖有齿印，舌苔滑腻，脉弦滑。

治法　涤痰宽胸，活血止痛。

方药　瓜蒌薤白半夏汤合桃红四物汤：瓜蒌、薤白、法半夏、桃仁、红花、川芎、丹参、赤芍。

临床运用　①瘀血重证，可加乳香、没药；②痰浊重证，可加胆南星。

3. 寒凝心脉证

证候　突发持续性胸痛彻背；胸闷气短，心悸不宁，神疲乏力，形寒肢冷；舌质淡黯，舌苔白腻，脉沉无力，迟缓或结代。

治法　散寒宣痹，活血通脉。

方药　当归四逆汤加味：当归、芍药、桂枝、附子、细辛、人参、甘草、通草、三七、丹参。

临床运用　①寒象明显者，加干姜、蜀椒、荜茇、高良姜；②气滞者，加白檀香；③痛剧急予苏合香丸之类。

4. 正虚阳脱证

证候　突发持续性心胸绞痛；或有窒息感，喘促不宁，心慌，面色苍白，大汗淋漓，烦躁不安或表情淡漠，重则神识昏迷，四肢厥冷，口开目合，手撒遗尿；脉疾数无力或脉微欲绝。

治法　回阳救逆，益气固脱。

方药　四逆加人参汤加减：红参、附子、肉桂、山茱萸、龙骨、牡蛎、玉竹、炙甘草等。

临床运用　阴竭者，加五味子并可急用独参汤灌服或鼻饲，或参附汤注射液。亦可选用蝮蛇抗栓酶、蚓激酶、三七总苷、毛冬青甲素、川芎嗪等活血药物，具有一定程度的抗凝和溶栓作用，并可扩张冠状动脉。

复习思考

1. 胸痹心痛的辨证要点有哪些？试述之。

2. 胸痹心痛的治疗原则是什么？"通"与"补"两大原则如何理解？

3. 真心痛的主要临床表现是什么？如何抢救？

病案分析

韩某，男，54岁。

有冠心病病史5年，1981年因急性心肌梗死住院治疗半年。出院后常因受寒、劳累或情绪变动诱发心绞痛，痛时以左胸为主，甚则牵引左胁左背作痛。心电图示：V4～V6

T波倒置、avL T波双相。诊时痛苦面容，面色晦滞，左胸刺痛，夜间尤甚，心悸气短，舌紫黯边尖略红，苔薄，脉细涩。证系心脉瘀阻，不通则痛。拟活血化瘀，行气止痛。药用：桃仁12g，红花6g，赤芍、川芎各9g，当归12g，炙乳没各6g，失笑散（包煎）12g，桂枝4.5g，枳壳、桔梗各9g。4剂。

二诊：药后，胸痛昼日已减少，夜间仍发作，心悸胸闷，脉舌如前，再议原法续治。原方去失笑散，改为生蒲黄（包煎）12g，炒枣仁12g。7剂。

三诊：投用化瘀通脉法，4日来胸痛未发作，但胸闷心悸、神疲乏力，面仍晦滞，舌黯红，脉细。脉络渐通，虚象显露。再予养心通络法。药用：桃仁、赤白芍各9g，炙生地黄、当归各12g，丹参、黄芪各15g，甘草6g，桂枝3g，炒枣仁12g，桔梗9g。10剂。后再按上方增损，又服10余剂，心痛基本消失，心电图复查：除前壁陈旧性心肌梗死外，其余无异常。

分析：本案病情凶险，因疼痛剧烈，初诊时加入失笑散，乳没重在化瘀止痛。三诊时心络渐通，心痛明显缓解时出现邪衰正亏，故稍减攻伐而加用黄芪、甘草补益心气而助血行，病体渐得康复。

［张菊生.张伯臾治疗心痹验案二则.辽宁中医，1997（6）：279］

项目三 不 寐

【学习目标】

知识要求

1.掌握不寐的辨证要点、辨证分型及治疗。

2.熟悉不寐常见病因病机、类证鉴别、预防调护方法。

3.了解不寐的源流、演变与预后。

技能要求

1.能够对不寐患者进行辨证论治。

2.能够熟练地为不寐患者开展预防与调护指导。

案例导入

魏某，女，41岁，农民。其常年在田间劳作，家庭困难，常为生计忧愁。半年来多梦易醒，醒后不能入寐，常发心慌，健忘，白发过半，面色无华，劳动中时见头晕目眩，全身乏力，饮食也较以前减少。舌淡白，苔薄白，脉细弱。

问题与思考：

1. 中医诊断是什么病？辨为何证型？

2. 本病的临床特征是什么？本病应与哪些病证相鉴别？

3. 中医治法是什么？如何选方用药？应如何调养？

不寐亦称失眠，是由心神失养或心神不安所致，以经常不能获得正常睡眠为特征的一类病证。主要表现为睡眠时间、深度的不足及睡后不能消除疲劳、恢复体力与精力。轻者入寐困难，或寐而不酣，时寐时醒，或醒后不能再寐，重者彻夜不寐。

不寐在《内经》中称为"不得卧""目不瞑""卧不安"，并认为不寐的病因为邪气客于脏腑，卫气行于阳而不得入阴所致。《素问·逆调论》记载有"胃不和则卧不安"。汉代张仲景首次将其病因分为外感与内伤两大类，提出"虚劳虚烦不得眠"的论述，并提出邪入少阴、热化伤阴所致阴虚火旺证用黄连阿胶汤；虚劳病所致虚烦不得眠者，用酸枣仁汤。明代张介宾《景岳全书·不寐》将不寐分为有邪、无邪两大类："不寐证虽病有不一，然唯知邪正二字则尽之矣，盖寐本乎阴，神其主也，神安则寐，神不安则不寐。其所以不安者，一由邪气之扰，一由营气之不足耳。有邪者多为实证，无邪者皆虚证。"李中梓《医宗必读·不得卧》将不寐原因概括为"一曰气虚，一曰阴虚，一曰痰滞，一曰水停，一曰胃不和"。

西医学中的神经官能症、更年期综合征、脑震荡后遗症、高血压、甲亢、肝病、贫血、脑动脉粥样硬化症、慢性中毒、抑郁症以及焦虑症等疾病，临床以不寐为主要表现时，可参照本病辨证论治。

【病因病机】

不寐的主要病因有情志失常、饮食不节、劳逸失调、久病体虚，其主要病机是脏腑阴阳失调，气血失和，以致心神失养或心神受扰，神不守舍，心神不宁。

1. 常见病因

（1）情志失常：情志不遂，暴怒伤肝，肝气郁结，肝郁化火，邪火扰动心神，心神不宁而不寐；或五志过极，心火炽盛，扰动心神而不寐；或因喜笑无度，过于激动，心神涣散，神魂不安；或由暴受惊恐，心虚胆怯，神魂不安而不寐；或因思虑太过，损伤心脾，心血暗耗，神不守舍；或脾伤无以化生精微，营血亏虚，心神失养而不寐。

（2）饮食不节：嗜食肥甘厚味，或暴饮暴食，宿食停滞，脾胃受损，酿生痰热，壅滞中焦，胃气失和而夹痰热上冲，扰动心神而不寐；或饮食伤脾致气血生化乏源，气血不足，心神失养而不寐；长期饮酒、浓茶、咖啡等兴奋之品，也是造成不寐的因素。

（3）劳逸失调：劳倦太过而伤脾，或过逸少动，致使脾虚气弱，运化失职，气血生化乏源，不能上奉于心，心神失养，发为不寐。

（4）久病年老：久病血虚，或年迈血少，或产后失血，心血不足，以致心神失养，心神不安而不寐；年迈体虚，阴液亏虚，阴虚生内热，虚热扰动心神而不寐；素体阴虚，或房劳过度，肾阴耗伤，不能上奉于心，心肾不交，心火独亢，扰动心神，心神不宁而不寐。

2.病机概要

（1）基本病机：总属阳盛阴衰，阴阳失交，阴虚不能纳阳，或阳盛不得入阴，以致心神失养，心神不宁。

（2）病位：在心，与肝（胆）、脾（胃）、肾密切相关。

（3）病理性质：有虚有实，病久多虚实兼夹。

（4）病理因素：实证常由肝火、心火、痰热等引起阳盛不得入阴以致心神不安；虚证多由心脾两虚，阴虚火旺，心虚胆怯引起阴虚不能纳阳以致心神失养。

（5）病机转化：不寐虽有虚实不同的证候，但各证候之间常互相转化，如肝郁化火证、心火炽盛证、火盛伤阴证，可致阴虚火旺；心脾两虚证，由于脾虚不能运化水湿，湿聚成痰，痰郁化热，可致痰热上扰等。

【诊断与鉴别诊断】

1.诊断依据

（1）临床表现

1）主症：轻者入寐困难，或寐而不酣，时寐时醒，或醒后不能再寐，连续3周以上，严重者彻夜难寐。

2）次症：头昏头痛、心悸健忘、神疲乏力、多梦等。

（2）病史

1）病史特征：多数患者有不寐病史。

2）诱发因素：常因精神紧张、思虑过度、情绪波动而诱发或加重。

（3）相关检查

临床采用多导睡眠图来判断：①测定其平均睡眠潜伏时间延长（长于30分钟）；②测定实际睡眠时间减少（每夜不足6.5小时）；③测定觉醒时间增多（每夜超过30分钟）。④眼快动睡眠期相对增加。

2.病证鉴别　不寐是指单纯以失眠为主症，表现为持续的、严重的睡眠困难。应与暂时性失眠、生理性少寐和他病痛苦引起的失眠相区别。

（1）暂时性失眠：因一时情志刺激，如惊恐、悲伤、兴奋过度等引起；或生活环境改变，如过冷、过热、噪声、强光干扰、卧具不适等引起，不属病态。

（2）生理性少寐：睡眠时间较少，常在清晨4～5点即醒，不能再睡，但白天精神体力正常，亦无其他不适感觉者，不视为病态。如老年人少寐早醒等。

（3）他病痛苦引起的失眠：他病痛苦引起的失眠，治疗原发病，原发疾病治疗痊愈后，睡眠可自行改善。

【辨证论治】

1. 辨证要点

（1）辨虚实：一般来说，起病急，病程较短，症见心烦易怒，口苦咽干，便秘溲赤，舌苔腻，脉弦、滑、数者多以实为主；而起病较缓，病程较长，反复发作，症见体质瘦弱，面色无华，神疲懒言，心悸健忘，舌苔较薄，脉细、沉、弱或数而无力者多以虚为主。

（2）辨脏腑：急躁易怒而不寐，多为肝火内扰；脘闷苔腻而不寐，多为胃腑宿食，痰热内盛；心烦心悸，头晕健忘而不寐，多为阴虚火旺，心肾不交；面色少华、肢倦神疲而不寐，多属心脾两虚，心神失养；心烦不寐，触事易惊，多属心胆气虚。

2. 治疗原则　以补虚泻实，调整脏腑气血阴阳为原则。实证泻其有余，如疏肝泻火，清化痰热；虚证补其不足，如益气养血，健脾补肝益肾。在此基础上配合安神定志，如养血安神，镇惊安神，清心安神等。

3. 分证论治

（1）肝火扰心证

证候　不寐多梦，甚则彻夜不眠，急躁易怒；伴头晕头胀，目赤耳鸣，口干而苦，不思饮食，便秘溲赤；舌红苔黄，脉弦而数。

审证求机　本证的病证特点为不寐、急躁易怒及肝火表现；基本病机为肝郁化火，上扰心神。

治法　疏肝泻火，镇心安神。

方药　龙胆泻肝汤加减：龙胆草、黄芩、栀子、泽泻、车前子、当归、生地黄、柴胡、甘草、生龙骨、生牡蛎、灵磁石。

临床运用　①胸闷胁胀，善太息者，加香附、郁金、佛手；②头晕目眩，头痛如裂，不寐欲狂，大便秘结，加当归龙荟丸。

（2）痰热扰心证

证候　心烦不寐，胸闷脘痞，泛恶嗳气；伴头重，目眩；舌偏红，苔黄腻，脉滑数。

审证求机　本证的病证特点为不寐头痛，痰多胸闷，苔黄腻；基本病机为痰热内阻，上扰心神。

治法　清化痰热，和中安神。

方药　黄连温胆汤加减：半夏、陈皮、茯苓、枳实、黄连、竹茹、龙齿、珍珠母、磁石。

临床运用　①伴胸闷嗳气，脘腹胀满，大便不爽，苔腻脉滑者，加用半夏秫米汤；②饮食停滞，胃中不和，加神曲、焦山楂、莱菔子；③宿食停滞较甚，嗳腐吞酸，脘腹胀痛者合用保和丸；④经久不寐，或彻夜不寐，大便秘结者合用礞石滚痰丸。

（3）心脾两虚证

证候　不易入睡，多梦易醒，心悸健忘，神疲食少；伴头晕目眩，四肢倦怠，腹胀便溏，面色少华；舌淡苔薄，脉细无力。

审证求机　本证的病证特点为多梦易醒及脾气虚和心血虚见症；基本病机为心脾两虚，心神失养。

治法　补益心脾，养血安神

方药　归脾汤加减：人参、白术、甘草、当归、黄芪、远志、酸枣仁、茯神、龙眼肉、木香。

临床运用　①心血不足较甚者，加熟地黄、白芍、阿胶；②不寐较重者，加五味子、合欢皮、夜交藤、柏子仁或加生龙骨、生牡蛎、琥珀；③脘闷纳呆、苔腻者，重用白术，加苍术、半夏、陈皮、茯苓、厚朴；④产后虚烦不寐，或老人夜寐早醒而无虚烦，多属于气血不足，亦可用本方。

（4）心肾不交证

证候　心烦不寐，入睡困难，心悸多梦；伴头晕耳鸣，腰膝酸软，潮热盗汗，五心烦热，咽干少津，男子遗精，女子月经不调；舌红少苔，脉细数。

审证求机　本证的病证特点为不寐，心悸多梦，腰膝酸软，咽干少津，男子遗精，女子月经不调；基本病机为肾水亏虚，不能上济于心，心火炽盛，不能下交于肾，心肾不交，虚火扰神。

治法　滋阴降火，交通心肾。

方药　六味地黄丸合交泰丸：熟地黄、山茱萸、山药、泽泻、茯苓、牡丹皮、黄连、肉桂。

临床运用　①心阴不足为主，可用天王补心丹；②心烦不寐，彻夜不眠，加朱砂、磁石、龙骨、龙齿。

（5）心胆气虚证

证候　虚烦不寐，触事易惊，终日惕惕，胆怯心悸；伴气短自汗，倦怠乏力；舌淡，脉弦细。

审证求机　本证的病证特点为不寐多梦，易于惊醒，胆怯恐惧；基本病机为心胆气虚，神不内守。

治法　益气镇惊，安神定志。

方药　安神定志丸合酸枣仁汤：人参、茯苓、甘草、茯神、远志、龙齿、石菖蒲、川芎、酸枣仁、知母。

临床运用　①心肝血虚，惊悸汗出者，重用人参，加白芍、当归、黄芪；②木不疏土，胸闷善太息，纳呆腹胀者，加柴胡、陈皮、山药、白术；③心悸甚，惊惕不安者，加生龙骨、生牡蛎、朱砂。

4. 其他疗法

（1）中成药疗法：①安神补脑液：适用于肾精不足、气血两亏所致的失眠；②天王补心丹、养血安神片：适用于阴虚血亏、心肾不交所致的失眠；③归脾丸、柏子养心丸：适用于心脾两虚所致的失眠；④健脑补肾丸：适用于肾虚所致的失眠。

（2）单方：①酸枣仁 15g，炒香，捣为末，每晚临睡前服，温开水或淡竹叶煎汤调服；②酸枣仁 10g，麦冬 6g，远志 3g，水煎后，晚上临睡前顿服。

（3）针灸疗法：主穴：神门、内关、三阴交、足三里、安眠、心俞。心脾两虚加脾俞、百会；阴虚火旺者加太溪、劳宫；胃腑不和者加中脘、内庭；肝火上扰者加行间、侠溪。实证用泻法，虚证用补法。每日 1 次，10 次为 1 个疗程。

【预防与调护】

1. 精神调摄　积极进行心理情志调整，克服过度的紧张、兴奋、焦虑、抑郁、惊恐、愤怒等不良情绪，做到喜怒有节，保持精神舒畅，尽量以放松的、顺其自然的心态对待失眠。

2. 注意睡眠卫生　保持情绪稳定，睡前不做剧烈的运动，不饮兴奋性饮料，晚餐不宜过饱，宜清淡、易消化的食物。注意睡眠环境的安宁，床铺要舒适，并减少噪声，去除各种影响睡眠的外在因素。

【结语】

不寐是因情志所伤、饮食不节、劳逸失调、久病年老等，使脏腑功能紊乱，气血失和，阴阳失调，阴虚不能纳阳，或阳盛不得入于阴而致睡眠困难的病证。病位主要在心，涉及肝、胆、脾、胃、肾。病性有虚实之分，且虚多实少。其实证者，多因心火偏亢，肝郁化火，痰热内扰，胃气失和，引起心神不宁所致，治当清心泻火、清肝泻火、清化痰热、和中导滞，佐以安神宁心之药；其虚证者，多由阴虚火旺、心脾两虚、心胆气虚引起心神失养所致，治当滋阴降火、补益心脾、益气镇惊，佐以养心安神之药。预防调摄应重视精神调摄和讲究睡眠卫生。

复习思考

1. 试述不寐的诊断要点。

2. 不寐如何分辨虚证、实证？如何分辨病在不同脏腑？

3. 不寐患者的预防调护需要注意哪些方面？

病案分析

邓某，男，46 岁，2000 年 6 月 16 日初诊。

主诉：失眠 1 年半。患者入睡困难，每晚必服地西泮片 10 ～ 15mg 方能入睡，入睡后亦多梦纷纭，日间焦虑、紧张、恐惧、倦怠、手抖、胸闷心悸、心烦易怒，舌边尖红、苔白腻，脉弦。中医诊断为不寐，证属肝胆气郁，内生痰湿，郁而化热。治以清肝利胆、泻热安神，方以柴胡加龙骨牡蛎汤化裁。处方如下：茯苓、白芍、生地黄、百合、酸枣仁、珍珠母、甘草、柴胡、生龙骨、生牡蛎各 20g，五味子、远志、红参、黄芩、麦冬、半夏、桂枝各 15g，代赭石、夜交藤各 30g，石菖蒲 25g，大黄 7g。每日 1 剂，水煎服。

14 剂后患者诉每晚服地西泮 5mg 即可入睡，对睡眠比较有信心，焦虑消失，恐惧减轻，手不抖，舌红、苔白，脉弦。郁热已减，魂仍未定，前方去黄芩，茯苓改茯神，继服 14 剂。再诊诉焦虑、恐惧感消失，睡眠好转，偶尔服地西泮 5mg，舌尖红、苔白略厚，脉弦。前方加竹茹 15g，继服 14 剂后，诸症悉除未再复诊。

［赵德喜. 张琪教授以古方治疗神志病验案 3 则. 新中医，2008，48（6）：117-118］

扫一扫，看课件

模块四
脑系病证

脑系病证是指机体在外感、内伤等病因作用下，导致脑的功能失常所表现出的一类病证。临床常有头痛、眩晕、中风、痫病、癫狂、痴呆等病证。

一、脑的生理病理特点

1. 脑的生理功能与特点　脑居颅内，由髓汇集而成，故名"髓海"，如《灵枢·海论》曰："脑为髓之海。"脑的主要生理功能：主精神、思维和感觉运动。脑与心共主神明。李时珍明确提出"脑为元神之府"。汪昂《本草备要》曰："人之记性，皆在脑中。"王清任在《医林改错》中对脑的功能做了详细的论述，将思维、记忆、语言、视、听、嗅觉等功能，皆归于脑。脑髓由肾精所化生，通于脑而成，故肾精的盛衰直接影响着脑的功能。青少年肾精充盛，脑髓满盈，聪慧精明，思维敏捷，记忆迅速而持久，对答流利；中老年人肾中精气不足，则见记忆力减退、健忘。脑的功能也与五脏精血盛衰有关。

2. 脑的病理特征　脑的病理表现主要为情志思维活动的异常，即精神、思维、意识、记忆、语言和感觉运动的异常上。脑的病理变化主要有虚实两个方面，虚多为气、血、阴精的亏损，实多为风、火、痰、瘀及外邪的侵扰。如阴精亏虚，髓海不足，或气血亏虚，均致清窍失养，则发为头痛、眩晕；而风、火、痰、瘀等实邪壅盛，扰乱清空，也发头痛、眩晕；外感六淫，上扰清窍，清窍不利，而见外感头痛；痰气郁结，蒙蔽神机，神机失灵，精神错乱，则为癫证；痰火上扰，神明失主，精神错乱，则发狂证；痰浊、痰火、风痰或痰瘀闭阻神明，心脑神机失用，则为痫病；风阳暴升，夹痰夹瘀，气血逆乱，上冲于脑而成中风。精、气、血亏损，髓海失充，脑失所养，或气、火、痰、瘀，内阻于脑，上扰清窍，则发为痴呆。

3. 脑与其他脏腑的关系 ①脑与心：心为君主之官，脑为精明之府，目系上属于脑，而心之脉又系于目，说明心脉上通于脑，人的思维、智慧虽出于脑，但脑神的功能有赖于心血的濡养，才能发挥其统帅作用；若心血失去对脑的濡养，便会导致诸多病证，临床当从心治脑。②脑与肾：肾藏精，精生髓，脑为髓海，故脑髓、脑神的功能与肾相关，脑神可以调节肾的功能，而肾中精气的盛衰亦能影响脑神的发挥。若肾气不足，则脑髓不充，新生儿则发育缓慢，动作迟钝，囟门不闭，智力低弱，老年人则记忆力减退，骨疏齿摇，动作迟缓，甚或痴呆，故临床宜用补肾法论治。③脑与肝：肝经"交巅入脑"，故脑与肝的关系也极为密切。肝为"将军之官，谋虑出焉"；肝在志为怒，是精神情志的外在表现，肝气太过可使人性躁易怒。《脉学发微》曰："《内经》所谓肝病，实该脑病言之，故云肝为将军之官，然实包括忧郁愁恨、神经过敏，诸七情方面事，其病与脑息息相通。"肝喜条达主疏泄，人的情志虽靠脑神来调节，但亦需肝之疏泄以为用。《素问·生气通天论》曰："大怒则形气绝，而血菀于上，使人薄厥。"所谓"上"实指"脑"，即血气上冲于脑所致，说明肝的功能失常可致脑病。同理，脑神的失常也必然涉及肝，如《辨证奇闻》说："脑气不足，则肝之气应之。"④脑与脾胃，机体生命活动的持续和气、血、精、津的化生，皆赖于脾胃运化的水谷精微，脑神的活动也必赖后天以滋养。若脾胃功能失常，气血生化无源，脑失后天濡养，则可发生脑及全身的病变。以六经辨证而言，阳明经证之心烦，腑证之神昏谵语等，皆可从胃治脑。从脑与脾胃来讲，虚寒性脑病多从脾论治，实热性脑病多从胃论治，此即脑病从脾胃论治。

二、脑系病证的辨治要点

1. 辨证要点

（1）辨虚实：脑系病证的辨证当分辨虚实。可从以下几方面辨别：发病之缓急、病期、病之新久、病程长短、气血阴精是否亏虚（包括舌象、脉象）等。一般来说，发病急骤，新病，或处于发作期，病程较短，风火痰瘀及外邪等壅盛、上扰清窍之实象突出而虚象相对不明显，脉弦、滑、涩者，多属实证；若发病势缓，久病，或处于缓解期，病程较长，气血阴精亏虚、脑髓失养之虚象突出而实象相对不明显，脉细弱无力者，多属虚证或虚中夹实证。

实证多由风、火、痰、瘀、外邪壅盛，上扰清窍，蒙蔽神明，神机失用所致，常见证候如肝阳上亢、风阳上扰、痰浊蒙窍、痰气郁结（而蒙蔽神明）、风痰痹阻、痰火扰神（或痰火闭窍）、瘀阻脑络（或血瘀阻窍）、痰热瘀结、风寒（或风湿或风热）头痛等；虚证多由气血阴精亏虚，脑髓失养而致，常见髓海不足（或肾精亏虚）、气血两虚、心脾两虚、脾肾两虚、心肾亏虚等证候。本虚标实，虚实夹杂者，应分清标本主次。

（2）辨脏腑、经络（病位）：脑系病证虽病在脑窍，但与心、肝、脾、肾等脏功能失常密切相关。如兼见心悸、烦躁、失眠多梦，则多与心的功能失调有关；兼见头胀痛、面红目赤、急躁易怒、脉弦等症状，多属肝阳上亢证；兼见食少纳呆、肢倦乏力、面色㿠白或萎黄、唇舌色淡、腹胀便溏等，多属脾胃虚弱，气血亏虚证；兼见胸闷脘痞、纳呆呕恶、苔白腻、脉濡或滑等，多属痰湿中阻（与脾有关）；兼见健忘、腰膝酸软、耳鸣如蝉、齿枯发焦等，多属肾精不足证。若头后部疼痛，下连于项，多属太阳经头痛；若前额部及眉棱骨处疼痛明显，多属阳明经头痛；若头之两侧痛甚，连及于耳，多属少阳经头痛；若巅顶部位疼痛，或连目系，多属厥阴头痛。中风患者，若无神昏，提示邪浅病轻，当属中经络；若有神昏，提示邪深病重，当属中脏腑。

（3）辨病性：如牙关紧闭、四肢抽搐者，多属风；恶心泛呕、口吐涎沫、胸闷咯痰，或喉中痰鸣者，多属痰盛；面赤、口渴口臭、便秘尿黄、舌红苔黄、脉数，多属热；面唇青紫、舌质紫暗或有瘀点、脉涩，多属瘀；急性期或发作期，多以标实为主；恢复期或缓解期，多以虚为主，或虚中夹实。

（4）辨外感、内伤：如为头痛等病证，当首辨外感、内伤。外感头痛多有外感病史，起病较急，病程短，疼痛较剧，多为掣痛、跳痛、灼痛、胀痛、重痛，痛无休止，多属实证；内伤头痛多由内伤病因所致，起病缓慢，病程长，疼痛较轻，多为隐痛、空痛、昏痛，痛势悠悠，遇劳加重，时作时止，以虚证或虚实夹杂证多见。

2. 治疗要点

（1）虚证治疗宜补，依其气、血、阴精亏虚之不同，分别采取补气、养血、滋阴、补肾益精等法。并注意分辨不同脏腑：如心脾两虚证，治宜健脾养心；心肾亏虚者，治宜滋养心肾。实证治疗应以祛邪为主。

（2）根据不同的病理因素，分别采用不同的治法。如肝阳上亢者，治宜平肝潜阳；风阳上扰者，治宜平肝潜阳、息风通络；痰浊蒙窍者，治宜健脾燥湿、豁痰开窍；痰气郁结（而蒙蔽神明）者，治宜理气化痰、开窍醒神；风痰痹阻者，治宜涤痰开窍、息风；痰火扰神（或痰火闭窍）者，治宜清火化痰、宁神开窍；瘀阻脑络（或血瘀阻窍）者，治宜化瘀通络、开窍醒脑；痰热瘀结者，治宜清热化痰、活血开窍；风寒（或风湿或风热）头痛者，治宜疏散外邪、止痛。

（3）急性发作期，应加强病情监护，注意神志、呼吸、血压、舌苔、脉象等方面的变化，做好各种急救准备，必要时予以吸氧及心电、脑电监护，保持呼吸道通畅，警惕肺部感染等并发症的发生。缓解期应注意精神情志的调摄，保持心情愉快，避免情志刺激；加强智能或运动功能的锻炼；生活起居有节，寒温适宜；饮食宜清淡，不宜过饱，禁绝烟酒；保持大便通畅；劳逸适度，保证充分休息及充足睡眠。

项目一　头　痛

【学习目标】

知识要求

1. 掌握头痛的辨证要点、常见辨证分型及治疗。

2. 熟悉头痛的常见病因病机、类证鉴别、预防调护方法。

3. 了解头痛的源流、演变与预后。

技能要求

1. 能够对头痛患者的常见证型进行辨证论治。

2. 能够熟练地为头痛患者开展预防与调护指导。

案例导入

金某，女，32岁。

患者反复发作性右侧头痛12年。近3年来发作日益频繁，平均每星期发作1～2次，每次10小时左右。发作时头痛剧烈，伴恶心呕吐，月经期发作更甚，颈项板滞，腰酸，神疲，烦躁，梦多，长期服用麦角胺咖啡因等以止痛。体检：脑神经正常，血压134/84mmHg。苔中腻，脉弦滑。脑电图正常，血5-羟色胺含量正常，血雌二醇含量正常。

问题与思考：

1. 中医诊断为何病？当辨为何证？

2. 本病的临床特征是什么？本病应与哪些病证相鉴别？

3. 本病的中医治法是什么？如何选方用药？应如何调养？

头痛是指因外感六淫、内伤杂病而引起头部经脉不畅或清窍失养，以头部疼痛为主要表现的一类病证。若头痛属某一疾病过程中所出现的兼症，不属本病讨论范围。

头痛一病首载于《内经》，在《素问·风论》中称之为"首风""脑风"，并指出外感与内伤是导致头痛发生的主要病因。汉代张仲景在《伤寒论》中论及太阳、阳明、少阳、厥阴病头痛的见症，并列举了头痛的不同治疗方药。李东垣《东垣十书》将头痛分为外感头痛和内伤头痛，并补充了太阴头痛和少阴头痛。《丹溪心法·头痛》还有痰厥头痛和气滞头痛的记载，并提出头痛"如不愈各加引经药，太阳川芎，阳明白芷，少阳柴胡，太阴苍术，少阴细辛，厥阴吴茱萸"，至今对临床仍有指导意义。部分医著中还记载有"头风"一名，如王肯堂《证治准绳·杂病》。清代医家王清任大倡瘀血头痛之说，至此，对头痛的认识也日趋丰富。

头痛可见于西医学内、外、神经、精神、五官等各科疾病中。主要包括内科常见的头痛、偏头痛、血管性头痛、紧张性头痛、三叉神经痛、外伤后头痛，以及部分颅内疾病、神经官能症及某些感染性疾病、五官科疾病的头痛等，均可参照本病辨证施治。

【病因病机】

头为"诸阳之会""清阳之府"，又为髓海之所在，居于人体之最高位，五脏精华之血、六腑清阳之气皆上注于头，手足三阳经亦上会于头。若六淫之邪上犯清空，阻遏清阳，或痰浊、瘀血痹阻经络，壅遏经气，或肝阴不足，肝阳偏亢，或气虚清阳不升，或血虚头窍失养，或肾精不足，髓海空虚，均可导致头痛的发生。

1. 常见病因

（1）外感六淫：风为百病之长，感受风、寒、湿、热之邪，以风邪为主，且多夹寒、湿、热之邪，邪气上犯巅顶，清阳之气受阻导致头痛。

（2）情志失调：忧郁恼怒，情志不遂，肝失条达，气郁阳亢或肝郁化火，阳亢火生，上扰清窍而发生头痛。若肝火郁久，耗伤阴血，肝肾亏虚，精血不足，清窍失养，也可致头痛。

（3）先天不足，房事不节：禀赋不足，或房劳过度，使肾精久亏，脑髓空虚导致头痛；若阴损及阳，肾阳虚弱，清阳不展，亦可发为头痛。

（4）饮食劳倦，体虚久病：饮食不节，或劳倦太过，脾失健运，痰湿内生，阻遏清阳，上蒙清窍而致痰浊头痛；脾胃虚弱，气血化源不足，或病后正气受损，营血亏虚，不能上荣于脑髓脉络导致头痛。

（5）头部外伤，久病入络：跌仆闪挫，头部外伤，或久病入络，气血滞涩，瘀血阻于脑络，不通则痛，发为头痛。

2. 病机概要

（1）基本病机：外感头痛，外邪上扰清空，壅滞经络，络脉不通，不通则痛；内伤头痛，内邪阻络，清窍不利，或精血不足，脑失所养，不荣则痛。

（2）病位：本病病位在脑，与肝、脾、肾三脏关系密切。

（3）病理性质：有虚有实，外感头痛以实证为主，内伤头痛以虚证、虚实夹杂证、本虚标实证为主。

（4）病理因素：风、火、痰、瘀、虚。风，包括外风与内生风邪。外感风邪，多兼夹寒、湿、热等邪；内生风邪，主要指肝风。

（5）病机转化：头痛之虚、实，在一定条件下可以相互转化。如痰浊中阻日久，脾胃受损，气血生化不足，营血亏虚，头窍失养，可转为气血亏虚之头痛；肝阳、肝火日久，阳热伤阴，肾虚阴亏，可转为肾精亏虚的头痛，或阴虚阳亢，虚实夹杂之头痛；各种头痛迁延不愈，病久入络，又可转变为瘀血头痛。

【诊断与鉴别诊断】

1. 诊断依据

（1）临床表现

1）主症：以头部疼痛为主要临床表现。头痛部位可发生在前额、两颞、巅顶、枕项或全头部。疼痛性质可为跳痛、刺痛、胀痛、灼痛、重痛、空痛、昏痛、隐痛等。头痛发作形式可为突然发作，或缓慢起病，或反复发作，时痛时止。疼痛的持续时间可长可短，可数分钟、数小时或数天、数周，甚则长期疼痛不已。

2）次症：外感头痛兼有表证，内伤头痛多兼有脏腑功能失调的表现。

（2）病史

1）病史特征：慢性头痛多有反复发作病史。

2）诱发因素：外感头痛者多有起居不慎，感受外邪的病史；内伤头痛者常有饮食不节、劳倦、房事不节、病后体虚等病史。

（3）相关检查

1）常规做血压、血常规等项检查，必要时可做颈颅多普勒、脑电图、脑脊液、颅脑CT 或 MRI 等项检查以明确头痛的病因。

2）如疑为眼、耳、鼻、口腔疾病所导致者，可做五官科相应检查。

2. 病证鉴别

（1）头痛与眩晕：两者可单独出现，也可同时出现。头痛外感、内伤均有，眩晕以内伤为主。头痛以头部疼痛为主，实证较多；眩晕则以头晕目眩为主，虚证较多。

（2）真头痛与一般头痛：真头痛为头痛的一种特殊重症，其特点为起病急骤，多表现为突发的剧烈头痛，持续不解，阵发加重，手足逆冷至肘膝，甚至呕吐如喷，肢厥，抽搐，本病凶险，应与一般头痛区别。

114

【辨证论治】

1. 辨证要点

（1）辨外感头痛与内伤头痛：其鉴别见表 4-1。

表 4-1　外感头痛与内伤头痛的鉴别

	外感头痛	内伤头痛
病因	外邪：风、寒、湿、热等	情志、饮食、禀赋、外伤等
性质	起病急，多为实证	起病缓慢，虚证或虚实夹杂
疼痛特点	多掣痛、跳痛、灼痛、胀痛、重痛	多隐痛、空痛、昏痛
疼痛久暂	疼痛较重，痛无休止	疼痛较轻，时作时止

（2）辨头痛部位：痛在头后部，下连于项者为太阳头痛；痛在前额及眉棱骨等处为阳明头痛；痛在两侧，连及于耳者为少阳头痛；痛在巅顶，或连目系者为厥阴头痛。

2. 治疗原则　外感头痛属实证，以风邪为主，主以疏风，兼以散寒、清热、祛湿。内伤头痛多属虚证或虚实夹杂证，虚者以滋阴养血、益肾填精为主；实者以平肝、化痰、行瘀为主；虚实夹杂者，酌情兼顾并治。

临床治疗头痛，除根据辨证论治原则外，可根据头痛部位，循经络选择引经药，可以提高疗效。如太阳头痛选羌活、蔓荆子、川芎；阳明头痛选葛根、白芷、知母；少阳头痛选柴胡、黄芩、川芎；厥阴头痛选吴茱萸、藁本等。

3. 分证论治

（1）外感头痛

1）风寒头痛

证候　头痛连及项背，常有拘急收紧感；或伴恶风恶寒，遇风尤剧，口不渴；苔薄白，脉浮紧。

审证求机　本证的病证特点为头痛连项背、恶风寒；基本病机为风寒外袭，上犯巅顶，凝滞经脉。

治法　疏散风寒止痛。

方药　川芎茶调散加减：川芎、白芷、藁本、羌活、细辛、荆芥、防风。

临床运用　①若头痛、恶寒明显者，酌加麻黄、桂枝、制川乌；②若寒邪侵于厥阴经脉，见巅顶头痛、干呕、吐涎沫、四肢厥冷、苔白、脉弦者，方用吴茱萸汤去人参，加藁本、川芎、细辛、法半夏；③若寒邪客于少阴经脉，症见头痛、足寒、背冷、脉沉细，方用麻黄附子细辛汤加白芷、川芎。

2）风热头痛

证候　头痛而胀，甚则头胀如裂，面红目赤，发热或恶风；口渴喜饮，大便不畅，或便秘；舌尖红，苔薄黄，脉浮数。

审证求机　本证的病证特点为头痛而胀，伴见风热表证；基本病机为风热外袭，上扰清空，窍络失和。

治法　疏风清热和络。

方药　芎芷石膏汤加减：菊花、桑叶、薄荷、蔓荆子、川芎、白芷、羌活、生石膏。

临床运用　①烦热口渴，舌红少津者，可重用石膏，配知母、天花粉、黄芩、栀子；②大便秘结，腑气不通，口舌生疮者，可用黄连上清丸。

3）风湿头痛

证候　头痛头重如裹，肢体困重；胸闷纳呆，大便或溏；苔白腻，脉濡。

审证求机　本证的病证特点为头痛如裹、肢体困重、苔腻；基本病机为风湿之邪，上蒙头窍，困遏清阳。

治法　祛风胜湿通窍。

方药　羌活胜湿汤加减：羌活、独活、藁本、白芷、防风、细辛、蔓荆子、川芎。

临床运用　①若胸闷脘痞、腹胀便溏显著者，可加苍术、厚朴、陈皮、藿梗；②恶心、呕吐者，可加半夏，生姜；③纳呆食少者，加麦芽、神曲。

（2）内伤头痛

1）肝阳头痛

证候　头胀痛，或抽掣而痛，两侧为重；目眩，心烦易怒，夜寐不宁，面红目赤，口干口苦，或兼胁痛；舌红苔黄，脉弦数。

审证求机　本证的病证特点为头胀或掣痛而眩，心烦易怒，脉弦；基本病机为肝阳上亢，上扰清窍。

治法　平肝潜阳息风。

方药　天麻钩藤饮加减：天麻、钩藤、石决明、磁石、栀子、黄芩、牡丹皮、桑寄生、杜仲、生地黄、牛膝、益母草、白芍、夜交藤。

临床运用　①若因肝郁化火，肝火炎上，而症见头痛剧烈、目赤口苦、急躁、便秘溲黄者，加夏枯草、龙胆草、大黄；②若兼肝肾亏虚，水不涵木，症见头晕目涩、视物不明、遇劳加重、腰膝酸软者，可选加枸杞子、白芍、山茱萸。

2）血虚头痛

证候　头痛隐隐，目花昏晕，遇劳加重；心悸失眠，面色少华，神疲乏力；舌质淡，苔薄白，脉细弱。

审证求机　本证的病证特点为头痛而晕，面色少华，心悸；基本病机为气血不足，不能上荣，脑失濡养。

治法　养血滋阴，和络止痛。

方药　加味四物汤加减：当归、生地黄、熟地黄、白芍、首乌、枸杞子、川芎、菊花、蔓荆子、五味子、远志、酸枣仁。

临床运用　①若血虚气弱，兼见乏力气短、神疲懒言、汗出恶风等，可选加党参、黄芪、白术；②若阴血亏虚，阴不敛阳，肝阳上扰者，可加天麻、钩藤、石决明、菊花。

3）痰浊头痛

证候　头痛昏蒙沉重，时有目眩；胸脘满闷，纳呆呕恶，或呕吐痰涎；舌苔白腻，脉滑或弦滑。

审证求机　本证的病证特点为头痛昏蒙而重，苔腻；基本病机为脾失健运，痰浊中阻，上蒙清窍。

治法　健脾燥湿，化痰降逆。

方药　半夏白术天麻汤加减：半夏、陈皮、白术、茯苓、天麻、白蒺藜、蔓荆子。

临床运用　①若痰湿久郁化热，口苦便秘，舌红苔黄腻，脉滑数者，可加黄芩、竹茹、枳实、胆星；②若胸闷呕恶明显，加厚朴、枳壳、生姜。

4）肾虚头痛

证候　头痛且空，眩晕耳鸣，腰膝酸软，神疲乏力，滑精带下；舌红少苔，脉细无力。

审证求机　本证的病证特点为头空痛、眩晕耳鸣、腰膝酸软、脉细无力；基本病机为肾精亏虚，髓海不足，脑窍失荣。

治法　养阴补肾，填精生髓。

方药　大补元煎加减：熟地黄、枸杞子、女贞子、杜仲、川断、龟板、山茱萸、山药、人参、当归、白芍。

临床运用　①若头痛而晕、头面烘热、面颊红赤，时伴汗出，证属肾阴亏虚，虚火上炎者，去人参，加知母、黄柏，或方用知柏地黄丸；②若头痛畏寒、面色㿠白、四肢不温、腰膝无力、舌淡、脉细无力，证属肾阳不足者，当温补肾阳，选用右归丸或金匮肾气丸加减。

5）瘀血头痛

证候　头痛经久不愈，痛处固定不移，痛如锥刺；或有头部外伤史；舌紫暗，或有瘀斑、瘀点，苔薄白，脉细或细涩。

审证求机　本证的病证特点为头痛经久不愈，病处固定，痛如针刺，舌脉瘀象；基本病机为瘀阻脑络，不通则痛。

治法　活血化瘀，通窍止痛。

方药　通窍活血汤加减：川芎、赤芍、桃仁、益母草、当归、白芷、细辛。

临床运用　若头痛较剧，久痛不已，可加全蝎、蜈蚣、土鳖虫。

4.其他疗法

（1）针灸疗法：巅顶部痛者取百会穴、通天穴、阿是穴、行间穴等；前头部痛者，取上星穴、头维穴、阿是穴、合谷穴；后头部痛者，取后顶穴、天柱穴、阿是穴、昆仑穴；肝阳头痛，取风池穴、肝俞穴、肾俞穴、行间穴、侠溪穴刺之；痰湿头痛，取中脘穴、内关穴、丰隆穴、解溪穴刺之；气血亏虚头痛，取脾俞穴、肾俞穴、关元穴、足三里穴刺之。

（2）推拿疗法：推三点，首先推神庭，用双拇指交替，从头发尖过神庭，入发际2寸，用力10次；然后推太阳，双拇指分别用力按住太阳穴，用力推至耳尖为止；最后推头维，方法同上。用此法治疗头痛，绝大部分立即缓解或疼痛暂消失，方法简便可靠。

【预防与调护】

1.疾病预防　易患外感头痛者平时应顺应四时变化，寒温适宜，起居定时，参加体育锻炼，以增强体质，抵御外邪侵袭；患内伤头痛者，宜情绪舒畅，避免精神刺激；并可选择合适的头部保健按摩，以疏通经脉、调畅气血，防治头痛。

2.生活调护　各类头痛患者均应禁烟戒酒。注意休息，保持环境安静，光线不宜过强。

3.饮食禁忌　肝阳上亢者，禁食肥甘厚腻、辛辣发物，以免生热动风，而加重病情；肝火头痛者，可用冷毛巾敷头部；痰浊所致者，饮食宜清淡，勿进肥甘之品，以免助湿生痰；精血亏虚者，应加强饮食调理，多食脊髓、牛乳、蜂乳等血肉有情之品。

【结语】

头痛是以头部疼痛为主的病证，病因不外乎外感与内伤两类。外感以风邪为主，夹寒、夹热、夹湿，上扰清空，壅滞经络，络脉不通，不通则痛，其证属实。内伤头痛有虚有实，肾虚、气虚、血虚头痛属虚，肝阳、痰浊、瘀血头痛属实，或虚实兼夹。头痛首辨外感与内伤，治疗采用补虚泻实。外感头痛以祛邪活络为主，并分辨兼夹之邪而分别以祛风、散寒、化湿、清热法治之。内伤头痛补虚为要，视其虚实性质，分别治以补肾、益气、养血、化痰、祛瘀。在辨证基础上，根据病变经络，选加相应的引经药以提高疗效。切忌只止痛而忘却辨证治疗。

复习思考

1.外感头痛与内伤头痛如何辨别？

2. 如何根据头痛的部位选择引经药?

病案分析

刘某,男,38岁。

经常头痛、目眩、心烦,已数年,性情急躁,记忆力显著减退,小便微黄,大便如常,食纳尚佳,脉象浮取微浮、沉取弦细有力,舌红、边缘不齐、苔黄微腻。属肝胆火旺兼外感风邪,宜清热降火为主,佐以养阴祛风。处方:桑叶6g,菊花6g,僵蚕6g,刺蒺藜10g,川芎5g,藁本5g,丹皮5g,炒山栀子6g,龙胆草5g,玄参6g,甘草3g,荷叶10g,石决明15g,木通5g。服3剂。

复诊:头痛消失,但时有头晕,脉转弦细缓,已不浮,舌苔减少,余症同前。拟滋阴养血兼调肠胃,以丸药缓图。处方:当归尾10g,川芎10g,白芍12g,干地黄18g,丹参10g,炒山栀子10g,玄参12g,菊花15g,地骨皮15g,蒺藜15g,决明子15g,石斛15g,肉苁蓉15g,胡麻仁15g,黑芝麻(炒研)15g,建曲30g,制香附30g。共研细末,和匀,炼蜜为丸,每丸重9g,每日早晚各服1丸,细嚼,白开水送下。连服二料,诸症悉平。嘱其颐养性情,勿使肝胆相火再炽。

分析:朱丹溪有"五志烦劳,皆属于火"之说,在临床上是屡见不鲜的。本例患者性情急躁,虚中有实之象(肝火旺、肾水不足)。采用清热降火、养阴祛风,虚实互治,先以汤剂折其既燃之势,继以滋水濡养,丸剂缓图其已平之火。虚实缓急,各有次第,故收到一定疗效。

(高辉远. 蒲辅周医案. 北京:人民卫生出版社,1975)

项目二 眩 晕

【学习目标】

知识要求

1. 掌握眩晕的辨证要点、常见辨证分型及治疗。

2. 熟悉眩晕常见病因病机、类证鉴别、预防调护方法。

3. 了解眩晕的源流、演变与预后。

技能要求

1. 能够对眩晕患者的常见证型进行辨证论治。

2. 能够熟练地为眩晕患者开展预防与调护指导。

📖 案例导入

患者，男，46岁，因"反复头晕1年，加重3天"就诊。

患者有高血压病史多年，反复出现头晕目眩，每因休息不好后出现。近日因加班后头晕加重，血压波动，伴头痛、心悸、烦躁、夜难入眠、口苦、两胁胀满、大便干结、小便黄，舌红，苔薄黄，脉弦数。

问题与思考：

1. 中医诊断为何病？当辨为何证？

2. 本病的临床特征是什么？本病应与哪些病证相鉴别？

3. 中医治法是什么？如何选方用药？应如何调养？

眩晕是指由多种因素导致风、火、痰、瘀上扰清窍或清窍失养，临床以眼花或眼前发黑、头晕，甚或感觉自身或外界景物旋转为特征的病证。轻者闭目即止；重者如坐车船，旋转不定，不能站立，或伴有恶心、呕吐、汗出，甚则晕倒等症状。

《内经》中最早记载了眩晕的病名，称之为"眩冒"，并认为其属肝所主，与髓海不足、血虚、邪中等多种因素有关。汉代张仲景《金匮要略·痰饮咳嗽病脉证并治》认为，痰饮是眩晕的重要致病因素之一。金元时代，《素问玄机原病式》主张眩晕的病机应从风火立论。《丹溪心法·头眩》中则强调"无痰则不作眩"，提出了痰水致眩学说。明清时期，《景岳全书》强调"无虚不能作眩"。《医学正传》指出眩晕的发病有痰湿及真水亏久之分，治疗眩晕亦当分别针对不同体质及证候辨证治之，并认识到眩晕与中风之间有一定的内在联系。

西医学中的梅尼埃病、高血压病、低血压、脑动脉硬化、椎－基底动脉供血不足、贫血、神经衰弱等，以眩晕为主症者，均可参照本病辨治。

【病因病机】

眩晕主要因情志、饮食、体虚年高、跌仆外伤导致风、火、痰、瘀上扰清窍或清窍失养。

1. 常见病因

（1）情志不遂：忧郁恼怒太过，肝失疏泄，肝气郁结，气郁化火，肝火上扰清窍；或肝火耗伤肝阴，阴不制阳，风阳升动，上扰头目以致眩晕。

（2）年高肾亏：年高肾精亏虚，或体虚多病，或房劳过度，阴精亏虚，均可导致髓海空虚，无以充盈于脑而发眩晕。

（3）饮食不节：饮食不节，嗜酒肥甘，损伤脾胃，健运失司，水湿内停，积聚生痰，痰阻中焦，清阳不升，头窍失养导致眩晕。

（4）跌仆损伤，瘀血内阻：跌仆坠损，头脑外伤，瘀血停留，阻滞经脉，气血不能上荣于头目，眩晕时作。

（5）病后体虚：久病之后，耗伤气血；或失血之后，虚而不复；或他病损伤脾胃，脾胃虚弱，运化失职，气血生化乏源等，致气血两虚。气虚清阳不升，血虚清窍失养，均可发生眩晕。

2. 病机概要

（1）基本病机：虚证为气血不足，或髓海亏虚，清窍失养；实证为风、火、痰、瘀扰乱清空。

（2）病位：在脑（清窍），病变脏腑与肝、脾、肾相关。

（3）病理性质：眩晕的病性，虚者居多。脾胃虚弱，气虚血亏；肝肾阴虚，清窍失养；肾精亏虚，髓海不足所致者为虚证。因痰浊中阻、瘀血阻络、肝阳上亢所致者为实证。

（4）病理因素：风、火、痰、瘀、虚是眩晕的常见病理因素。

（5）病机转化：在其病变过程中，各个证候之间相互兼夹或转化。如脾胃虚弱，气血亏虚而生眩晕，而脾虚又可聚湿生痰，二者相互影响，临床上可以表现为气血亏虚兼有痰湿中阻的证候；痰湿中阻，郁久化热，形成痰火为患，甚至火盛伤阴，形成阴亏于下，痰火上蒙的复杂局面；肾精不足，本属阴虚，若阴损及阳，或精不化气，可以转为肾阳不足或阴阳两虚之证；风阳每夹有痰火，肾虚可以导致肝旺，久病入络形成瘀血，故临床常形成虚实夹杂之证候。若中年以上，阴虚阳亢，风阳上扰，往往有中风晕厥的可能。

【诊断与鉴别诊断】

1. 诊断依据

（1）临床表现

1）主症：头晕目眩，视物旋转，轻者闭目即止，重者如坐车船，甚则仆倒。

2）次症：严重者可伴有头痛、项强、恶心呕吐、眼球震颤、耳鸣耳聋、汗出、面色苍白等表现。

（2）病史

1）病史特征：慢性起病，逐渐加重，或反复发作。老年患者多有脑系与心系病史，有的发作前有发热、外伤、用药、虚劳、精神紧张、压抑或过于激动等病史。

2）诱发因素：多有情志不遂、年高体虚、饮食不节、跌仆损伤等原因。

（3）相关检查

1）血液检查及骨髓象检查：有助于诊断贫血。

2）测血压，做心电图、超声心动图，检查眼底、肾功能：有助于明确诊断高血压病及高血压危象和低血压。

3）做颈椎 X 线片、CT 及 MRI：有助于诊断椎 - 基底动脉供血不足、颈椎病、脑动脉硬化。

4）检查电测听、脑干诱发电位：有助于诊断梅尼埃病。

2. 病证鉴别

（1）眩晕与厥证：厥证以突然昏仆、不省人事、四肢厥冷为特征，神志可在短时间内恢复，严重者可一厥不复而死亡。眩晕严重者也有欲仆或晕旋仆倒的表现，但眩晕病人无昏迷、不省人事的表现。

（2）眩晕与中风：相同点是均有猝然昏仆之症。不同点是中风苏醒后常有口舌歪斜、半身不遂、失语，或不经昏仆，仅以㖞僻不遂为特征；眩晕无半身不遂及不省人事、口舌歪斜等症。

【辨证论治】

1. 辨证要点

（1）辨脏腑：肝阳上亢者兼见头胀痛、面色潮红、急躁易怒、口苦脉弦等症；脾胃虚弱，气血不足者兼有纳呆、乏力、面色㿠白等症；脾失健运，痰湿中阻者兼见纳呆呕恶、头痛、苔腻诸症；肾精不足者多兼有腰膝酸软、耳鸣如蝉等症。

（2）辨标本虚实：凡病程较长，反复发作，遇劳即发，有肝肾阴虚、气血不足之证者多为本虚；凡病程短，或突然发作，眩晕重，有风、火、痰、瘀表现者多为标实。

2. 治疗原则　补虚泻实，调整阴阳。虚证当滋养肝肾、补益气血、填精生髓；实证当平肝潜阳、清肝泻火、化痰行瘀。

3. 分证论治

（1）肝阳上亢证

证候　眩晕，耳鸣，头痛且胀，遇烦劳郁怒而加重；颜面潮红，急躁易怒，失眠多梦，甚则仆倒，肢麻震颤，口苦；舌红苔黄，脉弦细数。

审证求机　本证的病证特点为眩晕、头痛且胀、面红目赤、急躁易怒、舌红、脉弦细数；基本病机为肝阳上亢，上扰清窍。

治法　平肝潜阳，滋养肝肾。

方药　天麻钩藤饮加减：天麻、石决明、钩藤、白蒺藜、珍珠母、杜仲、桑寄生、牛膝、黄芩、栀子、菊花、夏枯草、桑叶、白芍。

临床运用　①若肝火上炎，口苦目赤、烦躁易怒者，酌加龙胆草、牡丹皮、夏枯草；②若肝肾阴虚较甚，目涩耳鸣、腰膝酸软、舌红少苔、脉弦细数者，可酌加枸杞子、首乌、生地黄、麦冬、玄参；③若见目赤便秘，可选加大黄、芒硝或当归龙荟丸以通腑泄热；④若眩晕剧烈，兼见手足麻木或震颤者，加羚羊角、石决明、生龙骨、生牡蛎、全蝎、蜈蚣。

（2）气血亏虚证

证候 眩晕，动则加剧，劳累即发；心悸少寐，面色㿠白，唇甲不华，发色不泽，神疲乏力，倦怠懒言，纳少腹胀；舌淡苔薄白，脉细弱。

审证求机 本证的病证特点为眩晕，动则加剧，遇劳则发及气血亏虚的表现；基本病机为气血亏虚，清阳不展，脑失所养。

治法 补益气血，调养心脾。

方药 归脾汤加减：党参、白术、黄芪、当归、熟地黄、龙眼肉、大枣、白芍、茯苓、炒扁豆、大枣、炙甘草、远志、枣仁、茯神、夜交藤。

临床运用 ①中气不足，清阳不升，兼见气短乏力、纳少神疲、便溏下坠、脉象无力者，可合用补中益气汤；②若自汗时出、易于感冒，当重用黄芪，加防风、浮小麦；③若脾虚湿盛，腹泻或便溏、腹胀纳呆、舌淡舌胖、边有齿痕，可酌加薏苡仁、炒扁豆、泽泻等，当归宜炒用；④若兼见形寒肢冷、腹中隐痛、脉沉者，可酌加桂枝、干姜；⑤若血虚较甚，面色㿠白、唇舌色淡者，可加阿胶、当归、紫河车粉（冲服）；⑥兼见心悸怔忡、少寐健忘者，可加柏子仁、合欢皮，夜交藤。

（3）肾精不足证

证候 眩晕日久不愈，精神萎靡，不耐劳累，腰膝酸软，耳鸣齿摇；或遗精，滑泄，或颧红咽干，五心烦热；舌红少苔，脉细数。或面色㿠白，形寒肢冷，苔白，脉弱尺甚。

审证求机 本证的病证特点为头晕目眩、耳鸣健忘及肾虚表现；基本病机为肾精不足，髓海空虚，脑失所养。

治法 滋养肝肾，益精填髓。

方药 左归丸加减：熟地黄、山茱萸、山药、龟板、鹿角胶、紫河车、杜仲、枸杞子、菟丝子、何首乌、胡桃肉、桑寄生、牛膝。

临床运用 ①若阴虚火旺，症见五心烦热、潮热颧红、舌红少苔、脉细数者，可加鳖甲、知母、黄柏、牡丹皮、地骨皮；②若肾失封藏固摄，遗精滑泄者，可酌加芡实、莲须、桑螵蛸；③若兼失眠、多梦、健忘诸症，加阿胶、鸡子黄、酸枣仁、柏子仁；④若阴损及阳，肾阳虚明显，表现为四肢不温、形寒怕冷、精神萎靡、舌淡脉沉者，或予右归丸，或酌配巴戟天、淫羊藿、肉桂；⑤若兼见下肢浮肿、尿少等症，可加桂枝、茯苓、泽泻；⑥若兼见便溏、腹胀少食，可加白术、茯苓。

（4）痰湿中阻证

证候 眩晕，头重昏蒙，或伴视物旋转；胸闷恶心，呕吐痰涎，食少，嗜卧，多寐；舌苔白腻，脉濡滑。

审证求机　本证的病证特点为视物旋转、头重如蒙及痰浊困阻脾胃的表现；基本病机为痰浊中阻，上蒙清窍，清阳不升。

治法　燥湿化痰，健脾和胃。

方药　半夏白术天麻汤加减：半夏、陈皮、茯苓、苍术、白术、薏苡仁、泽泻、天麻。

临床运用　①若眩晕较甚、呕吐频作、视物旋转，可酌加代赭石、竹茹、生姜、旋覆花；②若脘闷纳呆，加砂仁、白蔻仁；③若兼见耳鸣重听，可酌加郁金、菖蒲、葱白；④若痰郁化火，头痛头胀、心烦口苦、渴不欲饮、舌红苔黄腻、脉弦滑者，宜用黄连温胆汤清化痰热。

（5）瘀血阻窍证

证候　眩晕时作，头痛如刺；耳鸣耳聋，兼见健忘失眠，心悸，面唇紫暗，或面色黧黑，或肌肤甲错；舌暗有瘀斑或瘀点，脉涩或细涩。

审证求机　本证的病证特点为眩晕时作，头痛如刺及瘀血征象；基本病机为瘀血阻窍，气血不畅，脑失所养。

治法　祛瘀生新，活血通窍。

方药　通窍活血汤加减：川芎、赤芍、桃仁、红花、白芷、菖蒲、老葱、当归、地龙、全蝎。

临床运用　①若兼见神疲乏力、少气自汗等症，加入黄芪、党参；②若兼畏寒肢冷、感寒加重，可加附子、桂枝。

4. 其他疗法

（1）针灸疗法：眩晕属肝阳上亢证：取百会、风池、肝俞、肾俞、三阴交、太溪、行间等穴；痰浊中阻证：取脾俞、中脘、章门、内关、丰隆、解溪等穴。用毫针，行泻法。气血亏虚证：取膈俞、脾俞、中脘、气海、内关、足三里、三阴交等穴；肾精不足证：取命门、肾俞、志室、气海、关元、足三里等穴。用毫针，行补法，并配合灸法。

（2）推拿疗法：对于颈椎病引起的眩晕，可适当配合手法治疗，以缓解颈椎病的症状。还应嘱病人注意锻炼颈肩部肌肉，避免突然、剧烈地改变头部体位，避免高空作业。

【预防与调护】

1. 饮食调摄　饮食有节，防止暴饮暴食、过食肥甘醇酒及过咸伤肾之品，尽量戒烟戒酒。

2. 精神调摄　坚持适当的体育锻炼，增强体质；保持心情舒畅，情绪稳定，防止七情内伤；注意劳逸结合，避免体力和脑力的过度劳累。

3. 调护禁忌　预防眩晕的发生，应避免和消除能导致眩晕发生的各种内、外致病因素。避免突然、剧烈的体位改变和头颈部运动，以防眩晕症状加重，或发生昏仆。有眩晕史的病人，当避免剧烈体力活动，避免高空作业。

【结语】

眩晕是以目眩、头晕为主要特征的一类病症。其病因有饮食不节、情志不遂、年高体虚、跌仆损伤等。病位在清窍，与肝、脾、肾三脏有关。病理因素有风、火、痰、瘀、虚。肝阳、痰浊、瘀血上犯清窍，或脑髓空虚，清窍失养为其基本病机。眩晕多为虚证或本虚标实之证，一般急者多偏实，可选用息风潜阳、清火化痰、活血化瘀等法以治其标为主；缓者多偏虚，当用补养气血、益肾、养肝、健脾等法以治其本为主。

复习思考

1. 何谓眩晕？其表现有哪些特点？
2. 肝、脾、肾三脏功能失调，均可导致眩晕，为什么？试述之。
3. 如何理解"眩晕乃中风之渐"？

病案分析

李某，男，57 岁。1961 年 4 月 17 日初诊。

头晕反复发作 10 年，发作时如坐舟车，感觉周身环境转动，呕吐，血压低，耳鸣如蝉声。西医检查有内耳平衡失调，诊为梅尼埃病。近 2 个月来头昏头晕，不能久看书，稍久则头痛头晕加重，胃部不适，有欲吐之感，并摇晃欲倒，食纳减退，嗳气，矢气多，大便正常，皮肤发痒，西医诊为"荨麻疹"，影响睡眠，恶梦多，小便稍频，有少许痰，有时脱肛，脉弦细无力，舌淡无苔。根据脉症，中医认为属中虚脾弱夹痰，兼心气不宁，治宜益中气、调脾胃，佐以宁心理痰。用补中益气汤加味。

炙黄芪四钱，党参三钱，柴胡八分，升麻八分，白术二钱，当归一钱五分，陈皮一钱五分，炙甘草一钱，茯苓二钱，炒远志一钱，法半夏一钱，生姜三片，大枣三枚。服 5 剂，隔天 1 剂。

5 月 12 日二诊：诸症见轻，由于看报稍久，6 天前严重失眠，大便有时燥，近日二便尚调，脉迟滑，舌正中心苔薄黄腻，似有食滞之象，仍拟前法。原方黄芪改二钱，加酸枣仁、焦山楂各一钱。

5 月 31 日三诊：服药后自觉见效，食欲及睡眠好转，二便调，精神佳，看书写字较前久些，小便正常，脉虚，舌正无苔。改心、脾、肝并调，予补中益气丸八两，每早服二钱，归脾丸八两，每晚服二钱，感冒时停服。药后失眠，头晕消失。

（高辉远．蒲辅周医案．北京：人民卫生出版社，1972）

项目三 中 风

【学习目标】

知识要求

1. 掌握中风的含义、诊断与病证鉴别。

2. 掌握中风的辨证要点、常见辨证分型及治疗。

3. 熟悉中风的常见病因病机、预防调护方法。

4. 了解中风的源流、演变与预后。

技能要求

1. 能够对中风患者的常见证型进行辨证论治。

2. 能够熟练地为中风患者开展预防与调护指导。

案例导入

王某，男，63岁，因"突然昏仆，不省人事，口眼歪斜2小时"于2012年1月8日急诊入院。

病史：患者素有高血压病病史10年，上午9时在活动中突然昏倒，不省人事，出现右半身不遂，口眼歪斜，牙关紧闭，面红气粗，两手握固，鼻鼾痰鸣，肢体强痉拘急，身热汗出，躁扰不宁，体温38.5℃，血压180/110mmHg，舌质红绛，舌苔黄腻，脉弦滑数。

问题与思考：

1. 中医诊断为何病？当辨为何证？

2. 本病的临床特征是什么？本病应与哪些病证相鉴别？

3. 中医治法是什么？如何选方用药？应如何调养？

中风是指因内伤积损，复因劳欲、饮食、情志或外邪等因素，导致阴阳失调，气血逆乱，上冲犯脑所引起的以猝然昏仆、不省人事、半身不遂、口眼㖞斜、语言不利为主症的病证。病轻者可无昏仆而仅见半身不遂、口眼㖞斜等症状。因发生突然，起病急骤，有晕仆、抽搐，与风"善行而数变"的特征相似，故古代医家取类比象而名之为"中风"；又因其发病突然，亦称之为"卒中"。本病与《伤寒论》中的中风概念不同，不可混淆。

中风之病，《内经》称为"大厥""仆击""偏枯""痱风"，并认为其发病与体质、饮食、精神刺激等有关。其病位在脑。东汉张仲景《金匮要略·中风历节病脉证并治》首列"中风"病名，提出了"内虚邪中"论，指出中风的病因是"络脉空虚，风邪入中"，并以邪中深浅、病情轻重而分为中络中经、中腑中脏，治疗上主要以疏风散邪、扶助正气为法。

中风学说的形成与发展，大体分为两个阶段。唐宋以前，以"外风"学说为主，多从"内虚邪中"立论；治疗上，主要以疏风散邪、扶助正气为法。唐宋以后，特别是金元时期，对"中风"的病因提出了新见解，倡导"内风"立论，可谓中风病病因学说上的一大转折。火热论者刘河间主张"心火暴甚"；李东垣强调"正气自虚"；朱丹溪提出"湿痰生热"；王履从病因学的角度把中风分为"真中""类中"。明代张介宾力主"非风"论，认为"内伤积损"是中风的病机实质；李中梓明确将本病中脏腑分为闭、脱二证。清代叶天士明确以"内风"立论，阐明了"精血衰耗，水不涵木，肝阳偏亢，内风时起"的发病机理，并提出滋液息风、补阴潜阳，及开闭、固脱等治法；王清任提出"气虚血瘀"之论，立补阳还五汤治疗偏瘫。近代医家张伯龙、张山雷、张锡纯等论述中风的发病机理主要在于肝阳化风，气血并逆，直冲犯脑。至此，对中风的病因病机和治法渐趋深化。

根据中风的临床表现特征，西医学中的急性脑血管疾病与之相近，包括缺血性中风和出血性中风，如短暂性脑缺血发作、局限性脑梗死、原发性脑出血和蛛网膜下腔出血等。上述疾病可参照本病进行辨证论治。

【病因病机】

中风的病因以内伤积损为主，发病与劳逸失度、情志不遂、饮酒饱食等相关，基本病机为阴阳失调，气血逆乱，上冲犯脑。

1. 常见病因

（1）内伤积损：年老体衰，精血亏虚，肝肾阴虚，则阴不制阳；或素体阴亏血虚，阴虚不能制阳，均可致阳亢火旺，复因将息失宜，加重阴虚阳亢，亢阳化风，风火或风阳上扰，或夹痰湿，气血上逆，直冲犯脑，上蒙神窍，突发本病。或久病气血亏损，元气不足，脑脉失养，气虚血运无力，脑络瘀滞不通，发为本病。

（2）情志过极：五志过极，心火暴甚，可引动内风而发卒中，其中以郁怒伤肝为多。平素忧郁恼怒，情志不畅，肝气不舒，气郁化火，肝阳暴亢，引动心火，气血上冲于脑，神窍闭阻，遂致猝倒无知。或长期烦劳过度，精神紧张，虚火内燔，阴精暗耗，日久导致肝肾阴虚，阳亢风动。素体阳盛，心肝火旺之青壮年，亦有遇怫郁而阳亢化风，以致突然发病者。

（3）饮食不节：嗜食肥甘厚味、辛辣炙煿之物，或饮酒过度，脾伤不运，聚湿生痰，痰湿生热，热极生风，终致风火痰热内盛，窜犯络脉，上阻清窍而发病。

（4）劳欲过度：烦劳过度，耗气伤阴，易使阳气暴张，引动风阳上旋，气血上逆，壅阻清窍；纵欲过度，引动心火，耗伤肾水，水不制火，则阳亢风动导致中风。

（5）气虚邪中：气血不足，脉络空虚，尤其在气候突变之际，风邪乘虚入中，气血痹阻；或痰湿素盛，形盛气衰，外风引动内风，风痰闭阻经络，引发喎僻不遂。

2. 病机概要

（1）基本病机：脏腑阴阳失调，气血逆乱，上冲犯脑。轻者中经络，重者入脏腑。若肝风夹痰，横窜经络，血脉瘀阻，气血不能濡养机体，则见中经络之证，表现为半身不遂，口眼歪斜，不伴神志障碍；若风阳痰火蒙蔽神窍，气血逆乱，上冲于脑则见中脏腑重证，络损血溢，瘀阻脑络，而致猝然昏倒，不省人事。

（2）病位：在脑，与心、肝、脾、肾密切相关。

（3）病理性质：多属于本虚标实之证。肝肾阴虚，气血衰少为致病之本，风、火、痰、气、瘀为发病之标。

（4）病理因素：主要为风、火、痰、气、瘀。

（5）病机转化：中风的病机转化，取决于病理因素如内风、邪热、痰浊、瘀血等病邪与人体正气相争及其消长变化，主要体现在中经络与中脏腑之间的相互转化上。初起中经络者，正气虚而不甚，邪虽盛而病位浅，病情尚轻。经过辨证救治，邪去正复，则半身不遂等症亦可痊愈，或好转进入恢复期或后遗症期。若平素体弱，正气虚衰，或邪气过盛，气血逆乱，直冲犯脑，则神昏转为中脏腑，病情加重。初起即现中脏腑者，或由中经络转化而来，邪气炽盛，正气虚衰，病位较深，病情危重，若治之得法，仍有可能正气渐复，邪气渐衰，窍闭自开，而转入中经络，进入恢复期或后遗症期；若治之不效，邪气愈盛，正气愈衰，终至正不胜邪，邪闭正脱，阴阳离决而死亡。

恢复期邪虽衰，但正已伤，正虚邪实，虚实夹杂，故需长期治疗，才能使邪去正复，而获痊愈；或邪祛而正难复，进入后遗症期。恢复期或后遗症期，由于脏腑功能失调未完全恢复，极易复中，复中次数越多，病机越复杂，治疗越难。

【诊断与鉴别诊断】

1. 诊断依据

（1）临床表现

1）主症：具有突然昏仆、不省人事、半身不遂、偏身麻木、口眼歪斜、言语謇涩等特定的临床表现。

2）发病先兆：轻症仅见发病之前多有头晕、头痛、肢体一侧麻木等先兆症状。

3）次症：头痛、呕吐、烦躁、抽搐、痰多、呃逆、二便失禁或不通。

（2）病史

1）病史特征：发病年龄多在 40 岁以上。常有眩晕、头痛、心悸等病史。

2）诱发因素：常因恼怒、劳累、酗酒、寒冷等因素而诱发。

（3）相关检查

1）头颅 CT 或 MRI 检查：可显示梗死区。①头颅 CT 可以了解缺血性中风病灶的有无及其部位、大小、单发和多发等。缺血性中风后脑组织水肿和坏死，CT 图像上呈低密度影。②出血性中风在起病后 1 周，CT 能正确诊断大脑内直径为 1cm 或更大的血肿，对于脑干内小的血肿或血块已变为和脑组织等密度时，MRI 的诊断比 CT 可靠。

2）脑血管造影检查：有 MRA、CTA、DSA。MRA 与 CTA 是一种无创方法，CTA 比 MRA 分辨率高，但需用含碘造影剂。DSA 准确性最高，仍是当前血管病变检查的金标准，但主要缺点是有创性和有一定风险。DWI 在临床上主要用于超早期脑缺血的诊断，能更早地发现梗死区的信号异常。

3）脑脊液、眼底检查：①短暂性脑缺血发作检查无明显异常；②局限性脑梗死，患者脑脊液压力不高，常见在正常范围，蛋白质含量增高。

2.病证鉴别

（1）中风与口僻：口僻俗称吊线风，主要症状是口眼歪斜，但常伴耳后疼痛、口角流涎、言语不清，而无半身不遂或神志障碍等表现，多因正气不足，风邪入脉络，气血痹阻所致，不同年龄均可罹患。

（2）中风与厥证：两者均有突然昏仆、不省人事。但厥证神昏时间短暂，且常伴四肢逆冷，多可自行苏醒，醒后无半身不遂、口眼歪斜、语言不利之症。

（3）中风与痉证：两者均可表现为神昏、四肢抽搐。但痉证无半身不遂及口眼歪斜等症，其神昏出现在抽搐之后，且抽搐时间长；中风起病即有神昏，而后出现抽搐，抽搐时间短。

（4）中风与痿证：其鉴别见表 4-2。

表 4-2 中风与痿证的鉴别

	中风	痿证
病势	急骤	缓慢
肢体	以偏瘫不遂为主	以双下肢或四肢瘫痪为多见
神昏	有	无

（5）中风与痫证：其鉴别见表 4-3。

129

表4-3　中风与痫证的鉴别

	中风	痫证
主症	仆地无声，一般无四肢抽搐及口吐涎沫	阵发性神志异常的疾病，猝发仆地时常口中作声，如猪羊啼叫，四肢频抽而口吐白沫
神昏	神昏症状严重，持续时间长，难以自行苏醒，且多伴半身不遂、口眼㖞斜	多为时短暂，移时可自行苏醒，醒后一如常人

【辨证论治】

1. 辨证要点

（1）辨中经络、中脏腑：中经络与中脏腑的根本区别在于患者是否有神昏。中经络一般无神昏，不经昏仆而猝然发生半身不遂、口眼歪斜、语言不利。病位浅，病情轻。中脏腑则为突然昏仆、不省人事或神志昏糊、迷蒙，而伴半身不遂、口眼歪斜、舌强语謇等。病位深，病情重。

（2）辨闭证与脱证：闭证属实，症见神志昏迷、牙关紧闭、口噤难开、两手握固、肢体强痉，多因邪气内闭清窍所致；脱证属虚，症见神志昏愦无知、目合口开、四肢松懈瘫软、手撒肢冷、汗多、二便自遗、鼻息低微，为五脏真阳散脱，阴阳即将离决之候。

（3）闭证当辨阳闭与阴闭：阳闭（瘀热痰火）症见：身热面赤，气粗鼻鼾，痰声如拽锯，便秘溲黄，舌苔黄腻，舌绛干，甚则舌体卷缩，脉弦滑而数。阴闭（寒湿痰浊）症见：面白唇紫，痰涎壅盛，四肢不温，舌苔白腻，脉沉滑。

（4）辨病期：根据病程长短，分为三期。急性期为发病后2周以内，中脏腑可至1个月；恢复期指发病2周后或1个月至半年内；后遗症期指发病半年以上。

（5）辨预后：结合辨病，脑出血急性期，绝大多数表现为中脏的风阳痰火闭证，或中腑之腑实瘀热证，有的可表现为脱象。中经络的重证，多为脑梗死、脑血管痉挛。如见风阳痰火证，虽然神志清楚，仍应防其病情恶化，临证时须严密观察。

2. 治疗原则　中风急性期以标实为主、为急，故治则为急则治标（即以祛邪为主）。中经络者以平肝息风、化痰通络为主；中脏腑闭证，治当息风清火、豁痰开窍、通腑泄热；脱证治以救阴回阳固脱为要。

恢复期及后遗症期，多虚实夹杂，故治则当为扶正祛邪、标本兼顾。法当平肝息风、化痰、祛瘀与滋养肝肾、益气养血并用。

3. 应急措施　中脏腑属痰热内闭清窍者，用清开灵注射液40～80mL加入5%葡萄糖注射液250mL中静脉滴注，每日1～2次；或用安宫牛黄丸（至宝丹）1丸研碎化水，滴入患者舌上，直至其苏醒。中脏腑属痰湿蒙塞清窍者，以苏合香丸1～2丸鼻饲，每

6～8 小时 1 次。中脏腑属元气败脱，用参麦注射液 40mL 加入 5% 葡萄糖注射液 250mL 中静脉滴注。闭证可刺人中、太冲、丰隆或十二井穴放血。脱证可灸关元、气海、神阙 20 分钟。

4. 分证论治

（1）中经络

1）风痰入络证

证候　肌肤不仁，手足麻木，突然发生口眼㖞斜，语言不利，口角流涎，舌强语謇；甚则半身不遂，或兼见恶寒，发热，手足拘挛，关节酸痛；舌苔薄白，脉浮滑。

审证求机　本证的病证特点为突然口眼㖞斜、语言不利，甚则半身不遂；基本病机为脉络空虚，风痰乘虚入中，气血闭阻。

治法　祛风化痰，活血通络。

方药　真方白丸子加减：半夏、南星、白附子、天麻、全蝎、当归、白芍等。

临床运用　①语言不清者，再加菖蒲、远志；②痰瘀交阻，舌紫有瘀斑、脉细涩者，可酌加丹参、桃仁、红花、赤芍。

2）风阳上扰证

证候　突然发生口眼㖞斜，舌强语謇，手足麻木，甚则半身不遂；平素头晕头痛，耳鸣目眩，面红目赤，急躁易怒；舌质红苔黄，脉弦。

审证求机　本证的病证特点为眩晕头痛、半身不遂、舌红苔黄、脉弦；基本病机为肝火偏旺，阳亢化风，横窜络脉。

治法　平肝潜阳，清肝泻火。

方药　天麻钩藤饮加减：天麻、钩藤、珍珠母、石决明、桑叶、菊花、黄芩、栀子、牛膝。

临床运用　①夹有痰浊，胸闷、恶心、苔腻，加胆南星、郁金；②头痛较重，本证为肝经实火、气血壅滞之证，故去原方之杜仲、寄生等，加羚羊角、夏枯草、龙胆草以增清肝泻火之力；③眩晕头痛甚者，加桑叶、菊花清热息风。

3）阴虚风动证

证候　突然发生口眼歪斜，言语不利，手指瞤动，甚或半身不遂；平素头晕耳鸣，腰膝酸软；舌质红，苔少，脉弦细数。

审证求机　本证的病证特点为腰膝酸软、口眼㖞斜、手指瞤动、舌红苔少、脉弦细数；基本病机为肝肾阴虚，风阳内动，风痰瘀阻经络。

治法　滋阴潜阳，镇肝息风。

方药　镇肝熄风汤加减：白芍、天冬、玄参、枸杞子、龙骨、牡蛎、龟板、代赭石、牛膝、当归、天麻、钩藤。

临床运用 ①痰热较重，苔黄腻、泛恶，加胆星、竹沥、川贝母；②心中烦热，加栀子、黄芩。

（2）中脏腑

1）闭证 突然昏仆，不省人事，牙关紧闭，口噤不开，两手握固，大小便闭，肢体强痉。

①痰热腑实证

证候 素有头痛眩晕，心烦易怒，突然发病，半身不遂，口舌㖞斜，舌强语謇或不语，神识欠清或昏糊，肢体强急，痰多而黏；伴腹胀，便秘；舌质暗红，或有瘀点瘀斑，苔黄腻，脉弦滑或弦涩。

审证求机 本证的病证特点为突然昏仆、不省人事、牙关紧闭、痰多而黏、苔黄腻、脉弦滑；基本病机为痰热阻滞，风痰上扰，腑气不通。

治法 通腑泄热，息风化痰。

方药 桃仁承气汤加减：桃仁、大黄、芒硝、枳实、陈胆星、黄芩、全瓜蒌、赤芍、牡丹皮、牛膝。

临床运用 头痛、眩晕严重者，加钩藤、菊花、珍珠母；烦躁不安、彻夜不眠、口干、舌红者，加生地黄、沙参、夜交藤。

②痰火瘀闭证

证候 突然昏仆，不省人事，牙关紧闭，口噤不开，两手握固，大小便闭；肢体强痉，面赤身热，气粗口臭，躁扰不宁；苔黄腻，脉弦滑数。

审证求机 本证的病证特点为闭证兼见面赤身热、气粗口臭、躁扰不宁、苔黄腻、脉弦滑数；基本病机为肝阳暴张，阳亢风动，痰火壅盛，气血上逆，神窍闭阻。

治法 清热涤痰，醒神开窍。

方药 羚羊钩藤汤合安宫牛黄丸加减。首当用安宫牛黄丸灌服或鼻饲以辛凉醒神、清心开窍醒神；再用羚羊钩藤汤加减以平肝息风、清热化痰。药用羚羊角（或山羊角）、钩藤、珍珠母、石决明、胆南星、竹沥、半夏、天竺黄、黄连、菖蒲、郁金。

临床运用 若痰热阻于气道，喉间痰鸣辘辘，可服竹沥水、猴枣散；肝火旺盛，面红目赤、脉弦劲有力，宜酌加龙胆草、夏枯草、栀子、代赭石、磁石；腑实热结，腹胀便秘、苔黄厚，宜加生大黄、玄明粉、枳实；痰热伤津，舌质干红、苔黄糙者，宜加沙参、麦冬、石斛、生地黄。

③痰浊瘀闭证

证候 突然昏仆，不省人事，牙关紧闭，口噤不开，两手握固，大小便闭，肢体强痉；面白唇暗，静卧不烦，四肢不温，痰涎壅盛；苔白腻，脉沉滑缓。

审证求机 本证的病证特点为闭证表现兼见面白唇暗、静卧不烦、四肢不温、痰涎壅盛、苔白腻、脉沉滑缓；基本病机为痰浊偏盛，上壅清窍，内蒙心神，神机闭塞。

治法 温阳化痰，醒神开窍。

方药 涤痰汤合苏合香丸加减。急用苏合香丸灌服或鼻饲以辛温开窍醒神，继以涤痰汤煎服以化痰开窍。药用半夏、茯苓、橘红、竹茹、郁金、菖蒲、胆南星、天麻、钩藤、僵蚕。

临床运用 兼有动风者，加天麻、钩藤；有化热之象者，加黄芩、黄连；见戴阳证者，属病情恶化，宜急进参附汤、白通加猪胆汁汤救治。

2）脱证（阴竭阳亡）

证候 突然昏仆，不省人事，目合口张，鼻鼾息微，手撒肢冷；汗多，大小便自遗，肢体软瘫；舌痿，脉细弱或微细欲绝。

审证求机 本证的病证特点为突然昏仆、不省人事、目合口张、手撒遗尿、肢冷汗出；基本病机为正不胜邪，元气衰微，阴阳欲绝。

治法 回阳救阴，益气固脱。

方药 参附汤合生脉散加味：人参、附子、麦冬、五味子、山茱萸。

临床运用 ①阴不敛阳，阳浮于外，津液不能内守，汗泄过多者，可加龙骨、牡蛎；②阴精耗伤，舌干、脉微者，加玉竹、黄精。

（3）恢复期

1）风痰瘀阻证

证候 口眼歪斜，舌强语謇或失语，半身不遂，肢体麻木；苔滑腻，舌暗紫，脉弦滑。

审证求机 本证的病证特点为口眼㖞斜、舌强语謇或失语；基本病机为风痰阻络，气血运行不利。

治法 搜风化痰，行瘀通络。

方药 解语丹加减：天麻、胆南星、天竺黄、半夏、陈皮、地龙、僵蚕、全蝎、远志、石菖蒲、豨莶草、桑枝、鸡血藤、丹参、红花。

临床运用 ①痰热偏盛者，加全瓜蒌、竹茹、川贝母；②兼有肝阳上亢，头晕头痛、面赤、苔黄舌红、脉弦劲有力，加钩藤、石决明、夏枯草；③咽干口燥，加天花粉、天冬。

2）气虚血瘀证

证候 肢体偏枯不用，痿软无力；面色萎黄，气短乏力，口角流涎，自汗出；舌质淡紫或有瘀斑，苔薄白，脉细涩或细弱。

审证求机 本证的病证特点为半身不遂、痿软无力；基本病机为气虚血瘀，脉阻络痹。

治法　益气活血。

方药　补阳还五汤加减：黄芪、桃仁、红花、赤芍、归尾、川芎、地龙、牛膝。

临床运用　①血虚甚，加枸杞子、首乌藤；②肢冷，阳失温煦，加桂枝；③腰膝酸软，加川断、桑寄生、杜仲。

3）肝肾亏虚证

证候　半身不遂，患肢僵硬，拘挛变形，舌强不语；或偏瘫，肢体肌肉萎缩；舌红脉细，或舌淡红，脉沉细。

审证求机　本证的病证特点为半身不遂，患侧肢体僵硬、拘急变形，或软瘫而肌肉日渐萎缩伴阴虚征象；基本病机为肝肾亏虚，阴血不足，筋脉失养。

治法　滋养肝肾。

方药　左归丸合地黄饮子加减：干地黄、首乌、枸杞子、山茱萸、麦冬、石斛、当归、鸡血藤。

临床运用　①若腰酸腿软较甚，加杜仲、桑寄生、牛膝；②肾阳虚，加巴戟天、苁蓉、附子、肉桂；③夹有痰浊，加菖蒲、远志、茯苓。

5. 其他疗法

（1）针灸疗法

半身不遂、偏身麻木者，组方可分为两组：第一组穴为肩髃、曲池、外关、合谷、环跳、阳陵泉、足三里、昆仑等；第二组穴为肩髃、肩贞、阳池、后溪、风市、手三里、白环俞、委中、解溪等。口眼歪斜者取下关、地仓、颊车、合谷；语言不利者取哑门、廉泉、通里、翳风等穴。

急症取穴：闭证取百会、四神聪放血，或手足十二井穴放血，及人中、合谷、太冲；脱证取神阙（灸）、关元（灸）、百会、素髎、内关、足三里。

（2）推拿疗法

上肢部：患者仰卧位，医者站立在体侧，上肢自然下垂，掌心朝下，以掌按揉肩及上肢起手；三角肌部分用掌指关节擦或掌背擦，上肢外侧用小鱼际擦；一指禅推或指按揉上肢穴位，如肩髃、臂臑、天府、侠白、手五里、肘部6穴，手三里、孔最、支沟、间使、内关、外关、腕部6穴，合谷、内劳宫；捏拿、拉推、击拍上肢外侧，搓抖上肢；患肢上举，轻轻按揉上肢内侧；按压极泉1分钟，然后放开，使上肢有一股暖流向手指端上涌；用小鱼际擦上肢，按揉上肢穴位从极泉，经少海，到大陵、内劳宫。

腰背及下肢部：患者仰卧位，医者站立其旁，以掌按揉腰背部起手；擦法施于肩背及腰骶部，反复操作，力量要深透；用拇指、掌进行按揉、推挤、弹拨等手法，反复操作于肩胛骨周围，重点是肩胛骨上的肩中俞、肩外俞、曲垣、秉风、巨骨、天髎等穴；在腰背部用拇指和掌根进行按揉、推挤、弹拨、捏拿等手法；在整个腰背部进行击拍、推擦等方法。

【预防与调护】

1. 生活调摄 中风的发生，多与饮食不节、劳逸过度、情志所伤等密切相关，故日常生活要有规律，要注意劳逸适度，加强锻炼，以使血脉流畅，可防止本病的发生。要经常保持心情舒畅、稳定，避免七情所伤。饮食宜少吃肥甘厚味，切忌酗酒，以免酿痰生热。

2. 疾病预防 要特别重视中风先兆症状的发现，早期诊断、早期治疗是预防中风发生的关键。

3. 病情观察 在中风急性期，应严密观察，精心护理。要求患者卧床休息，注意病人神志、眼神、气息、脉象的变化，并警惕抽搐、呃逆、呕血及虚脱等重症的发生。要注意保持呼吸道通畅，防止肺部感染。中风病人饮食以清淡为宜，切忌肥甘辛辣厚味。

4. 康复护理 恢复期要加强偏瘫肢体的被动活动，进行各种功能锻炼，并配合针灸、推拿、理疗、按摩等。偏瘫严重者，防止患肢受压而发生变形；语言不利者宜加强语言训练；长期卧床者，保护局部皮肤，防止发生褥疮。

【结语】

中风多见于中年以上患者，以发病突然昏倒、不省人事、口眼歪斜、半身不遂，或仅有口歪、半身不遂，或语言不利为临床特征。其原始病因以内伤积损、情志不调、饮食不节为主。诱发因素主要为烦劳、恼怒、醉饱无常、气候变化等。病位在脑，涉及心、肝、肾、脾。病理基础为肝肾阴虚，病理因素为风、火、痰、气、瘀。病机主要为脏腑阴阳失调，气血逆乱，上冲于脑。轻者中经络，治疗一般宜平肝息风、化痰通络。重者中脏中腑。中腑宜通腑泄热。中脏又有闭脱之分，闭证邪势盛，多见痰火内闭，治宜息风清火、豁痰开窍；脱证正气虚，可致阴竭阳亡，治宜救阴回阳固脱。恢复阶段多为虚实兼夹，当扶正祛邪、标本兼顾，应配合针灸推拿治疗，使直接作用于经络，同时加强功能锻炼，促进恢复。

复习思考

1. 中风的临床特征是什么？临床如何诊断中风？

2. 为什么说"内伤积损"是中风发病的关键？

3. 简述中风的辨证要点。

病案分析

黄某，女，54 岁。初诊：1976 年 10 月 14 日。

素有高血压病史，旬日前突然类中，经中西医结合抢救好转。刻下：神志时清时昧，右半身不遂，言语謇涩，便秘，脉弦小，舌质红少津。肾阴不足，水不涵木，风阳陡动，夹痰热内阻，上蒙心窍，仿地黄饮子之意。处方：大生地 18g，北沙参 18g，麦冬 15g，川石斛（先煎）18g，甜苁蓉 12g，朱远志 6g，丹参 12g，炒槐花 12g，天竺黄 9g，广郁金 9g，细石菖蒲 9g，6 剂。

二诊：10 月 20 日。神志已清，右半身稍能活动，略能进食，但言语尚謇涩，舌红脉细。风阳渐平，肾阴损伤未复，痰热已有化机，再守原意增损。前方去广郁金、天竺黄，加大地龙 6g。12 剂。

三诊：11 月 6 日。右半身活动日见好转，言语謇涩亦渐清晰，纳增，二便正常，舌红已润，脉细。肾阴损伤渐复，风阳痰热亦得平化，续予调补心肾。处方：大生地 12g，北沙参 18g，麦冬 15g，川石斛（先煎）18g，甜苁蓉 12g，制首乌 15g，朱茯苓 9g，朱远志 6g，丹参 12g，炒酸枣仁 9g，淮小麦 30g，怀牛膝 9g，14 剂。

上方服完，言语已清，右半肢体已能活动，且可扶杖行走，舌红润，脉细小。类中在恢复之中，仍应前法调理以善后。

（严世芸 . 张伯臾医案 . 上海：上海科学技术出版社，1979）

项目四　癫　狂

【学习目标】

知识要求

1. 掌握癫狂的常见辨证分型及治疗。

2. 熟悉癫狂常见病因病机、类证鉴别、预防调护方法。

技能要求

1. 能够对癫狂患者的常见证型进行辨证论治。

2. 能够熟练地为癫狂患者开展预防与调护指导。

案例导入

麦某，女性，25 岁。因"言语错乱 1 年余，加重 1 周"来诊。

患者 1 年多前因失恋后出现言语错乱，常常自言自语，言语缺乏逻辑性，常一人独自哭泣。近 1 周来症状加重，觉经常被人跟踪，诉有人要加害自己。舌红苔腻而白，脉弦滑。

问题与思考:

1. 中医诊断为何病? 当辨为何证?

2. 本病的临床特征是什么? 应与哪些病证相鉴别?

3. 中医治法是什么? 如何选方用药? 应如何调养?

癫狂是指由于情志内伤, 先天不足等因素导致心窍被蒙或心神被扰, 神明逆乱, 出现以神志异常为主的病证。癫病以精神抑郁、表情淡漠、沉默痴呆、语无伦次、静而多喜为特征; 狂病以精神亢奋、狂躁不安、喧扰不宁、骂詈毁物、动而多怒为特征。二者在临床上难以截然分开, 又能相互转化, 故以癫狂并称。

癫狂病名首见于《内经》, 并论述了癫狂的症状、病因病机等, 治疗上提出了节食和服生铁落饮。《难经·二十难》指出 "重阴者癫, 重阳者狂"。金元时期, 癫狂的病因病机学说有了较大的发展, 如朱丹溪提出了癫狂的发病与 "痰" 有关, 并首先提出 "痰迷心窍" 之说, 这对于指导临床实践具有重要意义, 也为后世许多医家所遵循。明清医家多宗痰火之说, 对癫狂二病的区别分辨甚详, 如明代张介宾《景岳全书·杂证谟》也认为狂病多因于火, 主张以清火为主, 方用抽薪饮、黄连解毒汤、三补丸。清代王清任认识到瘀血可致癫狂, 认识到发病与脑有密切关系, 创制癫狂梦醒汤治疗癫狂。

西医学中的精神分裂症、躁狂症、抑郁症等均可参照本病辨证论治。

【病因病机】

癫狂的主要病因为七情内伤、饮食不节、禀赋不足, 导致脏腑阴阳失调, 进而产生气滞、痰结、郁火、瘀血等, 蒙蔽心窍或心神被扰, 神明逆乱, 从而引起神志异常, 精神错乱。

1. 常见病因

(1) 七情内伤: 恼怒惊恐, 损伤肝肾, 肝肾阴虚则水不济火, 心火独亢, 扰乱心神; 或肝肾阴虚, 阴虚阳亢, 亢阳化火生风, 炼液为痰, 痰火上扰, 冲心犯脑, 神机逆乱, 而发癫狂。思虑过度, 损及心脾, 气血亏虚, 心神失养, 神无所主, 发为癫病; 或因脾失健运, 聚湿生痰; 或忧郁过度, 肝郁气滞而乘脾, 脾失健运而生痰涎, 痰随气逆, 阻塞心窍, 蒙蔽神机, 神明逆乱, 发为癫狂。另外, 七情所伤, 肝郁气滞日久, 导致血瘀, 或因外伤而致瘀血, 气血凝滞导致脑络不通, 脑气凝滞, 使新鲜气血不能濡养脑髓, 而致神机逆乱, 发为癫狂。

(2) 饮食失节: 嗜食肥甘厚味, 脾胃运化失职, 聚湿生痰, 郁而化火, 上扰心神或痰气互结, 阻蔽神明; 或与瘀血互结, 痹阻心窍, 均致神志失常而发病。

(3) 禀赋异常: 患者由于先天禀赋不足, 导致出生后脏气不平。出生后一有所触, 如

137

遇惊骇悲恐等情志刺激，则易致阴阳失调，神机逆乱而发病。故癫狂患者常有类似家族史。

2. 病机概要

（1）基本病机：脏腑阴阳失调，神机逆乱。癫病为痰气郁结，蒙蔽神机；狂病为痰火上扰，神明失主。

（2）病位：主要在心、脑，与肝、脾、肾关系密切。

（3）病理性质：初起多实，久则虚实夹杂。如癫病日久，可使心脾耗损，气血不足；狂病日久，则火盛伤阴，皆可由实转虚而成为虚实夹杂证候。

（4）病理因素：气、痰、火、瘀，且以气郁（滞）为先（为主）。

（5）病机转归：癫病多因痰气互结而成，若痰浊壅盛，郁久化热，则可转化为狂病；狂病多由痰火扰心而起，若治疗后郁火得以宣泄而痰气留滞，亦可转化为癫病。此外，痰热瘀结者多见狂病，如病久气虚而血瘀者，则可转为癫病。

【诊断与鉴别诊断】

1. 诊断依据

（1）临床表现：癫病以精神抑郁、表情淡漠、沉默痴呆，或喃喃独语、语无伦次、静而少动为特征；狂病以精神亢奋、狂躁不安、喧扰不宁、毁物打骂、动而多怒者为特征。

（2）病史：多有家族史、脑外伤史、情志内伤史。多发于青壮年女性。

（3）相关检查：头颅 CT、MRI 等辅助检查一般无阳性发现。

（4）排除因素：排除药物、中毒、热病原因所致。

2. 病证鉴别

（1）癫病与郁证：两者均与五志过极、情志内伤有关，均有精神抑郁，或哭笑无常。然郁证表现为心情抑郁、情绪不宁、胸胁胀闷、急躁易怒、心悸失眠、咽中如有物梗阻，或悲伤欲哭、神志清楚、有自制能力、不会自伤或伤及他人、不发时如常人。癫病则一般无自控能力，神明逆乱，神志不清。

（2）癫病与痴呆：共同点是均有神情呆滞，表情淡漠。癫病与痴呆的鉴别见表4-4。

表4-4　癫病与痴呆的鉴别

	癫病	痴呆
病因病机	痰气郁结，神机逆乱	髓减脑消，神机失用
证候特征	精神抑郁，表情淡漠，沉默痴呆，语无伦次，静而少动	智能低下，呆傻愚笨，神情呆滞，反应迟钝
自制能力	无自控能力	部分症状可自制

（3）狂病与蓄血证：两者均有精神失常、躁动狂乱。然蓄血发狂为瘀热交阻所致，多见于伤寒热病，临床以少腹硬满、小便自利、大便黑亮如漆为特征；狂病则为痰火壅盛所

致，临床以突然喜怒无常、狂乱奔走、骂詈叫嚎为特征。

【辨证论治】

1. 辨证要点

（1）辨癫与狂：两者均属性格行为异常的精神疾病，癫病以精神抑郁、表情淡漠、沉默痴呆，或语无伦次、静而少动，即抑郁性精神失常为临床特征；狂病以躁动狂乱、奔走、呼号骂詈、力气倍常、动而多怒，即兴奋性精神失常为临床特征。

（2）辨虚实：初起属实，久病则多虚实夹杂。癫多为痰气郁结，久延则以心脾两虚，气血不足为主。狂病心血亏耗。狂多为痰火壅盛，久延则心肾阴伤，水火不济，而致阴虚火旺。

2. 治疗原则 治疗总则是调整阴阳，以平为期。具体治法是分期而制之。癫病早期以豁痰解郁开窍为主，后期以补益心脾为主，兼以解郁化痰。狂病早期以荡涤痰火开窍为主，后期则以滋养心肾阴液为主，兼清虚火。

3. 分证论治

（1）癫病

1）痰气郁结证

证候 精神抑郁，表情淡漠，沉默痴呆；时时太息，言语无序，或喃喃自语，多疑多虑，喜怒无常，秽洁不分，不思饮食，舌红苔腻而白，脉弦滑。

审证求机 本证的病证特点为精神抑郁、表情淡漠及沉默痴呆、语无伦次；基本病机为肝气郁滞，脾失健运，痰郁气结，蒙蔽神窍。

治法 理气解郁，化痰醒神。

方药 逍遥散合顺气导痰汤加减：柴胡、薄荷、当归、白芍、白术、茯苓、甘草、半夏、胆南星、竹茹、天竺黄、枳实、陈皮、木香、香附、石菖蒲、郁金、远志。

临床运用 ①痰浊较甚者可予控涎丹；②痰迷心窍（神思迷惘、表情呆钝、言语错乱、目瞪不瞬、苔白腻），先以苏合香丸芳香开窍，继以四七汤加胆星、菖蒲、郁金；③病久痰气郁结（面黯、舌紫、脉沉涩）加红花、芍药、泽兰；④痰郁化热，痰热交蒸，干扰心神（不寐易惊、烦躁不安、舌红苔黄、脉滑数）可予黄连温胆汤合白金丸。

2）心脾两虚证

证候 神思恍惚，魂梦颠倒，心悸易惊，善悲欲哭；肢体困乏，饮食锐减，言语无序；舌淡苔薄白，脉沉细无力。

审证求机 本证的病证特点为神思恍惚，善悲欲哭及心脾气血两虚的表现；基本病机为癫证日久，脾失健运，生化乏源，气血俱衰，心神失养。

治法 健脾益气，养心安神。

方药　养心汤合越鞠丸加减：人参、黄芪、茯苓、甘草、当归、川芎、茯神、远志、柏子仁、酸枣仁、五味子、肉桂、半夏曲、香附、苍术、栀子。

临床运用　①心气耗伤，营血内亏，悲伤欲哭可合甘麦大枣汤；②气阴两虚加太子参、麦冬；③神思恍惚、心悸易惊加龙齿、磁石、珍珠母；④病久脾肾阳虚，反应及动作迟钝、嗜卧、四肢欠温、面色苍白、舌淡、脉沉细者，加附子、肉桂、巴戟天、仙茅、淫羊藿。

（2）狂病

1）痰火扰神证

证候　起病先有性情急躁，头痛失眠，两目怒视，面红目赤；突然狂乱无知，骂詈叫号，不避亲疏，逾垣上屋，登高而歌，弃衣而走，打人毁物，气力逾常，不食不眠；舌质红绛，苔黄腻或黄燥而垢，脉弦大滑数。

审证求机　本证的病证特点为起病急骤、突然狂暴无知、骂詈叫号及肝火见症；基本病机为肝火夹痰，扰乱心神，神机逆乱。

治法　清心泻火，涤痰醒神。

方药　生铁落饮加减：生铁落、朱砂、珍珠母、生龙齿、琥珀、钩藤、胆南星、贝母、橘红、鲜竹沥、菖蒲、远志、茯神、天冬、麦冬、丹参、玄参、连翘、黄芩、黄连、龙胆草、大黄。

临床运用　①痰火壅盛（苔黄垢腻）可用礞石滚痰丸，继用安宫牛黄丸；②阳明腑热（狂笑歌号、毁物伤人、大便秘结、苔黄腻燥裂、脉实大）可暂予小承气汤，烦热渴饮加石膏、天花粉、知母、生地黄；③瘀热阻窍（久病面色晦滞、狂躁不安、行为怪异、舌质青紫有瘀斑、脉沉弦）加丹皮、赤芍、大黄、桃仁、水蛭；④神志较清、痰热未尽、心烦不寐可用温胆汤合朱砂安神丸。

2）痰热瘀结证

证候　癫狂日久不愈，躁扰不宁，恼怒不休，甚则登高而歌，弃衣而走，妄见妄闻；面色晦滞而垢；舌质紫暗，有瘀斑，少苔或薄黄而苔干，脉弦细或弦数。

审证求机　本证的病证特点为狂病日久，情绪躁扰不安及瘀血征象；基本病机为气郁痰结，血气凝滞，瘀热互结，神窍被塞。

治法　豁痰化瘀，调畅气血。

方药　癫狂梦醒汤加减：桃仁、赤芍、丹参、红花、柴胡、香附、郁金、大腹皮、青陈皮、苏子、桑白皮、半夏、木通、甘草。

临床运用　①痰涎壅盛加石菖蒲、胆南星、天竺黄；②痰郁化热者，加黄芩、黄连、大黄；③有蓄血内结加服大黄䗪虫丸（6g，日3次）；④不饥不食加白金丸。

3）火盛伤阴证

证候　狂病久延不愈，时而躁狂，其势较缓，呼之能自制，但有疲惫之象，夜不安寐，烦惋焦躁，面红而垢，形瘦，口干便难；舌尖红，少苔或无苔，有剥裂，脉细数。

审证求机　本证的病证特点为狂乱躁动日久，时而躁狂，其势较缓及虚火上炎表现；基本病机为心肝郁火，或阳明腑热久羁，耗津伤液，阴虚火旺，神明受扰。

治法　滋阴降火，安定神志。

方药　二阴煎合琥珀养心丹加减：生地黄、玄参、麦冬、当归、木通、淡竹叶、灯心草、牛黄、黄连、甘草、茯神、酸枣仁、柏子仁、琥珀、龙齿、朱砂、金箔、人参、远志、石菖蒲。

临床运用　①痰火未平，口秽、焦躁便干、舌苔黄腻、舌质红，加全瓜蒌、胆南星、天竺黄；②心火亢盛，加朱砂安神丸；③若面色晦暗、舌有瘀斑，可酌加琥珀粉、赤芍、郁金，减少黄连、玄参用量。

【预防与调护】

1. 重视精神疗法　本病预防、调摄关键在于调节情志，及时予以心理疏导。要关心病人情绪、精神状态，对病人要关心爱护，对病人的各种病态绝不可讥笑，防止环境的恶性刺激；对尚有一定自知能力的病人，应进行合理的心理治疗；对打人骂人、伤人毁物和狂病患者，应采取防护措施，以防发生意外；移情易性，增加社会接触，参加娱乐活动。

2. 加强生活护理　注意精神护理；不宜从事高空作业及驾驶、操纵机械与危险大的工作；正确对待患者的各种表现，关心、体贴、照顾病人；对重症病人采取防护措施，注意安全，防止意外。

3. 加强妇幼保健工作　加强母亲怀孕期间的卫生，避免精神刺激，对有阳性家族史者劝阻生育子女。注意幼儿的发育成长，发现精神异常及早诊治。

【结语】

癫狂是指由于七情内伤，先天不足等因素，导致痰迷神窍，神机逆乱而形成的神志异常、精神错乱性疾病。其中癫以精神抑郁、表情淡漠、沉默痴呆，或喃喃自语、语无伦次、静而少动（或多喜）为临床特征；狂以精神亢奋、狂躁不安、喧扰不宁、毁物打骂、动而多怒为临床特征。癫病属阴，多见抑郁症状；狂病属阳，多见躁狂症状。癫狂的病因以情志内伤为主，病理因素为气、痰、火、瘀，且以气郁为先。病位在脑，与心、脾、肝、肾关系密切。其基本病机是脏腑阴阳失调，气、痰、火、瘀内生，蒙蔽心窍，神机逆乱，精神错乱。其中癫病病机主要为痰气互结，蒙蔽神机，神机逆乱；狂病病机主要为痰火互结上扰，蒙蔽神机，神机逆乱。癫狂的病理性质，初起多实，久则虚实夹杂。临床上一般癫病分为痰气郁结、心脾两虚，治疗多以顺气化痰、宁心安神为主，久则致虚者兼以补气养血滋阴；狂病一般分为痰热扰心、火盛伤阴、痰热瘀结，治疗多予泻火涤痰之法，后期阴伤者当滋阴养血，兼清虚火；对痰热瘀结者，治宜豁痰化瘀清热。癫狂的预防和护理也很重要，心理疗法不可忽视。

复习思考

1. 何谓癫病、狂病？二者如何区别？

2. 癫狂的辨证要点有哪些？

3. 癫狂的主因、病理因素是什么？病机关键是什么？

病案分析

吴某，男，40岁。1989年7月20日初诊。

陪人代诉：患者因家庭突变，半个月来，狂躁易怒，打人骂人，不避亲疏，乱食或不食，大便已四日未解。诊时躁扰不安，狂言乱语，目赤面红，脉弦滑而数，舌质红，舌苔黄腻。辨证：肝气郁结，痰扰神明。治法：疏肝理气，通泄痰火。

处方：龙胆草10g，山栀子10g，生大黄（后下）10g，枳实10g，芒硝10g，瓜蒌仁10g，浙贝母10g，生甘草5g。3剂。

3剂后患者大便通畅，神志安静，旋用清气化痰丸（瓜蒌仁、胆南星、黄芩、制半夏、枳实、杏仁、陈皮）加减，守方10余剂而安。

（班秀文. 当代名医临证精华·癫狂病专辑. 北京：中医古籍出版社，1992）

项目五　痫　病

【学习目标】

知识要求

1. 掌握痫病的辨证要点、常见辨证分型、治法和方药。

2. 熟悉痫病常见病因病机、类证鉴别、预防调护方法。

3. 了解痫病的概念、源流及与西医病名的关系。

技能要求

1. 能够对痫病患者的常见证型进行辨证论治。

2. 能够熟练地为痫病患者开展预防与调护指导。

📖 **案例导入**

江某，男性，70岁。因"突发全身抽搐1次"于2016年9月24日来诊。

患者40余年前有颅脑外伤史，后开始反复出现全身抽搐症状发作，西医诊断为"癫痫"。2小时前患者在市场买菜过程中突发昏仆、抽搐、吐涎，两目上视，口中如作猪羊叫声。平时情绪急躁，心烦失眠，咯痰不爽，口苦而干，舌红苔黄腻，脉弦滑数。

问题与思考：

1. 中医诊断为何病证？当辨为何证？

2. 本病的临床特征是什么？本病应与哪些病证相鉴别？

3. 中医治法是什么？如何选方用药？应如何调养？

痫病是指由先天因素、脑部外伤、情志失调因素导致神机受累，元神失控，心脑神机失用而引起的反复发作性的神志异常病证，临床以发作时精神恍惚，甚则突然仆倒，不省人事，强直抽搐，口吐涎沫，两目上视或口中怪叫，移时苏醒，一如常人为特征。发作前可伴眩晕、胸闷等先兆，发作后常有疲软乏力等症状。本病亦称"癫痫"，俗称"羊痫风"。

《内经》称痫病为"胎病"，属于"癫疾"的范畴，认识到发病与先天因素有关。隋代《诸病源候论·痫》描述本病的临床表现为："其发病状，或口眼相引而目睛上摇，或手足掣纵，或背强直，或颈项反折，无所觉知，良久乃苏。"宋金元时代，对本病的发病机理阐述较深刻，如张子和认为，本病常由肝经热盛引起。朱丹溪强调痰迷孔窍引发本病，如《丹溪心法·痫》："无非痰涎壅塞，迷闷心窍。"明代医家王肯堂对癫、狂、痫做了明确的划分。虞抟指出："痫病主乎痰，因火动之所作也。治法，痫宜乎吐。"对于实证，他选录了龙脑安神丸、二白丸、朱砂滚痰丸、碧霞丹、控涎丹、牛黄泻心汤、牛黄清心丸。清代王清任认为痫病的发生与元气虚"不能上转入脑髓"，与脑髓瘀血有关，并创龙马自来丹、黄芪赤风汤治之。

西医学中的原发性、继发性癫痫，均可参照本病辨证施治。

【病因病机】

痫病的病因主要为七情失调、先天因素、脑部外伤及他病之后等，导致痰浊内阻，脏气不平，阴阳偏胜，气机逆乱，引动伏痰神机受累，元神失控，心脑神机失用。

1. 常见病因

（1）禀赋不足："病从胎气而得之"，孕妇惊恐，惊则气乱，使母体气机及胎气逆乱，脏气不平，或恐则精却，精伤而肾亏，胎元易损，影响胎儿发育，出生后易于发病；或妊娠期间，母体多病，服药不当，损及胎儿而成为发病的潜在因素。

（2）七情失调：大惊大恐，气机逆乱，肝肾受损，阴不敛阳而生热生风；肝气横逆，脾胃受损，精微不布，痰浊内聚，遇诱因则痰浊随气上逆，或随火炎，或随风动，蒙蔽心神清窍而发作。小儿脏腑娇嫩，形气未充，或素蕴风痰，因于惊恐，易患痫病。

（3）脑部受损：跌仆撞击，或出生时难产，脑窍受损，瘀血阻络，经脉不畅，脑神失养，神明失用而发病。

（4）其他：六淫之邪所干、饮食失调、患他病后，脏腑受损，积痰内伏；或劳累过度、生活起居失宜，气机逆乱，触动积痰，生热动风，壅塞经络，闭塞心窍，上扰脑神而致痫病。

2. 病机概要

（1）基本病机：脏腑失调，痰浊阻滞，气机逆乱，风痰内动，蒙蔽清窍，元神失控。

（2）病位：在心、脑，与肝、脾、肾关系密切。

（3）病理性质：本虚标实。肝、脾、肾损伤，心脑神机失用为发病之本；风、火、痰、瘀为致病之标。

（4）病理因素：风、火、痰、瘀，但以痰为主。

（5）病机转化：取决于正气的盛衰与痰邪的深浅。发病初期，风痰闭阻或痰火炽盛以实证为主；日久不愈，正气受损，易成虚实夹杂之证。

【诊断与鉴别诊断】

1. 诊断依据

（1）临床表现

1）主症：典型发作者，突然昏倒，不省人事，两目上视，四肢抽搐，口吐涎沫，或二便失禁，或喉中怪叫等。不典型发作者，仅有突然呆木，两眼凝视，呼之不应；或突然动作中断；或头向前倾（下垂），肢软无力等。局限性发作，可有多种表现，如口、眼、手等局部抽搐，或做出无意识动作，或凝视，或语言障碍等。多数在数秒或数分钟即止。移时苏醒，醒后如常人，醒后对发作情况不知。呈反复发作性。

2）先兆症状：发作前常有头晕、胸闷等先兆症状。

3）发病特点：发作突然，醒后如常人，醒后对发作时情况一无所知，反复发作。

（2）病史

1）病史特征：有家族遗传史，或产伤史，或脑部外伤史。

2）诱发因素：常因惊恐、劳累、情志过极而诱发。

3）发病年龄：任何年龄、性别均可发病，但多在儿童期、青春期或青年期。

（3）相关检查

1）脑电图：是最有效、最主要的检查工具，发作期阳性率为80%。在发作期描记到对称性同步化棘波或棘慢波等阳性发现。

2）CT、MRI检查：有助于癫痫脑部病变的检出率，尤其继发性癫痫的诊断。

2. 病证鉴别

（1）痫病与中风、厥证：三者均有突然仆倒、昏不知人。然而痫病有口吐白沫、四肢抽搐、两目上视，或有怪叫声，可自行苏醒，醒后如常；中风为昏迷时间长，不能自行苏醒，醒后常有半身不遂等症；厥证则无四肢抽搐、口中怪叫、口吐白沫，醒后亦无肢体不遂等症，常伴面色苍白、四肢厥冷等。

（2）痫病与痉证：两者均有四肢抽搐症状。但痫病以突然仆倒、昏不知人、口吐白沫、两目上视、四肢抽搐，移时苏醒，醒后如常为特点；痉证则以项背强急，四肢抽搐，甚至口噤、角弓反张为特点，病程相对较长，短时间难以恢复。

【辨证论治】

1. 辨证要点

（1）确定病性：分清风、痰、热、瘀的不同。来势急骤，神昏猝倒，不省人事，口噤牙紧，颈项强直，四肢抽搐属风；发作时口吐涎沫，气粗痰鸣，呆木无知，发作后情志错乱，幻听、幻觉、错觉，或有梦游者属痰；卒倒啼叫，面赤身热，口流血沫，平素或发作后大便秘结，口臭，属热；发作时面色潮红、紫红，继则青紫，口唇发绀，或有颅脑外伤、产伤史者多瘀。

痫病发作有阴阳之别。阴痫是以痫病主症伴痰涎壅盛、面色晦暗或苍白、手足青冷、舌淡苔白腻、脉沉细或沉迟。表现为肝风痰浊证，无兼热象。阳痫是以痫病主症伴见面色潮红、气粗口臭、躁动不安、便秘溲赤、舌红苔黄腻、脉弦滑数。表现为肝火痰热证，兼有热象。

（2）辨别病情轻重：病情轻重以病发后持续时间、发作间隔时间的久暂以及发作时症状的严重程度来判断。症状的轻重与痰浊的浅深和正气的盛衰有关。

2. 治疗原则 痫病的治疗当分标本虚实、轻重缓急来制定。急性发作期以治标为主，急以开窍醒神，继而豁痰顺气、息风定痫，或清肝泻火、温阳（阳虚时）。休止期以治本为主，宜健脾化痰、补益肝肾、养心安神。

3. 应急措施 控制发作、开窍复苏为主。根据病情选择适当的开窍方法：①通关开窍：昏仆抽搐之实证以通关散少许，吹入鼻内，取喷嚏而开窍；②取嚏开窍：若无通关散，可用棉签、鹅毛或消毒导管等，徐徐插入病人鼻孔内，取嚏复苏；③针刺开窍：取人中、风池、内关、照海等穴，强刺激以复苏；④药物复苏：选用定痫丸，每次1～3丸，或痫证镇心丹，每次1丸，化后吞服或鼻饲。

4.分证论治

（1）发作期

1）阳痫

证候　突然昏倒，不省人事，牙关紧闭，两目上视，四肢抽搐，口吐涎沫，或喉中痰鸣，或怪叫，移时苏醒如常人；兼面色潮红、紫红转为青紫，口唇发绀；病发前多有眩晕、头痛而胀，胸闷乏力，喜欠伸等先兆症状；平素情绪急躁，心烦失眠，口苦咽干，便秘溲黄，舌红苔白腻或黄腻，脉弦数，或弦滑。

审证求机　本证的病证特点为发作性神志异常及痰火内盛表现；基本病机为肝风内动，挟痰火横窜，气血逆乱，心神失守。

治法　急以开窍醒神，继以泻热涤痰息风。

方药　急以针刺人中、十宣、合谷等醒神开窍。然后用黄连解毒汤合定痫丸加减。黄连解毒汤重在清热泻火：黄芩、黄连、黄柏、大黄。定痫丸功在豁痰开窍、息风止痉：胆南星、贝母、半夏、茯苓、陈皮、生姜、天麻、全蝎、僵蚕、琥珀、菖蒲、远志。原方中朱砂、丹参、麦冬可去。

临床运用　①热甚者，灌服安宫牛黄丸以清热醒脑开窍；②兼大便秘结者，加大黄、芒硝、枳实、厚朴。

2）阴痫

证候　发作时双眼半开半阖而神志昏愦，僵卧拘急，或颤动，抽搐时发，口吐涎沫，一般不啼叫，或声音微小；或仅表现呆木无知，不闻不见，不语不动，日十数次或数十次频发；兼面色晦暗萎黄，手足清冷。平素食欲不佳，神疲乏力，恶心泛呕，胸闷咯痰，大便溏薄，舌质淡，苔白而厚腻，脉沉细或沉迟。

审证求机　本证的病证特点为发作性神志异常及阳虚痰盛表现；基本病机为脾肾亏虚，湿痰蒙蔽，神明失用。

治法　温阳除痰，顺气定痫。

方药　急以针刺人中、十宣等开窍醒神。然后用五生饮合二陈汤加减。五生饮功在温阳消风除痰：生南星、生半夏、生白附子、川乌；二陈汤顺气化痰。两方共奏温阳、除痰、定痫之功。

临床运用　①偏阳衰者，予参附注射液静推或静滴；②偏阴竭者，予清开灵或参脉注射液静滴；③抽搐甚者，予紫雪丹；④喉中痰鸣者，灌服鲜竹沥。

（2）休止期

1）风痰闭阻证

证候　发病前常有眩晕、头昏、胸闷、乏力、痰多、心情不悦；发作时呈多样性，或见突然昏倒，神志不清，抽搐吐涎，或伴怪叫与二便失禁，或短暂神志不清，双目发呆，茫然如所失，谈话中断，持物落地，或精神恍惚而无抽搐；苔白腻，脉多弦滑有力。

审证求机　本证的病证特点为胸闷、眩晕、苔白腻、脉弦滑；基本病机为痰浊素盛，肝阳化风，痰随风动，风痰闭阻，上干清窍。

治法　涤痰开窍，息风定痫。

方药　定痫丸加减：天麻、全蝎、僵蚕、钩藤、石决明、生龙牡、贝母、胆南星、瓜蒌、竹茹、天竺黄、半夏、茯苓、橘皮、麦冬、丹参、茯神、生地黄、沙参、朱砂、琥珀粉、石菖蒲、远志、甘草。

临床运用　①眩晕、目斜视者加生龙骨、生牡蛎、磁石、珍珠母；②肝火盛者加龙胆草、黄芩、木通；③便秘者加大黄；④胁胀嗳气者加柴胡、枳壳、青陈皮。

（2）痰火扰神证

证候　发作时昏仆抽搐，吐涎，或有吼叫；平时急躁易怒，心烦失眠，咯痰不爽，口苦咽干，便秘尿赤；病发后，症情加重，彻夜难眠，目赤；苔黄腻，脉滑数。

审证求机　本证的病证特点为情绪急躁、心烦失眠、咯痰不爽、苔黄腻、脉弦滑；基本病机为痰浊蕴结，肝郁化火，痰火内盛，扰乱心神，神机受累。

治法　清肝泻火，化痰开窍。

方药　龙胆泻肝汤合涤痰汤加减：龙胆草、黄芩、栀子、青黛、芦荟、大黄、柴胡、生地黄、当归、泽泻、木通、车前子、半夏、胆南星、枳实、茯苓、橘红、人参、竹茹、石菖蒲。

临床运用　①痰火壅盛，大便秘结者，加大黄、芒硝以泻火通腑；②彻夜难寐者，加柏子仁、酸枣仁宁心定志；③有肝火动风之势者，加天麻、钩藤、地龙、全蝎。

（3）瘀阻脑络证

证候　平素头晕头痛，痛有定处，常伴单侧肢体抽搐，或一侧面部抽动，颜面口唇青紫；多继发于颅脑外伤、产伤、颅内感染性疾患，或先天脑发育不全；舌质紫暗或有瘀斑，舌苔薄白，脉弦或涩。

审证求机　本证的病证特点为头晕头痛、痛有定处、颜面口唇青紫、有颅脑外伤史；基本病机为瘀血阻窍，脑络闭塞，脑神失养而风动。

治法　活血化瘀，息风通络。

方药　通窍活血汤加减：桃仁、红花、赤芍、川芎、麝香、老葱、酒、鲜姜、大枣。

临床运用　①痰涎偏盛者，加半夏、胆南星、竹茹；②气虚血瘀可用黄芪赤风汤送服龙马自来丹。

（4）心脾两虚证

证候　痫病发作日久，神疲乏力，心悸气短，失眠多梦，面色苍白，胸闷，眩晕，纳呆，大便溏薄；舌质淡，苔白腻，脉滑或弦细滑。

审证求机　本证的病证特点为乏力、心悸气短、失眠多梦、纳呆、大便溏薄；基本病机为痫发日久，耗伤气血，心脾两虚，心神失养。

治法　健脾化痰，养血宁心。

方药　六君子汤合归脾汤加减：人参、白术、茯苓、甘草、陈皮、姜半夏、当归、丹参、熟地黄、酸枣仁、远志、五味子。

临床运用　①痰浊盛而恶心呕吐者，加胆南星、姜竹茹、瓜蒌、菖蒲、旋覆花；②便溏重者加炒薏苡仁、炒扁豆、炮姜；③夜游者加生龙牡、生铁落；④头晕失眠者，加胡桃仁、胡麻仁、制首乌、紫河车。

（5）心肾亏虚证

证候　痫病频发，日久不愈，神思恍惚，心悸，健忘失眠；头晕目眩，两目干涩，面色晦暗，耳轮焦枯不泽，腰膝酸软，大便干燥；舌质淡红，脉沉细而数。

审证求机　本证的病证特点为痫病频发，日久不愈，神思恍惚及心肾阴虚的表现；基本病机为痫病日久，心肾精血亏损，髓海不足，脑失所养。

治法　滋养心肾，潜阳安神。

方药　左归丸合天王补心丹加减：熟地黄、山药、山茱萸、菟丝子、枸杞子、鹿角胶、龟板胶、川牛膝、生地黄、玄参、天冬、麦冬、当归、丹参、人参、茯苓、朱砂、柏子仁、炒酸枣仁、远志、五味子、桔梗。

临床运用　①神思恍惚，持续时间长者，加阿胶、柏子仁、磁石、朱砂；②心中烦热者加炒栀子、莲子心；③大便干燥者，加玄参、天花粉、当归、火麻仁。

4.其他疗法　针刺心俞、肝俞、鸠尾、间使、丰隆、神门等穴，治肝风痰浊证；针刺风池、太冲、曲池、足三里穴，治肝风痰热证。

【预防与调护】

1.加强预防、护理　做好孕妇保健，避免恼怒惊恐及外伤导致胎气受损；痫病发作时加强护理，避免意外；注意平时治疗，预防再发。

2.饮食调摄　饮食有节。饮食宜清淡，忌食辛辣刺激及油腻肥甘之品，戒烟酒，控制食盐的摄入。

3.精神调摄　保持心情愉快，避免精神刺激，起居有常，怡养性情，劳逸适度，保持充足睡眠。

【结语】

痫病是由于先天因素、脑部外伤、情志失调等因素，导致肝、脾、肾损伤，风、火、痰、瘀蒙蔽清窍，元神失控，心脑神机失用而引起的一种发作性神志异常病证，临床以发作性神志恍惚，甚则突然昏倒、不省人事、口吐涎沫、两目上视、四肢抽搐，或口中作猪羊般叫声，移时苏醒，醒后如常人为特征。病理因素为风、火、痰、瘀，尤以痰为主邪。病位在脑，与心、肝、脾、肾密切相关。基本病机为痰浊内阻，脏气不平，阴阳偏盛，神机受累，元神失控。病理性质多为本虚标实，肝、脾、肾损伤，心脑神机失用为发病之本；风、火、痰、瘀为致病之标。治疗原则当分标本虚实，轻重缓急来制定。急性发作时以治标为主（治则），治法：急以开窍醒神，继而豁痰顺气、息风定痫，或清肝泻火、温阳（阳虚时）。休止期（即平时）当调理脏腑以治本为主，治法：调补气血，健脾养胃，滋养肝肾，佐以除痰、清热、平肝、通络、宁心等，以标本兼治。突然发作以针刺等外治法开窍醒神以促进苏醒，再投以煎剂，平素当调脏腑阴阳。加强精神及饮食调养是促进康复的重要措施。

复习思考

1. 何谓痫病？其临床特征有哪些？
2. 痫病发病中以何邪最为重要？
3. 阴痫、阳痫有何区别？如何治疗？

病案分析

唐某，女，12 岁。1970 年冬初诊。

患者有癫痫病史 7 年。每次发作突然昏仆、两眼上吊、手足抽搐强直、口角流出白色涎沫、喉中漉漉痰鸣，每次昏倒时间约 20 分钟，初起半月一发，以后逐渐加重，少则三五日一发，甚则一日数发。平时精神委顿，食欲不振，面色少华，常有形寒肢冷之感。舌淡，苔白，舌边有明显齿印，脉细而缓。辨证：脾虚失运，痰湿内阻。治法：健脾益气，豁痰息风。

汤剂处方：党参 15g，炒白术 15g，茯苓 15g，陈皮 10g，法夏 10g，炙甘草 10g。水煎服，日服 1 剂。

丸剂处方：丹参 100g，麦冬 60g，炙远志 50，僵蚕 60g，全蝎 50g，琥珀 30g，陈皮 60g，法半夏 60g，茯神 100g，甘草 30g，天麻 100g，川贝母 60g，胆星 50g，石菖蒲 60g，竹沥汁 100g，生姜汁 100g，九香虫 30g。共研末和蜜为丸，每次 8g，每日 2 次。

上方服至 1 个月，患儿癫痫发作次数已见减少，且饮食增进，精神转佳，嘱上方继服，治疗达 3 个月左右，共服完丸药 2 剂，汤药 80 剂，其病终获痊愈，随访至今，未见复发。

分析：本案系脾虚失运，痰湿内阻所致，取定痫丸豁痰息风定痫，取六君子汤调补脾气。虚实兼顾，标本兼施，使脾气得以健，痰浊得以清，以是痫病获愈。

（熊继柏.当代名医临证精华·癫狂痫专辑.北京：中医古籍出版社，1992）

项目六 痴 呆

【学习目标】

知识要求

1. 掌握痴呆的辨证要点、常见辨证分型、治法及方药。

2. 熟悉痴呆的病因病机、类证鉴别、预防调护方法。

3. 了解痴呆的源流、概念及与西医病名的关系。

技能要求

1. 能够对痴呆患者的常见证型进行辨证论治。

2. 能够熟练地为痴呆患者开展预防与调护指导。

案例导入

董某，女，75岁。因"少言伴记忆力减退1年"入院。

患者1年来渐渐出现寡言少语，记不住近期发生的事情，以致对往事也记忆模糊，常穿错衣服，分辨不清自己的孩子，懒散嗜卧，伴头晕、耳鸣、齿枯发稀，腰酸骨软，不欲行走，舌瘦色淡，苔薄白，脉沉细弱。

问题与思考：

1. 中医诊断为何病？当辨为何证？

2. 本病的临床特征是什么？本病应与哪些病证相鉴别？

3. 中医治法是什么？如何选方用药？应如何调养？

痴呆是由于年迈体衰、情志所伤，或久病耗损，导致髓减脑消，或痰浊瘀阻于脑，神机失用而形成的一种神志异常的病证，临床以呆傻愚笨、智能低下、善忘等为主要表现。

痴呆的名称首见于明代张介宾《景岳全书·杂证谟》。张介宾不仅立有专论，而且对其病因病机、症状描述、治疗预后做了较详论述。清代陈士铎《辨证录》认为本病是因肝气郁，胃气衰，痰积于胸中，盘踞于心外，使神明不清所致，治以"开郁逐痰，健胃通气"之法。立有洗心汤、转呆丹、还神至圣汤等。

西医学中的老年性痴呆、脑血管性痴呆、混合性痴呆、脑叶萎缩症、正压性脑积水、脑淀粉样血管病、代谢性脑病、中毒性脑病、麻痹性痴呆等可参照本病辨证论治。

【病因病机】

痴呆的病因主要为内伤，常见年迈体虚、情志所伤、久病耗损导致气血不足，肾精亏虚，髓海不足，脑髓失养；或气滞、痰阻、血瘀于脑，神机失用。

1. 常见病因

（1）年迈体虚：年老肾精不足，髓海空虚，髓减脑消，神机失用而致痴呆。此外，年高气血运行迟缓，血脉瘀滞，痹阻脑络，致脑髓失于濡养，神机失用而发痴呆。

（2）情志所伤：所欲不遂，郁怒伤肝，肝失疏泄，肝郁气滞，横逆乘脾，脾失健运，聚湿生痰，蒙蔽清窍，神机失用，发为痴呆；或气郁日久化火，扰动心神；或气滞日久血行涩滞，气滞血瘀，痹阻脑络，神明失用。思虑过度，耗伤心脾，致气血不足，脑失所养，神明失用。

（3）久病耗损：中风、眩晕等病日久，或失治误治，积损正伤，心、肝、脾之阴、阳、精、气、血亏损不足，脑髓失养；或久病入络，脑脉闭阻而致痴呆。

2. 病机概要

（1）基本病机：髓海不足，神机失用。

（2）病位：在脑，与心、肝、脾、肾功能失调密切相关。

（3）病理性质：多属本虚标实。本虚多为阴精、气血亏虚；标实多为气、火、痰、瘀内阻于脑。

（4）病机转化：气滞、痰浊、血瘀之间可以相互转化，或相兼为病，终至痰瘀交结，使病情缠绵难愈；气滞、痰浊、血瘀可以化热，风阳上扰清窍，使痴呆加重；虚实之间可以相互转化。

【诊断与鉴别诊断】

1. 诊断依据

（1）临床表现

1）主症：智力低下，记忆力、理解力、判断力、计算力、思维能力均明显减退。记忆近事及远事的能力减退，理解别人语言和有条理地回答问题的能力障碍。

2）次症：性情孤僻，表情淡漠，反应迟钝，寡言少语，或语言重复，自私狭隘，顽固偏执，无理由的欣快，易于激动或暴怒，行动幼稚可笑，道德伦理缺乏，不知羞耻，甚至生活不能自理。

（2）病史：起病隐匿，发展缓慢，渐进加重，病程一般较长。但少数病例发病急。有中风、头晕、外伤或其他全身疾病病史。

（3）相关检查

1）影像学检查：CT 及 MRI，可发现引起痴呆的结构性损害的病变。单光子发射断层摄影术（SPET）及正电子发射断层摄影术（PET），对于测量痴呆病人的脑血流、氧、糖等能量代谢的变化，具有重要意义。

2）神经心理学检查：用于评价定向力、记忆力、注意力和计算力、语言功能等和检查病人病情。

2. 病证鉴别

（1）痴呆与脏躁：两者的主要区别见表4-5。

表4-5　痴呆与脏躁的鉴别

	痴呆	脏躁
发病	见于任何年龄，多见于中老年人，男女发病无明显差别	多发于中青年女性，多在精神因素的刺激下发病
心神失常症状	神情呆滞，愚笨迟钝，不能自行缓解，伴计算力、理解力、判断力及人格情感的变化	呈间歇性发作，不发时如常人，无智能、人格、情感方面的变化

（2）痴呆与癫病：两者鉴别见表4-6。

表4-6　痴呆与癫病的鉴别

	痴呆	癫病
病机	髓减脑消，神明失用	痰气郁结，蒙蔽神机，神机失用
临床特征	神情呆滞，愚笨迟钝	沉默寡言，语无伦次，静而多喜
缓解	部分症状可自制，治疗后有不同程度的恢复	症状不能自制

（3）痴呆与健忘：两者主要鉴别见表4-7。

表4-7　痴呆与健忘的鉴别

	痴呆	健忘
健忘特点	神情呆滞，愚笨迟钝	记忆力差，遇事善忘
	不晓前事，记忆力减退或丧失，为早期症状	表情淡漠，善忘前事，告之晓其事，神识如常明晓事理
预后	健忘呈进行性加重	经治疗可以恢复

【辨证论治】

1. 辨证要点 主要为辨虚实，虚证见神气不足、面色失荣、形体消瘦、言行迟弱；实证见智能减退、表情反应迟钝、情志性格抑制或亢奋的改变。

2. 治疗原则 虚则补之，实者泻之。祛邪扶正、标本兼治是本病治疗大法。治本虚应补益气血、填精补肾养脑；治标实当开郁豁痰化浊、活血通窍醒脑、理气通络清热。

3. 分证论治

（1）髓海不足证

证候 智能减退，记忆力、计算力、定向力、判断力明显减退；神情呆钝，词不达意，头晕耳鸣，腰酸骨软，齿枯发焦，步履艰难，懒惰思卧；舌瘦色淡，苔薄白，脉沉细弱。

审证求机 本证的病证特点为智能减退，兼见头晕耳鸣、腰酸骨软、齿枯发焦、脉沉细弱；基本病机为肾精亏虚，髓海失养。

治法 补肾益髓，填精养神。

方药 七福饮加减：熟地黄、鹿角胶、龟板胶、阿胶、紫河车、猪脊髓、当归、人参、白术、炙甘草、远志、杏仁、石菖蒲、杜仲、牛膝。

临床运用 ①肝肾阴虚，年老智能减退、腰膝酸软、头晕耳鸣者，去人参、白术、紫河车、鹿角胶，加怀牛膝、生地黄、枸杞子、女贞子、制首乌；②兼肾阳亏虚（面白无华、形寒肢冷、口中流涎、舌质淡），加附子、巴戟天、益智仁、淫羊藿、肉苁蓉；③肾阴不足，水不制火（兼言行不经、心烦溲赤、舌红少苔、脉细而弦数），予知柏地黄丸加丹参、莲子心、石菖蒲。

（2）脾肾两虚证

证候 表情呆滞，沉默寡言，记忆力减退，失认失算，口齿含糊，词不达意；伴食少纳呆，气短懒言，口涎外溢，肌肉萎缩，四肢不温，腹痛喜按，鸡鸣泄泻，腰膝酸软；舌质淡白，舌体胖大，苔白，或舌红，少苔或无苔，脉沉细弱，双尺尤甚。

审证求机 本证的病证特点为智能低下如表情呆滞、沉默寡言、记忆力减退、失认失算等症，兼见脾肾两虚之征象；基本病机为脾肾两虚，气血亏虚，肾精不足，髓海失养。

治法 补肾健脾，益气生精。

方药 还少丹加减：熟地黄、枸杞子、山茱萸、肉苁蓉、巴戟天、小茴香、杜仲、怀牛膝、楮实子、茯苓、山药、大枣、石菖蒲、远志、五味子。

临床运用 ①肌肉萎缩、气短乏力者，加紫河车、阿胶、续断、首乌、黄芪；②食少纳呆、头重如裹、时吐痰涎、头晕时作、舌苔腻者，酌减滋肾之品，加陈皮、半夏、薏苡仁、白蔻、藿香、佩兰；③食少脘痞、舌红少苔者，去肉苁蓉、巴戟天、小茴香，加天花粉、麦冬、玉竹、石斛、生谷麦芽；④肝肾阴虚，阴虚火旺（腰膝酸软、颧红盗汗、耳鸣如蝉、舌瘦质红少苔、脉沉细弦数），改用知柏地黄丸佐滋阴息风之品；⑤脾肾阳虚者，予金匮肾气丸加干姜、黄芪、白蔻仁。

（3）痰浊蒙窍证

证候　表情呆钝，智力减退，哭笑无常，喃喃自语，或终日不语，呆若木鸡；伴不思饮食，脘腹胀满，痞满不适，口多涎沫，头重如裹；舌质淡，苔白腻，脉滑。

审证求机　本证的病证特点为智能低下，兼痰浊内阻之象；基本病机为痰浊上蒙，清窍被阻。

治法　豁痰开窍，健脾化浊。

方药　涤痰汤加减：制半夏、制胆南星、竹茹、人参、茯苓、甘草、石菖蒲、陈皮、枳实。

临床运用　①脾虚明显者，加党参、白术、麦芽、砂仁；②头重如裹、哭笑无常、喃喃自语、口多涎沫者，重用陈皮、半夏、胆南星，加莱菔子、全瓜蒌、浙贝母；③痰浊化热，干扰清窍，舌质红、苔黄腻、脉滑数者，加瓜蒌、栀子、黄芩、天竺黄、竹沥。

（4）瘀血内阻证

证候　表情呆钝，言语不利，善忘，易于惊恐，思维异常，行为古怪；伴肌肤甲错，口干不欲饮，双目晦暗；舌质暗，或有瘀点、瘀斑，脉细涩。

审证求机　本证的病证特点为智能低下，兼瘀血内阻之象；基本病机为瘀血阻滞，脑脉痹阻。

治法　活血化瘀，开窍醒脑。

方药　通窍活血汤加减：桃仁、红花、赤芍、川芎、麝香、老葱、酒、鲜姜、大枣。

临床运用　①久病伴气血不足，加熟地黄、党参、黄芪；②气虚血瘀为主者，用补阳还五汤加减；③气滞血瘀，用血府逐瘀汤加减；④瘀血日久，阴血亏虚，加熟地黄、阿胶、鳖甲、制首乌、女贞子；⑤久病血瘀化热，致肝胃火逆（头痛、呕恶）者，加钩藤、菊花、夏枯草、牡丹皮、栀子、竹茹、生地黄；⑥痰瘀交阻（头重，口流涎沫，舌质紫暗、有瘀斑、苔厚腻），加半夏、橘红、枳实、杏仁、胆南星；⑦病久入络者，加全蝎、僵蚕、蜈蚣、地龙、水蛭、天麻、葛根；⑧兼肾虚（口中流涎，舌淡紫胖、苔腻或滑）者，加益智仁、补骨脂、山药。

【预防与调护】

1. 饮食调摄　养成规律的生活习惯，饮食宜清淡，少食肥甘厚味，多食具有补益肾精作用的食疗之品，如核桃、黑芝麻、山药等，并戒烟。

2. 精神调摄　帮助病人正确认识和对待疾病，解除思想顾虑。解除情志因素，避免情

154

志内伤。

3. 智能训练及护理　对病人耐心细致地进行智能训练，使之掌握一定的生活和工作技能，多参加社会活动，或练气功、太极拳等，避免过逸恶劳；重症病人注意防止因大小便自遗及长期卧床引发褥疮、感染等。要防止病人自伤或伤人。

【结语】

痴呆是由于年迈体衰、情志所伤，或久病耗损导致髓减脑消，或痰浊瘀阻于脑，神机失用而形成的一种神志异常疾病，临床以呆傻愚笨、智能低下、善忘等为主要表现。病位在脑，与心、肝、脾、肾功能失调密切相关。基本病机为髓海不足，神机失用。其中虚证多为精、气、血亏虚，髓海失充，脑失所养；实证为气、火、痰、瘀内阻于脑，上扰清窍。病理性质多属本虚标实，临床多见虚实夹杂证。本虚多为阴精、气血亏虚；标实多为气、火、痰、瘀内阻于脑。痴呆的辨证应分清虚实。治疗原则宜虚则补之、实者泻之。祛邪扶正、标本兼治是本病治疗大法。治本虚应补益气血、填精补肾养脑；治标实当开郁豁痰化浊、活血通窍醒脑、理气通络清热。至于虚实夹杂证，当分清主次，或先祛邪后扶正，或标本同治，虚实兼顾。还应重视精神调摄与智能训练。

复习思考

1. 如何进行痴呆的临床诊断？
2. 痴呆的治疗原则是什么？

病案分析

冯某，女，43岁。1983年6月30日初诊。

因丧夫逐渐发生精神异常，意识反应迟钝，两腿活动无力，走路困难。开始生活尚能自理。近两年来，上述症状加重，意识有时模糊，缺乏思维能力，经常失眠，精神呆板，行动笨拙，语声低微不清，走路需要人搀扶，否则常易摔倒，头部已有数处摔伤，上肢活动尚可，近两个月下肢有轻度浮肿。伸舌颤动，仅能伸出舌尖，舌质润，苔薄白，脉弦缓无力，两手平伸震颤，纳呆，大便秘结。辨证：肝气郁结，肝风内动。治法：疏肝解郁，息风定志。处方：合欢花10g，夜交藤15g，蒺藜10g，竹茹10g，竹叶10g，莲子心5g，生龙齿15g，益智仁10g，紫贝齿15g，茯神10g。7剂。

二诊：7月7日。服上药7剂，精神明显好转，有喜笑表情，答话较前稍迅速，且较准确，能安静睡眠，行走稍见利落；唯伸舌尚迟钝，舌及两手平伸震颤均减轻。仍继前法治疗。处方：合欢花12g，夜交藤20g，蒺藜12g，竹茹10g，竹叶10g，莲子心5g，生龙齿 15g，益智仁 10g，紫贝齿 20g，茯神 10g，菖蒲 6g，陈皮 10g。18 剂。

三诊：7 月 28 日。对答自如，舌尖伸出较长，两手平伸已不颤动，唯下肢活动尚感乏力。处方：桑寄生 25g，怀牛膝 10g，合欢花 10g，夜交藤 15g，蒺藜 10g，莲子心 5g，益智仁 10g，紫贝齿 15g，茯神 10g。6 剂。

四诊：8 月 4 日。今天患者独自一人来诊。精神好，走路自如，已不感乏力，语言流利，伸舌自如，并已能做些家务活，偶尔尚有失眠，现处下方善后以巩固疗效。处方：桑寄生 25g，牛膝 10g，合欢花 10g，夜交藤 20g，蒺藜 10g，竹叶 10g，莲子心 5g，益智仁 10g，紫贝齿 15g，茯神 10g，酸枣仁 10g。

分析：肝气郁结，克伐脾胃，以致痰湿内生，蒙蔽心窍；气郁日久，损及肝肾阴血，以致虚风内动。病因病机予以明辨，针对其起病因于郁，以疏肝解郁为主，兼以息风化痰、安神定志，可获得较好的效果。

（何世英.中国百年百名中医临床家丛书·何世英.北京：中国中医药出版社，2004）

扫一扫，看课件

模 块 五

脾胃系病证

【学习目标】

知识要求

1. 掌握胃痛、呕吐、腹痛、泄泻、痢疾、便秘病证的诊断要点和辨证论治。

2. 熟悉痞满、噎膈、呃逆病证的诊断要点和辨证论治。

3. 熟悉脾胃的生理病理特点和常见病证的病因病机。

技能要求

1. 能够对胃痛、呕吐、腹痛、泄泻、痢疾、便秘等脾胃系病证患者进行辨治处置。

2. 能够对脾胃病患者开展预防与调护指导。

脾胃系病证是因感受外邪、饮食不节、情志不调、劳倦内伤等因素作用下，发生以脾胃功能失常为主的一类病证。临床常有胃痛、痞满、噎膈、呕吐、呃逆、腹痛、泄泻、痢疾、便秘等病证。

一、脾胃的生理病理特点

1. 脾胃的生理功能与特点 脾主运化，主升清，主统血，主肌肉、四肢；脾喜燥而恶湿，为太阴湿土之脏。胃主受纳、腐熟水谷，主通降浊，胃喜润而恶燥，为多气多血之腑。胃与脾相表里，共有"后天之本"之称，五脏六腑，四肢百骸皆赖以所养。

2. 脾胃的病理特征 脾胃的病理主要表现在受纳、运化、升降、统摄等功能的异常。

脾病多虚，胃病多实。脾运化水谷功能减退，导致机体运化吸收功能失常，引起便溏、腹胀、倦怠、消瘦；脾运化水湿功能减退，水湿内停，病理产物为湿、痰、饮，水湿下注引起泄泻。胃收纳、腐熟水谷及通降功能失常，可引起食欲不振；中气不能运行，则可引起胃痛、痞满、便秘；胃失和降，胃气上逆，则可导致嗳气、恶心、呕吐、呃逆。

3. 脾胃与其他脏腑的关系 脾胃居于中焦，为升降枢纽，升则上输于心肺，降则下归于肝肾。脾胃与其他脏腑在生理上、病理上相互影响，而脾胃与肝、肾关系尤为密切。①脾胃与肝：生理上肝木疏土，助其运化；脾土营木，利其疏泄。病理上肝郁气滞，乘脾犯胃，引起胃痛、腹痛。②脾胃与肾：脾虚化源不足，五脏之精少而肾失滋养；肾阳虚衰，脾失温煦，运化失职，引起泄泻。

脾胃系病证的病因有外感、饮食、情志、病后、劳倦等，而以饮食为主。病理因素主要是湿邪，病理表现为脾胃运纳、升降功能失常。病位在脾、胃、肠，涉及肝、肾。

二、脾胃病证的辨治要点

1. 辨证要点

脾胃病证的辨证以虚实为纲。脾病的证候有虚实之分。虚证多为因饮食、劳倦、思虑过度所伤，或病后失调所致的脾气虚、脾阳虚、脾气下陷、脾不统血等证；实证多为由饮食不节，或外感湿热或寒湿之邪内侵，或失治、误治所致的湿热蕴脾、寒湿困脾等证。

胃病证候有虚实寒热之别。虚证多因饮食不节、饥饱失常、久病失养，或因吐泻太过，或温热病后期，耗伤阴津，或老年阴血亏少等原因所致的胃阴虚证；实证多由饮食损伤，或误食不洁之品，或寒邪、热邪犯胃而成的食滞胃脘证、寒滞胃脘证、胃热炽盛证、血瘀胃脘证。

学习时应重点掌握脾胃疾病虚寒证、气虚证、阴虚证、气滞证、湿困脾胃证、湿热中阻证、胃热证、食滞证等的证候特点。

2. 治疗要点

脾胃病证的治疗，当分别虚实主次，采用健脾或祛湿法，并遵循脾宜健运、胃宜濡润的原则。

（1）从虚实辨治，尤其注重后天之本：应根据脾胃的生理特点组方遣药：①胃为阳土，喜润恶燥，燥热易伤胃阴，常用甘凉滋润之剂，慎用辛香燥热之药；脾为阴土，喜燥恶湿，湿易伤脾，多用醒脾化湿之剂，少用甘润滋腻之品。②脾气主升，以升为健，临床常用健脾益气升提之品；胃气主降，以降为和，临床多用和中、益胃、降逆之药。③实则阳明，胃病多实、多热，临床多用消导、和胃、泄热之品；虚则太阴，脾病多虚、多寒，临床常用健脾、行气、温中之品。④六腑以通为用，传化物而不藏，治疗胃肠病证，常以通为主法。

（2）从气血辨治，早期重视调气行血，久病注意活血通络：久病入络，久痛入络。脘腹久痛、噎膈等病证，应注意活血通络、散结消瘀。

（3）从脏腑辨治，尤其注重整体治疗：由他脏病变引起的脾胃病证，注意整体治疗。如肝郁乘脾宜疏肝扶脾，脾肾阳虚宜温补脾肾，心脾两虚宜补益心脾。

项目一 胃 痛

【学习目标】

知识要求

1. 掌握胃痛的辨证要点、常见辨证分型及治疗。

2. 熟悉胃痛的常见病因病机、类证鉴别、预防调护方法。

3. 了解胃痛的源流、演变与预后。

技能要求

1. 能够对胃痛患者的常见证型进行辨证论治。

2. 能够熟练地为胃痛患者开展预防与调护指导。

案例导入

江某，男性，65岁。因"上腹部疼痛反复发作10年，复发2天"于2013年11月3日来诊。

患者10年前无明显诱因开始出现上腹部疼痛，当时胃镜检查提示"十二指肠球部溃疡"。以后疼痛多次发作，均在我院门诊服用中西药物治疗后好转。2天前饮食不慎致上腹部疼痛再次发作，以隐隐烧灼样疼痛为主，伴有嘈杂感，似饥而不欲饮食，口燥咽干不欲饮，大便干结，3日1次。舌质嫩红，少苔，脉细稍数。

问题与思考：

1. 中医诊断为何病？当辨为何证？

2. 本病的临床特征是什么？本病应与哪些病证相鉴别？

3. 中医治法是什么？如何选方用药？应如何调养？

胃痛，又称胃脘痛，是指因饮食不节、情志内伤、劳累过度、感受外邪等病因，导致胃气失和，气机不利，不通则痛，临床以胃脘部近心窝处经常发生疼痛为主症的一种病证。

"胃脘痛"之名，最早见于《内经》，如《素问·六元正纪大论》曰："木郁之发……民病胃脘当心而痛。"《灵枢·邪气脏腑病形》曰："胃病者，腹䐜胀，胃脘当心而痛。"东汉张仲景创立了大建中汤、小建中汤、黄芪建中汤、芍药甘草汤、附子粳米汤、吴茱萸汤等方，均为后世治疗胃痛的常用方剂。明代王肯堂将胃痛与心痛区分，《证治准绳·心痛胃脘痛》曰：或问丹溪言心痛即胃脘痛，然乎？曰：心与胃，各一脏，其病形不同，因胃脘痛处在心下，故有当心而痛之名。岂胃脘痛即心痛者哉？"张介宾《景岳全书》强调了胃痛"气滞"这一因素。清代叶天士则强调胃痛"久痛入络"，《医学真传·心腹痛》还指出了要从辨证去理解和运用"通则不痛"之法。

西医学中功能性消化不良、急慢性胃炎、胃痉挛、胃黏膜脱垂、胃下垂、消化性溃疡、上消化道出血等疾病以胃脘部经常性发生疼痛为主症者，均可参照本病辨证施治。

【病因病机】

胃痛的外因为感受寒、热、湿之邪，内因为饮食伤胃、情志不畅、素体脾虚等，导致胃气郁滞，胃失和降，不通则痛。

1. 常见病因

（1）外邪犯胃：外感寒、热、湿之邪，内客于胃，致胃脘气机阻滞，不通则痛。其中尤以寒邪为多见，因寒性凝滞，主收引，气机凝滞，不通则痛。

（2）饮食伤胃：饮食不节，或饥饱无常，损伤脾胃，致胃气郁滞，胃失和降，不通则痛；过食辛辣刺激、肥甘厚味、恣饮酒浆，蕴湿生热，湿热中阻，气机壅滞，引起胃痛。

（3）情志不畅：情志不遂，忧思恼怒，肝失疏泄，肝气郁结，横逆犯胃，胃气郁滞；肝郁日久化火，郁火乘胃，肝胃郁热，胃络不畅，胃脘灼热而痛；气滞日久，或久病入络，血行不畅，血脉凝涩，瘀血内结，胃络瘀阻，不通则痛。

（4）素体脾虚：素体脾胃虚弱，或他病、久病致脾胃虚弱，或劳倦过度损伤脾胃导致脾胃虚弱，皆可引起中焦气虚、阳虚、阴虚，而发胃痛。胃气亏虚，胃失和降（无力），胃气郁滞（气虚气滞）而胃痛；中阳不足，中焦虚寒，胃失温养而发疼痛；胃阴亏虚，胃络失濡而拘急，不荣而痛。此外，若过服寒凉药物，伤及脾胃之阳，胃失温养，也可引起胃痛。

2. 病机概要

（1）基本病机：胃气郁滞，胃失和降，不通则痛。或胃失濡养、温煦，不荣则痛。

（2）病位：在胃，与肝、脾关系密切。

（3）病理性质：早期为外邪、饮食、情志所致者属实证；后期常为脾胃虚弱，往往虚实夹杂（如脾胃虚弱夹湿、夹瘀等）。

（4）病理因素：寒（寒邪）、热（热郁）、湿（湿阻）、食（食滞）、气（气滞）、血（血瘀）、虚（脾胃虚寒、胃阴亏虚）。

（5）病机转化：胃痛的病机转化，主要表现在以下三方面：

1）可发生寒热转化：如寒凝、湿郁日久化热，形成热证，或寒热错杂之证。

2）可发生气血转化：初病多在气分，日久深入血分而致血瘀，出现瘀阻胃络证。

3）可发生虚实转化：胃痛初期多属实证，但日久不愈，邪滞日久，可损伤脾胃，其证可由实转虚（如外寒袭胃之胃痛，日久不愈，则因寒邪伤阳，致脾胃阳虚，可转为脾胃虚寒证；胃热疼痛，日久不愈，则因热邪伤阴，致胃阴亏虚，可转为阴虚胃痛）。

虚证又可转为虚实夹杂之证，如脾胃虚寒证者，易受寒邪；脾胃气虚证者，又易饮食停滞。

【诊断与鉴别诊断】

1. 诊断依据

（1）临床表现

1）主症：上腹胃脘部近心窝处经常性发生疼痛，其疼痛有胀痛、刺痛、隐痛、剧痛等性质的不同。

2）次症：常伴有纳差、胃脘痞闷、嗳气呃逆、恶心呕吐、吞酸嘈杂、大便不调等局部症状和神疲乏力、倦怠等全身性症状，病情严重者可见呕血、黑便等出血症状。

（2）病史：慢性胃痛多有反复发作病史。发病前多有明显的诱因，如天气变化、恼怒、劳累、暴饮暴食、饥饿、饮食生冷干硬、辛辣醇酒，或服用有损脾胃的药物。

（3）相关检查

1）电子胃镜、上消化道钡餐造影：可做急性胃炎、慢性胃炎、胃及十二指肠溃疡病、胃黏膜脱垂等的诊断，并可与胃癌做鉴别诊断。内镜窥视结合活检可确定溃疡的部位、形态、大小、数目以及判定良、恶性。X线直接征象是龛影，胃小弯溃疡常可显示腔外龛影，十二指肠溃疡则龛影不易显示，常表现为球部变形、激惹和压痛，但球部炎症及溃疡愈合也可有此征象。

2）幽门螺杆菌（Hp）检测：慢性胃炎、消化性溃疡常为阳性。胃液分析、血清胃泌素含量测定、血清壁细胞抗体测定、胃蛋白酶测定及内因子等检查有利于慢性胃炎的诊断。

2. 病证鉴别

（1）胃痛与真心痛：部分真心痛患者表现心下胃脘部疼痛，真心痛发病多见于老年人，心电图检查可见 ST 段和 T 波改变，心肌坏死标志物增高，病情危重者可见心律失常、心衰、休克等并发症。胃痛与真心痛的类证鉴别见表 5-1。

表5-1　胃痛与真心痛的类证鉴别

	真心痛	胃痛
疼痛部位	左胸膺部	心下胃脘
疼痛程度	剧烈	多轻
疼痛时间	短，多为发作性	长，多呈持续性
疼痛性质	刺痛、绞痛	隐痛、胀痛
兼症	肢冷汗出，心悸气短	多伴胃肠道症状
预后	病情危急，预后较差	病情多缓，预后好

（2）胃痛（肝气犯胃）与胁痛：胁痛是以胁肋部疼痛为主症，可伴发热恶寒，或面目肌肤发黄，或胸闷善太息，少有嘈杂泛酸、嗳气吐腐。胃痛（肝气犯胃）也可攻痛连胁，但以胃脘部疼痛为主症。

（3）胃痛与腹痛：腹痛是以胃脘以下、耻骨毛际以上整个部位疼痛为主症。胃痛以上腹胃脘近心窝处疼痛为主症，胃痛也可影响及腹。

【辨证论治】

1. 辨证要点

（1）应辨急缓、寒热、虚实：急性胃痛往往发病急骤，疼痛剧烈，变化迅速，病程较短；慢性胃痛则起病缓慢，疼痛隐隐或反复发作，病势较缓，病程较长。寒痛多胃痛暴作，疼痛剧烈而拒按，遇寒则痛甚，得温则痛减；热痛则多胃脘灼痛，痛势急迫，遇热则痛甚，得寒则痛减，烦渴喜饮，便秘尿赤。胃痛辨虚实见表5-2。

表5-2　胃痛的虚实辨证

	实证	虚证
疼痛性质	痛剧，固定不移，拒按	痛势徐缓，痛处不定，喜按
疼痛节律	食后痛甚	饥而痛甚
病程体质	新病体壮	久病体虚
舌象脉象	脉盛	脉虚

（2）辨在气在血：胃痛一般初病在气分，久病在血分。在气者，有气滞、气虚之分；在血者，有血瘀、血虚之别。辨胃痛气滞与血瘀证见表5-3。气虚胃痛，多由中焦脾胃之气不足所致，故常伴见纳差、腹胀、便溏、面色无华、神疲乏力、舌淡脉弱等症。血虚胃痛，常伴见面色萎黄、唇甲色淡、头晕目眩、心悸怔忡、神倦脉细等症。

表 5-3　辨胃痛气滞与血瘀证

	气滞	血瘀
疼痛性质	胃胀且痛，以胀为主，时作时止	痛如针刺，呈持续性
疼痛部位	痛无定处，或涉及两胁	痛有定处
发作因素	与情志因素有关	食后或入夜痛甚
脾胃兼症	恶心呕吐，嗳气频频	呕血，便血
舌象脉象	舌淡，苔薄，脉弦	舌质紫暗或有瘀斑，脉涩

2. 治疗原则　基本治则为理气和胃止痛，重在疏理气机，立足于"通"，使通则不痛。"通"需审证求因，根据不同病机而采取相应治法，才能善用"通"法。属于胃寒者，散寒即所谓通；属于食停（滞）者，消食即所谓通；属于气滞者，理气即所谓通；属于热郁者，泄热即所谓通；属于血瘀者，化瘀即所谓通；属于阴虚者，益胃养阴即所谓通；属于阳虚者，温运脾阳即所谓通。

3. 分证论治

（1）寒邪客胃证

证候　胃痛暴作，恶寒喜暖，得温痛减，遇寒加重；口淡不渴，或喜热饮；舌淡苔薄白，脉弦紧。

审证求机　本证的病证特点为胃痛暴作，得温则减，遇寒加剧；基本病机为寒邪客胃，阳气被遏，气机凝滞不通。

治法　温胃散寒，行气止痛。

方药　香苏散合良附丸加减：高良姜、吴茱萸、香附、苏叶、乌药、陈皮、木香。

临床运用　①兼风寒表证者，加藿香；②寒夹食滞者加枳实、神曲、鸡内金、制半夏、生姜；③寒热错杂者可选用半夏泻心汤辛开苦降、寒热并调。

（2）饮食伤胃证

证候　胃脘疼痛，胀满拒按；嗳腐吞酸，或呕吐不消化食物，其味腐臭，吐后痛减，不思饮食，大便不爽，得矢气及便后稍舒；舌苔厚腻，脉滑。

审证求机　本证的病证特点为胃脘疼痛、胀满拒按、嗳腐不食、苔厚腻；基本病机为饮食滞停，胃气阻塞。

治法　消食导滞，和胃止痛。

方药　保和丸加减：神曲、山楂、莱菔子、茯苓、半夏、陈皮、连翘。

临床运用　①脘腹胀甚者，可加枳实、砂仁、槟榔等；②胃脘胀痛而便闭者，可合用小承气汤或改用枳实导滞丸；③胃痛急剧而拒按，伴见苔黄燥便秘者，则合用大承气汤。

（3）肝气犯胃证

证候　胃脘胀痛，痛连两胁，遇烦恼则痛作或痛甚；嗳气、矢气则痛舒，胸闷嗳气，喜长叹息，大便不畅；舌苔多薄白，脉弦。

审证求机　本证的病证特点为胃脘胀痛，攻撑连胁，遇烦恼则痛作或痛甚；基本病机为肝气郁结，横逆犯胃，胃气郁滞不通。

治法　疏肝解郁，理气止痛。

方药　柴胡疏肝散加减：柴胡、芍药、川芎、郁金、香附、陈皮、枳壳、佛手、甘草。

临床运用　①胃痛较甚者，可加川楝子、延胡索；②嗳气较频者，可加沉香、旋覆花；③泛酸者加乌贼骨、煅瓦楞子；④食滞纳呆者，可加神曲、麦芽。

（4）瘀血停胃证

证候　胃脘疼痛，如针刺、似刀割；痛有定处，按之痛甚，痛时持久，食后加剧，入夜尤甚，或见吐血黑便；舌质紫黯或有瘀斑，脉涩。

审证求机　本证的病证特点为胃痛如针刺，痛有定处，舌质紫黯或有瘀斑；基本病机为瘀停胃络，脉络壅滞。

治法　化瘀通络，理气和胃。

方药　失笑散合丹参饮加减：蒲黄、五灵脂、丹参、檀香、砂仁。

临床运用　①胃痛甚者，加延胡索、木香、郁金、枳壳，或合用活络效灵丹；②气虚无以行血，有四肢不温、舌淡脉弱者，加党参、黄芪、仙鹤草；③有阴虚者，加生地黄、麦冬；④便黑者，加三七粉、白及粉。

（5）湿热中阻证

证候　胃脘疼痛，痛势急迫；脘闷灼热，口干口苦，口渴而不欲饮，身重疲倦，纳呆恶心，小便色黄，大便不畅；舌苔黄腻，脉滑数。

审证求机　本证的病证特点为胃脘疼痛、脘闷灼热、身重肢倦、纳呆恶心、舌质红苔黄腻；基本病机为湿热蕴结，胃气阻滞。

治法　清化湿热，理气和胃。

方药　清中汤加减：黄连、栀子、制半夏、茯苓、草豆蔻、陈皮、甘草。

临床运用　①湿偏重者，加苍术、藿香；②热偏重者，加蒲公英、黄芩；③气滞腹胀者，加厚朴、枳实；④恶心呕吐者，加橘皮、竹茹；⑤大便秘结者，加生大黄（后下）；⑥纳呆少食者，加神曲、谷麦芽。

（6）胃阴不足证

证候　胃脘隐隐灼痛，似饥而不欲食；口燥咽干，五心烦热，消瘦乏力，口渴思饮，大便干结；舌红少津，脉细数。

审证求机　本证的病证特点为胃脘隐隐灼痛，似饥而不饮食，咽干口燥，舌红少津；基本病机为胃阴不足，胃失濡养。

治法　养阴益胃，和中止痛。

方药　一贯煎合芍药甘草汤加减：沙参、麦冬、生地黄、枸杞子、当归、川楝子、芍药、甘草。

临床运用　①胃脘灼痛、嘈杂泛酸者，可加珍珠粉、牡蛎、海螵蛸，或配用左金丸以制酸；②胃脘胀痛较剧，兼有气滞者，宜加厚朴花、玫瑰花、佛手；③大便干燥难解者，宜加火麻仁、瓜蒌仁；④阴虚胃热者，可加石斛、知母、黄连；⑤兼有瘀血者，可加丹参、桃仁。

（7）脾胃虚寒证

证候　胃痛隐隐，绵绵不休，喜温喜按；空腹痛甚，得食则缓，劳累或受凉后发作或加重，泛吐清水，神疲纳呆，四肢倦怠，手足不温，大便溏薄；舌淡苔白，脉虚弱或迟缓。

审证求机　本证的病证特点为胃脘隐痛、绵绵不休、喜温喜按，伴脾阳虚表现；基本病机为脾胃虚寒，失于温养。

治法　温中健脾，和胃止痛。

方药　黄芪建中汤加减：黄芪、桂枝、生姜、芍药、炙甘草、饴糖、大枣。

临床运用　①泛吐清水较多者，宜加干姜、制半夏、陈皮、茯苓；②泛酸者，可去饴糖，加黄连、炒吴茱萸、乌贼骨、煅瓦楞子等；③胃脘冷痛，里寒较甚，呕吐肢冷者，可加理中丸；④兼有形寒肢冷、腰膝酸软者，可用附子理中汤；⑤痛止之后，可改用香砂六君子汤调理。

4. 其他疗法

（1）中成药疗法：寒邪犯胃者，可服用温胃舒冲剂；饮食伤胃者，服用枳实导滞丸；肝气犯胃者，服用气滞胃痛冲剂；湿热中阻者，服用三九胃泰冲剂；瘀阻胃络者，服用元胡止痛片等。

（2）按压止痛：按压第2～4胸椎棘突，有时可立即止痛。或按压至阳穴由轻而重，直至痛止后再持续5分钟。

（3）针灸疗法：取中脘、足三里穴，用泻法，体弱者，采用补法或平补平泻；属寒邪犯胃者，灸胃俞、足三里、中脘等穴15分钟。凡怀孕12周以上或有流产史者，不宜用针灸疗法，尤其忌用泻法。

（4）手术疗法：剧烈胃痛合并大量胃出血或穿孔，血压下降，病情危重者，应立即转外科手术治疗。

【预防与调护】

1. 饮食调摄　养成良好的饮食规律，宜定时定量，切忌暴饮暴食，偏嗜生冷、油腻及辛辣、炙煿等刺激性食物。胃痛发作时进流质或半流质饮食，少食多餐，清淡易消化食物为主，忌食粗糙多纤维食物，尽量避免进食浓茶、咖啡和辛辣食物，进食宜细嚼慢咽。

2. 精神调摄　情志失调是气滞胃痛的主要病因，要保持心情舒畅，避免精神紧张、恼怒。

3. 慎用对胃有刺激的药物　解热镇痛药物如水杨酸、肾上腺皮质激素等，尤其忌长期服用，以免刺激胃黏膜。

【结语】

胃痛是以上腹胃脘近心窝处疼痛为主症的病证，多因外感邪气、饮食所伤、情志不畅而引发。病位在胃，但与肝、脾关系最为密切，涉及胆与肾。病理因素有寒凝、食积、气滞、郁热、湿热、瘀血。基本病机为邪阻胃气，胃气失和，气机不利，不通则痛，或胃失温煦、濡养，"不荣则痛"。病理性质有虚实之别。实证多见于早期，多因外邪、饮食、情志所致，后期常为脾胃虚弱，虚实夹杂，多由于脾胃虚寒，或胃阴不足所致。胃痛的病机转化主要表现在以下三方面：即寒热转化、气血转化和虚实转化。胃痛治疗的基本治则以理气（即通气）和胃止痛为主。但要从根本上理气，使气机畅通，"通则不痛"，则须从广义的角度去理解和运用"通"法，而不能局限于狭义的"通"法。这就需要审证求因，辨证施治。

复习思考

1. 何谓胃痛？怎样诊断胃痛？
2. 如何辨别胃痛的寒、热、虚、实证候？
3. 胃痛的辨治关键是什么？在治疗上如何理解以"通"为关键？

病案分析

居某，男，42 岁。1977 年 9 月 8 日初诊。

患者多年来时有胃脘疼痛。近 20 多天疼痛加剧，疼痛呈阵发性。痛甚则反射至肩背，呕吐酸苦水，空腹痛甚，口渴干苦，纳差，大便干，小便黄，经中西医治疗 2 周，疼痛未缓解，经某医院钡餐检查，诊断为十二指肠球部溃疡。舌边紫，苔黄腻，脉弦。辨证：肝胃不和，气血郁滞。治法：疏肝理气，化瘀止痛。处方：金铃子 10g，延胡索 10g，乌贼骨 10g，黄连 3g，炒五灵脂 15g，煅瓦楞子 12g，枳壳 10g，青陈皮 6g，佛手片 6g。6 剂。

二诊：9 月 14 日，药后胃痛略有减轻，但痛甚时仍反射至后背，泛吐酸水已少。原方加重化瘀之品。

处方：金铃子 10g，黄连 3g，吴茱萸 1.5g，炙刺猬皮 5g，九香虫 5g，煅瓦楞子 12g，炒五灵脂 15g，香附 10g，乌贼骨 10g，陈皮 5g，三七粉（冲）3g。6 剂。

另方：乌贼骨 120g，象贝母 60g，三七粉 15g，炙刺猬皮 30g，九香虫 30g。共研末，每次 3g，每日 3 次。开水冲服。

10 月 16 日随访：前方药连服 18 剂，胃痛消失，末药仍在续服，饮食正常。临床治愈。

分析：本案系肝胃不和，气血瘀阻所致，故方中以左金丸清肝解郁而制酸，金铃子散疏肝理气而止痛，乌贼骨甘温酸涩能通血脉，五灵脂、香附化瘀止痛，瓦楞子味咸走血而软坚散结，陈皮理气和胃，乌贝散、三七、九香虫、刺猬皮皆行瘀止痛之品，对胃痛尤佳。从而使肝胃得和，气血得畅，疼痛得解，泛酸得止。

（董建华. 中国现代名中医医案精华·董建华医案. 北京：北京出版社，1990）

项目二　痞　满

【学习目标】

知识要求

1. 掌握痞满的辨证要点、常见辨证分型及治疗。

2. 熟悉痞满常见病因病机、类证鉴别、预防调护方法。

3. 了解痞满的源流、痞满的演变与预后。

技能要求

1. 能够对痞满患者的常见证型进行辨证论治。

2. 能够熟练地为痞满患者开展预防与调护指导。

案例导入

余某，男性，32 岁。因"胃脘部痞满不适 2 年，加重 10 天"于 2014 年 11 月 5 日来诊。

患者自述 2 年前无明显诱因开始出现胃脘部痞满不适、胸胁胀满、恶心嗳气、纳呆神疲、大便溏。曾在当地医院行胃镜检查，提示"慢性浅表 – 萎缩性胃炎"。间或在门诊口服中西药物治疗，症状时轻时重。近10天来因工作关系，心情抑郁，胃脘部痞满加重，但按之稍舒，伴神疲乏力、不思饮食、大便溏薄，舌淡，苔薄白，脉沉弦。

问题与思考：

1. 中医诊断为何病证？当辨为何证？

2. 本病的临床特征是什么？本病应与哪些病证相鉴别？

3. 中医治法是什么？如何选方用药？应如何调护？

痞满是因外邪、饮食、情志等因素，导致中焦气机不利，脾胃升降失职，临床出现以自觉心下痞塞、胸膈胀满，触之无形，按之柔软，压之无痛为主要症状的病证。按部位痞满可分为胸痞、心下痞等。心下是指胃脘部，以胃脘部出现上述症状的痞满，称为心下痞，又可称胃痞。本项目主要讨论胃痞。

《内经》最早对痞满有记载，称之为"痞""痞塞""痞膈"等，认为其病因以饮食不节、起居不适和寒气为患等为主。痞满病名首见于《伤寒论》，张仲景在《伤寒论》中明确指出"满而不痛者，此为痞"，又创诸泻心汤治疗，一直为后世医家所效法。隋代巢元方《诸病源候论·诸否候》指出："其病之候，但腹内气结胀满，闭塞不通。"元代朱震亨《丹溪心法·痞》将其与胀满作鉴别，指出："胀满内胀而外亦有形；痞者内觉痞闷，而外无胀急之形也。"明代张介宾《景岳全书·痞满》将痞满分为虚实论治，对后世痞满诊治颇有指导意义。

痞满的临床表现与西医学的慢性胃炎（包括浅表性胃炎和萎缩性胃炎）、功能性消化不良、胃下垂等疾病相似，这些疾病若以上腹胀满不舒为主症时，可参照本病内容辨证论治。

【病因病机】

痞满的外因为感受外邪，内因为内伤饮食、情志失调等，导致中焦气机不利，脾胃升降失职而发病。

1. 常见病因

（1）感受外邪：外感六淫，表邪入里，或误下伤中，邪气乘虚内陷，结于胃脘，阻塞中焦气机，升降失司，遂成痞满。

（2）内伤饮食：暴饮暴食，或恣食生冷，或过食肥甘，或嗜酒无度，损伤脾胃，纳运无力，食滞内停，痰湿阻中，气机被阻，而生痞满。

（3）情志失调：抑郁恼怒，情志不遂，肝气郁滞，失于疏泄，横逆乘脾犯胃，脾胃升降失常，引起痞满；或忧思伤脾，脾气受损，运化不力，胃腑失和，气机不畅，而生痞满。

2. 病机概要

（1）基本病机：中焦气机不利，脾胃升降失职。

（2）病位：在胃，与肝、脾密切相关。

（3）病理性质：有寒、热、虚、实之分，临床常虚实夹杂，寒热错杂，或痰瘀兼见。

（4）病机转化：初病多实，久病则多由实转虚，形成虚证或虚实夹杂，还可导致脉络瘀滞，血络损伤。

【诊断与鉴别诊断】

1. 诊断依据

（1）临床表现

1）主症：胃脘痞塞，满闷不适，触之无物，按之柔软，压之不痛，望无胀形。

2）次症：可伴有嗳气、恶心呕吐、肠鸣腹泻等症状。

（2）病史

1）病史特征：发病缓慢，时轻时重，反复发作，病程漫长。

2）诱发因素：多由饮食、情志、起居、寒温等因素诱发。

（3）相关检查

1）电子胃镜、上消化道钡餐造影：可诊断慢性胃炎，并排除溃疡病、胃肿瘤等，病理组织活检可确定慢性胃炎的类型以及是否有肠上皮化生、异型增生。上消化道钡餐可以协助诊断慢性胃炎、胃下垂等。

2）胃肠动力检测：如胃肠测压、胃排空试验、胃电图等可协助诊断胃动力障碍、紊乱等。

3）幽门螺杆菌（Hp）检测：可查是否为 Hp 感染，慢性胃炎常为阳性。

4）B 超、CT 检查：可鉴别诊断肝胆疾病及腹水等。

2. 病证鉴别

（1）痞满与胃痛：痞满与胃痛病位同在胃脘部，且常相兼出现，其鉴别见表 5-4。

表 5-4 痞满与胃痛的类证鉴别

	胃痛	痞满
主症	以疼痛为主	以满闷不适为主
病势	痛势多急	起病较缓
有无疼痛	压之可痛	压无痛感

（2）痞满与鼓胀：痞满与鼓胀均为自觉腹部胀满的病证，其鉴别见表5-5。

表5-5 痞满与鼓胀的类证鉴别

	鼓胀	痞满
主症	腹部胀大如鼓，皮色苍黄，脉络暴露	自觉满闷不适，外无胀形
病位	在大腹	在胃脘
触诊	按之腹皮绷急	按之柔软

（3）痞满与胸痹：均可有脘腹不适。胸痹以胸闷、胸痛、短气为主症，偶兼脘腹不舒。痞满则以脘腹满闷不舒为主症，多兼饮食纳运无力之症，偶有胸膈不适，并无胸痛等表现。

（4）痞满与结胸：痞满与结胸病位皆在腹部，然结胸以心下至小腹硬满而痛、拒按为特征；痞满则以满而不痛、手可按压、触之无形为特点。

【辨证论治】

1. 辨证要点

（1）应首辨虚实：实痞与虚痞的鉴别见表5-6。

表5-6 痞满的虚实辨证

	实痞	虚痞
临床表现	痞满能食，食后尤甚，饥时可缓，伴便秘，舌苔厚腻，脉实有力	饥饱均满，食少纳呆，大便清利，舌淡苔白，脉虚无力
病因病机	外邪犯胃，痰湿中阻，湿热内蕴，气机失调	脾胃气虚，无力运化；胃阴不足，失于濡养

（2）次辨寒热：痞满绵绵，得热则减，口淡不渴，或渴不欲饮，舌淡苔白，脉沉迟或沉涩者属寒。痞满势急，口渴喜冷，舌红苔黄，脉数者为热。

2. 治疗原则 基本治则为调理脾胃升降、行气除痞消满。根据其虚、实及虚实夹杂之证，分证治之，实者泻之，虚者补之，虚实夹杂者补消并用。祛邪则视其具体证候，分别施以消食导滞、除湿化痰、理气解郁、清热祛湿等法；扶正重在健脾益胃、补中益气，或养阴益胃。

3. 分证论治

（1）实痞

1）饮食内停证

证候 脘腹痞闷而胀，进食尤甚，拒按；嗳腐吞酸，恶食呕吐，或大便不调，矢气频作，臭如败卵；舌苔厚腻，脉滑。

审证求机　本证的病证特点为脘腹痞闷而胀，进食尤甚，拒按，嗳腐吞酸；基本病机为饮食停滞，胃腑失和，气机壅塞。

治法　消食和胃，行气消痞。

方药　保和丸加减：山楂、神曲、莱菔子、制半夏、陈皮、茯苓、连翘。

临床运用　①食积较重者，可加鸡内金、谷芽、麦芽；②脘腹胀满者，可加枳实、厚朴、槟榔；③食积化热，大便秘结者，加大黄、枳实，或用枳实导滞丸；④兼脾虚便溏者，加白术、扁豆等或用枳实消痞丸消痞除满、健脾和胃。

2）痰湿中阻证

证候　脘腹痞塞不舒，胸膈满闷；头晕目眩，身重困倦，呕恶纳呆，口淡不渴，大便不爽，小便不利；舌苔白厚腻，脉沉滑。

审证求机　本证的病证特点为脘腹痞塞、胸膈满闷、眩晕呕恶、身重困倦；基本病机为痰浊阻滞，脾失健运，气机不和。

治法　除湿化痰，理气和中。

方药　二陈平胃汤加减：制半夏、苍术、藿香、陈皮、厚朴、茯苓、甘草。

临床运用　①痰湿盛而胀满甚者，可加枳实、紫苏梗、桔梗等，或合用半夏厚朴汤；②气逆不降，嗳气不止者，加旋覆花、代赭石、枳实、沉香等；③痰湿郁久化热而口苦、舌苔黄者，改用黄连温胆汤；④兼脾胃虚弱者加用党参、白术、砂仁健脾和中。

3）湿热阻胃证

证候　脘腹痞闷，或嘈杂不舒；恶心呕吐，口干不欲饮，口苦，纳少；舌红苔黄腻，脉滑数。

审证求机　本证的病证特点为脘腹痞闷、舌质红苔黄腻；基本病机为湿热内蕴，困阻脾胃，气机不利。

治法　清热化湿，和胃消痞。

方药　泻心汤合连朴饮加减：大黄、黄连、黄芩、厚朴、石菖蒲、制半夏、芦根、栀子、豆豉。

临床运用　①恶心呕吐明显者，加竹茹、生姜、旋覆花；②纳呆不食者，加鸡内金、谷芽、麦芽；③嘈杂不舒者，可合用左金丸；④便溏者，去大黄，加扁豆、陈皮等。

4）肝胃不和证

证候　脘腹痞闷，胸胁胀满；心烦易怒，善太息，呕恶嗳气，或吐苦水，大便不爽；舌质淡红，苔薄白，脉弦。

审证求机　本证的病证特点为脘腹痞闷、胸胁胀满、心烦易怒、善太息；基本病机为肝气犯胃，胃气郁滞，胃失和降。

治法　疏肝解郁，和胃消痞。

方药　越鞠丸合枳术丸加减：香附、川芎、苍术、神曲、栀子、枳实、白术。

临床运用　①气郁明显，胀满较甚者，酌加柴胡、郁金、厚朴等，或用五磨饮子加减；②郁而化火，口苦而干者，可加黄连、黄芩等；③呕恶明显者，加制半夏、生姜等；④嗳气甚者，加竹茹、沉香等。

（2）虚痞

1）脾胃虚弱证

证候　脘腹满闷，时轻时重，喜温喜按；纳呆便溏，神疲乏力，少气懒言，语声低微；舌质淡，苔薄白，脉细弱。

审证求机　本证的病证特点为脘腹满闷、喜温喜按、纳呆便溏、神疲乏力；基本病机为脾胃虚弱，健运失职，升降失司。

治法　补气健脾，升清降浊。

方药　补中益气汤加减：黄芪、党参、白术、炙甘草、升麻、柴胡、当归、陈皮。

临床运用　①胀闷较重者，可加枳壳、木香、厚朴；②四肢不温，阳虚明显者，加制附子、干姜，或合用理中丸；③纳呆厌食者，加砂仁、神曲；④舌苔厚腻，湿浊内蕴者，加制半夏、茯苓，或改用香砂六君子汤。

2）胃阴不足证

证候　脘腹痞闷，嘈杂，饥不欲食；恶心嗳气，口燥咽干，大便秘结；舌红少苔，脉细数。

审证求机　本证的病证特点为脘腹痞闷、饥不欲食、口燥咽干、舌红少苔；基本病机为胃阴亏虚，胃失濡养，胃失和降。

治法　养阴益胃，调中消痞。

方药　益胃汤加减：生地黄、麦冬、沙参、玉竹、冰糖、香橼。

临床运用　①津伤较重者，可加石斛、天花粉；②腹胀较著者，加枳壳、厚朴花；③食滞者，加谷芽、麦芽；④便秘者，加火麻仁、玄参等。

【预防与调护】

1. 饮食调摄　应节制饮食，注意饮食卫生，饮食宜清淡，勿暴饮暴食，忌肥甘厚味、辛辣醇酒及生冷之品。

2. 精神调摄　应保持乐观开朗、心情舒畅。

3. 起居调摄　慎起居，适寒温，防六淫，并注意腹部保暖。

4. 运动调摄　应适当参加体育锻炼，增强体质。

【结语】

痞满是临床上常见的病症，以胃脘痞塞、满闷不痛，按之软而无物，外无胀形为主要表现。病发于胃脘，责之于肝脾，形成原因有食、气、痰、湿、热、虚等方面，病理改变以中焦气机不利，脾胃升降失宜为主。初病多为实证，久病不愈则耗气伤阴而为虚证，但临床上常表现为本虚标实、虚实寒热夹杂之证。临证治疗以调和脾胃、行气消痞为基本治则。本病病情多迁延反复，只要坚持治疗，注意饮食、情志的调摄以及体育锻炼，一般预后较好。

复习思考

1. 痞满的临床特征是什么？如何辨别痞满的虚实证候？
2. 试述痞满的基本病机、病理性质、治则治法。
3. 痞满实证与虚证的治疗有何不同？

病案分析

赵某，男，24岁。1985年9月24日初诊。

患者1个月来胃脘胀满，食后益甚，胃脘灼热，泛酸，嗳气频频，纳物一般，大便尚调。脉弦滑，舌质稍红，苔白腻兼黄。证属饮食不节，中焦失运，治以消导调中。

处方：木香10g，枳壳10g，槟榔10g，陈皮10g，生赭石10g，旋覆花10g，焦六曲10g，厚朴10g，马尾连8g，吴茱萸6g，茯苓皮30g，砂仁5g。

二诊：9月28日。药尽4剂，胃脘灼热、泛酸已平，脘胀嗳气均缓。舌如前。再为消导运中，以前方变通。上方去马尾连、吴茱萸，加白术10g，冬瓜皮30g，太子参15g。

三诊：10月4日。药又进4剂，诸症续减而未尽除。近因饮食未和，时感恶心。脉仍弦小，舌质略红，苔白腻，稍兼黄。仍本前法，佐清化和中。上方加竹茹20g，生姜8g，法半夏10g，炒内金6g。

四诊：10月8日。诸症几平，唯空腹时或饮食过量后稍有不适，舌黄苔已退，脉如前，再予上方4剂以巩固疗效。

分析：本案患者虽未有明确的伤食史，但据其脉症舌苔，可辨为食滞伤中，脾失运导。且其年轻质壮，病暂邪实，故先投以消导运中、和胃行气之品，初显其效，继则加重健脾益气之药以全其功。盖伤食之证或因虚而伤食，或因实而致虚，多虚实兼夹，要能权衡轻重，分清缓急，并结合体质之强弱，灵活施治。

（董建华. 中国现代名中医医案精华·董建华医案. 北京：北京出版社，1990）

项目三 呕 吐

【学习目标】

知识要求

1. 掌握呕吐的辨证要点、常见辨证分型及治疗。

2. 熟悉呕吐常见病因病机、类证鉴别、预防调护方法。

3. 了解呕吐的应急措施、其他疗法、源流，呕吐的演变与预后。

技能要求

1. 能够对呕吐患者的常见证型进行辨证论治。

2. 能够熟练地为呕吐患者开展预防与调护指导。

案例导入

聂某，男性，45岁。因"反复呕吐4年，加重5天"于1996年8月15日就诊。

患者近4年来，饮食稍有不慎即发呕吐，时作时止，伴有纳呆神疲、胸脘痞闷、口淡无味。曾于当地医院经胃钡餐、胃镜、头颅CT检查，无异常发现，诊断为"神经性呕吐"，经中西医结合治疗，效果不显，呕吐时作。5天前因天热吃冷饮后，出现呕吐清涎，每日呕吐5～6次，伴心悸头眩、肠鸣有声、大便溏薄，舌质淡红，苔白腻，脉濡细无力。

问题与思考：

1. 中医诊断为何病？当辨为何证？

2. 本病应与哪些病证相鉴别？

3. 中医治法是什么？如何选方用药？后期应如何调养？

呕吐是指因外邪犯胃、饮食不节、情志失调，或脾胃虚弱等病因，导致胃失和降、胃气上逆，迫使胃内容物从口中吐出的一种病证。临床以有物有声谓之呕，有物无声谓之吐，无物有声谓之干呕，临床呕与吐常同时发生，故合称为呕吐。

呕吐的病名首见于《内经》，书中对其病因论述甚详，《素问·举痛论》曰："寒气客于肠胃，厥逆上出，故痛而呕也。"《素问·至真要大论》曰："诸呕吐酸……皆属于热。""少阳之胜，热客于胃，呕酸善饥。""燥湿所胜，民病喜呕，呕有苦。"东汉张仲景在《金匮要略》中，对呕吐的脉证治疗阐述详尽，认识到呕吐有时是人体排出胃中有害物质的保护性反应。如《金匮要略·呕吐哕下利病脉证治》曰："夫呕家有痈脓，不可治呕，脓尽自愈。"隋代巢元方《诸病源候论》指出呕吐的发生是由于胃气上逆所致。明代《景岳全书·呕吐》强调虚实辨证，指出："呕吐一证，最当详辨虚实。实者有邪，去其邪则愈，虚者无邪，则全由胃气之虚也。"《寿世保元》则认为在治疗呕吐时，应根据不同的病因及证型，使用不同方药。

西医学中的神经性呕吐、急性胃炎、心源性呕吐、胃黏膜脱垂症、幽门痉挛、幽门梗阻、贲门痉挛、十二指肠壅积症、肠梗阻、急性胰腺炎、急性胆囊炎等疾病，以呕吐为主症者可参照本病辨证论治。对颅脑病变引起颅内压增高所致的呕吐，常以高热、头痛、昏迷为主症，不属本篇讨论范围。

【病因病机】

呕吐的外因为外邪犯胃，内因为饮食不节、情志失调、病后体虚等，导致胃失和降，胃气上逆。

1. 常见病因

（1）外邪犯胃：感受六淫之邪，或秽浊之气，侵犯胃腑，胃失和降，气逆于上，发生呕吐。由于感邪之不同，又有寒呕与热呕之分，一般以受寒者居多。

（2）饮食不节：暴饮暴食，过食生冷、醇酒辛辣、甘肥或不洁食物，可伤胃滞脾，引起食滞不化，胃气不降，上逆而为呕吐。

（3）情志失调：恼怒伤肝，肝失条达，横逆犯胃，胃气上逆；忧思伤脾，脾失健运，食停难化，胃失和降，胃气上逆而呕吐。亦可因脾胃素虚，运化无力，饮食易于停留，偶因气恼，食随气逆，导致呕吐。

（4）病后体虚：脾胃素虚，或病后虚弱，耗伤中气，胃虚不能受纳水谷，脾虚不能化生精微，食滞胃中，胃失和降，上逆成呕。

2. 病机概要

（1）基本病机：胃失和降，胃气上逆。

（2）病位：在胃，与肝、脾关系密切。

（3）病理性质：有虚实之分。实证因外邪、食滞、痰饮、肝气等邪气犯胃，以致胃气痞塞，升降失调，气逆作呕；虚证为脾胃阳虚，胃失温养，或胃阴不足，胃失濡养，胃失和降，胃气上逆而呕吐。

（4）病机转化：初病多实，呕吐日久，损伤脾胃，中气不足，由实转虚。

【诊断与鉴别诊断】

1.诊断依据

（1）临床表现

1）主症：凡临床出现以呕吐为主症时，即可诊断。初起呕吐量多，吐出物多有酸腐气味；久病呕吐，时作时止，吐出物不多，酸臭味不甚。

2）次症：常伴脘腹满闷不舒、厌食、反酸、嘈杂等症。

（2）病史

1）病史特征：常有饮食不节、过食生冷、恼怒气郁，或久病不愈等病史。

2）诱发因素：因闻及特殊气味、饮食不节、情志不遂、寒暖失宜等诱发。

（3）相关检查

1）电子胃镜、上消化道钡餐造影：可了解胃黏膜情况，贲门、幽门及十二指肠黏膜的改变。

2）腹部透视及腹部 B 超：在呕吐不止，伴有腹胀、矢气减少或无大便时，以了解有无肠梗阻。腹部 B 超还可了解胰腺和胆囊的情况。

3）CT 及 MRI：病人暴吐，呈喷射状，应做头部 CT 或 MRI，以排除颅脑占位性病变。

4）实验室检查：肾功能检查以排除肾衰竭和尿毒症所致呕吐；尿淀粉酶、血清淀粉酶检查可排除胰腺炎；血常规、电解质检查可了解有无贫血及电解质紊乱；育龄妇女应化验小便，查妊娠实验。

2.病证鉴别

（1）呕吐与反胃：二者同属胃部的病变，其病机都是胃失和降，胃气上逆，而且都有呕吐的临床表现。其鉴别见表 5-7。

表 5-7　呕吐与反胃的类证鉴别

	反胃	呕吐
主症	朝食暮吐，暮食朝吐，终至完谷尽吐出而始感舒畅	有声有物，吐出当餐、当日之食物，吐无定时
病因病机	脾胃虚寒，胃中无火，难以腐熟食入之谷物，胃失和降，胃气上逆	感受外邪、饮食不节、情志失调和胃虚失和，致胃失和降，胃气上逆

（2）呕吐与噎膈：呕吐进食顺畅，吐无定时，大多病情较轻，病程较短，预后尚好。噎膈进食梗噎不顺，或食不得入，或食入即吐，甚则因噎废食，大多病情深重，病程较长，预后欠佳。

（3）呕吐物的鉴别：呕吐物酸腐量多，气味难闻，为饮食停滞，食积内腐；呕吐苦水、黄水者，为胆热犯胃，胃失和降；呕吐酸水、绿水者，为肝热犯胃，胃气上逆；呕吐浊痰涎沫者，为痰饮中阻，气逆犯胃；呕吐清水，量少者，为胃气亏虚，运化失职。

【辨证论治】

1. 辨证要点

（1）应首辨虚实：如《景岳全书·呕吐》曰："呕吐一证，最当详辨虚实。"呕吐实证与虚证的鉴别见表5-8。

表5-8　呕吐的虚实辨证

	实证	虚证
病因	外邪、饮食、情志失调	内伤（脾胃虚寒，胃阴不足）
起病	急	缓
病程	短	长
呕吐物	量多，多酸臭	吐出物少，酸臭不甚
兼症	伴寒热，脉实有力	兼虚象，精神萎靡，倦怠乏力，脉弱无力

（2）辨外感内伤：发病急，伴有表证者，属于外邪犯胃；无表证者，属内伤呕吐。

（3）辨病位：病位主要在胃、脾、肝，鉴别见表5-9。

表5-9　辨呕吐病位

病位	病理因素	主症
胃	食积	呕吐酸腐，大便秽臭，脘腹胀满疼痛，嗳气厌食，苔黄腻，脉滑
脾	痰浊	呕吐痰涎，脘腹痞满，食欲不振，大便溏薄，舌淡苔白腻，脉滑或细弱
肝	气郁	呕吐吞酸，嗳气频作，胸胁攻窜胀痛，口苦，脉弦或弦细，多由情志失调触发

2. 治疗原则　以和胃降逆为基本原则。结合具体症状辨证论治，偏于邪实者，治宜祛邪为主，邪去则呕吐自止，分别采用解表、消食、化痰、解郁等法；偏于正虚者，治宜扶正为主，正复则呕吐自愈，分别采用温阳、益气、养阴等法；虚实兼夹者当审其标本缓急之主次而治之。

3. 应急措施　在暴吐确诊后，应视病情及时采取止吐或催吐等应急措施，切忌在不明病因情况下滥用止吐方法治疗。

（1）液体疗法：对剧烈呕吐，耗伤阴液严重者，应采取液体疗法，以纠正水、电解质及酸碱平衡紊乱。

（2）止吐法：用制半夏 15g，生姜 3g，水煎服以止呕吐。

（3）催吐法：对暴饮暴食或误食毒物、药品等引起呕吐者，应采用催吐法，以因势利导。可用鹅毛、压舌板或手指刺激咽部以引起反射性呕吐，也可用瓜蒌 0.5g，藜芦 0.5g 研细末吞服。

（4）攻下法：对大便不通者，还应攻下，以排除余毒或积滞。用生大黄粉 3～6g 吞服，也可用大承气汤水煎服。

4. 分证论治

（1）实证

1）外邪犯胃证

证候 突然呕吐，胸脘满闷；发热恶寒，头身疼痛；舌苔白腻，脉濡缓。

审证求机 本证的病证特点为突然呕吐，胸脘满闷，兼有发热恶寒等表证；基本病机为外邪犯胃，胃气上逆。

治法 疏邪解表，化浊和中。

方药 藿香正气散加减：藿香、紫苏、白芷、大腹皮、厚朴、半夏、陈皮、白术、茯苓、甘草、桔梗、生姜、大枣。

临床运用 ①风寒偏重，症见寒热无汗、头痛身楚，加荆芥、防风、羌活；②伴见脘痞嗳腐、饮食停滞者，可去白术、甘草、大枣，加鸡内金、神曲；③兼气机阻滞，脘闷腹胀者，可酌加木香、枳壳。

2）食滞内停证

证候 呕吐酸腐，脘腹胀满，嗳气厌食；大便或溏或结；舌苔厚腻，脉滑实。

审证求机 本证的病证特点为呕吐酸腐、脘腹胀满、嗳气厌食；基本病机为食积内停，气机受阻，浊气上逆。

治法 消食化滞，和胃降逆。

方药 保和丸加减：山楂、神曲、莱菔子、陈皮、半夏、茯苓、连翘。

临床运用 ①因肉食而吐者，重用山楂；②因米食而吐者，加谷芽；③因面食而吐者，重用莱菔子，加麦芽；④因酒食而吐者，加蔻仁、葛花，重用神曲；⑤因鱼、蟹食而吐者，加苏叶、生姜；⑥因食豆制品而吐者，加生萝卜汁；⑦食物中毒呕吐者，用盐水探吐，防止腐败毒物被吸收。

3）痰饮内阻证

证候 呕吐清水痰涎；脘闷不食，头眩心悸；舌苔白腻，脉滑。

审证求机 本证的病证特点为呕吐清水痰涎、头眩心悸、舌苔白腻；基本病机为脾阳不运，痰饮内停，中阳不振，胃气上逆。

治法 温中化饮，和胃降逆。

方药　小半夏汤合苓桂术甘汤加减：半夏、生姜、茯苓、白术、甘草、桂枝。

临床运用　①脘腹胀满、舌苔厚腻者，可去白术，加苍术、厚朴；②脘闷不食者，加白蔻仁、砂仁；③胸膈烦闷、口苦、失眠、恶心呕吐者，可去桂枝，加黄连、陈皮、胆南星等。

4）肝气犯胃证

证候　呕吐吞酸，嗳气频繁；胸胁胀痛，每因情志不遂发作或加重；舌质红，苔薄腻，脉弦。

审证求机　本证的病证特点为呕吐吞酸、嗳气频作、胸胁胀痛，随着情志变化而增减；基本病机为肝气不舒，横逆犯胃，胃失和降。

治法　疏肝理气，和胃降逆。

方药　四七汤加减：苏叶、厚朴、半夏、生姜、茯苓、大枣。

临床运用　①胸胁胀满疼痛较甚，加川楝子、郁金、香附、柴胡；②呕吐酸水、心烦口渴者，可酌加左金丸及栀子、黄芩等；③兼见胸胁刺痛，或呕吐不止，舌有瘀斑者，可酌加桃仁、红花等。

（2）虚证

1）脾胃气虚证

证候　恶心呕吐，食入难化；食欲不振，脘部痞闷，大便不畅；舌苔白滑，脉象虚弦。

审证求机　本证的病证特点为恶心呕吐、食入难化、食欲不振；基本病机为脾胃气虚，纳运无力，胃虚气逆。

治法　健脾益气，和胃降逆。

方药　香砂六君子汤加减：党参、茯苓、白术、甘草、半夏、陈皮、木香、砂仁。

临床运用　①呕吐频作、嗳气脘痞，可酌加旋覆花、代赭石；②呕吐清水较多、脘冷肢凉者，可加附子、肉桂、吴茱萸；③呕吐伴气短懒言、倦怠乏力，可选用补中益气汤加减。

2）脾胃阳虚证

证候　饮食稍多即吐，时作时止；面色㿠白，倦怠乏力，喜暖恶寒，四肢不温，口干而不欲饮，大便溏薄；舌质淡，脉濡弱。

审证求机　本证的病证特点为饮食稍多即吐、四肢不温、喜暖恶寒；基本病机为脾胃虚寒，失于温煦，运化失职，胃失和降。

治法　温中健脾，和胃降逆。

方药　理中汤加减：人参、白术、干姜、甘草。

临床运用　①呕吐甚者，加砂仁、半夏等；②呕吐清水不止，加吴茱萸、生姜；③久呕不止，呕吐之物完谷不化，汗出肢冷，腰膝酸软，舌质淡胖，脉沉细，可加制附子、肉桂等。

3）胃阴不足证

证候　呕吐反复发作，或时作干呕；似饥而不欲食，口燥咽干；舌红少津，脉象细数。

审证求机　本证的病证特点为呕吐反复发作，或时作干呕，似饥而不欲食，口燥咽干；基本病机为胃阴不足，胃失濡润，和降失司。

治法　滋养胃阴，降逆止呕。

方药　麦门冬汤加减：人参、麦冬、粳米、甘草、半夏、大枣。

临床运用　①呕吐较剧者，加竹茹、枇杷叶；②口干舌红热甚者，加黄连、连翘；③大便干结者，加瓜蒌仁、火麻仁、白蜜；④倦怠乏力、纳差舌淡者，加党参、山药。

5. 其他疗法

（1）中成药疗法：寒邪犯胃，可选藿香正气片或藿香正气软胶囊；饮食停积，可选保和丸或枳实导滞丸；肝气犯胃，可选左金丸或香砂养胃丸；脾胃虚寒，可选附子理中丸；胃阴不足，选阴虚胃痛冲剂。

（2）推拿疗法：指压内关穴。

（3）针灸疗法：主方穴位可取中脘、内关、足三里、公孙。食滞胃脘者，配下脘、璇玑、天枢；肝气犯胃者，配上脘、太冲、阳陵泉；外邪犯胃者，配外关、合谷、大椎；痰饮停胃者，配膻中、丰隆、三阴交；脾胃虚弱者，配脾俞、胃俞、章门；胃阴不足者，配三阴交、内庭。实证用泻法，虚证用补法或加灸。脾胃虚寒者宜灸隐白、脾俞。

（4）单验方：取生姜适量嚼服，可治疗干呕不止或胃寒呕吐；取鲜芦根250g熬水代茶饮，治胃热呕吐；取饭锅巴如掌大一块，焙焦研细末，用生姜汤送服，治疗食滞呕吐；灶心土（包）50g，水煎15分钟，取汤加生姜汁1匙，一次服下，治虚寒呕吐。

【预防与调护】

1. 起居饮食调摄　起居有常，生活有节，注意冷暖，避免风寒暑湿秽浊之邪的侵入。饮食宜少食多餐，注意饮食卫生，不食腥秽之物，不暴饮暴食，少食生冷、寒凉及辛辣、香燥之品。发病期间以流食为主，病情稳定后，宜食新鲜、易消化、富含营养和充足的热量、蛋白质、维生素的食物，如鸡蛋、牛奶等，忌食葱、蒜、辣椒、萝卜和酒、咖啡等刺激性食物。属饮食所伤者，应暂时禁食；属脾胃虚寒者，忌食生冷之物；属胃阴不足者，忌辛辣刺激之品。

2. 精神调摄　保持心情舒畅，避免精神刺激，对肝气犯胃者，尤当注意。

3. 服药注意事项　剧烈呕吐者，应卧床休息，给予一级护理，密切观察病情变化。服药时尽量选择刺激性气味小的，避免随服随吐，更伤胃气。服药方法以少量频服为佳。根据病人的情况，一般以热饮为宜，并可加入少量生姜或姜汁，以免格拒难下。

【结语】

呕吐是由于胃失和降，气逆于上，以呕吐为主症的一种病证，可出现在许多疾病的过程中。常见病因为外邪犯胃、饮食不节、情志失调和脾胃虚弱，基本病机为胃失和降、胃气上逆。临床辨证以虚实为纲，实证外邪犯胃，饮食停滞者，一般暴病呕吐；肝气犯胃，痰饮内阻者，则可能反复发作。虚证多见于呕吐时作时止，脾胃气虚者，多伴倦怠乏力；脾胃阳虚者，常有恶寒怕冷；胃阴不足者，多有口舌干燥。虚实之间常可互相转化，或相互兼夹。治疗呕吐，当以和胃降逆为原则，需根据虚实不同情况分别处理：邪实者，治宜祛邪为主，正虚者，治宜扶正为主。实证多易治，虚证及虚实夹杂者，病程长，且易反复发作，较为难治。

复习思考

1.何谓呕吐？其病机特点是什么？

2.如何辨别呕吐之虚实证候？临床上是否见呕止呕？

病案分析

某男，49岁。

初诊：面色㿠白，食欲不振，恶心，呕吐，脘腹疼痛，泛酸，日久不愈，素体虚弱，小腹抽痛、憋胀、肠鸣，自觉有气自脐下向上顶冲，出虚汗，倦怠无力，大便偏溏，小便发黄，并偶带白浊。舌淡苔白，脉象沉弱。此为脾胃虚汗兼冲气上逆之证，治宜温中健脾，平冲止呕。方用理中汤合良附丸加味。

处方：党参10g，白术10g，炙甘草6g，茯苓10g，陈皮6g，半夏10g，吴茱萸6g，川楝子10g，荔枝核10g，延胡索6g，香附6g，高良姜6g，乌药10g，生姜3片，大枣3枚，水煎服。

二诊：上方服5剂，食欲好转，呕吐、泛酸、积气顶冲、出虚汗等症均显著好转，小腹仍憋胀跳动，舌淡，苔白，脉沉弱。仍遵原方，加茯苓12g，广木香5g，怀牛膝10g，大腹皮6g，水煎空腹服。

三诊：上方服9剂，食欲倍增，已经恢复至病前水平。呕吐，积气顶冲，小腹憋痛等症状已愈。近1月来，只觉阴囊发冷，出汗，苔白，脉沉。

处方：党参10g，白术10g，炙甘草6g，茯苓10g，陈皮6g，半夏10g，吴茱萸6g，良姜6g，炒小茴香10g，乌药6g，肉桂6g，草蔻6g，水煎服。4剂后，诸症遂安。

（赵尚华.张子琳医疗经验选辑.太原：山西人民出版社，1978）

项目四 噎膈

【学习目标】

知识要求

1. 掌握噎膈的辨证要点、常见辨证分型及治疗。

2. 熟悉噎膈常见病因病机、类证鉴别、预防调护方法。

3. 了解噎膈的源流、演变与预后。

技能要求

1. 能够对噎膈患者的常见证型进行辨证论治。

2. 能够熟练地为噎膈患者开展预防与调护指导。

📖 案例导入

　　陈某，女性，65岁。因"吞咽不畅2年，加重4个月"于2010年12月3日来诊。

　　患者于2年前因其子意外死亡，精神郁闷，渐觉胸膈食道部位痞满隐痛，初时吞咽稍觉不畅，今年4月起，渐至饮食难下，吞咽梗阻，甚则疼痛，情志舒畅时可稍减轻，食而复出，口干咽燥。曾在多家医院诊治，未见好转。舌质偏红，苔白腻，脉弦滑。

　　问题与思考：

　　1. 中医诊断为何病？当辨为何证？

　　2. 本病的临床特征是什么？本病应与哪些病证相鉴别？

　　3. 中医治法是什么？如何选方用药？应如何调养？

　　噎膈是指因情志不遂、酒食所伤、年老体弱等病因，导致痰气交阻，或痰瘀阻滞，食道狭窄，临床以吞咽食物梗噎不顺，或饮食难下，或食入即吐为主症的一种病证。噎即噎塞，指吞咽之时梗噎不顺；膈为格拒，指饮食不下。噎虽可单独出现，而又可为膈的前驱表现，故临床往往以噎膈并称。

　　膈之病名，首见于《内经》，如《素问·阴阳别论》曰："三阳结，谓之膈。"《素问·通评虚实论》曰："膈塞闭绝，上下不通，则暴忧之病也。"并指出了发病脏腑与大肠、小肠、膀胱有关，精神因素对本病的影响较大。隋唐医家多将噎膈病分而论之，隋代巢元方《诸病源候论》将噎膈分为气、忧、食、劳、思五噎；忧、恚、气、寒、热五膈。唐宋以后始将"噎膈"并称。宋代严用和在《济生方》中指出饮食、酒色、年龄均与本病有关。明代张介宾在《景岳全书·噎膈》中对噎膈病注重从脾肾进行治疗，指出："凡治噎膈大法，当以脾肾为主。……治脾者，宜以温养，治肾者宜从滋润，舍此二法，他无捷径也。"清代叶天士《临证指南医案·噎膈反胃》指出噎膈的病机为"脘管窄隘"。清代李用粹《证治汇补·噎膈》认为噎有气滞者，有血瘀者，有火炎者，有痰凝者，有食积者，虽有五种，总归七情之变。

西医学中的食道癌、贲门癌、贲门痉挛、食管憩室、食道炎、食道狭窄等疾病，有噎膈的临床表现者，可参照本病内容辨证论治，同时结合辨病处理。

【病因病机】

噎膈的病因复杂，主因七情内伤、酒食不节、久病年老等因素，致使气、痰、瘀交阻，热毒互结，津气耗伤，食管狭窄而成。

1. 常见病因

（1）七情内伤：忧思则伤脾，脾伤则气结，水湿失运，滋生痰浊，阻碍食道；恼怒则伤肝，肝伤则气郁，气郁血停，瘀血阻滞，痰、气、瘀互结于食道而成噎膈。

（2）饮食不节：长期食发霉之物，常进食腌制熏烤之物，毒邪伏于体内，刺激食管脉络；嗜酒无度，过食肥甘辛香燥热之品，助湿生痰，痰热内结；或进食过热、过快，食物粗糙、过硬可直接刺激食管，损伤络脉。终致痰热瘀阻于食道而发噎膈。

（3）久病年老：胃痛、呕吐等病证日久，损伤脾胃，饮食减少，气血化源不足，津竭胃脘枯槁；或年高体衰，精血亏损，气阴渐伤，津液失布，痰生气阻，气滞血瘀，痰瘀互阻，阻塞食道或胃口，发为噎膈。

2. 病机概要

（1）基本病机：痰、气、瘀互结，阻于食道，致使食管狭窄，胃失通降。

（2）病位：在食道，属胃所主，涉及肝、脾、肾。

（3）病理性质：本虚标实。标实乃为气滞、痰阻、瘀血，本虚系指津枯血燥，气虚阳微。初病多属邪实，久则由实转虚，每见虚实夹杂。

（4）病机转化与预后：本病的预后与病情的发展有关。如病情始终停留在噎证的阶段，只表现为吞咽之时梗噎不顺的痰气交阻证，不向膈证发展，一般预后尚好。由噎转膈者，发展快慢不同，治疗效果也有差异。其发展快而治疗效果较差，可在短时间危及生命。如病情发展慢而治疗见效者，可延缓生命，少数患者可达到临床治愈。

【诊断与鉴别诊断】

1.诊断依据

（1）临床表现

1）主症：轻症患者主要为胸骨后不适，烧灼感或疼痛，食物通过有滞留感或轻度梗阻感，咽部干燥或紧缩感。重症患者见持续性、进行性吞咽困难，咽下梗阻即吐。

2）次症：常伴有胃脘不适、胸膈疼痛，甚则形体消瘦、肌肤甲错、精神疲惫等。

（2）病史：常有情志不畅、酒食不节、年老肾虚等病史。多发于中老年人。

（3）相关检查

1）电子胃镜：可在直视下观察食道、幽门、胃体的情况，以了解有无肿瘤及炎症、溃疡、狭窄等，若有肿瘤可进行组织活检，以确定病性。

2）上消化道钡餐造影：上消化道钡餐检查可直接观察食管的蠕动情况、管壁舒张度、食管黏膜改变、充盈缺损及梗阻程度等。

3）CT检查：可了解全食管壁的结构情况与周围脏器的关系，以帮助诊断。

2.病证鉴别

（1）噎膈与反胃：两者皆有食入即吐的症状，噎膈与反胃的鉴别见表5-10。

表5-10 噎膈与反胃的鉴别

	反胃	噎膈
主症	食尚能入，但经久复出，朝食暮吐，暮食朝吐	吞咽困难，初无呕吐，后期格拒阻塞不下，食入即吐，或徐徐吐出
病机	阳虚有寒，难于腐熟	痰、气、瘀互结于食道，阻塞食道、胃脘
病情	轻	重
预后	良	不良

（2）噎膈与梅核气：二者均见咽中梗死不舒的症状。噎膈系有形之物瘀阻于食道，吞咽困难。梅核气则系气逆痰阻于咽喉，为无形之气，无吞咽困难及饮食不下的症状。

（3）噎膈与呕吐、关格：呕吐以呕吐宿食、痰涎、水液或干呕为主症，病位在胃，预后较好。关格与气虚阳微型噎膈均有呕吐不止、二便不通、汤水不下、形瘦神衰等危候，然而，关格初起即以呕吐不止、小便不通为主症，并无咽食梗噎难下感。

【辨证论治】

1.辨证要点

（1）辨本虚标实：一般初起多为标实之证，继则本虚与标实夹杂，最终导致阳气衰微，正气大伤。标实者当辨气结、血瘀、痰阻三者之不同。气结者，病程短，咽中不适，略有噎塞，重者吞咽欠利，饮食不减，症状随情绪的变化而加重或减轻。血瘀者，病程较长，胸骨后疼痛，固定不移，饮食难下，或呕吐紫红色血液，舌紫，脉细或涩。痰阻者，吞咽不利或困难，呕吐痰涎，胸闷，苔腻，脉滑。本虚多责之于阴津枯槁，发展至后期可见气虚阳微之证。阴津枯槁者，食入不下，口燥咽干，形体消瘦，大便秘结，舌红少津，脉细数；气虚阳微者，水饮不下，呕吐黏液，肢冷畏寒，面浮肢肿，舌质淡胖，苔白滑，脉沉弱。

（2）辨轻重：吞咽受阻，但食物尚可咽下者，属噎，一般病情较轻；进食格拒，固体及流质食物均不能咽下，伴胸骨后疼痛、大便不通、形瘦神衰者，属膈，病情较重。

（3）辨病位：本病病位在食道，主要与脾、胃、肝、肾等脏腑有关。具备本病主症，伴胸膈痞闷，与情志密切相关者，主要关系肝、胃；伴形体消瘦、口燥咽干、舌红少津者，主要关系肝、肾；病变日久，呕吐清水，面浮肢肿者，主要关系脾、肾。

2. 治疗原则　本病初期重在治标，祛邪为主，宜理气、消瘀、化痰，治疗应顾护津液，其辛散香燥之药不可多用，以免变生他证。后期重在治本，则应以补虚扶正为治疗大法，宜滋阴润燥，或补气温阳为主，但滋腻之品亦不可过用，当顾护胃气。

3. 分证论治

（1）痰气交阻证

证候　吞咽梗阻，胸膈痞满，甚则疼痛；情志舒畅时稍可减轻，情志抑郁时则加重，嗳气呃逆，呕吐痰涎，口干咽燥，大便艰涩；舌质红，苔薄腻，脉弦滑。

审证求机　本证的病证特点为吞咽梗阻、胸膈痞满、情志舒畅时稍可减轻，情志抑郁时则加重；基本病机为忧思伤脾，脾伤气结，痰气交阻，食道不利。

治法　开郁化痰，润燥降气。

方药　启膈散加减：郁金、砂仁壳、丹参、沙参、川贝母、茯苓、杵头糠、荷叶蒂。

临床运用　①嗳气呕吐明显者，酌加旋覆花、代赭石；②泛吐痰涎甚多者，加半夏、陈皮；③心烦口干，气郁化火者，加山豆根、栀子、金果榄等；④津伤较甚，大便艰涩、舌红少津者，可加生地黄、玄参、白蜜等。

（2）瘀血内结证

证候　饮食难下，或虽下而复吐出，甚或呕出物如赤豆汁；胸膈疼痛，固着不移，肌肤枯燥，形体消瘦；舌质紫暗，脉细涩。

审证求机　本证的病证特点为胸膈疼痛、食入即吐、舌质紫暗、脉细涩；基本病机为蓄瘀留着，阻滞食道，通降失司，肌肤失养。

治法　滋阴养血，破血行瘀。

方药　通幽汤加减：生地黄、熟地黄、当归、桃仁、红花、升麻、甘草。

临床运用　①瘀阻显著者，酌加三棱、莪术、炙穿山甲、䗪虫、水蛭等；②呕吐较甚，痰涎较多者，加海蛤粉、法半夏、瓜蒌等；③服药即吐，难于下咽，可含化玉枢丹以开膈降逆，随后再服汤药。

（3）津亏热结证

证候　吞咽梗涩而痛，入而复出，甚则水饮难进；心烦口干，胃脘灼热，大便干结如羊屎，形体消瘦，皮肤干枯，小便短赤；舌质光红，干裂少津，脉细数。

审证求机　本证的病证特点为吞咽梗涩而痛、心烦口干、胃脘灼热、大便干结如羊屎、舌质光红、干裂少津；基本病机为气郁化火，阴津枯竭，虚火上逆，胃失润降。

治法　滋阴养血，润燥生津。

方药　沙参麦冬汤加减：沙参、麦冬、天花粉、玉竹、竹茹、芦根、甘草。

临床运用　①口干舌燥、恶心呕吐，可加竹茹、芦根；②胃火偏盛者，加栀子、黄连；③肠腑失润，大便干结，坚如羊屎者，宜加火麻仁、全瓜蒌；④烦渴咽燥，噎食不下，或食入即吐，吐物酸热者，改用竹叶石膏汤加大黄泻热存阴。

（4）气虚阳微证

证候　水饮不下，泛吐大量黏液白沫；面浮足肿，面色㿠白，形寒气短，精神疲惫，腹胀；舌质淡，苔白，脉细弱。

审证求机　本证的病证特点为水饮不下、泛吐大量黏液白沫、形寒气短、精神疲惫；基本病机为脾肾阳虚，中阳衰微，温煦失职。

治法　温补脾肾。

方药　补气运脾汤加减：黄芪、党参、白术、砂仁、茯苓、甘草、陈皮、半夏、生姜、大枣。

临床运用　①胃虚气逆，呕吐不止者，可加旋覆花、代赭石；②口干咽燥、形体消瘦、大便干燥者，可加石斛、麦冬、沙参；③噎食不下、肢体倦怠、动则气喘、脉大无力者，可合用补中益气汤加减；④肾阳虚明显者加附子、肉桂、鹿角胶、苁蓉温补肾阳，或右归丸加减。

4. 其他疗法

（1）针灸疗法：痰气阻膈者，以毫针刺中脘、期门、太冲、足三里、阳陵泉等穴，每日1次；脾胃阳虚者，取胃俞、脾俞、中脘、足三里等穴，补法，可针、灸并用，每日1次；吞咽梗阻，进食困难者，可酌取膈俞、启膈、内关、中脘、足三里等穴，平补平泻，留针15～20分钟；噎膈中晚期，可酌取天鼎、天枢、合谷、足三里、膻中、中脘、内关、膈俞、脾俞等穴，平补平泻，每日1次。

（2）单验方：①山慈菇120g浓煎加蜂蜜120g，熬成膏状，每次服用15mL，每日3次。②守宫酒：活守宫（壁虎）5条，浸白酒500mL，7日后服用，每次10mL，每日2次，对于缓解早、中期食管癌患者吞咽困难有一定作用。

【预防与调护】

1. 饮食调摄 平素多食新鲜水果、蔬菜，多吃大蒜、猕猴桃等防癌食品，不吃太烫的食物，进食不宜过快，应细嚼慢咽，少吃富含亚硝酸盐的食物，如熏肉、腌肉、腌鱼、酸菜、泡菜等。加强对病人的护理，每餐进食后，可喝少量的温开水或淡盐水，以冲淡食管内积存的食物和黏液，预防食管黏膜损伤和水肿，并注意保持大便通畅。患者饮食宜进清淡、细软、多汤汁、易消化食物，如牛奶、豆浆、鸡蛋、豆腐、甲鱼、肉糜等，忌辛辣刺激食物。汤药宜浓煎，少量频服，服药呕吐者，可在服药后用生姜擦舌面以止呕。

2. 精神调摄 精神护理尤为重要。应鼓励患者调节情志，舒畅心情，树立战胜病魔的信心。

3. 及时诊疗，定期复查 及时治疗食管慢性疾病如食管炎、食管白斑、贲门失弛缓症、食管疤痕性狭窄、憩室和食管溃疡等，防止癌变。中年以上患者出现吞咽梗噎、胸骨后疼痛者，应及时就医，定期检查。

【结语】

噎膈之病以吞咽食物梗噎不顺，饮食难下，或食入即吐为主要表现。病因虽有多端，但主要责之于情志不遂、酒食所伤等因素，致使痰、气、瘀结于食道，食管狭窄，胃失和降。辨证时当分本虚与标实之别。初期属标实，证见痰气交阻、瘀血内停、火郁热结，久则以本虚为主，见阴亏、气虚、阳微。若病情只停留在噎证阶段，其病轻，预后良好。若由噎致膈，其病重，预后多为不良。在治疗方面，应根据具体病情立法遣方，并注意精神调摄，保持乐观情绪，少思静养，避免不良刺激，禁食辛辣刺激食品等。

复习思考

1. 何谓噎膈？噎膈的病机关键是什么？
2. 临床上如何鉴别噎膈和反胃？
3. 为什么说"顾胃气，护津液，为治法之本"？

病案分析

贾某，男，79岁。

平素嗜酒，数月以来，情怀抑郁，食减便燥，渐至进食有时作噎，咽下困难。现只能进半流质食物，硬食已有2个月不能进矣。胸际闷胀微痛，饭后尤甚，有时吐白黏沫，口干，不思饮，大便干燥，4～5日一行，夜寐多梦，精神委顿，体重减轻。经北大医院检查，谓为食道狭窄，未发现癌变。舌苔白而燥，脉沉涩。辨证立法：平素嗜酒，加之情志怫逆，气郁积聚，致使阴阳不和，三焦闭塞，咽噎不利，格拒饮食，渐至津液干枯，口燥便难。治宜顺气开郁，养阴润燥。处方：薤白头 10g，桃仁 6g，代赭石 15g（旋覆花 6g 同布包），全瓜蒌 18g，杏仁 6.5g，清半夏 10g，炒枳实 6g，火麻仁 15g，油当归 12g，怀牛膝 10g，茜草根 10g，川郁金 10g，广陈皮 6g，天冬、麦冬各 6g。

二诊：前方服 3 剂，诸症如前，胸际略畅，大便仍燥。前方加晚蚕沙 10g，皂角子 10g，再服 5 剂。

三诊：服药 5 剂，自觉诸症有所减轻，能稍进馒头类食物，大便仍微干，2 日一行，身倦少力。处方：薤白头 10g，全瓜蒌 25g，代赭石 12g（旋覆花 10g 同布包），晚蚕沙 10g（炒焦皂角子 10g 同布包），炒枳实 6g，茜草根 10g，怀牛膝 10g，桃仁、杏仁各 6g，郁李仁 6g，火麻仁 18g，野於术 10g，川郁金 10g，油当归 12g。

何梦瑶氏云："酒客多噎膈，食热酒者尤多，以热伤津液，咽管干涩，食不得入也。"中医无食道狭窄病名，综观脉证，是属噎膈之证。余治疗此病常用润养之剂屡屡奏效，以旋覆代赭汤、瓜蒌薤白半夏汤加减为主，佐以桃仁、杏仁、当归滑润之药，二冬滋阴养津，郁金、枳实、茜草、陈皮等开郁顺气。

（祝谌予．施今墨临床经验集．北京：人民卫生出版社，1982）

项目五　呃　逆

【学习目标】

知识要求

1. 掌握呃逆的诊断要点、常见辨证分型及治疗。

2. 熟悉呃逆的常见病因病机、类证鉴别、预防调护方法。

3. 了解呃逆的源流、演变与预后、其他疗法。

技能要求

1. 能够对呃逆患者的常见证型进行辨证论治。

2. 能够熟练地为呃逆患者开展预防与调护指导。

案例导入

王某，男，50 岁，因"喉中呃呃连声 2 周"于 2010 年 5 月 3 日来诊。

患者 2 周前就餐后突发喉中呃呃连声，声短而频，不能自制，呃声洪亮，口臭烦渴，喜冷饮，脘腹满闷，小便短赤，大便秘结，舌红苔黄，脉滑数。

问题与思考：

1. 中医诊断为何病？诊断要点是什么？

2. 本病应与哪些病证相鉴别？

3. 中医辨为何种证型？治法是什么？如何选方用药？

呃逆是指因饮食不节、情志不遂、体虚病后等病因，导致胃失和降，胃气上逆，膈间之气不利，临床以气逆上冲，喉间呃呃连声，声短而频，不能自制为主症的一种病证。

《黄帝内经》无呃逆之名，其记载的"哕"即包含本病，认为病机是胃气上逆，发病与寒气及胃、肺有关，且认识到呃逆是病危的一种征兆，如《素问·宝命全形论》曰："病深者，其声哕。"东汉张仲景在《金匮要略·呕吐哕下利病脉证治》中将呃逆分为三种：一为实证，二为寒证，三为虚热证。元代朱丹溪始称之为"呃"，《格致余论·呃逆论》曰："呃，病气逆也，气自脐下直冲，上出于口，而作声之名也。"明代张介宾进一步确定呃逆病名，如《景岳全书·呃逆》曰："哕者，呃逆也，非咳逆也；咳逆者，咳嗽之甚者也，非呃逆也；干呕者，无物之吐，即呕也，非哕也；噫者，饱食之息，即嗳气也，非咳逆也。"并指出大病时"虚脱之呃，则诚危之证。"明代秦景明《症因脉治·呃逆论》把本病分外感、内伤两类。清代李中梓《证治汇补·呃逆》对本病系统地提出治疗法则。

西医学中的单纯性膈肌痉挛即属呃逆。而其他疾病如胃肠神经官能症、胃炎、胃扩张、胸腹腔肿瘤、肝硬化晚期、脑血管病、尿毒症，以及胸腹手术后等所引起的膈肌痉挛之呃逆，均可参考本病辨证论治。

【病因病机】

呃逆多为饮食不节、情志不遂、体虚病后等因素，引起胃失和降，膈间气机不利，胃气上逆动膈。

1.常见病因

（1）饮食不节：进食太饱、太快、过食生冷、过服寒凉药物，寒气蕴蓄于胃，上动于膈而生呃逆；过食辛辣煎炒、醇酒厚味，或过服温补药物，燥热内生，腑气不行，气逆动膈而发呃逆。《景岳全书·呃逆》曰："皆其胃中有火，所以上冲为呃。"

（2）情志不遂：恼怒伤肝，肝郁气滞，横逆犯胃，逆气动膈；或肝郁乘脾，或忧思伤脾，运化失职，滋生痰浊；或素有痰饮内停，复因恼怒气逆，逆气挟痰浊上逆动膈，发生呃逆。

（3）体虚病后：素体虚弱，年高体弱或大病久病，正气未复，或吐下太过，虚损误攻，均可损伤中气，或伤胃阴，胃失和降则发呃逆，甚则病深及肾，肾气失于摄纳，浊气上乘，上逆动膈则发呃逆。

2. 病机概要

（1）基本病机：胃失和降，膈间气机不利，胃气上逆动膈。

（2）病位：在膈，病变的关键脏腑在胃，还与肝、脾、肺、肾诸脏有关。

（3）病理性质：本病有虚实之分，病初以实证为主，日久则为虚实夹杂证或纯为虚证。实证因寒凝、热（火）郁、气滞、痰阻、食停等病理因素导致胃失和降，虚证因脾肾阳虚或胃阴亏损而正虚气逆。

（4）病机转化：病机转化决定于病邪性质和正气强弱。急危重症及年老正虚患者可致元气衰败的危候。急危重症及年老正虚患者可致脾胃阳虚与胃阴亏虚，后期可致元气衰败，出现呃逆持续、呃声低微、气不得续的危候。

【诊断与鉴别诊断】

1. 诊断依据

（1）临床表现

1）主症：气逆上冲，喉间呃呃连声，声短而频，不能自止，呃声或高或低，或疏或密，间歇时间不定。

2）次症：常伴有胸膈痞闷、脘中不适、嘈杂灼热、腹胀嗳气、口中有异样感觉、情绪不安等症状。

（2）病史：多有受凉、饮食、情志等诱发因素。

（3）相关检查

1）电子胃镜、上消化道钡餐造影：可诊断与鉴别诊断胃肠神经官能症、胃炎、胃扩张、胃癌等。单纯性膈肌痉挛无须做理化检查。

2）肝、肾功能及 B 超、CT 等检查：可诊断与鉴别诊断肝硬化、尿毒症、脑血管病以及胸、腹腔肿瘤等。

2. 病证鉴别

呃逆与干呕、嗳气：三者同属胃气上逆的表现。嗳气食后多发，故张介宾称之为"饱食之息"，与喉间气逆而发出的呃呃之声不难区分。在预后方面，干呕与嗳气只是胃肠疾病的症状，与疾病预后无明显关系，而呃逆若出现在危重病人，往往为临终先兆，应予警惕。呃逆与干呕、嗳气的类证鉴别见表 5-11。

表 5-11 呃逆与干呕、嗳气的类证鉴别

	呃逆	干呕	嗳气
主症	呃呃连声，声短而频，不能自止	有声无物的呕吐	嗳气声沉缓，食后多发
有无酸腐味	无	无	多伴有
病位	在膈，关键在胃	在胃	在胃
病机	胃气上逆动膈	胃气上逆	胃气上逆

【辨证论治】

1. 辨证要点

（1）辨生理与病理：一时性气逆而作，无反复发作史，且无明显兼证，属生理现象，无须治疗。若反复发作，兼证明显，或出现在其他急、慢性疾病过程中为病理反应，可视为呃逆病证。

（2）辨虚实寒热：呃逆初期，呃声响亮有力，持续发作，脉弦滑者，属实；呃声断续、低长，气怯乏力，脉弱者，属虚；呃声沉缓有力，胃脘不适，遇寒呃重，得热呃轻，苔白滑者，属寒；呃声高亢有力，胃脘灼热，口臭烦渴，便秘溲赤，苔黄者，属热。

（3）辨危候：老年正虚、重证后期、急危患者之呃逆持续不断，呃声低微，气不得续，饮食难进，脉细沉伏，多为病情恶化，胃气将绝，元气欲脱的危候，应高度重视。

2. 治疗原则　理气和胃、降逆止呃为基本治疗原则。要分清寒热虚实，分别施以祛寒、清热、补虚、泻实之法。如属胃寒者，温中祛寒；胃火上逆者，清降泄热；脾胃虚寒者，温补脾胃；胃阴不足者，养胃生津；因于情志者，疏肝解郁；因于痰饮者，降逆化痰；瘀血阻滞者，活血化瘀；饮食停滞者，消食导滞。对于重危病证中出现的呃逆，治当大补元气、急救胃气。

3. 分证论治

（1）胃中寒冷证

证候　呃声沉缓有力，胸膈及胃脘不舒，得热则减，遇寒更甚，进食减少，喜热饮，口淡不渴；舌苔白润，脉迟缓。

审证求机　本证的病证特点为呃声沉缓有力，得热则减，遇寒更甚；基本病机为寒蓄中焦，气机不利，胃失和降，胃气上逆动膈。

治法　温中散寒，降逆止呃。

方药　丁香散加减：丁香、柿蒂、高良姜、炙甘草。

临床运用　①寒气较重，脘腹胀痛者，加吴茱萸、肉桂、乌药；②寒凝气滞，脘腹痞满者，加枳壳、厚朴、陈皮；③寒凝食滞，脘闷嗳腐者，加莱菔子、制半夏、槟榔；④气逆较甚，呃逆频作者，加刀豆子、旋覆花、代赭石。临证还可辨证选用丁香柿蒂散、橘皮汤等。

（2）饮食停滞证

证候　呃声壮实有力，嗳腐吞酸；脘腹满闷，进食后更甚，吐后则舒；苔厚腻，脉滑。

审证求机　本证的病证特点为呃声有力、嗳腐吞酸、脘腹满闷，进食后更甚，吐后则舒，苔厚腻；基本病机为食滞胃脘，气机受阻，胃失和降，胃气上逆动膈。

治法　消食化滞，和胃降逆。

方药　保和丸加减：山楂、神曲、莱菔子、陈皮、半夏、茯苓、连翘。

临床运用　①大便秘结者，加大黄、槟榔；②食积化热，苔黄腻者，加黄芩、黄连；③食积脾虚者，加白术。

（3）胃火上逆证

证候　呃声洪亮有力，冲逆而出；口臭烦渴，多喜冷饮，脘腹满闷，大便秘结，小便短赤；苔黄燥，脉滑数。

审证求机　本证的病证特点为呃声有力、口臭烦渴、多喜冷饮；基本病机为热积胃肠，腑气不畅，胃火上冲动膈。

治法　清胃泄热，降逆止呃。

方药　竹叶石膏汤加减：竹叶、生石膏、沙参、麦冬、半夏、粳米、甘草、竹茹、柿蒂。

临床运用　①腑气不通，痞满便秘者，合用小承气汤通腑泄热；②胸膈烦热、大便秘结者，可用凉膈散以攻下泻热。

（4）气机郁滞证

证候　呃逆连声，常因情志不畅而诱发或加重；胸胁满闷，脘腹胀满，嗳气纳减，肠鸣矢气；苔薄白，脉弦。

审证求机　本证的病证特点为呃逆连声、胸胁满闷，常因情志不畅而诱发或加重；基本病机为肝气郁滞，横逆犯胃，胃气上逆。

治法　顺气解郁，和胃降逆。

方药　五磨饮子加减：木香、乌药、枳壳、沉香、槟榔。

临床运用　①肝郁明显者，加川楝子、郁金；②心烦口苦，气郁化热者，加栀子、黄连；③气逆痰阻，昏眩恶心者，可用旋覆代赭汤合二陈汤化裁；④气滞日久夹瘀者，胸胁刺痛、久呃不止，可用血府逐瘀汤加减。

（5）脾胃阳虚证

证候　呃声低长无力，气不得续；泛吐清水，脘腹不舒，喜温喜按，面色㿠白，手足不温，食少乏力，大便溏薄；舌质淡，苔薄白，脉细弱。

审证求机　本证的病证特点为呃声无力，气不得续，泛吐清水，喜温喜按，手足不温；基本病机为中阳不足，胃失和降，虚气上逆。

治法　温补脾胃，和中降逆。

方药　理中丸加减：人参、白术、甘草、干姜。

临床运用　①嗳腐吞酸，夹有食滞者，加神曲、麦芽；②脘腹胀满，脾虚气滞者，加法夏、陈皮；③呃声难续，气短乏力，中气大亏者，可用补中益气汤；④病久肾阳亏虚，肾失摄纳者，可用肾气丸。还可辨证选用附子理中丸、香砂六君子汤等。

（6）胃阴不足证

证候　呃声短促而不得续；口干咽燥，烦躁不安，不思饮食，或食后饱胀，大便干结；舌质红，苔少而干，脉细数。

审证求机　本证的病证特点为呃声短促，口干咽燥，大便干结，舌质红，苔少而干，脉细数；基本病机为胃阴不足，胃失濡养，胃气上逆。

治法　养胃生津，降逆止呃。

方药　益胃汤合橘皮竹茹汤加减：沙参、麦冬、玉竹、生地黄、橘皮、竹茹、大枣、生姜、炙甘草、党参。

临床运用　①咽喉干燥者，加竹茹、石斛；②神疲乏力者，加党参、西洋参、山药；③日久及肾者，可用大补阴丸加减。

4. 其他疗法

（1）针灸疗法：实证取膈俞、内关为主穴。寒证隔姜灸中脘穴；热证泻内庭穴；痰证泻行间、丰隆穴；瘀证泻期门穴。虚证取胃俞、足三里（用补法），膻中（艾卷雀啄灸）、内关（平补平泻）为主穴；阴虚者，加三阴交（补法）；虚寒者，加关元穴（隔姜灸）。

（2）穴位按压法：指压内关穴或睛明穴约10分钟，呃逆可止。

（3）拔罐疗法：主穴取膈俞、脾俞、肝俞、胆俞、中脘、膻中等穴。先在背部俞穴拔罐4～6个，然后再在腹部腧穴拔罐，留罐15～20分钟。

（4）外治法：胃寒证，取吴茱萸、丁香、沉香各20g，研末，加蜂蜜、姜汁各20mL，调匀后备用，取药膏适量，敷神阙穴，每日1次；胃热证，以朱砂、芒硝适量研末，用醋或清水调成糊状，敷神阙穴，每日1次；虚寒证，取艾叶、硫黄、乳香各等分研末，加白酒适量，煮沸，吸热气，并以生姜擦胸；久病呃逆，取蜂蜜、姜汁适量和匀，擦背。

【预防与调护】

1. 饮食调摄　注意饮食规律，饮食上宜清淡，忌吃生冷、辛辣、肥腻之食，避免饥饱无常。发作时应进食高蛋白、低脂肪的流质或半流质易消化食物。呃逆属胃寒证者，可缓缓饮用温开水；胃热证者，可缓缓饮用冰开水或冷饮。

2. 精神调摄　注意调节情志，保持心情舒畅，避免暴怒、过喜等不良情志刺激。

3. 起居调摄　起居注意寒温适宜，避免外邪侵袭。

【结语】

呃逆是指胃气上逆动膈，以气逆上冲、喉间呃呃连声、声短而频、令人不能自制为主要表现的病证。呃逆是以饮食、情志、受凉、病后体虚及痰饮、瘀血等为病因，以胃失和降，胃气上逆动膈，膈间之气不利为基本病机。治疗以理气和胃、降逆平呃为基本原则，应分清寒热虚实，在辨证论治的同时，适加降逆止呃之品，以标本兼治。若在一些急、慢性疾病的严重阶段出现呃逆不止，往往是胃气衰败的危象，预后不佳，应予警惕。

复习思考

1. 呃逆的证候特征是什么？如何与干呕、嗳气相鉴别？

2. 如何辨别呃逆的寒、热、虚、实证候？

病案分析

董某，女，69 岁。1985 年 9 月 9 日初诊。

患者年初即呃逆，喉间呃呃连声，昼夜不止，两胁胀满，脘腹不舒，纳食欠佳。前医曾用丁香柿蒂散加减治之，服药多帖亦未能除。时止时发，夜坐不得卧，寝食俱劣。舌淡红，苔薄白，脉沉弦。

证属肝郁气滞，胃失和降，气逆上冲。应疏肝解郁，降逆和胃。

处方：旋覆花 12g，代赭石 15g，厚朴花 12g，法半夏 10g，沉香曲 10g，云茯苓 12g，广陈皮 12g，川楝子 12g，刺蒺藜 10g，嫩小草 10g，大刀豆 30g，四花皮 10g，炒谷麦芽各 10g。

二诊：服药 7 剂，呃逆大减，能安然入寐，饮食亦与日俱增，脉势和缓，胸胁脘腹仍时有作胀。再依原法出入，上方去茯苓、陈皮、嫩小草、炒谷麦芽，加郁金、炒枳壳、生姜、大枣。

三诊：服药 3 剂，诸恙悉平。嘱原方药再进 3 剂，以善其后。

（董建华.中国现代名中医医案精华·董建华医案.北京：北京出版社，1990）

项目六 腹 痛

【学习目标】

知识要求

1. 掌握腹痛的辨证要点、常见辨证分型及治疗。

2. 熟悉腹痛的常见病因病机、类证鉴别、预防调护方法。

3. 了解腹痛的源流、演变与预后。

技能要求

1. 能够对腹痛患者的常见证型进行辨证论治。

2. 能够熟练地为腹痛患者开展预防与调护指导。

高某，男，23岁，农民。主诉：腹部胀痛8小时。

病史：患者在发病前一天从乡下进城，晚上和几位同学相聚时，饮食过多冷盘，并喝冷饮，约2小时后，即觉腹部胀闷不适、恶心欲吐。因天未亮而未行就诊，续而出现腹痛腹泻，泻后痛减，嗳腐吞酸而来本院急诊。刻下见：腹部胀满疼痛，嗳腐吞酸，厌食，痛而欲泻，泻后痛减，大便臭秽，舌苔厚腻，脉滑。

问题与思考：

1. 中医诊断为何病？当辨为何证？

2. 本病的临床特征是什么？本病应与哪些病证相鉴别？

3. 中医治法是什么？如何选方用药？应如何调养？

腹痛是指因外感时邪、饮食不节、情志失调、素体阳虚等病因，导致气血运行不畅，不通则痛，或经脉失于温煦濡养，不荣则痛，临床出现胃脘以下、耻骨毛际以上部位发生疼痛为主症的一种常见病症。

《内经》最早提出腹痛的病名，并认为腹痛由寒、热邪气客于胃肠引起。东汉张仲景《金匮要略》对腹痛的辨证论治做了较为全面的论述，指出："病者腹满，按之不痛为虚，痛者为实，可下之。舌黄未下者，下之黄自去。"隋代巢元方《诸病源候论》始将腹痛独立辨证，对其病因、证候进行详细表述，指出"凡腹急痛，此里之有病"，"由腑藏虚，寒冷之气客于肠胃膜原之间，结聚不散，正气与邪气交争，相击故痛"。金元时期李东垣将腹痛按三阴经及杂病进行辨证论治，并在治疗原则上提出"痛随利减，当通其经络，则疼痛去矣"。清代王清任指出对瘀血在中焦，可用血府逐瘀汤；瘀血在下焦，应以膈下逐瘀汤治疗。

西医学中的肠易激综合征、消化不良、胃肠痉挛、不完全性肠梗阻、肠粘连、肠系膜血管病变、腹型癫痫、腹型过敏性紫癜、血紫质病、泌尿系结石、内疝、急慢性胰腺炎、肠道寄生虫等内科疾病以腹痛为主症者，可参考本病辨治。凡外科、妇科疾病及内科疾病中的痢疾、积聚等出现的腹痛应参考相关科目及本书有关章节辨治。

【病因病机】

腹痛的外因为外感时邪，内因为饮食不节、情志失调、素体阳虚等，均可导致气机阻滞，脉络痹阻或经脉失养而发生腹痛。

1. 常见病因

（1）外感时邪：外感风、寒、暑、热、湿之邪，侵入腹中，均可引起腹痛。伤于风寒则寒凝气滞，经脉受阻，不通则痛；若伤于暑热，或寒邪不解，郁而化热，或湿热壅滞，以致气机阻滞，腑气不通而见腹痛。

（2）饮食不节：暴饮暴食，食积不化，损伤脾胃；过食肥甘厚腻，或辛辣之品，酿生湿热，蕴蓄胃肠；或恣食生冷，寒湿内停，中阳受损，均可损伤脾胃，腑气通降不利而发生腹痛。

（3）情志失调：情志怫郁，恼怒伤肝，则肝失条达，气机不畅，气机阻滞而痛作。《证治汇补·腹痛》谓："暴触怒气，则两胁先痛而后入腹。"若气滞日久，血行不畅，瘀血内生。

（4）阳气素虚：素体脾阳亏虚，健运失职，寒湿内生；或因脾运失职，气血化源不足，导致气血亏虚，脏腑失于温养；或老年病久等导致肾阳虚衰，脏腑失于温煦，脏腑虚寒，阴寒内生，脏腑气机不利而至腹痛。

此外，跌仆损伤，或腹部手术后，血络受损，也可形成腹中瘀血，气机升降不利，"不通则痛"。

2. 病机概要

（1）基本病机：腹中脏腑气机阻滞，气血运行不畅，"不通则痛"，或脏腑经脉失养，不荣而痛。

（2）病位：涉及肝、胆、脾、肾、大小肠、膀胱等脏腑，包括了足三阴、足少阳、手足阳明、冲、任、带等经脉，尤与六腑关系密切。

（3）病理因素：主要有寒凝、火郁、食积、气滞、血瘀。

（4）病理性质：腹痛的病理性质不外寒热虚实四端，四者往往相互错杂，或寒热交错，或虚实夹杂；亦可互为因果，互相转化。

（5）病机转化：急性暴痛，治不及时，或治不得当，引起气血逆乱可发生厥脱证。湿热蕴结于肠胃，蛔虫内扰，或术后气滞血瘀，则腑气不通，气滞血瘀日久，可引起积聚。

【诊断与鉴别诊断】

1. 诊断依据

（1）临床表现

1）主症：凡是以胃脘以下、耻骨毛际以上部位疼痛为主要表现者，即为腹痛。其疼痛性质虽各异，但一般不甚剧烈，按之柔软，压痛较轻，无拒按。

2）次症：根据腹痛的部位、性质、强度、范围、过程、诱因、病史以及其他伴随症状间的相互关系进行确诊。腹痛时还要注意与脏腑经络相关的症状，如涉及肠腑，可伴有腹泻或便秘；疝气之少腹痛可引及睾丸；膀胱湿热可见腹痛牵引前阴、小便淋沥、尿道灼痛；蛔虫作痛多伴嘈杂吐涎，时作时止；瘀血腹痛常有外伤或手术史。

（2）病史：可突然腹痛呈急性发作，也可起病缓慢。发病与饮食、情志、受凉及体质等因素有关。

（3）相关检查

1）实验室检查：血常规白细胞总数增高，分类中性粒细胞比例增高提示有感染存在。尿常规红细胞增多提示是否有结石、炎症、结核、肿瘤。便常规及隐血检查提示有无消化道炎症、出血。血、尿淀粉酶升高多提示急、慢性胰腺炎存在。

2）X线腹部平片：膈下游离气体提示脏器穿孔；肠管扩张和液平提示有肠梗阻；钙化点和结石影提示尿路结石；腰大肌影模糊或消失提示腹膜炎症、出血。胃肠钡餐造影、下消化道钡灌肠了解有无胃肠道器质性病变。

3）腹部B超、CT、MRI：有助于肝、脾、泌尿系统疾患和腹腔脓肿等疾病的诊断，有无占位性病变，胆道有无结石、扩张。

4）内镜检查：胃肠内镜、腹腔镜检查有助于进一步明确腹痛的病因。

5）胃肠道压力测定：有助于胃肠功能紊乱性疾病的诊断。

2. 病证鉴别

（1）腹痛与胃痛的鉴别：胃处腹中，与肠相连，腹痛常伴有胃痛的症状，胃痛亦时有腹痛的表现，常需鉴别。胃痛部位在心下胃脘之处，常伴有恶心、嗳气等胃病见症，腹痛部位在胃脘以下，上述症状在腹痛中较少见。

（2）与内科其他病证中的腹痛症状鉴别：许多内科疾病常见腹痛的表现，但均以其本病特征为主，此时的腹痛只是该病的症状。如痢疾之腹痛，以里急后重、下痢赤白脓血为主症；积聚之腹痛，以腹中包块为特征。而腹痛病证，当以腹部疼痛为主要表现。而有些心痛证常以腹痛为初起见症，应特别注意。

（3）与外科腹痛、妇科腹痛相鉴别：内科腹痛常先发热后腹痛，疼痛不剧，痛不明显，腹部柔软，痛无定处；肠痈腹痛多先腹痛后发热，疼痛剧烈，痛有定处，多见右下腹痛，压痛明显；腹痛拒按、呕吐、大便不通等多属阳明腑实证；妇科腹痛多在小腹，与经、带、胎、产有关，如痛经、先兆流产、宫外孕、输卵管破裂等，应及时进行妇科检查，以明确诊断。

【辨证论治】

1. 辨证要点

（1）辨腹痛性质：腹痛当辨寒热虚实、在气在血及伤食痛。腹痛拘急，疼痛暴作，痛无间断，坚满急痛，遇冷痛剧，得热则减者，为寒痛；痛在脐腹，痛处有热感，时轻时重，或伴有便秘，得寒痛减者，为热痛。暴痛多实，伴腹胀、呕逆、拒按等；虚痛病程较久，痛势绵绵，喜揉喜按。腹痛时轻时重，痛处不定，攻冲作痛，伴胸胁不舒、腹胀、嗳气或矢气则胀痛减轻者，属气滞；少腹刺痛，痛无休止，痛处不移，痛处拒按，经常夜间加剧者，伴面色晦黯，为血瘀；因饮食不慎，脘腹胀痛，嗳气频作，嗳后稍舒，痛甚欲便，便后痛减者，为伤食。

（2）辨部位：腹痛在少腹多属肝经病证；脐以上大腹疼痛，多为脾胃病证；脐以下小腹部多属膀胱及大小肠病证。

2. 治疗原则 腹痛多以"通"字立法，根据辨证的虚实寒热、在气在血，确立治法。实者，急则治其标，宜"通"，即调血以和气，调气以和血；虚者助之使通，寒者温之使通，下者使之上行，中结者使之旁达，均属"通"的范畴。对虚痛应温中补虚、益气养血，不可滥施攻下。对于久痛入络，绵绵不愈之腹痛，可采取活血通络之法。

3. 分证论治

（1）寒邪内阻证

证候 腹痛拘急，遇寒痛甚，得温痛减；口淡不渴，形寒肢冷，小便清长，大便清稀或秘结；舌质淡，苔白腻，脉沉紧。

审证求机 本证的病证特点为腹痛拘急，遇寒痛甚，得温痛减，口淡不渴，形寒肢冷；基本病机为寒邪凝滞，中阳被遏，脉络痹阻。

治法 散寒温里，理气止痛。

方药 良附丸合正气天香散加减：高良姜、干姜、紫苏、乌药、香附、陈皮。

临床运用 ①脐中痛不可忍、喜按喜温、手足厥逆、脉微欲绝者，为肾阳不足，寒邪内侵，宜通脉四逆汤以温通肾阳。②少腹拘急冷痛、苔白、脉沉紧，为下焦受寒，厥阴之气失于疏泄，宜暖肝煎以温肝散寒。③腹中冷痛、手足逆冷，而且又身体疼痛，为内外皆寒，宜乌头桂枝汤以散内外之寒。④腹中雷鸣切痛、胸胁逆满、呕吐，为寒气上逆者，用附子粳米汤温中降逆。

（2）湿热壅滞证

证候 腹痛拒按；烦渴引饮，大便秘结，或溏滞不爽，潮热汗出，小便短黄；舌质红，苔黄燥或黄腻，脉滑数。

审证求机 本证的病证特点为腹痛拒按、大便秘结、舌质红、苔黄燥或黄腻；基本病机为阳明热结，气机壅滞，腑气不通。

治法 泄热通腑，行气导滞。

方药 大承气汤加减：大黄、芒硝、厚朴、枳实。

临床运用 ①燥热不甚，湿热偏重，大便不爽者，可去芒硝，加栀子、黄芩等；②痛引两胁者，可加郁金、柴胡；③腹痛剧烈、寒热往来、恶心呕吐、大便秘结者改用大柴胡汤表里双解。

（3）饮食积滞证

证候　脘腹胀满，疼痛拒按；嗳腐吞酸，恶食呕恶，痛而欲泻，泻后痛减，或大便秘结；舌苔厚腻，脉滑。

审证求机　本证的病证特点为脘腹胀痛，嗳腐吞酸，恶食呕恶；基本病机为食滞内停，气机失调。

治法　消食导滞，理气止痛。

方药　枳实导滞丸加减：大黄、枳实、神曲、黄芩、黄连、泽泻、白术、茯苓。

临床运用　①腹痛胀满者，加厚朴、木香；②大便自利、恶心呕吐者，去大黄，加陈皮、半夏、苍术；③食滞不重，腹痛较轻者，用保和丸。

（4）肝郁气滞证

证候　腹痛胀闷，痛无定处，痛引少腹，或兼痛窜两胁，时作时止；得嗳气、矢气，疼痛则舒，遇忧思恼怒则剧，情绪急躁易怒；舌质红，苔薄白，脉弦。

审证求机　本证的病证特点为腹痛胀闷，痛无定处，遇忧思恼怒则剧；基本病机为肝气郁结，气机不畅。

治法　疏肝解郁，理气止痛。

方药　柴胡疏肝散加减：柴胡、枳壳、香附、陈皮、芍药、甘草、川芎。

临床运用　①气滞较重，胸肋胀痛者，加川楝子、郁金；②痛引少腹睾丸者，加橘核、荔枝核、川楝子；③腹痛肠鸣、气滞腹泻者，可用痛泻要方；④少腹绞痛、阴囊寒疝者，可用天台乌药散；⑤肝郁日久化热者，加丹皮、山栀子、川楝子等。

（5）瘀血内停证

证候　腹痛较剧，痛如针刺，痛处固定，经久不愈；或大便色黑；舌质紫黯，脉细涩。

审证求机　本证的病证特点为腹痛较剧，痛如针刺，痛处固定，舌质紫黯；基本病机为瘀血内停，气机阻滞，脉络不通。

治法　活血化瘀，和络止痛。

方药　少腹逐瘀汤加减：当归、川芎、赤芍、五灵脂、蒲黄、没药、延胡索、肉桂、干姜、小茴香。

临床运用　①腹部术后作痛者，加泽兰、红花；②跌仆损伤作痛者，加丹参、王不留行、三七；③瘀血日久发热者，加丹参、牡丹皮、王不留行；④下焦蓄血，大便色黑者，选用桃核承气汤加减。

（6）中虚脏寒证

证候　腹痛绵绵，时作时止，喜温喜按；形寒肢冷，神疲乏力，气短懒言，胃纳不佳，面色无华，大便溏薄；舌质淡，苔薄白，脉沉细。

审证求机　本证的病证特点为腹痛绵绵，时作时止，喜温喜按，形寒肢冷；基本病机为中阳不振，气血不足，失于温养。

治法　温中补虚，缓急止痛。

方药　小建中汤加减：桂枝、生姜、饴糖、大枣、芍药、炙甘草。

临床运用　①腹中大寒，呕吐肢冷者，可用大建中汤温中散寒；②腹痛下痢，脉微肢冷，脾肾阳虚者，可用附子理中汤；③大肠虚寒，积冷便秘者，可用温脾汤；④中气大虚，少气懒言，可用补中益气汤。临床还可辨证选用当归四逆汤、黄芪建中汤等。

4. 其他疗法

（1）针灸疗法：寒痛取足三里先泻后补，隔姜灸关元穴，泻下巨虚等穴；热痛取足三里、内关、气海、建里等穴，采用凉泻法至疼痛缓解；气滞、血瘀、食积痛取足三里为主穴，先泻后补，重泻轻补；气滞痛，加泻期门穴，血瘀痛加泻地机穴，食积痛加泻天枢穴。

（2）中成药疗法：寒凝腹痛，可选用苏合香丸；热结腹痛，可选用牛黄解毒丸；虚寒腹痛，选附子理中丸或附桂理中丸；食积腹痛，可根据病情酌选保和丸或枳实导滞丸；气滞腹痛，可酌选木香顺气丸、逍遥丸、越鞠丸；血瘀腹痛，可选失笑散；病情严重，腹部有肿块者，可用大黄䗪虫丸。

【预防与调护】

1. 生活调摄　注意个人卫生，饭前便后洗手，注意饮食规律，宜进食易消化、富有营养的饮食；虚寒者宜进热食；热证宜进温食；切忌暴饮暴食，饮酒过度，不吃生冷食物；注意冷暖变化，以防外邪入侵；保持心情舒畅，避免情志刺激；坚持体育锻炼，增强抗病能力。

2. 病情观察护理　注意腹痛与情绪、饮食寒温等因素的关系。腹痛患者宜解除思想顾虑，疼痛剧烈者宜卧床休息，食积腹痛者宜暂禁食或少食。医生须密切注意患者的面色及腹痛部位、性质、程度、时间，观测腹部体征，以及大小便情况，及其伴随症状，并严密观察病情变化。

3. 特别护理　诊断未明者，不可使用麻醉性止痛剂，以免延误病情。剧烈腹痛者应禁食，疼痛缓解后可进食清淡、易消化、营养丰富的流质、半流质或软食，忌油腻、辛辣食品。无明显热象者，可用热水袋熨腹部，或用艾柱灸关元、气海、神厥以止痛。疼痛剧烈，腹膜刺激征明显，并具备外科急腹症特征者，按外科急腹症护理常规护理。

【结语】

腹痛是以胃脘以下，耻骨毛际以上发生疼痛为主症的病证。主要病因有外邪、饮食、情志、阳虚脏寒等因素，且相互兼夹，相互转化，互为因果共同致病。以脏腑气机不利，经脉气血阻滞，"不通则痛"和脏腑经脉失养，"不荣亦痛"为基本病机。腹痛部位在腹，有脐腹、胁腹、小腹、少腹之分，病变脏腑涉及肝、胆、脾、肾、膀胱、大肠、小肠等。以寒、热、虚、实为辨证纲领，辨证时应分清寒热的轻重、虚实的主次、气血的深浅。在辨证时，应全面考虑病位、脏腑、经络、病因、病机等。腹痛的治疗以"通"为基本治则，实则攻之，虚则补之，热者寒之，寒者热之，滞者通之，瘀者散之。随病机兼夹变化，或寒热并用，或攻补兼施，灵活遣方用药。

复习思考

1.何谓腹痛？临床常见腹痛有哪些？

2.怎样理解"通则不痛"，如何用以指导临床辨证论治？

3.腹痛虚证、实证各如何治疗？试述之。

病案分析

汤某，女，34岁。1975年5月17日就诊。

患者脘腹经常隐痛，曾在外地服调补气血药30余剂未能见效来沪医治。有时作胀，上下走窜无定，并且引及肩背。饮食、大便尚正常。去年秋季曾患痢疾。舌质紫，苔腻，脉细弦。患者平时易情绪抑郁。辨为肝气不疏，久痛入络，治以疏肝理气，化瘀止痛。处方：柴胡6g，延胡索10g，制香附10g，木香6g，郁金10g，降香6g，陈皮10g，制半夏10g，当归10g，红花5g。服上方后腹胀消失，疼痛明显减轻，引及肩背也少见，舌质紫，脉细弦。再守原意。原方去陈皮、半夏，加丹参。

分析：该例患者有情志不畅史。主症以时有腹隐痛、胀痛，上下走窜无定、痛引肩背等肝郁气滞证候特征。病位主要在腹，与肝关系密切，肝郁气滞，久痛入络为主要病机。肝气失于疏泄，气机郁滞，不通则痛。由于肝气偏旺，升降失调，故腹痛上下攻窜无定。腹痛反复不愈，舌质紫，为久病入络，气滞而伴有瘀血之象。故立法为疏肝理气、化瘀止痛。方以柴胡、香附、木香疏肝调气为主，佐以陈皮、半夏、降香调气和胃；郁金、延胡索、当归、红花、丹参等行气活血、化瘀止痛，气血调和，脉络畅通，腹痛自愈。

（上海中医学院附属龙华医院．黄文东医案．上海：上海人民出版社，1977）

项目七　泄　泻

【学习目标】

知识要求

1.掌握泄泻的辨证要点、常见辨证分型及治疗。

2.熟悉泄泻常见病因病机、类证鉴别、预防调护方法。

3.了解泄泻的源流、演变与预后。

技能要求

1.能够对泄泻患者的常见证型进行辨证论治。

2.能够熟练地为泄泻患者开展预防与调护指导。

案例导入

　　刘某，男，77岁，退休干部。主诉：大便溏烂反复9年余，症状加重1周。病史：9年前因吃隔夜置于冰箱中之冷盘食物后，出现大便溏烂，日解3～6次，无黏液血便，后经某医院诊为"肠炎"而服"氟哌酸""藿香正气水"等治疗后，症状有所缓解，但未能根治，稍因饮食油腻而常反复出现上症。1周前因进食半截油条后又出现解稀烂便，日解3次，为了要求中医药治疗而来就诊。现症见：大便溏薄，夹有不消化食物，食少腹胀，乏力气短，面色萎黄，舌淡苔白，脉细弱。

　　问题与思考：

　　1.中医诊断为何病？当辨为何证？

　　2.本病的临床特征是什么？本病应与哪些病证相鉴别？

　　3.中医治法是什么？如何选方用药？应如何调养？

　　泄泻是指因感受外邪、饮食所伤、情志失调、体虚久病等原因，导致脾失健运，大肠传导失司，临床出现以大便次数增多，粪质稀薄，甚至泻出如水样为主症的病证。

　　《内经》就有泄泻的相关记载，《素问·气交变大论》中有"鹜溏""飧泄""注下"等病名，对其病因病机等有较全面论述，如《素问·举痛论》曰："寒气客于小肠，小肠不得成聚，故后泄腹痛矣。"《素问·至真要大论》曰："暴注下迫，皆属于热。"《素问·阴阳应象大论》有"湿盛则濡泄""春伤于风，夏生飧泄"，指出风、寒、湿、热皆可致泻，并有长夏多发的特点。同时指出泄泻的病变部位，如《素问·脉要精微论》曰："胃脉实则胀，虚则泄。"为后世认识本病奠定了基础。《难经·五十七难》提出了五泄的病名，指出"泄凡有五，其名不同：有胃泄，有脾泄，有大肠泄，有小肠泄，有大瘕泄"。东汉张仲景在《金匮要略·呕吐哕下利病脉证治》中将泄泻与痢疾统称为"下利"。宋代以后才统称为泄泻。明代张介宾《景岳全书》提出分利之法治疗泄泻的原则。李中梓在《医宗必读·泄泻》中提出了著名的治泻九法（淡渗、升提、清凉、疏利、甘缓、酸收、燥脾、温肾、固涩），全面系统地论述了泄泻的治法。清代医家对泄泻的认识，在病因上强调湿邪致泻的基本机制，病机上重视肝、脾、肾的重要作用。

西医学中的急慢性肠炎、胃肠功能紊乱、肠结核等肠道疾病以泄泻为主要表现者，可按本病辨证治疗，其他疾病过程中伴见泄泻者，可参考本病辨治。

【病因病机】

泄泻的外因为感受外邪，内因为饮食所伤、情志失调、体虚久病等，主要病机是脾胃受损，湿困脾土，脾胃运化功能失调，肠道分清别浊、传导功能失司。

1.常见病因

（1）感受外邪：外感寒湿暑热之邪常可引起泄泻，其中以湿邪最为多见。外感湿邪，易困脾土，运化失职，清浊不分，清浊、水湿混杂而下，而为泄泻。寒邪和暑热之邪，也多夹湿邪为患。感受寒湿之邪，困遏脾阳，发为寒湿泄泻；或感受暑湿、湿热之邪，壅遏脾胃，而成暑湿泄泻、湿热泄泻。故有"无湿不成泄""湿多成五泄"之说。

（2）饮食所伤：误食馊腐不洁之物，使脾胃受伤，或饮食过量，食滞不化，损伤脾气，或恣食肥厚、甘、辛辣之品，致湿热内蕴，或恣啖生冷，寒气伤中，均能化生寒湿、湿热、食滞之邪，升降失调，清浊不分，发生泄泻。如《景岳全书·泄泻》曰："若饮食失节，起居不时，以致脾胃受伤，则水反为湿，谷反为滞，精华之气不能输化，乃致合污下降而泻痢作矣。"

（3）情志失调：忧郁恼怒，肝气郁结，横逆乘脾；忧思伤脾，土虚木乘；素体脾虚湿盛，逢怒时进食，脾伤失运，均致脾失健运，气机升降失常，肠道功能失司，遂成泄泻。故《景岳全书·泄泻》曰："凡遇怒气便作泄泻者，必先以怒时夹食，致伤脾胃。"

（4）体虚久病：久病失治，正气亏虚，脾胃虚弱（气虚或阳虚），运化失职，清浊不分，水湿下趋，遂成泄泻。或由于先天禀赋不足，或久病伤肾，或年老肾亏等原因，引起肾阳亏虚，釜底无薪，不能温煦脾土，均可致肾脾阳虚，脾的运化失职，升降失常而泄泻。

2.病机概要

（1）基本病机：病机关键在于脾虚湿盛。急性泄泻（暴泻）多因湿盛而致脾虚，脾失健运，小肠分清泌浊和大肠传导功能失司，水谷清浊不分而泻；慢性泄泻（久泻）多因脾虚运化无力，湿浊内生，清浊混杂而下而成泄。

（2）病位：在脾胃、大小肠，与肝、肾密切相关。

（3）病理因素：主要是湿邪。

（4）病理性质：有虚实之分。暴泻多属实，多由寒湿、湿热阻滞胃肠，困遏脾气，或宿食停滞中焦所致。久泻多属虚，多由脾胃虚弱（气虚、阳虚），或肾阳不足，命门火衰，火不暖土所致。若因他脏病及于脾，如肝气乘脾导致泄泻，一般属本虚标实之证。

（5）病机转化：如急性泄泻多属实证，若失治、误治，迁延日久，发为久泻之时，则证由实转虚。久泻多属虚证，若复受湿、食所伤，亦可急性发作，表现为虚中夹实病候。另外，泄泻日久，可由脾及肾，导致脾肾阳虚等。

【诊断与鉴别诊断】

1.诊断依据

（1）临床表现

1）主症：大便粪质溏稀，或完谷不化，或粪如水样，大便次数增多，每日3～5次以至十几次。

2）次症：常兼有腹胀、腹痛、肠鸣、纳呆，急性暴泻可伴有恶寒、发热等外感症状。

（2）病史

1）病史特征：好发于夏秋季节。起病或急或缓，暴泻者多有暴饮暴食，或误食不洁之物的病史。久泻者，常迁延不愈，时发时止。

2）诱发因素：饮食不当、外受寒凉或情绪变化均可诱发本病。

（2）相关检查

1）粪便检查：观察患者新鲜粪便的量、质及颜色；显微镜下粪检包括观察血细胞数及病原体；粪便培养可找出致病菌等。

2）肠镜检查及组织活检：慢性泄泻可行结肠内窥镜、小肠镜检查，可直接观察，同时可采取渗出物做镜检或培养，以及取活体组织检查以协助诊断，同时可排除胃肠道肿瘤。

3）影像学检查：关于X线检查，慢性腹泻可考虑做结肠钡剂灌肠及全消化道钡餐检查，以明确病变部位；腹部B超或CT检查有助于胰腺病变、腹腔淋巴瘤等疾病的诊断。

此外，一些全身性疾病如甲亢、糖尿病、慢性肾功能不全等也可引起腹泻，可进行相关检查有助于明确诊断。

2.病证鉴别

（1）泄泻与痢疾的鉴别：两者共同点：①好发于夏秋季节；②病在肠胃；③起于外邪侵袭和饮食所伤；④大便次数增多、粪质稀薄。鉴别要点见表5-12。

表 5-12　泄泻与痢疾的鉴别

	主症	腹痛	病机
泄泻	大便次数增多，粪质稀薄，甚至如水样，或完谷不化	腹痛可与肠鸣脘胀同时出现，便后痛减	脾虚湿盛
痢疾	腹痛、里急后重、痢下脓血（赤白脓血便，或纯下鲜血，或纯为白冻）	腹痛与里急后重同时出现，便后痛不减	时邪疫毒结于肠腑，脂膜血络受损，大肠传化失司

（2）泄泻与霍乱的鉴别：霍乱是一种上吐下泻同时出现的病证，发病特点是来势急骤，变化迅速，病情凶险，起病时先突然腹痛，继则吐泻交作，所吐之物均为未消化之食物，气味酸腐热臭；所泻之物多为黄色粪水，如米泔，常伴恶寒、发热，部分病人在吐泻之后，津液耗伤，迅速消瘦，或发生转筋，腹中绞痛。若吐泻剧烈，可致面色苍白、目眶凹陷、汗出肢冷等津竭阳衰之危候。而泄泻以大便稀溏、次数增多为特征，一般预后良好。

【辨证论治】

1. 辨证要点

（1）辨暴泻与久泻：暴泻多起病急，病程短，便次频，便量多，多因寒湿、湿热或食滞所致；久泻多起病缓，病程长，常时作时止，或反复发作，多伴虚证表现。多由脾胃虚弱、命门火衰或肝郁脾虚所为。

（2）辨虚实寒热：凡病势急骤，脘腹胀满，腹痛拒按，泻后痛减，小便不利者，多属实证；凡病程较长，腹痛不甚且喜按，小便利，口不渴，多属虚证。粪质清稀如水，腹痛喜温，完谷不化，多属寒湿之证；粪便黄褐，臭味较重，泻下急迫，肛门灼热，多属湿热证。

（3）辨泻下物：大便清稀，甚至如水样，腥秽者，多为寒湿证；大便溏薄，黄褐而秽臭，肛门灼热者，多为湿热证；大便溏垢，夹不消化食物残渣，臭如败卵者，多为食滞证。

（4）辨证候特点：久泻迁延不愈，倦怠乏力，稍有饮食不当，或劳倦过度即复发，多以脾虚为主；泄泻反复不愈，每因情志不遂而复发，多为肝郁乘脾之证；五更泄泄，完谷不化，腰酸肢冷，多为肾阳不足证。

（5）辨泄泻预后：泄泻而饮食如常，说明脾胃未败，多为轻证，预后良好；泻而不能食，形体消瘦，或暑湿化火，暴泄无度，或久泄滑脱不禁，均属重证。

2. 治疗原则　以运脾化湿为基本原则。暴泻多以湿盛为主，重用化湿，佐以分利；久泻重在扶正，以健运脾气为先，佐以化湿利湿；夹有肝郁宜抑肝扶脾，夹有肾虚应补火暖土。

3. 分证论治

（1）暴泻

1）寒湿内盛证

证候　泄泻清稀，甚则如水样；脘闷食少，腹痛肠鸣；或兼恶寒发热头痛，肢体酸痛；舌质淡，苔白腻，脉濡缓，或苔薄白，脉浮。

审证求机　本证的病证特点为腹痛肠鸣，泄泻清稀，甚则如水样，舌质淡，苔白腻，脉濡缓；基本病机为寒湿内盛，脾失健运，清浊不分。

治法　芳香化湿，解表散寒。

方药　藿香正气散加减：藿香、白术、茯苓、甘草、半夏、陈皮、厚朴、大腹皮、紫苏、白芷、桔梗。

临床运用　①表寒重者，加荆芥、防风；②湿邪偏重，腹满肠鸣，小便不利者，用胃苓汤健脾行气祛湿；③寒邪偏甚，腹痛食少者，用理中丸以温中祛寒、补益脾胃。

2）湿热伤脾证

证候　泄泻腹痛，泻下急迫，或泻而不爽，粪色黄褐，气味臭秽；肛门灼热，烦热口渴，小便短黄；舌质红，苔黄腻，脉滑数或濡数。

审证求机　本证的病证特点为泻下急迫、粪色黄褐、气味臭秽、肛门灼热；基本病机为湿热互结，损伤脾胃，传化失常。

治法　清热利湿。

方药　葛根芩连汤加减：葛根、黄芩、黄连、甘草、车前草、苦参。

临床运用　①有发热、头痛、脉浮等表证者，加金银花、连翘、薄荷；②夹食滞者，加神曲、山楂、麦芽；③湿邪偏重者，加茯苓、猪苓、泽泻；④夏暑之间，症见发热头重、烦渴自汗、小便短赤、脉濡数，可用新加香薷饮合六一散。

3）食滞肠胃证

证候　腹痛肠鸣，泻下粪便，臭如败卵，泻后痛减；脘腹胀满，嗳腐酸臭，不思饮食；舌苔垢浊或厚腻，脉滑。

审证求机　本证的病证特点为泻下粪便，臭如败卵，泻后痛减，嗳腐酸臭；基本病机为宿食内停，阻滞肠胃，传化失司。

治法　消食导滞。

方药　保和丸加减：神曲、山楂、莱菔子、半夏、陈皮、茯苓、连翘、谷芽、麦芽。

临床运用　①食积较重，脘腹胀满者，可因势利导，根据"通因通用"的原则，用枳实导滞丸；②食积化热者，可加黄连等；③兼有脾虚者可加白术、扁豆。

（2）久泻

1）脾胃虚弱证

证候　大便时溏时泻，迁延反复；食少，食后脘闷不舒，稍进油腻食物则大便次数明显增加，面色萎黄，神疲倦怠；舌质淡，苔白，脉细弱。

审证求机　本证的病证特点为久泻不愈，稍进油腻食物则大便次数明显增加；基本病机为脾虚失运，清浊不分。

治法　健脾益气，化湿止泻。

方药　参苓白术散加减：人参、白术、茯苓、甘草、砂仁、陈皮、桔梗、扁豆、山药、莲子肉、薏苡仁。

临床运用　①脾阳虚衰，阴寒内盛者，可用附子理中丸以温中散寒；②久泻不止，中气下陷，或兼有脱肛者，可用补中益气汤以健脾止泻、升阳举陷。

2）肾阳虚衰证

证候　黎明之前脐腹作痛，肠鸣即泻，泻下完谷，泻后则安；形寒肢冷，腰膝酸软；舌淡苔白，脉沉细。

审证求机　本证的病证特点为黎明之前脐腹作痛，肠鸣即泻，泻下完谷，形寒肢冷，腰膝酸软；基本病机为命门火衰，脾失温煦。

治法　温肾健脾，固涩止泻。

方药　四神丸加减：补骨脂、肉豆蔻、吴茱萸、五味子。

临床运用　①脐腹冷痛者，可加理中丸温中健脾；②年老体衰，久泻不止，脱肛者，为中气下陷，可加黄芪、党参、白术、升麻益气升阳，亦可合桃花汤收涩止泻。

3）肝气乘脾证

证候　素有胸胁胀闷，嗳气食少，每因抑郁恼怒，或情绪紧张之时，发生腹痛泄泻；腹中雷鸣，攻窜作痛，矢气频作；舌淡红，脉弦。

审证求机　本证的病证特点为腹痛泄泻每于抑郁恼怒，或情绪紧张之时发生；基本病机为肝气乘脾，肝旺脾虚，脾失健运。

治法　抑肝扶脾。

方药　痛泻要方加减：白芍、白术、陈皮、防风。

临床运用　①胸胁脘腹胀满疼痛、嗳气者，加柴胡、木香、郁金、香附；②兼神疲乏力、纳呆，脾虚甚者，加党参、茯苓、扁豆、鸡内金等；③久泻反复发作者，加乌梅、焦山楂、甘草。

4. 其他疗法

（1）针灸疗法：主穴取天枢、足三里、中脘。寒湿者，加神阙，配合艾灸；湿热者，加内庭、曲池；伤食者，加泻胃俞、大肠俞，补脾俞；肝郁者，加泻肝俞、阳陵泉；脾虚者，加补脾俞；肾虚者，加补关元、肾俞。特效穴：以艾条灸两侧外踝高点下赤白肉际处，各 15 ～ 20 分钟，每日 1 ～ 2 次。

（2）推拿疗法：可根据辨证，酌取脾俞、肝俞、肾俞、气海、关元、足三里、天枢、神厥、中脘等穴，施以推、按、揉、擦、滚法。

（3）外治法：①大蒜、胡椒、艾叶各适量，捣碎，加烧酒适量，敷脐，每日一贴，治疗寒湿泻。②五倍子 30g，焙焦，研末备用。取适量，以醋调敷脐部，每日 2 ～ 3 次，治疗久泻不止者。

【预防与调护】

1.饮食调摄　饮食宜以清淡、富营养、易消化食物为主，可食用一些对消化吸收有帮助的食物，如山楂、山药、莲子、扁豆、芡实等。注意饮食卫生，不食生冷、变质食物；避免饮食偏嗜，少吃肥甘厚味、辛辣炙煿食物；忌食难消化之品，或清肠润滑食物。

2.生活及精神调摄　慎防风、寒、湿之邪侵袭，不可贪凉露宿，严防腹部受凉；注意情志变化，保持乐观心态，防止精神刺激。

3.患者饮食特别护理　急性泄泻病人要给予流质或半流质饮食，忌食辛热炙煿、肥甘厚味、荤腥油腻食物。某些对牛奶、面筋等不耐受者，禁食牛奶或面筋。若泄泻而耗伤胃气者，可给予淡盐汤、饭汤、米粥以养胃气。若虚寒腹泻，可予淡姜汤饮用，以振奋脾阳、调和胃气。暴泻康复期，饮食宜清淡、易消化，少食多餐，促进脾胃功能恢复；久泻常反复发作，多由正虚所致，故宜服用补虚扶正药物，并节饮食，调情志，多锻炼。

【结语】

泄泻是以排便次数增加，粪质稀薄，甚至泻出如水样为主症的病证，其病因较多，外感寒热湿邪、内伤饮食及情志、体虚久病，均可导致泄泻，且病机复杂多变，常有兼夹或转化，但泄泻发生的关键病机是脾虚湿盛，治疗上总以运脾祛湿为主。暴泻应以祛邪为主，风寒外束宜疏解，暑热侵袭宜清化，饮食积滞宜消导，水湿内盛宜分利。久泻当以扶正为主，脾虚者宜健脾益气，肾虚者宜温肾固涩，肝旺脾弱者宜抑肝扶脾，虚实相兼者以补脾祛邪并施。暴泻切忌骤用补涩，清热不可过用苦寒；久泻不宜分利太过，补虚不可纯用甘温。急性暴泻，应卧床休息。重度泄泻，见目眶凹陷、形体消瘦、皮肤干燥而松弛等津液脱失症状者，应补充液体。若出现呼吸微弱、四肢厥冷、尿闭、脉微细弱者，应及时抢救。

复习思考

1.为什说泄泻的病机关键是脾虚湿盛？有何临床意义？

2. 泄泻如何诊断？泄泻与痢疾如何鉴别？

3. 暴泻与久泻如何辨别？如何辨别泄泻的寒热虚实？如何从泻下之物辨别不同病性？

病案分析

马某，男，56岁，工人。1954年7月8日就诊。

初病肝脾郁滞，胸胁胀痛，医予承气汤下之，遂发肠鸣腹痛，痛则泄泻，完谷不化，反复发作，日夜2～5次，不觉里急后重。近2月来，自服土霉素、四环素，泄泻减而未除，四肢乏力，形体消瘦，精神萎靡，脉弦而缓，舌苔薄白而腻。经某医院诊断为慢性结肠炎。中医诊断：泄泻（久泻）；辨证：肝气乘脾。治法：抑肝扶脾。方药：痛泻要方加味。白术12g，白芍9g，陈皮9g，茯苓12g，甘草9g，炮姜炭6g，炒吴茱萸3g，煨葛根12g，防风6g，泽泻9g。水煎服。服3剂，痛泻均止，苔腻渐化，脉仍弦张。二诊时，仍遵前方，去炒吴茱萸、白芍，加白术、茯苓各至15g，继进7剂。三诊时脉来较前有力，舌苔白腻已化，饮食逐渐增加，遵二诊之方加党参、当归各9g，以调补气血。服药6剂，诸症霍然而愈，恢复工作。

分析：患者初病辨证属肝脾郁滞，调气则已，已反下之，徒伤胃气，延成飧泄之证。治以抑肝扶脾，方用痛泻要方加减。药用白术、云茯苓健脾益气，白芍养血柔肝，陈皮理气醒脾，防风升清止泻，煨葛根升提止泻，炮姜炭温阳止泻，泽泻以利小便实大便。服药3剂，痛泻均止，寒湿见化，治疗上加强健脾益气，故去白芍以防滋腻，去吴茱萸以防温阳太过，重用云茯苓、白术以加强健脾益气。连服7剂，寒湿内盛标象已除，脾胃虚弱之征完现，故治疗加用党参、当归调补气血以培其本，服药6剂，诸症霍然而愈。

（张小萍，陈明人. 中医内科医案精选. 上海：上海中医药出版社，2001）

项目八　痢　疾

【学习目标】

知识要求

1. 掌握痢疾的辨证要点、常见辨证分型及治疗。

2. 熟悉痢疾常见病因病机、类证鉴别、预防调护方法。

3. 了解痢疾的源流、演变与预后。

技能要求

1. 能够对痢疾患者的常见证型进行辨证论治。

2. 能够熟练地为痢疾患者开展预防与调护指导。

📖 案例导入

主诉：腹痛，便下赤白黏液 3 天。

病史：3 天前外出进餐后次日早上出现发热恶寒，头痛，腹部疼痛，以脐周为主，频频临厕，日行十多次，大便量少，伴有赤白黏液，里急后重，肛门灼热，口干口苦，小便短赤，舌红苔黄腻，脉浮滑数，检查血白细胞升高，大便有脓细胞等。

问题与思考：

1. 中医诊断为何病？当辨为何证？

2. 本病的临床特征是什么？本病应与哪些病证相鉴别？

3. 中医治法是什么？如何选方用药？应如何调养？

痢疾是指因外感寒湿、湿热或疫毒，内伤饮食，导致邪滞肠道，气血壅阻，脂膜血络受损，出现以腹痛、里急后重、便次增多、便质赤白黏冻或脓血为临床特征的一种常见传染性疾病。

痢疾，古代亦称"肠澼""滞下"等，含有肠腑"闭滞不利"之意。《内经》称本病为"肠澼""赤沃"。张仲景《伤寒论》《金匮要略》将痢疾和泄泻统称为"下利"，对痢疾分为赤白痢、赤痢、血痢、脓血痢、冷痢、热痢、休息痢等，并创白头翁汤、葛根芩连汤、桃花汤、黄芩汤、禹余粮汤、乌梅丸、理中汤等治痢名方。唐代《备急千金要方》称本病为"滞下"，宋代《严氏济生方》正式启用"痢疾"之病名。金元时期，《丹溪心法》明确指出本病具有流行性、传染性，并论述痢疾的病因以"湿热为本"，提出"通因通用"的治痢原则。清代有痢疾专著，如吴道琼的《痢症参汇》、孔毓礼的《痢疾论》。

本项目所讨论的主要为西医学的急慢性细菌性痢疾、阿米巴痢疾，对急性血吸虫感染、血吸虫肉芽肿、肠结核、慢性非特异性溃疡性结肠炎、克罗恩病、过敏性结肠炎、肠癌等表现为本病特征者，可参考本项目内容辨治。

【病因病机】

痢疾的外因主要为感受湿热、疫毒之邪，内因主要为饮食不节（洁），发病因邪蕴肠腑，气血壅滞，传导失司，脂络受伤而成痢。

1. 常见病因

（1）感受时邪疫毒：主因外感湿热、疫毒之邪。感受湿热之邪，湿热郁蒸，内侵肠胃，气血阻滞，脂络受损，化为脓血，发生湿热痢；若感受疫毒，疫毒弥漫，蕴结肠腑，发为疫毒痢。夏暑感寒伤湿伤及肠胃，大肠气血壅滞，发为寒湿痢。

（2）饮食内伤：平素饮食过于肥甘厚味，酿湿生热，湿热内蕴；或食用酸馊不洁食物，湿热毒邪从口而入；或夏月恣食生冷瓜果，损伤脾胃，寒湿内生。如此，则湿热、寒湿、积滞等邪气内蕴胃肠，肠中气机壅阻，气滞血瘀，邪与气血搏结，肠道脂膜血络受伤，腐败化为脓血，发为痢疾。

（3）七情内伤：郁怒所伤，肝气犯脾，气滞血涩，饮食难化，日久胶结，可渐成下痢赤白黏冻。或因忧思伤脾，运化失职，饮食停积，与气血胶结，而成痢疾。

（4）脾肾虚弱：平时劳役过度，或禀赋不足，脾肾虚弱者，有感寒湿之气，或因痢过服寒凉、通下之剂，每致阳气更弱，而致虚寒之痢。久痢不愈，必使脾胃受损，脾肾虚弱常与久痢的形成有密切关系。

2.病机概要

（1）基本病机：邪蕴肠腑，气血壅滞，传导失司，脂络受伤，腐败化为脓血而成痢。

（2）病位：在大肠，与脾、胃相关，可涉及肾。

（3）病理性质：初期多为实证，因湿热或寒湿所致。下痢日久，可由实转虚或虚实夹杂。

（4）病机转化：本病初期多为暴痢，属湿热或寒湿壅滞，表现为湿热痢或寒湿痢；疫毒内侵，毒盛于里，熏灼肠道，耗伤气血，为疫毒痢。日久，湿热伤阴，形成阴虚痢；脾胃素虚，寒湿留滞肠中，则为虚寒痢。如痢疾失治，迁延日久，或收涩太早，关门留寇，正虚邪恋，可发展为下痢时发时止，日久难愈的休息痢。

【诊断与鉴别诊断】

1.诊断依据

（1）临床表现

1）主症：腹痛，里急后重，大便常呈脓血黏液，大便次数增多。

疫毒痢以儿童为多见，表现为起病急骤，在腹痛、腹泻尚未出现之时，即有高热神疲、四肢厥冷、面色青灰、呼吸浅表、神昏惊厥，而痢下、呕吐并不一定严重。

2）次症：精神疲惫，食欲不振，小便短少，口干口渴，肛门不适等。

（2）病史：多有饮食不洁史，或有痢疾患者接触史。多发于夏秋之季，具有传染性。

（3）相关检查

1）血常规检查：急性细菌性痢疾可示白细胞及中性粒细胞增多，慢性细菌性痢疾患者血常规可示轻度贫血。

2）大便常规检查：可见大量脓细胞和红细胞，并有巨噬细胞，培养出致病菌是确诊的关键；肠阿米巴病的新鲜大便可有阿米巴滋养体或包囊。荧光抗体染色法可提供快速诊断。

3）X 线钡剂造影、直肠镜、结肠镜及病理检查：有助于溃疡性结肠炎、放射性肠炎及其肿瘤的诊断及鉴别诊断。

2. 病证鉴别

痢疾与泄泻：痢疾与泄泻均好发于夏秋季节，主要病位都在肠胃，皆因外感时邪、内伤饮食而发病，但二者有别。痢疾以腹痛、下痢赤白脓血、里急后重为主症；而泄泻以排便次数增多，粪质稀溏，甚则如水，或完谷不化为主症，无里急后重与赤白脓血便。泄泻多与腹痛肠鸣并见，泻后痛减；而痢疾腹痛多与里急后重并见，痢后腹痛不减。从病机来看，痢疾为湿热、疫毒、饮食等壅滞于肠中，与气血搏结，病位在肠；泄泻的病机关键在脾虚湿盛，病位主要在脾胃。

【辨证论治】

1. 辨证要点

（1）辨实痢、虚痢：痢疾者，最当察虚实。其临床鉴别见表 5-13。

表 5-13　痢疾虚实的鉴别

	主症	腹痛特征	年龄	发病
实痢	痛时窘迫欲便，便后里急后重暂减	腹痛胀满，痛而拒按	年轻体壮者	初痢，发病急，病程短
虚痢	便后里急后重不减，坠胀甚	腹痛喜按，痛势绵绵	年高体弱者	久痢，发病慢，病程长

（2）辨寒痢、热痢：大便排出脓血，色鲜红，甚至紫黑，浓厚黏稠腥臭，腹痛，里急后重感明显，口渴喜冷，口臭，小便黄或短赤，舌红苔黄腻，脉滑数者属热；大便排出赤白清稀，白多赤少，清淡无臭，腹痛喜按，里急后重感不明显，面白肢冷形寒，舌淡苔白，脉沉细者属寒。

（3）辨伤气、伤血：下痢白多赤少，邪伤气分；赤多白少，或以血为主者，邪伤血分。

2. 治疗原则　清肠化湿，调气和血。刘河间提出的"调气则后重自除，行血则便脓自愈"的调气和血之法，赤多重用血药，白多重用气药。总之，热痢清之，寒痢温之，初痢实则通之，久痢虚则补之，寒热交错者清温并用，虚实夹杂者攻补兼施。痢疾初起之时，以实证、热证多见，宜清热化湿解毒、调气行血导滞；久痢虚证、寒证，应予补虚温中、调理脾胃、收涩固脱。如下痢兼有表证者，宜合解表剂，外疏内通，夹食滞可配合消导药消除积滞。

治疗痢疾之禁忌：忌过早补涩，忌峻下攻伐，忌分利小便。

3. 分证论治

（1）湿热痢

证候 腹部疼痛，里急后重，痢下赤白脓血，黏稠如胶冻，腥臭；肛门灼热，小便短赤；舌苔黄腻，脉滑数。

审证求机 本证的病证特点为痢下赤白脓血，黏稠如胶冻，腥臭，肛门灼热；基本病机为湿热蕴结，熏灼肠道，气血瘀滞，脂络受损。

治法 清热燥湿，调气行血。

方药 芍药汤加减：芍药、当归、甘草、木香、槟榔、大黄、黄芩、黄连、肉桂、金银花。

临床运用 ①若痢下白多赤少、舌苔白腻，属湿重于热者，可去当归，加茯苓、苍术、厚朴、陈皮等；②痢下赤多白少、口渴喜冷饮，属热重于湿者，则宜以白头翁汤清热解毒；③瘀热较重，痢下鲜红者，加地榆、牡丹皮、苦参；④兼饮食积滞、嗳腐吞酸、腹部胀满者，加莱菔子、神曲、山楂等；⑤食积化热，痢下不爽、腹痛拒按者，加用枳实导滞丸。

痢疾初起，若兼见表证，恶寒发热、头身痛者，可用逆流挽舟法，方用荆防败毒散，疏表除湿，寓散于通，使表解里滞亦除；表邪未解，里热已盛，症见身热汗出、脉象急促者，则用葛根芩连汤表里双解。

（2）疫毒痢

证候 起病急骤，大便频频，痢下鲜紫脓血，腹痛剧烈，后重感特著；壮热口渴，头痛烦躁，恶心呕吐，甚者神昏惊厥；舌质红绛，舌苔黄燥，脉滑数或微欲绝。

审证求机 本证的病证特点为痢下鲜紫脓血、高热、神昏、惊厥、舌质红绛；基本病机为疫邪热毒，壅盛肠道，燔灼气血。

治法 清热解毒，凉血除积。

方药 白头翁汤合芍药汤加减：白头翁、黄连、黄柏、秦皮、金银花、地榆、牡丹皮、芍药、甘草、木香、槟榔。

临床运用 ①见神昏谵语，甚则痉厥，舌质红苔黄糙，脉细数，属热毒深入营血，神昏高热者，用犀角地黄汤、紫雪丹以清营凉血开窍；②热极风动，痉厥抽搐者，加羚羊角、钩藤、石决明；③暴痢致脱，症见面色苍白、汗出肢冷、唇舌紫黯、尿少、脉微欲绝者，应急服独参汤或参附汤，可加用参麦注射液、参附芪注射液等以益气固脱。

（3）寒湿痢

证候 腹痛拘急，痢下赤白黏冻，白多赤少，或为纯白冻，里急后重；口淡乏味，脘胀腹满，头身困重；舌质或淡，舌苔白腻，脉濡缓。

审证求机 本证的病证特点为痢下赤白黏冻，白多赤少，或为纯白冻，头身困重；基本病机为寒湿客肠，气血凝滞，传导失司。

治法　温中燥湿，调气和血。

方药　不换金正气散加减：藿香、苍术、半夏、厚朴、炮姜、桂枝、陈皮、大枣、甘草、木香、枳实。

临床运用　①痢下白中兼赤者，加当归、芍药；②脾虚纳呆者，加白术、神曲；③暑天感寒湿而痢者，可用藿香正气散加减，以祛暑散寒、化湿止痢。

（4）阴虚痢

证候　痢下赤白，日久不愈，脓血黏稠，或下鲜血，脐下灼痛，虚坐努责；食少，心烦口干，至夜转剧；舌红绛少津，苔腻或花剥，脉细数。

审证求机　本证的病证特点为痢下赤白脓血，虚坐努责，心烦口干，舌红绛少津，苔腻或花剥；基本病机为湿热稽留，阴虚火旺，脉络受损，大肠失职。

治法　养阴和营，清肠化湿。

方药　黄连阿胶汤合驻车丸加减：黄连、黄芩、阿胶、芍药、甘草、当归、干姜、瓜蒌。

临床运用　①虚热灼津而见口渴、尿少、舌干者，可加沙参、石斛；②痢下血多者，可加丹皮、墨旱莲、地榆炭；③湿热未清，有口苦、肛门灼热者，可加白头翁、秦皮清解湿热。

（5）虚寒痢

证候　痢下赤白清稀，或为白冻，无腥臭，甚则滑脱不禁，肛门坠胀，便后更甚，腹部隐痛，缠绵不已，喜按喜温，形寒畏冷，四肢不温，食少神疲，腰膝酸软；舌淡苔薄白，脉沉细而弱。

审证求机　本证的病证特点为痢下赤白清稀，形寒畏冷，四肢不温，食少神疲，腰膝酸软；基本病机为脾肾阳虚，寒湿内生，阻滞肠腑。

治法　温补脾肾，收涩固脱。

方药　桃花汤合真人养脏汤：人参、白术、干姜、肉桂、粳米、炙甘草、诃子、罂粟壳、肉豆蔻、赤石脂、当归、白芍、木香。

临床运用　①阳虚较甚者，可加附子；②痢久脾虚气陷，导致少气脱肛者，可加黄芪、柴胡、升麻、党参；③脱肛严重者可加葛根、羌活、枳壳；④滑脱不禁者，可加白矾、乌梅、五味子。

（6）休息痢

证候　下痢时发时止，迁延不愈，常因饮食不当、受凉、劳累而发，发时大便次数增多，夹有赤白黏冻；腹胀食少，倦怠嗜卧；舌质淡苔腻，脉濡软或虚数。

审证求机　本证的病证特点为下痢时发时止，迁延不愈，常因饮食不当、受凉、劳累而发；基本病机为病久正伤，邪恋肠腑，传导不利。

治法　温中清肠，调气行滞。

方药　连理汤加减：人参、白术、干姜、茯苓、甘草、黄连、枳实、木香、槟榔。

临床运用　①久痢兼见肾阳虚衰，关门不固者，宜加肉桂、熟附子、吴茱萸、五味子、肉豆蔻；②阳虚极，肠中寒积不化，遇寒即发，症见下痢白冻、倦怠少食、舌淡苔白脉沉者，用温脾汤加减以温中散寒、消积导滞；③休息痢积年累月不愈，见寒热错杂，虚实兼见，证情复杂者，可将乌梅丸改为汤剂服用，温脏散寒、清热化湿。

4. 其他疗法

（1）针灸疗法：主穴取天枢、合谷、足三里、上巨虚、关元、神阙等。湿热痢加内庭、曲池；寒湿痢加中脘、阴陵泉，并灸气海；疫毒痢配十宣、太冲、阳陵泉；虚寒痢配脾俞、肾俞；休息痢配脾俞、胃俞。实证用泻法，虚证用补法。

（2）推拿疗法：以提拿和点按相结合为主要手法，湿热痢取神阙、关元、阴陵泉等穴；寒湿痢取神阙、气海、中脘；疫毒痢取脾俞、大肠俞、上巨虚、下巨虚；虚寒痢取神阙、脾俞、天枢、气海等穴；阴虚痢取神阙、大肠俞、三阴交、丰隆等穴；休息痢取脾俞、胃俞、肾俞等穴。

【预防与调护】

1. 切断传播途径　加强饮水、粪便及食物的管理，讲究个人卫生，饭前便后洗手，不吃生冷蔬菜瓜果及腐败变质食物，从源头上切断传播途径。对带菌者及初期患者，应实行隔离治疗，防其进一步传播，以控制痢疾的传播和流行。

2. 预防性措施　在痢疾流行季节，可适当食用生蒜瓣，每次1～3瓣，每日2～3次；或将大蒜瓣放入菜食之中食用；亦可用马齿苋、绿豆适量，煎汤饮用。对防止感染亦有一定作用。

3. 病人特别护理　痢疾患者，须适当禁食，待病情稳定后，饮食宜清淡、易消化，忌食生冷油腻之品。可多饮淡盐水、浓茶以防止津液脱失。危急重症，应注意血压、脉搏、尿量的变化，一旦异常，应立即处理。肛周皮肤湿疹者，可外扑爽身粉。服药后一般应卧床休息30分钟至1小时，有助于药力的发挥。

【结语】

痢疾是以痢下赤白脓血、腹痛、里急后重为临床特征。病因是外感时邪疫毒，内伤饮食不洁；病位在肠，与脾胃有密切关系；病机为湿热疫毒寒湿结于肠腑，气血壅滞，脂膜血络受损，化为脓血，大肠传导失司，发为痢疾。暴痢多为实证，久痢多属虚证。痢疾的治疗，以初痢宜通，久痢宜涩，热痢宜清，寒痢宜温，寒热虚实夹杂者宜通涩兼施、温清并用，同时可配合外治灌肠之法，提高疗效。实证以湿热痢多见，亦见于寒湿痢；而疫毒痢，因病势凶险，应及早救治；虚证又有阴虚痢和虚寒痢的不同，若下痢不能进食，或入口即吐，又称噤口痢；对于日久迁延不愈的休息痢，因病情缠绵，往往形成虚实夹杂之势，宜采取综合措施，内外同治。对具传染性的细菌性痢疾和阿米巴痢疾，应重在预防，控制传播。

复习思考

1. 痢疾的临床特征是什么？如何辨痢疾的寒热虚实？
2. 为什么说赤痢重用血药，白痢重用气药？
3. 痢疾常见证型有哪些？试述其临床表现、治法和方药。

病案分析

某患者，女，35 岁。

昨日起发热，下痢红白且时伴鲜血，一日夜达二三十次，里急后重，痛苦不堪，口渴欲饮，恶心呕吐，食欲不振。查：形体消瘦，精神困惫，舌苔黄，脉细数。治法：清热止泻。处方：白头翁汤加味。白头翁 12g，黄连 10g，黄柏 10g，秦皮 10g，当归 12g，广木香 6g，桔梗 10g，枳壳 10g。服药 2 剂后，未见效果。拟原方稍事加减。处方：白头翁 12g，黄连 10g，黄柏 10g，秦皮 10g，当归 12g，广木香 6g，槐花 12g，地榆 15g。服药 1 剂，发热、口渴、恶心等症消失，食欲好转，开始进食。然下痢红白黏冻不见减轻，一日夜仍为二三十次，里急后重，困惫异常。仍以原方加减。处方：白头翁 12g，黄连 10g，黄柏 10g，秦皮 10g，当归 12g，广木香 6g，地榆 30g，阿胶（烊化）12g，炙甘草 10g。服药 1 剂，大便转为正常，红白黏冻全无，里急后重消失，痢疾已愈。再以其方 1 剂巩固疗效。

分析：患者因湿热郁遏，熏蒸肠胃，气血壅滞，肉腐血败而为下痢红白黏冻，肠腑气机不利则里急后重，胃失和降故恶心呕吐。热盛于身则发热，津液被伤则口渴、舌苔黄、脉细数。其为湿热痢热重于湿，以白头翁汤泄热燥湿、凉血解毒，加当归行血以愈便脓，加广木香调气以除后重。服药 2 剂未见疗效，以其邪热过甚而减去疏利气机之桔梗、枳壳，加入槐花、地榆以增强凉血泄热之力。服药后，发热、口渴、恶心等症消失，食欲好转，但下痢红白黏冻伴鲜血之症不减，于上方减去凉血之槐花，加入阿胶以养阴止血，炙甘草补中益胃，助正气以除湿热，服药 1 剂即正复邪退，痢疾告愈。

（李今庸.中国现代名医医案精华·李今庸医案.北京：北京科学技术出版社，2009）

项目九　便　秘

案例导入

封某，女，42岁，干部。主诉：排便困难，反复1年，症状加重1周。

病史：1年前因患"子宫肌瘤"，术后身体较虚弱，继而出现排便困难，每3～5天甚至1周才解一次，经某医院治疗（具体药物不详）后，未见好转，而来要求中医药治疗。就诊时症见：粪质并不干硬，虽有便意，但临厕努挣乏力，难以排解，汗出气短，便后倦怠乏力，面白，神疲懒言，舌淡苔白，脉弱。

问题与思考：

1. 中医诊断为何病？当辨为何证？

2. 本病的临床特征是什么？本病应与哪些病证相鉴别？

3. 中医治法是什么？如何选方用药？应如何调养？

便秘是指因饮食不节、情志失调、年老体虚、感受外邪等病因，引起大肠传导功能失常，临床以大便秘结，排便周期延长；或周期不长，但粪质干结，排出艰难；或粪质不硬，虽有便意，排便不畅为主症的病证。便秘是临床上的常见症状，可出现于各种急慢性病证过程中，也是老年人最常见的消化系统功能障碍的表现。

《内经》有"大便难""后不利"的描述，认为发病与热结有关，《素问·举痛论》曰："热气留于小肠，肠中痛，瘅热焦渴，则坚干不得出，故而闭不通矣。"东汉张仲景《伤寒论》称之为"阳结""阴结""脾约"，提出便秘当从阴阳分类，《伤寒论·辨脉法》曰：

"其脉浮而数，能食，不大便者，此为实，名曰阳结也，不能食，身体重，大便反硬，名曰阴结也。"对便秘已有了全面的认识，提出寒、热、虚、实不同的发病机制，设立了承气汤的苦寒泻下、麻子仁丸的养阴润下、厚朴三物汤的理气通下，以及蜜煎导诸法，为后世医家认识和治疗本病确立了基本原则。宋代朱肱《类证活人书》提出"大便秘"的病名。严用和《济生方》分为风秘、气秘、热秘、寒秘（又称"冷秘"）、湿秘五秘。清代程钟龄《医学心悟·大便不通》将便秘分为"实秘、虚秘、热秘、冷秘"四种类型，并分别列出各类的症状、治法及方药。

本项目所论便秘，是以便秘为主要症状的病证，西医学中的功能性便秘，肠激惹综合征、肠炎恢复期肠蠕动减弱引起的便秘，直肠及肛门疾患引起的便秘，药物性便秘，内分泌及代谢性疾病的便秘，以及肌力减退所致的排便困难等，可参照本病辨证论治，并结合辨病处理。

【病因病机】

便秘的内因主要为饮食不节、情志失调、年老体虚，外因为感受外邪，病机主要是热结、气滞、寒凝、气血阴阳亏虚，引起肠道传导失司。

1. 常见病因

（1）饮食不节：过度饮酒，过食辛辣肥甘厚味，导致肠胃积热，耗伤津液，肠道失濡，大便干结；或恣食生冷，导致阴寒凝滞胃肠，胃肠传导失司，造成便秘。

（2）情志失调：忧愁思虑过度，脾伤气结；抑郁恼怒，肝郁气滞；久坐少动，肠道手术等均可致气机郁滞，通降失常，大肠传导失职，大便秘结。

（3）年老体虚：素体亏虚，或病后、产后及年老体弱之人，气血两亏，甚至阴阳俱虚，肠道失于濡润、温煦，传导无力，而致大便秘结。

（4）感受外邪：外感寒邪，直趋胃肠，凝滞肠道，糟粕不行成冷秘；若外感燥热之邪伤肺，邪移大肠，肠道燥热，伤津失润，大便燥结。

2. 病机概要

（1）基本病机：总属大肠传导失常。

（2）病位：在大肠，与脾、胃、肺、肝、肾等脏腑的功能失调密切相关。

（3）病理性质：便秘可概括为寒、热、虚、实四个方面，燥热内结于肠胃者，属热秘；气机郁滞者，属气秘；气血阴阳亏虚者，为虚秘；阴寒积滞者，为冷秘或寒秘。四者之中，又以虚实为纲，热秘、气秘、冷秘属实，阴阳气血不足的便秘属虚。

（4）病机转化：寒、热、虚、实秘之间，常又相互兼夹或相互转化。可由实转虚，可因虚致实而见虚实夹杂。如邪热蕴积日久，可耗伤阴津，形成阴虚便秘；阴寒积滞日久，可耗伤阳气，形成阳气虚衰之证；气机郁滞，日久化热，而导致热结肠胃；阴血不足，常易化热而形成热结便秘；气虚阳虚之人，常易导致阴寒内生而形成冷秘。

【诊断与鉴别诊断】

1.诊断依据

（1）临床表现

1）主症：大便秘结，排便周期延长，超过自己的习惯1天以上，或两次排便时间间隔在3天以上者；或粪质干燥坚硬，便下困难；或排出无力，艰涩难出。

2）次症：常伴腹胀、腹痛、纳呆、头晕、口臭、肛裂、痔疮、排便带血以及汗出气短、头晕心悸等症。

（2）病史：发病常与饮食、情志、坐卧少动、年老体弱，或热病伤津、产后失血等因素有关。起病缓慢，多表现为慢性病变过程。以中老年多发，女性多见。

（3）相关检查

1）常规检查：大便常规、潜血试验。

2）直肠指检：有助于发现直肠癌、痔、肛裂、炎症、狭窄及外来压迫、肛门括约肌痉挛等。

3）腹部平片：有助于确定肠梗阻的部位，对假性肠梗阻的诊断尤有价值。

4）钡剂灌肠：适用于了解钡剂通过胃肠道的时间、小肠与结肠的功能状态，亦可明确器质性病变的性质、部位与范围。

5）电子肠镜：根据临床估计器质性病变部位的高低。有助于排除肿瘤、结核、巨结肠症、肠梗阻等器质性病变。

2.病证鉴别

便秘与积聚：二者均可出现腹部包块，但便秘者常出现在小腹左侧，积聚则在腹部各处均可出现；便秘多扪及索条状物，积聚则形状不定；便秘之包块为燥屎内结，通下排便后消失或减少，积聚之包块则与排便无关。

【辨证论治】

1.辨证要点 便秘辨证当分虚实，应从大便的性状、兼症、舌苔等方面辨其虚实。实者当辨热秘、气秘和冷秘，虚者当辨气虚、血虚、阴虚和阳虚。

（1）辨寒热虚实：便秘伴小便短赤，面红身热，口干口臭，嗳气频作，胁腹痞满，甚则胀痛，鼻息气热者，为实证、热证；便秘伴气短汗出，面色无华，头目晕眩，心悸，神疲乏力，小便清长，四肢不温者，多为虚证、寒证。

（2）辨排便粪质：粪质干燥坚硬，便下困难，肛门灼热，属燥热内结；大便艰涩，腹痛拘急，多为阴寒凝滞；粪质不甚干结，排便不爽，伴腹胀肠鸣矢气，多为气滞；粪质不干，欲便不出，便下无力，多为气虚。

（3）辨舌质舌苔：舌红少津，无苔或少苔，为阴亏津少；舌淡苔少，为气血不足；舌淡，苔白滑或白腻，系阴寒内结；舌苔黄燥或垢腻，属肠胃积热。

2. 治疗原则 便秘的治疗应以通下为主，但决不可单纯用泻下药。实秘以祛邪为主，给予泻热、温散、通导之法，使邪去便通；虚秘以扶正为先，给予益气温阳、滋阴养血之法，使正盛便通。

3. 分证论治

（1）实秘

1）肠胃积热证（热秘）

证候 大便干结，腹胀腹痛；口干口臭，面红心烦或有身热，小便短赤；舌红苔黄燥，脉滑数。

审证求机 本证的病证特点为大便干结、腹胀腹痛、口干口臭、舌红苔黄燥；基本病机为肠胃积热，津伤便结。

治法 泻热导滞，润肠通便。

方药 麻子仁丸加减：大黄、枳实、厚朴、麻子仁、杏仁、白蜜、芍药。

临床运用 ①津液已伤者，可加生地黄、玄参、麦冬；②肺热气逆，咳喘便秘者，可加瓜蒌仁、苏子、黄芩；③兼郁怒伤肝，易怒目赤者，加服更衣丸以清肝通便；④燥热不甚，或药后大便不爽者，可用青麟丸以通腑缓下，以免再秘；⑤热势较盛，痞、满、燥、实、坚俱现者，可用大承气汤急下存阴。

2）气机郁滞证（气秘）

证候 大便干结，或不甚干结，欲便不得出，或便而不爽，肠鸣矢气，腹中胀痛；嗳气频作，纳食减少，胸胁痞满；舌苔薄腻，脉弦。

审证求机 本证的病证特点为大便秘结、肠鸣矢气、腹中胀痛、嗳气频作；基本病机为肝脾气滞，腑气不通。

治法 顺气导滞。

方药 六磨汤加减：木香、乌药、沉香、大黄、槟榔、枳实。

临床运用 ①腹部胀痛甚者，可加厚朴、柴胡、莱菔子；②便秘腹痛、舌红苔黄，气郁化火者，可加黄芩、栀子、龙胆草；③跌仆损伤，腹部术后，便秘不通，属气滞血瘀者，可加红花、赤芍、桃仁、川牛膝。

3）阴寒积滞证（冷秘）

证候 大便艰涩，腹痛拘急，胀满拒按；胁下偏痛，手足不温，呃逆呕吐；舌苔白腻，脉弦紧。

审证求机 本证的病证特点为大便艰涩、手足不温、舌苔白腻、脉弦紧；基本病机为阴寒内盛,凝滞胃肠。

治法　温里散寒,通便止痛。

方药　温脾汤合半硫丸加减:附子、大黄、党参、干姜、甘草、当归、肉苁蓉、乌药。

临床运用　①便秘腹痛甚者,可加枳实、厚朴、木香;②腹部冷痛、手足不温者,加干姜、小茴香;③便秘腹痛、手足厥冷明显,寒积里实所致便秘者可选大黄附子汤加减;④心腹绞痛,口噤暴厥属大寒积聚者,可用三物备急丸攻逐寒积。

(2)虚秘

1)脾肺气虚证(气虚秘)

证候　大便并不干硬,虽有便意,但排便困难;用力努挣则汗出短气,便后乏力,面白神疲,肢倦懒言;舌淡苔白,脉弱。

审证求机　本证的病证特点为大便并不干硬,虽有便意,但排便困难,用力努挣则汗出短气;基本病机为脾肺气虚,传导无力。

治法　益气润肠。

方药　黄芪汤加减:黄芪、麻仁、白蜜、陈皮。

临床运用　①乏力汗出者,可加白术、党参,重用白术30～60g对治疗气虚便秘有较好的通便效果;②排便困难、腹部坠胀者,可合用补中益气汤升提阳气;③气息低微、懒言少动者,可加用生脉散补肺益气;④肢倦腰酸者,可用大补元煎滋补肾气。

2)血液亏虚证(血虚秘)

证候　大便干结;面色无华,头晕目眩,心悸气短,健忘,口唇色淡;舌淡苔白,脉细。

审证求机　本证的病证特点为大便干结、面色无华、眩晕心悸、口唇色淡;基本病机为血液亏虚,肠道失荣。

治法　养血润燥。

方药　润肠丸加减:当归、生地黄、麻仁、桃仁、枳壳。

临床运用　①面白、眩晕甚,加玄参、何首乌、枸杞子;②手足心热、午后潮热者,可加知母、胡黄连等;③阴血已复,便仍干燥,可用五仁丸润滑肠道。

3)阴津不足证(阴虚秘)

证候　大便干结,如羊屎状;形体消瘦,头晕耳鸣,两颧红赤,心烦少眠。

治法　滋阴通便。

方药　增液汤加减:玄参、麦冬、生地黄、当归、石斛、沙参。

临床运用　①口干面红、心烦盗汗者,可加芍药、玉竹;②胃阴不足,口干口渴者,可用益胃汤；③肾阴不足，腰膝酸软者，可用六味地黄丸；④阴亏燥结，热盛伤津者，可用增液承气汤增水行舟。

4）阳虚寒凝证（阳虚秘）

证候　大便干或不干，排出困难；小便清长，面色㿠白，四肢不温，腹中冷痛，或腰膝酸冷；舌淡苔白，脉沉迟。

审证求机　本证的病证特点为大便干或不干，排出困难，四肢不温，腹中冷痛，或腰膝酸冷；基本病机为阳气虚衰，阴寒凝结。

治法　温阳通便。

方药　济川煎加减：肉苁蓉、牛膝、当归、升麻、泽泻、枳壳。

临床运用　①老人腹冷便秘，可用半硫丸通阳开秘；②脾阳不足，阴寒冷积者，可用温脾汤温通脾阳。

4. 其他疗法

（1）按摩疗法：取坐位或立位，右手掌放于脐心，左手掌放于右手背上，在脐周及小腹按顺时针方向揉动 5 分钟，再反方向揉动 5 分钟，做 10 ～ 30 分钟，每天早晚 1 次，连续 2 周，可使大便通畅。

（2）中成药疗法：麻子仁丸、牛黄解毒丸（片）、牛黄清火丸、大黄清胃丸、三黄片等。

（3）食疗：①黑芝麻 30g 捣碎，以蜂蜜适量调服，每日 1 ～ 2 次，适用于津枯便秘；②火麻仁（炒黄捣烂）15g，当归 12g，水煎服，适用于血虚津亏之便秘。

（4）单验方：①番泻叶 6g 或大黄 6g 开水泡服，代茶饮，适用于热秘；①白术 60 ～ 100g，黄芪 30g，水煎取汁 300mL，加入蜂蜜 30g，每次 100mL，每日服 3 次，适用于气虚秘。

【预防与调护】

1. 生活调摄　保持心情舒畅，克服对排便困难的忧虑，增加体力活动，切勿养成服药通便的依赖思想。饮食宜多食蔬菜瓜果，常服蜂蜜、牛乳，忌过食辛辣炙煿，对于习惯性便秘者，应注意饮食调节，并按时如厕。

2. 便秘病人特别护理　病后体虚便秘，多为气血不足，阴寒凝聚，治宜缓缓图之，难求速效；虚秘患者，排便时应采用坐式大便器为宜，勿使临厕久蹲，以防用力努挣而致虚脱。

3. 综合性康复护理　便秘日久可以引起肛裂、痔疮，并影响脾胃的吸收功能，甚则变生他病，因此需要结合饮食、情志、运动等进行综合性治疗和护理。

【结语】

便秘是指粪便在肠内滞留过久，秘结不通，排便周期延长，或周期不长，粪质干结，排出艰难，或粪质不硬，虽有便意，便而不畅的病证。病因多由饮食所伤、情志失调、体虚年高、感受外邪等因素，造成热结、气滞、寒凝、气血阴阳亏虚，以致大肠传导功能失常的基本病机。病理性质有寒、热、虚、实之分。燥热内结者属热秘；阴寒积滞者为寒秘；气机郁滞者属气秘、实秘；阴阳气血不足的便秘属虚秘。辨证时当辨寒热虚实、辨排便粪质。实秘当辨热秘、冷秘、气秘；虚秘当辨气虚、血虚、阴虚、阳虚的不同。治疗原则以通下为主。实者以祛邪为主，泻热、温散、通导为治本之法，并辅以顺气导滞之品，邪去便通。虚者以养正为先，滋阴养血、益气温阳为治本之法，辅以甘温润肠之药，正盛便通。经常性便秘及老年便秘者要积极治疗，并结合饮食、情志、运动等调理。

复习思考

1. 在便秘的治疗中如何正确理解和运用通法？
2. 便秘如何辨寒热虚实？
3. 便秘常见证型有哪些？试述其临床表现、治法和方药。

病案分析

某患者，1973 年 1 月就诊。

素有关节疼痛、消化不好，现病 1 月余，腹胀痛，脐周尤甚，绵绵作痛，触之板硬，少腹有冷感，大便秘结不通，已有 6 日未解大便，下肢逆冷，频频嗳气，喜热饮，纳食欠佳，有时食后呕吐，望之面色晦黯，形体消瘦，全身畏冷，精神不振，舌苔薄白微腻，脉沉紧，诊为寒实便秘，治当温下，以大黄附子汤及温脾汤加减。处方：制附子 6g，生大黄 10g，干姜 6g，芒硝（冲）3g，枳壳 10g，厚朴 10g，陈皮 6g，当归 12g，半夏 10g，茯苓 15g，党参 12g，甘草 3g。上方服后，患者大便已通，腹胀痛基本消失，微腻之苔已退，脉象趋于和缓。原方继进 3 剂，以巩固疗效。

分析：患者腹胀畏冷，面色晦黯，精神不振，大便 6 日未解，苔薄白微腻，脉沉紧，诊断为寒实便秘无疑。寒实便秘，是脾肾阳虚，寒凝气滞，大肠传导失职所致。大肠传导主要靠阳气的推动作用，正所谓"有火则转输无碍，无火则幽阴之气闭塞"。治当使用温下之剂温阳散寒、通便止痛，合用枳壳、厚朴、陈皮行气导滞，半夏、茯苓降逆止呕，一剂则便通，诸症得消。

（刘尚义.南方医话.北京：北京科学技术出版社，1996）

模块六

肝胆系病证

【学习目标】

知识要求

1. 掌握胁痛、黄疸病证的诊断要点、辨证论治。

2. 熟悉积聚、鼓胀病证的诊断要点、辨证论治。

2. 熟悉胁痛、黄疸、积聚、鼓胀等病证的病因病机与类证鉴别。

技能要求

1. 能够对胁痛、黄疸、积聚、鼓胀等肝胆系病证患者进行辨治处置。

2. 能够对肝胆病患者开展预防与调护指导。

　　肝胆病证是指在外感或内伤等因素作用下，导致肝之气机的疏泄、血液的贮藏调节以及胆腑功能等方面的异常而出现的一类病证。临床常有胁痛、黄疸、积聚、鼓胀等病证。

一、肝胆的生理病理特点

　　1.肝胆的生理功能与特点　肝主疏泄，主藏血，主筋，开窍于目，体阴而用阳，喜条达而恶抑郁，为厥阴风木之脏。胆附于肝，内藏"精汁"，主胆汁的贮藏与排泄。肝经络胆，肝胆互为表里，但在功能表现上是以肝为主、胆为辅。

　　2.肝胆的病理特征　肝胆的病理表现主要为气机的流畅、血液的贮藏调节和胆汁疏泄功能的异常。如肝气失疏，络脉失和，导致胁痛；肝体失和，气血壅结，腹内结块而成积聚；肝、脾、肾失调，气血水互结而成鼓胀；肝胆疏泄失调，湿邪壅滞，胆汁泛溢而成黄疸。

　　3.肝胆与其他脏腑的关系　①肝与肾：肝藏血，肾藏精，而精血互生，故肝肾同源；肝为肾之子，若肾阴不足，水不涵木，肝阳上亢，导致头痛、眩晕。②肝与脾：生理上肝木疏土，助脾运化；脾土营木，利其疏泄。病理上肝郁气滞，乘脾犯胃，则见胃脘胀满、疼痛，腹痛、腹胀、便溏。③肝与肺：肝喜条达，郁则化火，上侮于肺，肺失清肃，肺气上逆而成呛咳、咯血。④肝与心：肝藏血，心主血，共同完成正常的血液循环，故心肝阴血不足往往互为影响，而成心肝血虚。

二、肝胆病证的辨治要点

1. 辨证要点

（1）辨虚实：应根据发病缓急、病期、邪正盛衰及伴随症状来分辨虚实。一般来说，发病急，初病、病程短，实象突出（脉实有力）者，多属实证；因气滞、瘀血、湿热所致者，多属实证。来势缓，久病、病程较长，虚象明显（脉虚无力）者，多为虚证；因阴血不足，肝络失养所致者，则为虚证。

在临床上，肝胆病证如积聚、鼓胀等，往往是虚实并见，故应注意辨识虚实标本的主次。初期，正气未衰，以邪实为主；后期，正气渐伤而亏虚，以正虚为主。

肝胆实证，常见肝气郁结、肝火上炎、肝风内动、肝胆湿热等证候；虚证常见肝阴（血）不足、血燥生风等证候。

（2）辨病性（病理性质）

1）辨在气在血：若以胀痛为主，痛处不定，时轻时重，症状的轻重每与情绪变化有关，多属气滞；以刺痛为主，痛处固定，疼痛持续不已，拒按，入夜痛甚者，多属血瘀。

2）辨气、血、水的偏盛（如鼓胀应辨气鼓、水鼓、血鼓）：若腹部膨隆，脐突皮光，腹部按之空空然，叩之如鼓者，以气滞为主，称为"气鼓"；若腹部胀大，状如蛙腹，按之如囊裹水，以水饮为主，称为"水鼓"；若鼓胀病日久，脘腹坚满，青筋暴露，内有癥积，痛如针刺，面颈部可见赤丝血缕，以瘀血为主，称为"血鼓"。

（3）辨阴阳：若属黄疸病证，临证时应首辨阴阳，即辨阳黄与阴黄。应根据黄疸的色泽，并结合病史、病程、兼症予以鉴别。阳黄：色黄鲜明如橘皮，起病急，病程短，常伴身热、口干口苦、小便短赤、大便秘结、舌苔黄腻、脉弦数或濡数，多由湿热所致；阴黄：色黄晦暗如烟熏，起病缓，病程长，伴脘闷腹胀、畏寒神疲、口淡不渴、舌淡苔白腻、脉濡缓或沉迟，由寒湿所致。

2. 治疗要点

（1）肝病多实，宜疏、宜泄、宜利：肝胆病初、中期多表现以邪实为主，实证治宜疏肝理气、清利肝胆、清泄肝火为主。但肝体阴用阳，须注意辛燥香窜药物不宜多用久用。

（2）肝虚之证，治宜滋阴养血为主：血虚宜补养气血，阴虚宜滋阴降火。

（3）治肝之时，需兼顾他脏：（肾）阴虚（肝）阳亢需滋阴潜阳；肝脾不调治以疏肝健脾；肝胃不和治以疏肝和胃；肝火犯肺治以清肝止咳。

（4）宜攻宜补，应因病、因证、因人而异。

（5）常用治肝之法：疏肝（疏散肝郁）、清肝（清解肝热）、泻肝（泻除肝火）、平肝

（平息肝风）、镇肝（镇定肝风）、养肝（滋养肝阴之不足）、柔肝（柔润之品克制肝过于刚燥）、温肝（振奋肝之机能）等。

项目一　胁　痛

【学习目标】

知识要求

1. 掌握胁痛的辨证要点、常见辨证分型及治疗。

2. 熟悉胁痛常见病因病机、类证鉴别、预防调护方法。

3. 了解胁痛的源流、演变与预后。

技能要求

1. 能够对胁痛患者的常见证型进行辨证论治。

2. 能够熟练地为胁痛患者开展预防与调护指导。

案例导入

赖某，男性，50 岁。因"两胁肋部胀痛 5 天"于 2014 年 6 月 13 日来诊。

患者 5 天前和子女发生争吵后出现两胁肋部疼痛，以胀痛为主，走窜不定，每因情绪变化而增减，善叹息，得嗳气则疼痛稍缓解，胸脘痞闷，饮食减少，口苦，舌红苔薄白，脉弦。

问题与思考：

1. 中医诊断为何病？当辨为何证？

2. 本病的临床特征是什么？本病应与哪些病证相鉴别？

3. 中医治法是什么？如何选方用药？应如何调养？

胁痛是指由情志不遂、饮食不节、跌仆损伤、久病劳欲及外感湿热致肝络失和，而出现一侧或两侧胁肋部疼痛为主要表现的病证。胁，即侧胸部，为腋下至第十二肋部的总称。

胁痛最早见于《内经》，并且明确指出了本病的发生主要与肝胆病变相关。《诸病源候论》指出胁痛的发病主要与肝、胆、肾相关。《严氏济生方》认为胁痛的病因主要是由于情志不遂所致。《景岳全书》将胁痛分为外感与内伤两大类，指出其病位主要在肝胆，但与他脏亦有关。《证治汇补》对胁痛的病因和治疗原则进行了较为全面系统的描述。

西医学中的急慢性肝炎、胆囊炎、胆结石、胆道蛔虫、肋间神经痛均可参考本病辨证论治。

【病因病机】

胁痛的病因有情志不遂、饮食不节、跌仆损伤、久病劳欲及外感湿热，导致肝络失和，"不通则痛"或"不荣则痛"。

1. 常见病因

（1）外感湿热：外感湿热，郁结少阳，枢机不利，肝胆经气失于疏泄，气机不利，肝络气血不畅，而致胁痛。

（2）情志不遂：情志不遂，暴怒伤肝，抑郁忧思，肝失疏泄，肝气郁滞，肝络不利，导致胁痛。

（3）跌仆损伤：跌仆损伤，或强力负重，胁络受伤，瘀血停留，阻塞胁络，不通则痛，而致胁痛。

（4）饮食所伤：饮食不节，损伤脾胃，运化失职，湿热内生，蕴于肝胆，肝胆失于疏泄调达，气机不利，而出现胁痛。

（5）劳欲久病：久病耗伤，劳欲过度，精血亏虚，水不涵木，肝阴不足，肝血亦虚，脉络失养，导致胁痛。

2. 病机概要

（1）基本病机：肝气郁滞，络脉失和。其病机不外乎"不通则痛"和"不荣则痛"。由于气滞、血瘀、湿热等，邪气阻滞肝胆气机，使气机不畅，络脉不利，"不通则痛"；或由于肝阴不足，肝络失养，"不荣则痛"。

（2）病位：肝胆，又与脾胃及肾相关。

（3）病理性质：有虚有实，而以实为多。实证中以气滞、血瘀、湿热为主，三者又以气滞为先。虚证多属阴血亏损，肝失所养。

（4）病机转化：虚实之间可以相互转化，如气滞日久可以化火伤阴，则由实转虚；阴血不足，肝络失养者，每易兼有湿热，是为虚中夹实，故临床常见虚实夹杂之证。

【诊断与鉴别诊断】

1. 诊断依据

（1）临床表现

1）主症：一侧或两侧胁肋部疼痛，胁痛的性质可呈刺痛、胀痛、灼痛、隐痛、钝痛等。

2）次症：伴见胸闷、腹胀、嗳气呃逆、急躁易怒、口苦纳呆、厌食恶心等症。

（2）病史：常有饮食不节、情志内伤、感受外湿、跌仆闪挫或劳欲久病等病史，部分病人有反复发作的病史。

（3）相关检查

1）检测肝功能指标：可以了解肝脏的情况。

2）检测血清中的甲、乙、丙、丁、戊型肝炎的病毒指标：有助于肝炎的诊断和分型。

3）B 型超声检查及 CT、MRI：可以作为肝硬化、肝胆结石、急慢性胆囊炎、脂肪肝等疾病的诊断依据。血生化中的血脂、血浆蛋白等指标亦可作为诊断脂肪肝、肝硬化的辅助诊断指标。

4）检测血中甲胎球蛋白、碱性磷酸酶等指标：可作为初步筛查肝内肿瘤的参考依据。

2. 病证鉴别

（1）胁痛与胸痛、胃痛：其鉴别见表 6-1。

表 6-1　胁痛与胸痛、胃痛的鉴别

鉴别要点	胁痛	胸痛	胃痛
部位	一侧或两侧胁肋部	一侧或两侧胸前部	胃脘部近岐骨处
性质	胀痛或窜痛	胀痛或闷痛	胀痛或隐痛
兼见症状	口苦、目眩等肝胆症状	心悸、胸闷、气促等心肺症状	纳差、嗳气、泛酸、嘈杂等脾胃症状

（2）胁痛与黄疸、肝癌、鼓胀：相同点为均可出现一侧或两侧胁痛。不同点为黄疸以身目发黄为主症；肝癌以胁下积块、进行性消瘦为主症；鼓胀以腹部胀大如鼓、腹壁脉络显露为主症。

【辨证论治】

1. 辨证要点

（1）辨在气在血：大抵胀痛多属气郁，且疼痛游走不定，时轻时重，症状轻重与情绪变化有关；刺痛多属血瘀，且痛处固定不移，疼痛持续不已，局部拒按，入夜尤甚。

（2）辨属虚属实：见表 6-2。

表 6-2　胁痛虚实的鉴别

鉴别要点	虚	实
起病	缓	急
病程	长	短
按压	喜揉按	拒按
疼痛性质	疼痛隐隐	疼痛剧烈
脉象	无力	有力
病机	阴血不足	气滞、血瘀、湿热

2.治疗原则 以疏肝和络止痛为基本治则。实证宜用理气、活血、清利湿热之法；虚证宜补中寓通，采用滋阴、养血、柔肝之法。

3.分证论治

（1）肝气郁结证

证候 胁肋胀痛，走窜不定，甚则引及胸背肩臂，疼痛每因情志变化而增减；胸闷腹胀，嗳气频作，得嗳气而胀痛稍舒，纳少口苦；舌苔薄白，脉弦。

审证求机 本证的病证特点为胁肋胀痛，走窜不定，胸闷嗳气；基本病机为肝失疏泄，气机郁滞，肝络失和。

治法 疏肝理气。

方药 柴胡疏肝散加减：柴胡、枳壳、香附、川楝子、白芍、甘草、川芎、郁金。

临床运用 ①若胁痛甚，可加青皮、延胡索；②若气郁化火，症见胁肋掣痛、口干口苦、烦躁易怒、溲黄便秘、舌红苔黄者，可去方中辛温之川芎，加栀子、牡丹皮、黄芩、夏枯草；③若肝气横逆犯脾，症见肠鸣、腹泻、腹胀者，可酌加茯苓、白术；④若肝郁化火，耗伤阴津，症见胁肋隐痛不休、眩晕少寐、舌红少津、脉细者，可去方中川芎，酌配枸杞子、菊花、首乌、牡丹皮、栀子；⑤若兼见胃失和降，恶心呕吐者，可加半夏、陈皮、生姜、旋覆花等；⑥若气滞兼见血瘀者，可酌加丹皮、赤芍、当归尾、川楝子、延胡索、郁金等。

（2）肝胆湿热证

证候 胁肋胀痛或灼热疼痛，口苦口黏，胸闷纳呆，恶心呕吐，小便黄赤，大便不爽；或兼有身热恶寒，身目发黄；舌红苔黄腻，脉弦滑数。

审证求机 本证的病证特点为胁肋胀痛或灼热疼痛、胸闷纳呆或身目发黄及湿热内蕴证的表现；基本病机为湿热蕴结，肝胆失疏，络脉失和。

治法 清利肝胆湿热。

方药 龙胆泻肝汤加减：柴胡、香附、枳壳、白芍、川楝子、川芎、郁金、甘草。

临床运用 黄疸者，重用茵陈，加金钱草清热利湿退黄；胁肋剧痛者，加延胡索、郁金行气疏肝止痛；砂石阻滞者，加金钱草、海金沙、郁金等利胆排石。

（3）瘀血阻络证

证候 胁肋刺痛，痛有定处，痛处拒按，入夜痛甚；胁肋下或见有癥块；舌质紫暗，脉象沉涩。

审证求机 本证的病证特点为胁痛如刺，固定不移，并见舌脉瘀象；基本病机为瘀血停滞，肝络痹阻。

治法 活血化瘀，通络止痛。

方药 血府逐瘀汤或复元活血汤加减：当归、川芎、桃仁、红花、柴胡、枳壳、制香附、川楝子、广郁金、五灵脂、蒲黄、三七。

临床运用 ①若因跌打损伤而致胁痛，局部积瘀肿痛者，可酌加穿山甲、酒大黄、天花粉，或选用复元活血汤，另吞三七粉或云南白药、七厘散等；②若胁肋下有癥块，而正气未衰者，可酌加三棱、莪术、土鳖虫，或配合服用鳖甲煎丸。

（4）肝络失养证

证候 胁肋隐痛，悠悠不休，遇劳加重；口干咽燥，心中烦热，头晕目眩；舌红少苔，脉细弦而数。

审证求机 本证的病证特点为胁肋隐痛绵绵与阴虚内热表现并见；基本病机为肝肾阴亏，精血耗伤，肝络失养。

治法 养阴柔肝。

方药 一贯煎加减：生地黄、枸杞子、黄精、沙参、麦冬、当归、白芍、炙甘草、川楝子、延胡索。

临床运用 ①若阴亏过甚，舌红而干，可酌加石斛、玄参、天冬；②若心神不宁，而见心烦不寐者，可酌加酸枣仁、炒栀子、合欢皮；③若肝肾阴虚，头目失养，而见头晕目眩者，可加菊花、女贞子、熟地黄等；④若阴虚火旺，可酌配黄柏、知母、地骨皮等。

4.其他疗法 针灸主穴取至阳、肝俞、胆俞、丘墟、太冲、支沟等。肝郁者加行间、期门；湿热者加阳陵泉、合谷；瘀血者加膈俞、三阴交；阴虚者加血海、阴郄。阴虚者用补法，其余用泻法。每日1次，10次为1个疗程。

【预防与调护】

1.精神调摄 减少不良的精神刺激和过度的情志活动，起居有常，调节劳逸，寒温适宜，适当进行体育锻炼，增强体质，慎避外邪。

2.饮食调摄 饮食宜清淡易消化、富于营养，忌食肥甘厚味及辛辣之品。

3.密切观察病情变化，防止病情恶化 已患胁痛者应积极治疗，按时服药。密切观察病情变化，防止病情恶化。

【结语】

胁痛是指以一侧或两侧胁肋部疼痛为主症的一类疾病。胁痛的病因主要为情志不遂、饮食不节、跌仆损伤、久病劳欲及外感湿热。其病位主要在肝、胆，又与脾、胃、肾相关。其病机属肝络失和。辨证当着重辨气血虚实，临床上以实证最为多见。治疗以疏肝和络止痛为基本治则，实证多采用疏肝理气、活血通络、清利湿热之法；虚证则多以滋阴养血柔肝为治，同时佐以理气和络之品。虚实之间常可相互转化。

复习思考

1. 胁痛与肝胆有何关系？胁痛的治疗原则是什么？
2. 如何辨别胁痛的虚实、在气在血？
3. 肝胆湿热证之胁痛的主症、治法、方药是什么？

病案分析

呼某，男，28 岁。初诊于 1980 年 10 月 24 日。

主诉：因情志不畅致右胁疼痛，纳呆，肢困。曾服多种保肝西药及疏肝中药，病情时轻时重。近月来，右胁疼痛增剧，时而左胁亦痛，饮食欠佳，厌食油腻，哕逆嗳气，脘腹胀闷，食后尤甚，头昏脑涨，神疲乏力，体瘦面苍，舌质淡，苔薄白，脉沉弱。处方：木瓜 6g，三棱 6g，莪术 6g，生麦芽 10g，生扁豆 10g，刺蒺藜 10g，生黄芪 12g，乌梅 3g，甘草 3g。5 剂。

二诊：药后胁痛大减，胃纳好转，仍头晕乏力，舌脉如前。原方药继服 6 剂，诸证皆除。嗣后肝功能检查恢复正常，迄今未发。

分析：治疗胁痛，要疏肝必先养肝，故以乌梅之酸养肝体补肝阴；配以木瓜，既能养肝又能和胃；疏肝用生麦芽，因生麦芽有疏肝之效而无劫阴之弊。治肝多先健脾，用生扁豆和胃，用三棱、莪术理气中之血、血中之气，配黄芪而不伤气，更能增加三棱、莪术化郁之功。因久病入络，故刺蒺藜与生麦芽合用，善于疏肝、搜剔血络之邪。此方乃李克绍先生自创，对于迁延性肝炎气虚血滞者，颇有疗效。

（李克绍.李克绍医学文集.济南：山东科学技术出版社，2008）

项目二 黄 疸

【学习目标】

知识要求

1. 掌握黄疸的概念、病因病机、辨证要点、常见辨证分型及治疗。
2. 熟悉黄疸的类证鉴别、预防调护方法。
3. 了解黄疸的源流、演变与预后。

技能要求

1. 能够对黄疸患者的常见证型进行辨证论治。
2. 能够熟练地为黄疸患者开展预防与调护指导。

案例导入

杨某，男，已婚，40岁，农民。2001年10月19日初诊。

5年前身黄、目黄、小便黄。间断服用中西药治疗，病情时轻时重。1周前因劳累上述症状加重。现症：纳呆食少，胸闷腹胀，神疲畏寒，口淡不渴，大便溏，乏力，尿黄。T：36.5℃，P：60次/分，R：18次/分，BP：120/75mmHg。神清，巩膜黄染，皮肤深黄，色暗如烟熏。舌质淡，苔白腻，脉濡缓。

问题与思考：

1. 中医诊断为何病？当辨为何证？

2. 本病的临床特征是什么？本病应与哪些病证相鉴别？

3. 中医治法是什么？如何选方用药？应如何调养？

黄疸是指由于外感或内伤导致湿邪壅阻中焦，肝胆疏泄失常，胆汁外溢，以目黄、身黄、小便黄为主症的一种病证，其中目睛黄染尤为本病的重要特征。

黄疸病名，首见于《内经》，且对黄疸病的病因病机、主要症状及治则均有记载。汉代张仲景《伤寒杂病论》把黄疸分为黄疸、谷疸、酒疸、女劳疸、黑疸五种，并对各种黄疸的形成机理、症状特点进行了探讨，其创制的茵陈蒿汤成为历代治疗黄疸的重要方剂；《诸病源候论》《圣济总录》两书都记述了黄疸的危重证候"急黄"，并提到了"阴黄"一证；元代罗天益在《卫生宝鉴》中又进一步把阳黄与阴黄的辨证施治加以系统化，对临床具有重要指导意义。《景岳全书·黄疸》初步认识到黄疸的发生与胆液外泄有关。清代程钟龄《医学心悟》创制茵陈术附汤，至今仍为治疗阴黄的代表方剂；清代沈金鳌《沈氏尊生书·黄疸》对黄疸可有传染性及严重的预后转归有所认识。

西医学中无论是肝细胞性黄疸、阻塞性黄疸、溶血性黄疸，尤其常见的肝胆系统疾病如病毒性肝炎、肝硬化、胆石症、胆囊炎等若以黄疸为主要表现者，均可参照本病辨证论治。

【病因病机】

黄疸的病因有外感和内伤两个方面。外感主要为湿热疫毒；内伤主要为饮食、劳倦、病后续发，导致湿邪壅阻中焦，肝胆疏泄失常，胆汁外溢而成黄疸。

1. 常见病因

（1）外感湿热、疫毒：外感湿热疫毒，内蕴中焦，脾胃运化失常，湿郁热蒸于肝胆，肝失疏泄，胆汁不循常道，外溢肌肤，下注膀胱，发为本病。湿热夹时邪疫毒伤人，病势暴急凶险（具有传染性），表现为热毒炽盛，内及营血的危重现象，称为急黄。

（2）内伤饮食、劳倦：过食辛热肥甘之品或饮食不洁，脾胃损伤，运化失职，湿浊内生，郁而化热，湿热熏蒸肝胆，胆汁泛溢而成黄疸。或过食生冷，或劳倦过度，或病后脾阳受损，均可导致脾虚寒湿内生，困遏中焦，壅塞肝胆，胆液不循常道，外溢肌肤而成黄疸。

（3）病后续发：胁痛、癥积及其他疾病之后，瘀血阻滞，湿热残留，日久损肝伤脾，湿遏瘀阻，胆汁泛溢肌肤出现黄疸。

2. 病机概要

（1）基本病机：湿邪困遏脾胃，壅阻肝胆，脾胃运化失健，肝胆疏泄失常，胆汁不循常道，泛溢肌肤，下注膀胱。

（2）病位：主要在脾、胃、肝、胆，且往往由脾、胃涉及肝、胆。急黄与心、肾有关。

（3）病理性质：有寒湿和湿热两端。湿热熏蒸为阳黄，寒湿阻遏为阴黄。由于湿和热常有所偏盛，故阳黄有湿重于热和热重于湿的区别。

（4）病理因素：湿邪、热邪、寒邪、疫毒、气滞、瘀血六种。黄疸形成的关键是湿邪为患，正如《金匮要略》所说："黄家所得，从湿得之。"

（5）病机转化：阳黄、急黄、阴黄在一定条件下可以相互转化。如阳黄治疗不当，热毒炽盛，侵及营血，内陷心包，引动肝风，则可发为急黄；若阳黄失治误治，迁延日久，脾阳损伤，湿从寒化，则可转为阴黄；如阴黄重感湿热之邪，或湿郁化热，又可呈现阳黄表现。

【诊断与鉴别诊断】

1. 诊断依据

（1）临床表现

1）主症：目黄、肤黄、小便黄，其中目睛黄染为本病的重要特征。

2）次症：食欲减退、恶心呕吐、胁痛腹胀等症状。

（2）病史：常有外感湿热疫毒或内伤酒食不节史，或有与肝炎患者的接触史，或曾服用对肝有损伤作用的药物，或有胁痛、鼓胀、积聚等病史。

（3）相关检查

1）血清总胆红素检查：能准确地反映黄疸的程度。直接胆红素、间接胆红素定量对鉴别黄疸类型有重要意义。总胆红素、间接胆红素增高见于溶血性黄疸；总胆红素、直接胆红素增高见于阻塞性黄疸，而三者均增高见于肝细胞性黄疸。尿胆红素及尿胆原检查亦有助于鉴别。

2）肝功能、肝炎病毒指标、B 超、CT、MRI 检查：均有利于确定黄疸的原因。

2. 病证鉴别

黄疸与萎黄：黄疸与萎黄的类证鉴别见表 6-3。

表 6-3　黄疸与萎黄的类证鉴别

鉴别要点	黄疸	萎黄
病因	感受外邪、饮食劳倦或病后	饥饱劳倦、食滞虫积或病后失血
病机	湿滞脾胃，肝胆失疏，胆汁外溢	脾胃虚弱，气血不足，肌肤失养
主症	身黄、目黄、小便黄	肌肤萎黄不泽，目睛及小便不黄

【辨证论治】

1. 辨证要点

（1）辨阳黄、阴黄与急黄：应根据黄疸的色泽，并结合病势、兼症予以鉴别。见表 6-4。

表 6-4　阳黄、阴黄与急黄的辨证要点

辨证要点	阳黄	阴黄	急黄
色泽	黄色鲜明如橘子皮	黄色晦暗如烟熏	疸色如金
病势	发病急，病程短	病程长，病势缓	发病急暴，病情严重凶险
兼症	伴身热、口干苦，舌苔黄腻，脉象弦数	伴纳少、乏力，舌淡，脉沉迟或细缓	兼见神昏谵语、发斑、出血等危象

（2）阳黄宜辨湿热的轻重：热重于湿者，身目俱黄，色黄鲜明，兼发热口渴、恶心呕吐、小便短黄、大便秘结，舌苔黄腻，脉弦数或濡数（热盛之象）。湿重于热者，身目俱黄，其色不如热重者鲜明，兼头重身困、脘腹痞满、恶心呕吐、便溏，舌苔厚腻微黄，脉濡数或濡缓（湿盛之象）。

2. 治疗原则　化湿邪，利小便。《金匮要略》曰："诸病黄家，但利其小便。"湿热以清热化湿；寒湿以温化寒湿；急黄以清热解毒、凉营开窍。治疗时还应注意热重者顾护阴液，不可利湿太过伤其阴；湿重者应化湿护阳，不可苦寒太过伤其阳。

3. 分证论治

（1）阳黄

1）热重于湿证

证候　身目俱黄，黄色鲜明，发热口渴；或见心中懊侬，腹部胀闷，口干而苦，恶心呕吐，小便短少黄赤，大便秘结；舌苔黄腻，脉象弦数。

审证求机 本证的病证特点为身目俱黄，黄色鲜明，大便秘结，舌苔黄腻；基本病机为湿热熏蒸，困遏脾胃，壅滞肝胆，胆汁泛溢。

治法 清热通腑，利湿退黄。

方药 茵陈蒿汤加减：茵陈蒿、栀子、大黄、黄柏、连翘、垂盆草、蒲公英、茯苓、滑石、车前草（子）、赤芍、郁金。

临床运用 ①如胁痛较甚加柴胡、郁金、川楝子、延胡索；②如热毒内盛，心烦懊恼加黄连、龙胆草；③如恶心呕吐可加橘皮、竹茹、姜半夏；④病毒性肝炎加板蓝根、连翘、田基黄。

2）湿重于热证

证候 身目俱黄，黄色不及前者鲜明，头身困重，胸脘痞满；食欲减退，恶心呕吐，腹胀或大便溏垢；舌苔厚腻微黄，脉象濡数或濡缓。

审证求机 本证的病证特点为以黄疸色黄不亮，头重身困，胸脘痞满，纳呆，便溏；基本病机为湿遏热伏，困阻中焦，胆汁不循常道。

治法 利湿化浊运脾，佐以清热。

方药 茵陈五苓散合甘露消毒丹加减：藿香、白蔻仁、陈皮、茵陈蒿、车前子、茯苓、薏苡仁、黄芩、连翘、木通、滑石。

临床运用 ①湿阻气机，胸腹痞胀、呕恶纳差等症较著，可合用平胃散；②如邪郁肌表，寒热头痛，宜先用麻黄连翘赤小豆汤。

3）胆腑郁热证

证候 身目发黄，黄色鲜明，右胁胀闷疼痛，牵引肩背，身热不退；或寒热往来，口苦咽干，呕吐呃逆，尿黄赤，大便秘，大便灰白；苔黄厚舌红，脉弦滑数。

审证求机 本证的病证特点为身目发黄、黄色鲜明、右胁胀痛，甚则剧痛且放射至肩背，或大便灰白与肝胆湿热征象；基本病机为湿热、砂石或蛔虫郁滞，胆腑郁热，胆汁不循常道。

治法 疏肝泄热，利胆退黄。

方药 大柴胡汤加减：柴胡、黄芩、半夏、大黄、枳实、郁金、佛手、茵陈、栀子、白芍、甘草。

临床运用 ①若砂石阻滞，可加金钱草、海金沙、鸡内金、芒硝；②大便干、腹胀重加芒硝、焦槟榔；③蛔虫阻塞（钻痛吐蛔、时寒时热）者合用乌梅丸；④恶心呕逆明显，加厚朴、竹茹。

4）疫毒炽盛证（急黄）

证候 发病急骤，黄疸迅速加深，其色如金，皮肤瘙痒，高热口渴，胁痛腹满，烦躁抽搐；或见衄血、便血，或肌肤瘀斑；舌质红绛，苔黄而燥，脉弦滑或数。

审证求机　本证的病证特点为黄疸急起，迅速加重加深如金，并伴见营血分证；基本病机为湿热疫毒炽盛，深入营血，内陷心包。

治法　清热解毒，凉血开窍。

方药　千金犀角散加味：犀角（用水牛角代）、黄连、栀子、大黄、板蓝根、生地黄、玄参、茵陈、土茯苓、丹参、石斛、牡丹皮。

临床运用　①如神昏谵语，加服安宫牛黄丸；②如动风抽搐者，加用钩藤、石决明，另服羚羊角粉或紫雪丹；③如衄血、便血、肌肤瘀斑重者，可加黑地榆、侧柏叶、紫草、茜根炭；④如腹大有水、小便短少不利，可加马鞭草、木通、白茅根、车前草，并另吞琥珀、蟋蟀、沉香粉。

（2）阴黄

1）寒湿阻遏证

证候　身目俱黄，黄色晦暗，或如烟熏；脘腹痞胀，纳谷减少，大便不实，神疲畏寒，口淡不渴；舌淡苔腻，脉濡缓或沉迟。

审证求机　本证的病证特点为黄疸色晦暗，兼见寒湿困脾的表现；基本病机为中阳不振，寒湿滞留，肝胆失于疏泄。

治法　温化寒湿，健脾和胃。

方药　茵陈术附汤加减：附子、白术、干姜、茵陈、茯苓、泽泻、猪苓。

临床运用　①若脘腹胀满，胸闷、呕恶显著，可加苍术、厚朴、半夏、陈皮；②若胁腹疼痛作胀，肝脾同病者，当加柴胡、香附；③若湿浊不清，气滞血结，胁下癥结疼痛、腹部胀满、肤色苍黄或黧黑，可加服硝石矾石散。

2）脾虚湿滞证

证候　面目及肌肤淡黄，甚则晦暗不泽；肢软乏力，心悸气短，食少，大便溏薄；舌质淡苔薄，脉濡细。

审证求机　本证的病证特点为黄疸色萎不泽、肢软无力、纳呆便溏；基本病机为黄疸日久，脾虚血亏，湿滞残留。

治法　健脾养血，利湿退黄。

方药　黄芪建中汤加减：黄芪、桂枝、生姜、白术、当归、白芍、甘草、大枣、茵陈、茯苓。

临床运用　①如气虚乏力明显者，应重用黄芪，并加党参；②畏寒、肢冷、舌淡者，宜加附子；③心悸不宁、脉细而弱者，加熟地黄、首乌、酸枣仁。

（3）黄疸消退后的调治：黄疸消退后，仍须根据病情及现代医学检查继续调治，以防向癥积、鼓胀转化。

1）湿热留恋证

证候　脘痞腹胀，胁肋隐痛，饮食减少，口中干苦，小便黄赤；苔腻，脉濡数。

审证求机 本证的病证特点为黄疸消退后仍脘腹胀满、纳呆口苦；基本病机为湿热留恋，余邪未清。

治法 清热利湿。

方药 茵陈四苓散加减：茵陈、黄芩、黄柏、茯苓、泽泻、车前草、苍术、苏梗、陈皮。

2）肝脾不调证

证候 脘腹痞闷，肢倦乏力，胁肋隐痛不适；饮食欠香，大便不调；舌苔薄白，脉来细弦。

审证求机 本证的病证特点为脘腹痞满、胁肋隐痛、体倦乏力；基本病机为肝脾不调，疏运失职。

治法 调和肝脾，理气助运。

方药 柴胡疏肝散或归芍六君子汤加减：当归、白芍、柴胡、枳壳、香附、郁金、党参、白术、茯苓、山药、陈皮、山楂、麦芽。

3）气滞血瘀证

证候 胁下结块，隐痛、刺痛不适；胸胁胀闷，面颈部见有赤丝红纹；舌有紫斑或紫点，脉涩。

审证求机 本证的病证特点为黄疸日久，胁下结块，疼痛不适，或胸胁胀闷，面颈部见有赤丝红纹；基本病机为气滞血瘀，积块留着。

治法 疏肝理气，活血化瘀。

方药 逍遥散合鳖甲煎丸：柴胡、枳壳、香附、鳖甲、当归、赤芍、丹参、桃仁、莪术。

4. 其他疗法

（1）应急措施：对于急黄病势急剧，身目色黄如金，兼见神昏、发斑、出血等危象，宜鼻饲安宫牛黄丸，静脉滴注清开灵注射液 40～60mL，1 日 2～3 次；虚脱者可选用生脉注射液或参附注射液静脉滴注。

（2）针灸疗法：阳黄取胆俞、阴陵泉、内庭、太冲、阳纲、阳陵泉、建里等穴；阴黄取至阳、脾俞、胆俞、中脘、三阴交、肾俞、足三里、肝俞等穴。阳黄用泻法；阴黄用补法，可加灸；虚实夹杂者宜平补平泻。每日 1 次，每次留针 20～30 分钟，10 次为 1 个疗程。

【预防与调护】

1. 疾病预防 要针对不同病因予以预防。

（1）在饮食方面，要讲究卫生，避免不洁食物，注意饮食节制，勿过嗜辛热甘肥食物，应戒酒类饮料。

（2）对有传染性的病人，从发病之日起至少隔离 30～45 天，并注意餐具消毒，防止传染他人。

（3）注射用具及手术器械应严格消毒，避免血液制品受污染，防止经血传播。

（4）注意起居有常，不妄作劳，顺应四时变化，以免正气损伤，体质虚弱，邪气乘袭。

（5）在传染性黄疸流行期间，可进行预防性服药，可用茵陈蒿 30g，生甘草 6g，或决明子 15g，贯众 15g，生甘草 10g，或茵陈蒿 30g，凤尾草 15g，水煎，连服 3～7 日。

2. 康复调护 除药物治疗外，精神状态、生活起居、休息营养等，对本病有着重要的辅助治疗意义。

（1）在发病初期，应卧床休息；急黄患者须绝对卧床。

（2）恢复期和转为慢性久病的患者，可适当参加体育活动。

（3）保持心情愉快舒畅，肝气条达有助于病情康复。

（4）进食富有营养而易消化的饮食，禁食辛热、油腻之品。

（5）密切观察脉证变化，若出现黄疸加深，或出现斑疹吐衄、神昏晕厥，应考虑热毒耗阴动血，邪犯心肝，属病情恶化之兆；如出现脉象微弱欲绝或散乱无根、神志恍惚、烦躁不安，为正气欲脱之征象，均须及时救治。

【结语】

黄疸是以目黄、身黄、小便黄为主要症状的病证，目睛黄染为本病重要特征。常因外感湿热疫毒和内伤饮食劳倦或他病继发引起。湿邪是形成黄疸的关键，湿邪困遏脾胃，壅塞肝胆，疏泄不利，胆汁泛溢是其主要病机。化湿邪、利小便为治疗大法，辨证当以阴阳为纲，阳黄当清化湿热；阴黄应温化寒湿。黄疸消退后仍应调治，以免湿邪不清，肝脾未复导致黄疸复发，甚或转成癥积、鼓胀。疫毒炽盛证即急黄，是阳黄中的危急重症，治疗当以清热解毒、凉营开窍为主，必要时可中西医结合治疗。

复习思考

1.如何辨别阳黄与阴黄？

2.黄疸发病与哪些脏腑的功能密切相关？基本治法是什么？

3.阳黄、急黄、阴黄在一定条件下是怎样相互转化的？

病案分析

方某，男，25岁。

患者因肝脾肿大，全身发黄已8年，曾住院治疗，效果不显著，继而出现腹水，黄疸指数100U以上，并经肝脏活体检查证实为"胆汁性肝硬化"。患者消瘦，面色黄黯、晦滞无光，巩膜深度黄染，周身皮肤呈深黯黄色，精神倦怠，声低息短，少气懒言，不思饮食，不渴饮，小便短少、色如浓茶，腹水鼓胀，四肢消瘦，颜面及足跗以下浮肿，两胁疼痛。脉沉弦劲而紧，舌白滑厚腻而带黄色、少津。辨证：阳虚水寒，肝气郁结，湿浊中阻，发为阴黄。治法：扶阳抑阴，疏利肝胆，健脾除湿。处方：四逆茵陈五苓散加减。附片（先煎2～3小时）100g，干姜50g，肉桂（研末泡水兑入）15g，吴茱萸（炒）15g，败酱草15g，茵陈30g，猪苓15g，茯苓50g，北细辛8g，苍术20g，甘草8g。

二诊：服上方10余剂后，黄疸已退十之八九，肝脾肿大已缩小，小便色转清，黄疸指数降至20U，食欲增加，大便正常，精神转佳。诊为肝肾虚寒，脾气尚弱，寒湿阴邪尚未肃清，宜以扶阳温化主之。附片（先煎2～3小时）150g，干姜80g，茵陈80g，茯苓30g，薏苡仁20g，肉桂（研末泡水兑入）15g，吴茱萸10g，白术20g，桂尖30g，甘草10g。

三诊：服上方6剂后，经检查症状消失，化验检查恢复正常，继以扶阳温化调理，以巩固疗效。附片（先煎2～3小时）150g，干姜80g，砂仁15g，郁金10g，肉桂（研末泡水兑入）15g，薏苡仁30g，佛手20g，甘草10g。

服上方8剂后，已基本恢复健康，随访1年，情况良好。

分析：患者久病，黄疸色黑，当诊为阴黄。寒湿邪气久留不去，耗伤脾肾阳气，阳虚不能化水，水湿内停外溢故腹水足肿，属阴黄寒湿阻遏、脾肾阳虚之重证。故以温阳重剂四逆温散寒湿，如正午之阳逐晨起之雾露。阳气充盛则气化得行，水行其道则肿退水消。

（余瀛鳌，高益民，陶广正.现代名中医类案选.2版.北京：人民卫生出版社，2008）

项目三　积　聚

【学习目标】

知识要求

1.掌握积聚的定义、辨证要点、常见辨证分型及治疗。

2.熟悉积聚的常见病因病机、类证鉴别。

3.了解积聚的源流、演变与预后、预防调护方法。

技能要求

1. 能够对积聚病患者的常见证型进行辨证论治。
2. 能够熟练地为积聚病患者开展预防与调护指导。

📚 案例导入

顾某，女性，35岁。因"腹中结块柔软，时聚时散2天"于2010年5月11日来诊。

患者3天前因情绪不佳出现两胁下胀闷不适、食欲不振，1天后上述症状稍有减轻，但触及腹中结块，按之柔软，时聚时散，攻窜胀痛，舌苔薄白，脉弦。

问题与思考：

1. 中医诊断为何病？当辨为何证？

2. 本病的临床特征是什么？应与哪些病证相鉴别？

3. 中医治法是什么？如何选方用药？应如何调养？

积聚是指情志失调、饮食所伤、感受寒邪，或他病之后等因素所致气机阻滞，瘀血内结，以腹内结块，或痛或胀为主症的病证。其中积为有形，结块固定不移，痛有定处，病在血分，是为脏病；聚为无形，包块聚散无常，痛无定处，病在气分，是为腑病。因积与聚关系密切，故两者一并论述。

《内经》首先提出积聚的病名，并对其形成和治疗原则进行了探讨。《难经·五十五难》明确了积与聚在病机及临床表现上的区别，指出："积者五脏所生，聚者六腑所成。"《金匮要略》中的大黄䗪虫丸至今仍为治疗积聚的常用方剂。《景岳全书·积聚》认为积聚治疗"总其要不过四法，曰攻、曰消、曰散、曰补，四者而已"，并创制了化铁丹、理阴煎等新方。《医宗必读·积聚》提出了积聚分初、中、末三个阶段的治疗原则，受到后世医家的重视。此外，《千金方》《外台秘要》《医学入门》等医籍，在治疗上不但采用内服药物，而且还注意运用膏药外贴、药物外熨、针灸等综合疗法，使积聚的辨证论治内容更加丰富。

西医学的腹部肿物、肝脾肿大、增生型肠结核、胃肠功能紊乱、不完全性肠梗阻等疾病可按本病辨证论治。

【病因病机】

积聚的内因为情志失调、饮食所伤、他病（黄疸、久疟、感染虫毒、久泻、久痢）转化而成，外因为感受寒邪，导致气机阻滞，瘀血内结而发病。

1. 常见病因

（1）情志失调：情志抑郁，肝气不舒，肝气郁结，气机阻滞；继而由气及血，血行不畅，气滞血瘀，脉络瘀阻，日积月累而成积聚。故情志为病，首先病及气分，日久才累及血分。若偏于影响气机的运行，则为聚；若气滞血瘀，日积月累，凝结成块，则为积。

（2）饮食所伤：酒食不节，饥饱失宜，或恣食肥厚生冷，脾胃受损，运化失健，水谷精微不布，食滞湿浊凝聚成痰；或食滞、虫积与痰气交阻，气机壅结，则成聚证。痰浊与气血搏结，气滞血瘀，脉络瘀塞，日久则可形成积证。

（3）感受寒邪：寒邪侵袭，脾阳不运，湿痰内聚，阻滞气机，气滞血瘀，积聚乃成。亦有外感寒邪，复因情志内伤，气因寒遏，脉络不畅，阴血凝聚而成积。

（4）病后所致：黄疸、胁痛病后，湿浊留恋，气血蕴结；或久疟不愈，湿痰凝滞，脉络痹阻；或感染虫毒（血吸虫等），肝脾不和，气血凝滞；或久泻、久痢之后，脾气虚弱，营血运行涩滞，均可演变为积证。

2. 病机概要

（1）基本病机：气机阻滞，瘀血内结。聚证以气滞为主，积证以血瘀为主。

（2）病位：主要在于肝、脾。

（3）病理性质：本病初起，气滞血瘀，邪气壅实，正气未虚，多属实；日久正气耗伤，可转为虚实夹杂之证；病至后期，气血衰少，体质羸弱，则以正虚为主。

（4）病机转化：少数聚证日久不愈，可以由气入血，转化成积证。积证日久，瘀阻气滞，脾运失健，生化乏源，可导致气虚、血虚，甚或气阴并亏。若正气愈亏，气虚血涩，则癥积愈加不易消散，甚则逐渐增大。如积久肝脾两伤，藏血与统血失职，或瘀热灼伤血络，可导致出血；若湿热瘀结，肝脾失调，胆汁泛溢，可出现黄疸；若气血瘀阻，水湿泛滥，亦可出现腹满肢肿等症。故积聚的病理演变，与血证、黄疸、鼓胀等病证有较密切的联系。

【诊断与鉴别诊断】

1. 诊断依据

（1）临床表现：积证以腹部可扪及或大或小、质地或软或硬的包块，并有胀痛或刺痛为临床特征。聚证以腹中气聚、攻窜胀痛、时作时止为临床特征。

（2）病史：常有情志失调、饮食不节、感受寒邪，或黄疸、胁痛、虫毒、久疟久泻、久痢等病史。

（3）相关检查

1）内镜：胃镜及结肠镜检查，可了解胃及结肠有无肿瘤性病变；腹腔镜检查不仅可直接观察肿块外形，还可做活检。

2）腹部 B 超、CT 或 MRI：可了解腹腔肿块的部位、性质及肿块与周围脏器的关系。

2.病证鉴别

（1）积聚与痞满：痞满是指脘腹部痞塞胀满，系自觉症状，而无块状物可扪及。积聚则是腹内结块，或痛或胀，不仅有自觉症状，而且有结块可扪及。

（2）瘕聚与癥积：瘕聚与癥积的鉴别见表 6-5。

表 6-5　瘕聚与癥积的鉴别

鉴别要点	瘕聚	癥积
主症	腹内积块聚散无常，痛无定处	结块固定不移，痛有定处
病势	较轻，病在气分、腑病	较重，病在血分、脏病
病程	短	长

【辨证论治】

1.辨证要点　首先应辨其癥积与瘕聚以及虚实之主次。积证多属血分，可扪及包块，扪之有形，具有积块固定不移、痛有定处、病程较长、病情较重、治疗较难等特点。聚证多属气分，扪之无形，具有腹中包块时聚时散、发有休止、痛无定处、病程较短、病情较轻，一般容易治疗。初期邪实为主，中期邪实正虚并存，末期以正虚为主。

2.治疗原则　攻补兼施，扶正祛邪。强调治实当顾虚，补虚勿忘实。聚证重在调气，积证重在活血。聚证病在气分，多实证，治疗以疏肝理气、行气消聚为基本治则。积证病在血分，以活血化瘀、软坚散结为基本治则。积证治疗宜分初、中、末三个阶段。积证初期邪实为主，治以消散；中期邪实正虚，治以消补兼施；后期以正虚为主，治以养正除积。

3.分证论治

（1）聚证

1）肝气郁结证

证候　腹中结块柔软，攻窜胀痛，时聚时散；脘胁胀闷不适；苔薄，脉弦。

审证求机 本证的病证特点为腹中气聚，攻窜胀痛，时聚时散；基本病机为肝失疏泄，肝郁气滞，气机阻滞，腹中气聚。

治法 疏肝解郁，行气消聚。

方药 逍遥散合木香顺气散加减：柴胡、白芍、郁金、甘草、生姜、香附、青皮、枳壳、台乌药。

临床运用 ①如胀痛甚者，加川楝子、延胡索；②如兼瘀象者，加延胡索、莪术。

2）食滞痰阻证

证候 腹胀或痛，腹部有条索状物聚起，按之胀痛更甚；便秘，纳呆；舌苔腻，脉弦滑。

审证求机 本证的病证特点为腹胀痛、便秘、时有条索物聚起于腹部、苔腻；基本病机为虫积、食滞、痰浊交阻，气聚不散。

治法 理气化浊，导滞散结。

方药 六磨汤加减：大黄、槟榔、枳实、沉香、木香、乌药。

临床运用 ①若因蛔虫结聚，阻于肠道所致者，可加入鹤虱、雷丸、使君子；②若痰湿较重，兼有食滞，腑气虽通，苔腻不化者，可用平胃散加山楂、神曲。

（2）积证

1）气滞血阻证

证候 腹部积块质软不坚，固定不移；胀痛不适；苔薄，脉弦。

审证求机 本证的病证特点为积块软而不坚、固定不移；基本病机为气滞血瘀，脉络不和，积而成块。

治法 理气活血，散瘀消积。

方药 柴胡疏肝散合失笑散加减：柴胡、青皮、川楝子、香附、丹参、延胡索、蒲黄、五灵脂、郁金、莪术、延胡索、川芎。

临床运用 ①兼烦热口干、舌红、脉细数者，加丹皮、栀子、黄芩、赤芍；②腹中冷痛、畏寒喜温、舌苔白、脉缓者，加肉桂、吴茱萸、当归。

2）瘀血内结证

证候 腹部积块明显，质地较硬，固定不移，隐痛或刺痛；面色晦暗黧黑，面颈胸臂或有血痣赤缕，女子可见月事不下，形体消瘦，纳食减少；舌质暗或有瘀点、瘀斑，脉细涩。

审证求机 本证的病证特点为积块明显、固定不移伴瘀血征象；基本病机为瘀结不消，正气渐损，脾运不健。

治法 祛瘀软坚，益气健脾。

方药　膈下逐瘀汤、鳖甲煎丸合六君子汤加减：当归、川芎、桃仁、三棱、莪术、鳖甲、香附、乌药、陈皮、人参、白术、黄精、甘草。

临床运用　①如积块疼痛，加五灵脂、延胡索、佛手；②如痰瘀互结、苔白腻者，可加白芥子、半夏、苍术。

3）正虚瘀结证

证候　久病体弱，积块坚硬，隐痛或剧痛；饮食大减，肌肉瘦削，神倦乏力，面浮肢肿，面色萎黄或黧黑；舌质淡紫，或光剥无苔，脉细数或弦细。

审证求机　本证的病证特点为积块坚硬、消瘦脱形、饮食大减、舌光无苔；基本病机为癥积日久，中虚失运，气血衰少。

治法　补益气血，活血化瘀。

方药　八珍汤合化积丸加减：人参、白术、茯苓、甘草、当归、白芍、地黄、川芎、三棱、莪术、阿魏、瓦楞子、五灵脂、香附、槟榔。

临床运用　①若阴伤较甚，头晕目眩、舌光无苔、脉象细数者，可加生地黄、北沙参、枸杞子、石斛；②牙龈出血、鼻衄者，酌加栀子、牡丹皮、白茅根、茜草、三七；③若畏寒肢肿、舌淡白、脉沉细者，加黄芪、附子、肉桂、泽泻。

4. 其他疗法　积证无论初起或久病均可配合外治法，如外贴阿魏膏、水红花膏等，以助活血散结、软坚消积。

【预防与调护】

1. 精神调摄　积聚之病，因情志失和致病者不少，故正确对待各种事物，保持情绪舒畅，对本病防与治均有重要意义。

2. 饮食调摄　饮食上应少食肥甘厚腻及辛辣刺激之品，多吃新鲜蔬菜水果。对于积聚患者，要避免饮食过量，忌食生冷油腻，防止感寒受冷，以免寒湿积滞，损伤脾胃，凝滞气血。如见湿热、郁热、阴伤、出血者，要忌食辛辣酒热，防止进一步积热伤阴动血。

3. 切断传播途径　在血吸虫流行区域，要杀灭钉螺，整治疫水，做好防护工作，避免感受虫毒。

4. 康复护理　黄疸、疟疾、久泻、久痢等患者病情缓解后，要继续清理湿热余邪，疏畅气血，调理肝脾，防止邪气残留，气血瘀结成积。

【结语】

积聚是以腹内结块，或胀或痛为主要临床特征的一类病证。情志失调、饮食所伤、感受外邪及他病转归是引起积聚的主要原因，积聚的基本病机是气机阻滞，瘀血内结，病位主要在肝、脾。聚证以气滞为主，以腹中气聚，攻窜胀痛为主要临床表现；积证以血瘀为主，以腹内结块，固定不移为主要临床表现。聚证重在调气，积证重在活血。聚证病在气分，多实证，治疗以疏肝理气、行气消聚为基本治则。积证病在血分，以活血化瘀、软坚散结为基本治则。积证治疗宜分初、中、末三个阶段：初期消散，中期消补兼施，后期养正除积为基本原则，并应注意攻补兼施，治实当顾虚，补虚勿忘实。积证日久，瘀阻气滞，脾运失健，生化乏源，可导致气虚、血虚，甚或气阴并亏。若正气愈亏，气虚血涩，则积证愈加不易消散，甚则逐渐增大。如病势进一步发展，还可出现一些严重变证，预后不良。

复习思考

1. 何谓积聚？积与聚有何不同？
2. 积聚的病机特点是什么？试述其治疗原则。
3. 气滞血阻型积证的主症、治法、代表方剂是什么？

病案分析

杜某，腹部结块，按之略疼，或左或右，内热神疲。脉沉弦，苔薄腻。癥病属脏，着而不移；瘕病属腑，移而不着。中阳不足，脾胃素伤，血不养肝，肝气瘀结。脉症合参，病非轻浅。若仅用攻破，恐中阳不足、脾胃素伤而有致胀满之患。辗转思维，殊属棘手。姑拟香砂六君加味，抚养脾胃，冀其消散。炒党参 9g，制香附 4.5g，云茯苓、春砂壳各 1.5g，炙甘草 2.4g，炒白术 6g，陈皮 3g，大枣 3 枚。

复诊：前方服 20 剂后，神疲内热均减，癥块略消，纳谷渐香，中阳有来复之象，脾胃得生化之机，再拟前方进治。炒潞党参 9g，炙甘草 2.4g，陈皮 3g，云茯苓 9g，制香附 4.5g，大腹皮 9g，白术 6g，春砂壳 1.5g，炒谷芽 9g，大红枣 5 枚，龙眼肉 5 粒。

分析：该病腹部结块，按之略疼为积证。属中阳不足，脾胃素伤，肝气郁结，肝络瘀阻，为本虚标实。治宜益气健脾、消散癥瘕，扶正祛邪，以补代攻，故以香砂六君子汤加减。药后癥瘕略消，纳谷渐香，中阳来复，正气渐生。本案癥瘕治疗关键在于抓住了疾病的根本，是因虚致实，此乃扶正祛邪的范例。

（丁泽万.丁甘仁医案.上海：上海科学技术出版社，1963）

项目四 鼓 胀

📖 案例导入

王某，男，72岁。因"腹部胀大，皮色苍黄，腹壁脉络显露1月余"于2017年5月11日来诊。

患者有"乙肝"病史20余年，间断服用"水飞蓟"治疗，今年1月因腹泻在当地医院做腹部彩超，提示"肝硬化"。1月来，出现腹部胀大，后逐渐出现皮色苍黄、腹壁脉络显露，时伴腹痛，轻度活动后气短、胸闷，时有心悸，无发热、恶心、呕吐、呕血、黑便、肢体震颤、昏迷等症，未行检治，今日为求系统治疗，来我院就诊收住。平素畏寒怕冷、四末欠温、困倦思睡、神疲乏力、脘腹痞闷、口淡乏味、喜太息、口苦、口干喜热饮、眠差多梦，小便偏少，大便稀溏，2～4次/日，色黄质稀。舌暗红，苔白腻，脉滑细数，沉取无力。

问题与思考：

1. 中医诊断是什么病证？辨为何种证型？

2. 本病的临床特征是什么？本病应与哪些病证相鉴别？

3. 中医治法是什么？如何选方用药？应如何调养？

鼓胀是指因酒食不节、情志所伤、感染虫毒或他病续发等所致肝、脾、肾受损，气滞、血瘀、水停，气、血、水互结腹中，临床表现以腹胀大膨隆、皮色苍黄、脉络暴露为特征的一类病证。

鼓胀病名最早见于《内经》。《金匮要略·水气病脉证并治》之肝水、脾水、肾水，均以腹大胀满为主要表现，亦与鼓胀类似。《诸病源候论·水蛊候》认为本病发病与感受"水毒"有关。明代戴思恭称本病为"蛊胀""膨脝""蜘蛛蛊"。明·张介宾将鼓胀又称为"单腹胀"，《景岳全书·气分诸胀论治》说："单腹胀者名为鼓胀，以外虽坚满而中空无物，其像如鼓，故名鼓胀。"并提出"治胀当辨虚实"。明代李中梓《医宗必读·水肿胀满》提出鼓胀与蛊胀之分别。喻嘉言《医门法律·胀病论》认识到癥积日久可致鼓胀。唐容川《血证论》认为"血臌"的发病与接触河中疫水，感染"水毒"有关。

西医学所指的肝硬化腹水及其他疾病出现的腹水，符合鼓胀特征者，可参照本病辨证论治，同时结合辨病处理。

【 病因病机 】

鼓胀的病因主要有酒食不节、情志刺激、虫毒感染、病后续发，导致肝、脾、肾受损，气滞、血瘀、水停，互结腹中而发病。

1. 常见病因

（1）酒食不节：嗜酒过度或恣食甘肥厚味，酿湿生热，脾胃损伤，运化失职，清浊相混，壅阻气机，气机升降失常，湿浊内聚，遂成鼓胀。

（2）情志刺激：情志抑郁，肝失疏泄，气机郁滞，日久由气及血，肝之络脉瘀阻。肝气横逆，戕伐脾胃，脾运失健，水湿内停，气、血、水壅结而成鼓胀。

（3）虫毒感染：接触血吸虫疫水，感染水毒，虫毒阻塞经隧，脉道不通，久延失治，肝脾两伤，脉络瘀阻，遂成癥积；气滞络瘀，升降失常，清浊相混，水液停聚，而成鼓胀。

（4）病后续发：黄疸日久，湿邪（湿热或寒湿）蕴阻，肝脾受损，气血运行不畅，气滞血瘀；或癥积不愈，气滞血结，脉络壅塞，正气耗伤，痰瘀留着，水湿不化；或久泻久痢，气阴耗伤，肝脾受损，生化乏源，气血滞涩，水湿停留等均可成鼓胀。

2. 病机概要

（1）基本病机：总属肝、脾、肾三脏受损，功能失调，气滞、血瘀、水停，气血水互结于腹中。

（2）病位：主要在于肝、脾，久则及肾。

（3）病理性质：总属本虚标实，虚实错杂。本虚为肝、脾、肾受损；标实为气血水互结壅滞腹中，相因为患。

（4）病理因素：气、血、水、虫多端。主要为气滞、血瘀、水湿、虫毒。

（5）病机转化：初起肝脾先伤，肝失疏泄，脾失健运，两者互为相因，气滞湿阻，清浊相混，以实为主；进而湿浊内蕴中焦，阻滞气机，既可郁而化热，而致水热蕴结，亦可因湿从寒化，水湿困脾；久则气血凝滞，隧道壅塞，形成瘀结水留。肝脾日虚，久延及肾，肾火虚衰，不但无力温助脾阳，蒸化水湿，且开阖失司，气化不利而致阳虚水盛；若阳伤及阴，或湿热内盛，湿聚热郁，热耗阴津，则肝肾之阴亏虚，则致阴虚水停，故后期以虚为主。若肝、脾、肾三脏愈虚，运行蒸化水湿的功能就愈差，气滞、水停、血瘀三者壅结更甚，其胀日重，此即所谓邪愈盛而正愈虚，本虚标实，病势日益深重。故本病预后一般较差，故属于中医风、痨、臌、膈四大难症之一，治疗较为棘手。

【诊断与鉴别诊断】

1. 诊断依据

（1）临床表现

1）主症：初起脘腹作胀，食后尤甚，继而腹部胀大如鼓，叩之呈鼓音或移动性浊音，腹部高于胸部；重者腹壁青筋显露，脐孔凸起。

2）次症：乏力、纳差、尿少及齿衄、鼻衄、皮肤紫斑等出血现象，可见面色萎黄、黄疸、手掌殷红、面颈胸部红丝赤缕、血痣及蟹爪纹。

（2）病史：常有黄疸、胁痛、癥积等病史。常与酒食不节、情志内伤或虫毒感染有关。

（3）相关检查

1）超声检查：可用超声波探测腹水，了解腹水量。

2）腹腔穿刺液检查：有助于区分漏出液和渗出液。

3）其他检查：①腹水的恶性肿瘤细胞学检查、细胞培养、结核杆菌豚鼠接种及酶、化学物质测定，均为辅助诊断手段；②肝硬化失代偿期常由病毒性肝炎所致，血清乙、丙、丁型肝炎病毒相关指标检查，可显示感染依据；③血吸虫性肝硬化患者粪检可见虫卵或孵化有毛蚴，皮内试验、环卵沉淀反应、血清学检查等可作为血吸虫感染的依据；④肝功能、B超、CT、MRI、腹腔镜、肝脏穿刺等检查，有助于腹水原因的鉴别；⑤消化道钡餐造影，可显示门静脉高压所致食道、胃底静脉曲张的情况。

2. 病证鉴别

（1）鼓胀与水肿：鼓胀与水肿的相同点为均可表现为肢体、腹部肿胀。不同点的鉴别见表6-6。

表 6-6 鼓胀与水肿的类证鉴别

鉴别要点	鼓胀	水肿
腹水及浮肿情况	腹水明显，腹大如鼓，而颜面、四肢浮肿不显，但晚期可见	颜面、四肢浮肿明显，而腹水不显；水肿甚者可见腹水
病变表现	主要在腹部	主要在肌肤
病变脏腑	肝、脾、肾	肺、脾、肾
病因	情志、酒食、虫毒及他病转化	外感邪气、饮食不节、劳倦
病机	肝脾肾功能失调，气血水结于腹中	肺失宣降、脾失健运、气化不行

（2）气鼓、水鼓与血鼓：气鼓、水鼓与血鼓的类证鉴别见表 6-7。

表 6-7 气鼓、水鼓与血鼓的类证鉴别

鉴别点	气鼓	水鼓	血鼓
症状	腹部膨隆，嗳气或矢气则舒，腹部按之空空然，叩之如鼓	腹部胀满膨大，或状如蛙腹，按之如囊裹水，常伴下肢浮肿	脘腹坚满，青筋显露，腹内积块痛如针刺，面颈部赤丝血缕
主要病机	肝郁气滞	阳气不振，水湿内停	肝脾血瘀水停

【辨证论治】

1. 辨证要点

（1）辨标本：本病多属本虚标实，临床应首先辨标本之主次。需根据病期来分辨：初期以标实为主，后期以本虚为主。标实者当辨气滞、血瘀、水饮的偏盛，本虚者当辨阴虚与阳虚的不同。

（2）辨虚实：一般初起为肝脾失调，肝郁脾虚；继则肝脾损伤，正虚邪实，终则肝脾肾三脏俱损。所以，实证多见气滞湿阻、寒湿困脾、湿热蕴结、肝脾血瘀；虚证多见脾肾阳虚和肝肾阴虚。

2. 治疗原则 聚证重调气，积证重活血。聚证病在气分，以疏肝理气、行气消聚为基本治则，重在调气；积证病在血分，以活血化瘀、软坚散结为基本治则，重在活血。

治当攻补兼施和注重分期。初期以邪实为主，故治疗以祛邪为主，根据气滞、血瘀、水饮的偏盛，分别侧重于理气、活血、利水之法。水饮壅盛者，也可暂时采用攻逐水饮之剂。中、后期则以正虚邪实或以正虚为主，治疗当以扶正祛邪为常法，在扶正补虚时又当根据脾肾阳虚、肝肾阴虚之不同，分别采用温阳与滋阴之法，兼以祛邪。

3. 分证论治

（1）气滞湿阻证

证候　腹部胀大，按之不坚，胁下胀满或疼痛；饮食减少，食后胀甚，得嗳气、矢气稍减，下肢浮肿，小便短少；舌苔薄白腻，脉弦。

审证求机　本证的病证特点为腹胀按之不坚、胁下胀满或疼痛，兼见脾虚湿阻表现；基本病机为肝郁气滞，脾运不健，湿浊中阻。

治法　疏肝理气，运脾利湿。

方药　柴胡疏肝散合胃苓汤加减：柴胡、香附、郁金、青皮、川芎、白芍、苍术、厚朴、陈皮、茯苓、猪苓。

临床运用　①胸脘痞闷、腹胀、嗳气为快，气滞偏甚者，可酌加佛手、沉香、木香；②如尿少、腹胀、苔腻者，加砂仁、大腹皮、泽泻、车前子；③若神倦、便溏、舌质淡者，宜酌加党参、附片、干姜、川椒；⑤如兼胁下刺痛、舌紫、脉涩者，可加延胡索、莪术、丹参。

（2）水湿困脾证

证候　腹大胀满，按之如囊裹水，甚则颜面微浮，下肢浮肿；脘腹痞胀，得热则舒，周身困重，精神困倦，怯寒肢冷，小便少，大便溏；舌苔白腻，脉缓。

审证求机　本证的病证特点为腹大胀满，如囊裹水，下肢浮肿，怯寒便溏，苔白腻；基本病机为湿邪困遏，脾阳不振，寒水内停。

治法　温中健脾，行气利水。

方药　实脾饮加减：附子、干姜、桂枝、苍白术、厚朴、草果、陈皮、木香、木瓜、连皮茯苓、泽泻。

临床运用　①浮肿较甚、小便短少，加肉桂、猪苓、车前子；②如兼胸闷、咳喘，加葶苈子、苏子、半夏；③如胁腹痛胀，加郁金、香附、青皮、砂仁；④如脘闷纳呆、神疲、便溏、下肢浮肿，加党参、黄芪、山药、泽泻。

（3）水热蕴结证

证候　腹大坚满，脘腹胀急，烦热口苦，渴不欲饮；大便秘结或溏垢，小便赤涩，或有面目、皮肤发黄；舌边尖红，苔黄腻或兼灰黑，脉象弦数。

审证求机　本证的病证特点为腹大坚满、腹皮绷急、烦热口苦、苔黄腻；基本病机为湿热壅盛，蕴结中焦，浊水内停。

治法　清热利湿，攻下逐水。

方药　中满分消丸合茵陈蒿汤加减：黄芩、黄连、茵陈、金钱草、栀子、黄柏、厚朴、枳实、砂仁、陈皮、干姜、苍术、半夏、茯苓、猪苓、泽泻、车前子、滑石、人参、白术、大黄、姜黄、知母、甘草。

临床运用 ①热势较重，常加连翘、龙胆草、半边莲；②小便赤涩不利者，加陈葫芦、蟋蟀粉（另吞服）；③如腹部胀急殊甚、大便干结，可用舟车丸行气逐水，但其作用峻烈，不可过用。

（4）瘀结水留证

证候 脘腹坚满，青筋显露或怒张，胁下癥结，痛如针刺；或见赤丝血缕，面、颈、胸、臂出现血痣或蟹爪纹，口干不欲饮水，面色晦暗黧黑，或见大便色黑；舌质紫黯或有紫斑，脉细涩。

审证求机 本证的病证特点为胁下癥块，痛如针刺，舌质紫暗或有瘀斑；基本病机为肝脾瘀结，络脉滞涩，水气停留。

治法 活血化瘀，行气利水。

方药 调营饮加减：当归、王不留行、丹参、赤芍、桃仁、三棱、莪术、鳖甲、槟榔、大腹皮、马鞭草、益母草、葶苈子、泽兰、泽泻、赤茯苓。

临床运用 ①胁下癥积肿大明显，可选加穿山甲、土鳖虫、牡蛎，或配合鳖甲煎丸内服；②如病久体虚，气血不足，或攻逐之后，正气受损，宜用八珍汤或人参养营丸；③如大便色黑，可加三七粉（冲服）、茜草、侧柏叶；④如病势恶化，大量吐血、下血，或出现神志昏迷等危象，当辨阴阳之衰脱而急救之。

（5）阳虚水盛证

证候 腹大胀满，形似蛙腹，朝宽暮急，脘闷纳呆，神倦怯寒，肢冷浮肿；小便短少不利，面色苍黄，或呈㿠白；舌体胖、质紫，苔淡白，脉沉细无力。

审证求机 本证的病证特点为腹胀浮肿、肢冷怯寒伴见虚寒之象；基本病机为脾肾阳虚，不能温运，水湿内聚。

治法 温补脾肾，化气利水。

方药 附子理苓汤或济生肾气丸加减：附子、干姜、人参、白术、鹿角片、胡芦巴、茯苓、泽泻、陈葫芦、车前子。

临床运用 ①偏于脾阳虚弱，神疲乏力、少气懒言、纳少、便溏者加黄芪、山药、薏苡仁、扁豆；②偏于肾阳虚衰，面色苍白、怯寒肢冷、腰膝酸冷疼痛者加肉桂、仙茅、淫羊藿。

（6）阴虚水停证

证候 腹大胀满，或见青筋暴露，小便短少，心烦失眠；时或鼻衄，牙龈出血，口干而燥，形体消瘦，面色晦滞，唇紫；舌质红绛少津，苔少或光剥，脉弦细数。

审证求机 本证的病证特点为腹大胀满、形体消瘦伴见虚热之象；基本病机为肝肾阴虚，津液失布，水湿内停。

治法 滋肾柔肝，养阴利水。

方药 六味地黄丸合一贯煎加减：沙参、麦冬、生地黄、山茱萸、枸杞子、楮实子、猪苓、茯苓、泽泻、玉米须。

临床运用 ①津伤口干明显加石斛、玄参、芦根；②如青筋显露、唇舌紫暗、小便短少加丹参、益母草、泽兰、马鞭草；③如腹胀甚加枳壳、大腹皮；④兼有潮热、烦躁加地骨皮、白薇、栀子；⑤齿、鼻衄血加鲜茅根、藕节、仙鹤草；⑥如阴虚阳浮，症见耳鸣、面赤、颧红加龟板、鳖甲、牡蛎；⑦湿热留恋不清，溲赤涩少加知母、黄柏、六一散、金钱草。

4. 其他疗法 常配合针灸治疗。主穴：脾俞、三焦俞、中脘、足三里、阴陵泉。气滞湿阻者加章门、肝俞；寒湿困脾者加天枢、气海、公孙；肾虚者加涌泉、三阴交；腹水重者加水道、水分、阴郄、曲泉；衄血者加尺泽、鱼际。选 3～4 穴，每日 1 次，平补平泻，2～3 周为 1 个疗程。

【预防与调护】

1. 饮食调摄 饮食宜清淡、富有营养、易于消化。生冷寒凉及不洁食物易于损伤脾阳，辛辣油腻食物易于滋生湿热，粗硬食物易于损络动血，故应禁止食用。食盐有凝涩水湿之弊，宜低盐饮食；下肢肿甚、小便量少者，则应忌盐。

2. 精神调摄 戒愤怒，畅情志，安心休养，避免过劳。

3. 对症护理 鼓胀病后期，肝、脾、肾受损，水湿瘀热互结，正虚邪盛，危机四伏。若药食不当，或复感外邪，病情可迅速恶化，导致大量出血、昏迷、虚脱等多种危重证候。应积极采取中西对症处理措施。

【结语】

鼓胀是以腹胀大膨隆、皮色苍黄、脉络暴露为特征。其病位在肝、脾、肾，基本病机是肝、脾、肾三脏功能失调，气滞、血瘀、水停互结于腹中。本病多属本虚标实，临床首先应辨其虚实标本的主次，主要根据病期来分辨，如初期以标实为主、后期以本虚为主。标实者当辨气滞、血瘀、水饮的偏盛，本虚者当辨阴虚与阳虚的不同。治疗宜谨守病机，以攻补兼施为原则。实证为主者以祛邪为主，合理选用行气、化瘀、健脾利水之剂，若腹水严重，也可酌情暂行攻逐，同时辅以补虚；虚证为主者侧重扶正补虚，治以健脾温肾、滋养肝肾等法，扶正重点在脾，同时兼以祛邪。还应注意，不可只看到腹胀有水而不顾整体，妄用攻逐伤正。

复习思考

1. 鼓胀的诊断要点是什么？鼓胀与水肿、气鼓、水鼓、血鼓如何辨别？

2. 临床如何应用逐水法治疗鼓胀？

病案分析

某患者，停饮吐水，水湿由脾而至胃，胃不降则便溲不行，水由内腑泛溢肌肤，腹膨足肿，脐凸青筋。决水之后，消而复肿，又加喘急，谷少神疲，小便不利，症势极重。姑拟肃肺分消。

处方：东洋参、半夏、黑丑、琥珀、茯苓、炒干姜、赤小豆、陈皮、泽泻、椒目、镑沉香、冬瓜皮。

二诊：胸腹内胀较松，已能纳谷，小溲稍利，喘疾亦平，似有转机。宗前法进治，不再反复乃佳。

处方：东洋参、半夏、泽泻、陈皮、川草薢、西琥珀、沉香、牛膝、赤小豆、椒目、冬瓜皮、生姜皮、黑丑。

三诊：胸腹腰胁胀势稍松，少腹依然膨硬，胁痛足酸，二便不畅，幸内腑胀松，饮食渐增。还宜分消主治。

处方：归须、冬葵子、黑丑、郁李仁、防己、赤小豆、青皮、牛膝、延胡索、大腹皮、桃仁、江枳壳、陈瓢子。

（单书健.古今名医临证金鉴.北京：中国中医药出版社，1999）

扫一扫，看课件

模 块 七

肾系病证

【学习目标】

知识要求

1. 掌握水肿、淋证等病证的诊断要点、辨证论治。

2. 熟悉癃闭、阳痿、遗精、耳鸣耳聋等病证的诊断要点、辨证论治

3. 熟悉水肿、淋证、癃闭、阳痿、遗精、耳鸣耳聋等病证的病因病机与类证鉴别。

技能要求

1. 能够对水肿、淋证、癃闭、阳痿、遗精、耳鸣耳聋等肾系病证患者进行辨治处置。

2. 能够对肾系病证患者开展预防与调护指导。

肾系病证是指因感受外邪、饮食不节、情志不调、劳倦内伤等因素，导致肾与膀胱生理功能失常而出现的一类病证。临床常有水肿、淋证、癃闭、阳痿、遗精、耳鸣耳聋等病证。

一、肾的生理病理特点

1. 肾的生理功能与特点　肾主藏精，包括先、后天之精，主生长、发育与生殖，主水液，主纳气，主骨生髓，通于脑，其经脉络膀胱，故与膀胱相表里。肾藏精是指肾对精具有贮藏和固摄的功能，从而促进人体的生长发育与繁殖。肾为生命活动之根，故称为"先天之本"。肾藏真阴而寓真阳。肾中精气的作用主要表现在两个方面：一是促进机体的生长发育与生殖，二是调节机体的代谢和生理活动，后者的作用是通过肾阴、肾阳来实现的。肾阴对各脏腑、组织起滋养、润泽作用，是人体阴液之根，又称元阴、真阴；肾阳对各脏腑、组织起着温煦、激发、推动作用，并且是肾活动的动力，是人体生命活动动力的

源泉，又称元阳、真阳、命门之火。肾主水是指肾有主持和调节人体水液代谢的作用。人体内津液的输布和排泄，虽然需要肺、脾、肾、膀胱、三焦等脏腑的共同作用，但主要依靠肾的气化作用来实现。肾主纳气是指肾具有协助肺向下摄纳吸入的清气，以保持呼吸深度，防止呼吸表浅，调节呼吸的作用。膀胱的生理功能主要是贮存和排泄尿液。

2. 肾的病理特征 若肾失封藏，精关不固，则男子滑精、遗精；先天不足，或劳伤于肾，造成精气虚损，命门火衰，阳事不举而成阳痿；若肾阳亏虚，蒸腾气化失司，可导致水液的输布、代谢障碍，而出现水肿、癃闭等病证；肾与膀胱互为表里，若湿热蕴结下焦，肾与膀胱气化失司，水道不利，可导致小便频急、淋沥不尽、尿道涩痛的淋证。

3. 肾与其他脏腑的关系 肾与其他脏腑的关系非常密切。①肾与肝：肾阴亏虚，水不涵木，肝阳上亢，亢阳生风化火，风火上扰，可致眩晕；②肾与心：若肾水不足，水不济火，心火亢盛，心肾不交，可致心悸、不寐；③肾与肺：若肾气亏虚，肾不纳气，气不归元，可致呼吸表浅，呼多吸少，而发喘证；④肾与脾：若肾阳虚衰，火不燠（音玉义暖）土，可致脾阳虚衰，运化失职而发五更泄泻；⑤肾与脑：若肾精亏损，脑髓失充，可致健忘、痴呆。临证时，应注意脏腑之间的关联性，随证处理。

二、肾系病证的辨治要点

1. 辨证要点

（1）辨虚实：肾系病证尤其肾病，以虚证或虚实夹杂者居多，但也有虚、实两端者，如淋证、癃闭、阳痿、遗精等，故需分辨之。可从病期（病程长短）、邪正盛衰及伴有症状（包括舌、脉）来分辨。一般来说，初期、病程较短、实象突出者，多属实证；久病、病程较长、虚象突出者，多属虚证。虚实夹杂者，当分清标本虚实主次。

肾系病证之虚证，常见肾气不固、肾阳亏虚、肾阳虚水泛、肾阴虚火旺等证候；实证常见膀胱湿热证候。

（2）辨病证属性特征

1）水肿辨阴阳：水肿病，当首辨阴阳，即辨阴水、阳水之不同。可从以下几方面辨别：是否有外感或内伤病史、发病缓急、病程、病位、病性、水肿表现特点（尤其水肿发生次序）等。

2）淋证分六淋：淋证虽有小便频数短涩、淋沥刺痛、小腹拘急或痛引腰腹的共同临床特征，但又各具不同的特殊表现，故需分辨之。可从特征性表现（最主要），结合发病缓急、病程、诱发因素，或兼症等来分辨。

2. 治疗要点

（1）肾病多虚，多用补法：总的治疗原则为"培其不足，不可伐其有余"。"肾者主蛰"意谓肾脏具潜藏、封藏、闭藏之生理特性。临床用药多从两个方面体现：一是治肾多用补益之品，二是常伍收涩之药。

（2）善用补法，阴中求阳，阳中求阴：肾乃水火之宅，内寓真阴真阳，生理上二者互根互用、相互制约，根据阴阳互根的原理，在滋补肾阴的同时，应适当配伍补阳之品，所谓"善补阴者，必于阳中求阴，则阴得阳升而泉源不竭"。在温补肾阳的同时，又应适当配伍补阴药物，所谓"善补阳者，必于阴中求阳，则阳得阴助而生化无穷"。故肾病临证组方时常阴阳并补。

（3）忌大补滋腻、大辛大燥及大苦大寒之品：纯虚之证，以血肉有情之品填精益髓，资其生化之源，加之肾病用药用量大、药味重、疗程长，易于壅滞脾胃，故不可过于滋腻。阳虚者，则为寒证，宜甘温益气之品，配以滋阴润燥，忌大辛大燥伤津耗阴；阴虚者，往往导致相火偏旺，宜甘润益肾之剂，参以清泄相火，忌过于苦寒以免伤脾胃。

（4）实者泻之，虚实杂夹者，宜攻补兼施：膀胱与肾互为表里，膀胱湿热证候，治当清热利湿。六腑以通为用，膀胱实证常施利尿、排石、活血、行气等通利之剂。膀胱虚寒证候，多由肾阳不足，气化失司引起，其治当以温肾化气为法；阳虚水泛者，宜温阳化气行水。

（5）注意整体调节：肾与其他脏腑的关系非常密切，如肾阴不足，可导致水不涵木，肝阳上亢；或子盗母气，耗伤肺阴；或水不上承，心肾不交。肾阳亏虚，又易形成火不生土，脾阳衰弱。这些病证，通过治肾及参治他脏，对病情恢复有很重要的意义。

项目一 水 肿

【学习目标】

知识要求

1. 掌握水肿的辨证要点、常见辨证分型及治疗。

2. 熟悉水肿常见病因病机、类证鉴别、预防调护方法。

3. 了解水肿的源流、演变与预后。

技能要求

1. 能够对水肿患者的常见证型进行辨证论治。

2. 能够熟练地为水肿患者开展预防与调护指导。

案例导入

李某，男，35岁，农民。因"反复双下肢浮肿、尿少1年余，复发半月"于2012年8月6日初诊。

患者自诉1年来每因劳累后出现双下肢浮肿，尿量减少，夜尿多，头晕，乏力，畏寒，面色苍白，到当地医院就诊，诊断为"慢性肾小球肾炎"，经服用中药治疗后，症状时有好转，但病情反复出现，半月来下肢浮肿复发，尿量少，腰酸乏力，畏寒肢冷，进食少，腹部胀满，面色苍白，舌质淡胖，苔白，脉细。

问题与思考：

1. 中医诊断为何病？当辨为何证？

2. 本病的临床特征是什么？本病应与哪些病证相鉴别？

3. 中医治法是什么？如何选方用药？应如何调养？

水肿是指由于外感或内伤诸病因，导致肺失通调，脾失转输，肾失开阖，三焦气化不利，以致体内水液代谢障碍，水液潴留，泛溢肌肤，表现为以头面、眼睑、四肢、腹背，甚至全身浮肿为特征的一类病证。

本病在《内经》中称为"水"，并根据不同症状分为"风水""石水""涌水"，如《素问·水热穴论》指出"勇而劳甚，则肾汗出，逢于风，内不得入于脏腑，外不得越于皮肤，客于穴府，行于皮里，传为胕肿""故其本在肾，其末在肺"。《素问·至真要大论》又指出"诸湿肿满，皆属于脾"。《素问·汤液醪醴论》提出"平治于权衡，去菀陈莝……开鬼门，洁净府"的治疗原则。汉代张仲景在《金匮要略·水气病脉证并治》以表里上下为纲，分为风水、皮水、正水、石水、黄汗五种类型；提出了发汗、利尿两大治疗原则。唐代孙思邈在《备急千金要方·水肿》中首次提出了水肿必须忌盐。宋代严用和《济生方·水肿门》说："阴水为病，脉来沉迟，色多青白，不烦不渴，小便涩少而清，大腹多泄……阳水为病，脉来沉数，色多黄赤，或烦或渴，小便赤涩，大腹多闭。"这一分类方法，实际上区分了虚实两种不同性质的水肿；严用和还在前人汗、利、攻基础上，倡导温脾暖肾，开创了补法治疗水肿的先例。《仁斋直指方·虚肿方论》创用活血利水法治疗瘀血水肿。明代李梴《医学入门·水肿》提出疮毒致水肿的病因学说。

本项目论及的水肿以肾性水肿为主，主要见于西医学中急、慢性肾小球肾炎，肾病综合征，继发性肾小球疾病等。其他类型的水肿，如内分泌失调、心功能不全及营养不良等疾患所出现的水肿，也可参照本病进行辨证论治。

【病因病机】

水肿的病因分为内因和外因。外因有外感风邪（风寒或风热）、水湿、疮毒内犯；内因有饮食不节、禀赋不足、久病劳倦。其基本病机为肺失通调，脾失转输，肾失开阖，三焦气化不利而出现水肿。

1. 常见病因

（1）风邪袭表：风为六淫之首，侵袭人体，每夹寒夹热。风寒或风热之邪，侵袭肺卫，肺失宣降，通调失职，水津不布而停聚，风遏水阻，风水相搏，泛溢肌肤，发为水肿。

（2）疮毒内犯：肌肤患痈疡疮毒，火热内攻，损伤肺脾，致津液气化失常，水液内停，发为水肿。

（3）外感水湿：久居湿地，或冒雨涉水，或湿衣裹身时间过久，水湿内侵，困遏于脾，运化失职，水湿内生（即外湿引发内湿，内外湿相合），终致水湿泛溢肌肤，发为水肿。

（4）饮食不节：过食肥甘，或嗜食辛辣，久则湿热中阻，损伤脾胃；或因生活饥馑，营养不足，脾气失养，以致脾运不健，脾失转输，水湿壅滞，发为水肿。

（5）禀赋不足：先天禀赋薄弱，肾气亏虚，肾与膀胱开阖不利，气化失常，气不化水，水液内停，水泛肌肤，发为水肿。或因劳倦过度，或纵欲无节，或生育过多，或久病产后，损伤脾肾，脾肾亏虚，水液的运化输布排泄失常，水湿内停，溢于肌肤，发为水肿。

2. 病机概要

（1）基本病机：肺失通调，脾失转输，肾失开阖，三焦气化不利，水液内停而潴留，泛溢肌肤。

（2）病位：在肺、脾、肾，关键在肾。

（3）病理性质：有阴水、阳水之分。阳水属实；阴水多虚或虚实夹杂。

（4）病理因素：为风邪、水湿、疮毒、瘀血。

（5）病机转化：首先，阳水与阴水之间可相互转化，如阳水迁延不愈，反复发作，正气渐衰，可转为阴水。阴水复感外邪，或饮食不节，使肿势加剧，呈现阳水的证候，而成本虚标实之证。其次，水肿各证型之间也可相互转化，如阳水之风水相搏证，若风去湿留，则可转化为水湿浸渍证；水湿浸渍证由于体质的不同，湿有寒化和热化之不同，水湿郁而化热，可转为湿热壅盛证，水湿伤及脾阳，则转为脾阳虚水泛证，甚至脾虚及肾成为肾阳虚水泛证。

【诊断与鉴别诊断】

1. 诊断依据

（1）临床表现

1）主症：水肿先从眼睑或下肢开始，继及四肢、全身。轻者仅眼睑或足胫浮肿，重者全身皆肿。

2）次症：水肿病情严重者，患者可伴腹大胀满、气喘不能平卧；更严重者可见尿闭或尿少、恶心呕吐、口有秽味、鼻衄牙宣、头痛、抽搐、神昏谵语等危象。

（2）病史：患者可有乳蛾、心悸、疮毒、紫癜及久病体虚等病史。

（3）相关检查

1）尿常规：心力衰竭患者常有轻度或中度蛋白尿，而持久性重度蛋白尿常提示肾病综合征，如无蛋白尿很可能水肿不是由心脏或肾脏疾病引起。

2）肾功能、肝功能、心电图、肝肾 B 超：了解有无器质性病变。

3）血浆蛋白与清蛋白的测定：血浆蛋白低于 55g/L 或清蛋白低于 23g/L，表示血浆胶体渗透压降低，其中血清蛋白的降低尤为重要。血浆蛋白与血清蛋白降低常见于肝硬化、肾病综合征及营养不良。

4）血常规：血红细胞计数和血红蛋白含量明显减少者应考虑此水肿可能与贫血有关。

5）心脏超声、胸片：排除水肿可再查，明确心功能级别。

6）肾穿刺活检：明确病理类型，鉴别原发性与继发性肾脏疾病。

7）女性患者尤须注意排除狼疮性肾炎所致水肿：须查抗核抗体、双链 DNA 抗体，必要时进行肾穿刺活检。

8）T_3、T_4、FT_3、FT_4：以排除黏液性水肿。

2. 病证鉴别

水肿与鼓胀：鼓胀是由肝、脾、肾功能失调，导致气滞、血瘀、水停，气血水互结，聚于腹中，主症是单腹胀大、面色苍黄、腹壁青筋暴露，但四肢多不肿，反见瘦削，后期或可伴见轻度肢体浮肿。水肿是肺、脾、肾三脏气化失调，导致水液代谢障碍，水湿内停，泛溢肌肤，主症是头面或下肢先肿，继及全身，面色㿠白，腹壁无青筋暴露。其鉴别要点见表 7-1。

表 7-1　水肿与鼓胀的鉴别

	水肿	鼓胀
病位	肌肤	腹部
病因	外感、饮食、劳倦	情志、酒食、虫毒、他病
病机	肺、脾、肾功能失调，水液潴留，泛溢肌肤	肝脾肾功能失调，气滞、瘀血、水液互结于腹部
脏腑	肺、脾、肾	肝、脾、肾
临床表现	眼睑、头面、四肢、胸腹或全身浮肿	腹胀大如鼓，皮色苍黄，脉络暴露，四肢消瘦

【辨证论治】

1. 辨证要点

（1）辨阳水、阴水：其辨别要点见表 7-2。

表 7-2　阴水与阳水的辨别

	主症	病因	病势	病性
阳水	水肿多由面目开始，自上而下，继及全身，肿处皮肤绷急光亮，按之凹陷即起，兼有寒热等表证	风邪、疮毒、水湿	急	表、实
阴水	水肿多由足踝开始，自下而上，继及全身，肿处皮肤松弛，按之凹陷不易恢复，甚则按之如泥	饮食劳倦、久病体虚	缓	里、虚或虚实夹杂

（2）辨病因、脏腑：水肿以头面为主，恶风头痛者多属风；水肿以下肢为主、纳呆身重者，多属湿；水肿而伴有咽痛溲赤者多属热；因疮痍、猩红赤斑而致水肿者多属疮毒。若水肿较甚，先眼睑浮肿，继而四肢皆肿，伴恶寒发热、咳嗽者，病变部位多在肺；水肿日久，脘闷纳呆，肢体困重，苔腻者病变部位多在脾；腰以下肿甚，水肿反复，腰膝酸软，耳鸣眼花者病变部位多在肾；水肿下肢明显，心悸怔忡，胸闷烦躁，甚则不能平卧者病变部位多在心。

（3）辨虚实标本：青少年初病，或新感外邪，发为水肿，多属实；年老或久病之后，正气虚衰，水液潴留，发为水肿者，多以正虚为本，邪实为标。一般而言，阳水属热属实，阴水属寒属虚。

2. 治疗原则　本病基本治则为发汗、利尿、攻下逐水。阳水以祛邪为主，发汗、利水、攻逐，同时配合清热解毒、理气化湿等法；阴水等以扶正为主，宜健脾温肾，同时配以利水、养阴、活血、祛瘀之法。虚实夹杂者，则当兼顾，先攻后补，或攻补兼施。攻下逐水法，只宜用于病初体实肿甚者，正气尚旺，用发汗、利水法无效，而确有当下脉证者，可用十枣汤治疗，但应中病即止，以免过用伤正；水肿消退后，即用调补脾胃以善其后。对于脾肾两亏而水肿甚者，逐水峻药应慎用。

3. 分证论治

（1）阳水

1）风水相搏证

证候　眼睑浮肿，继则四肢及全身皆肿，来势迅速；多有恶寒发热、肢节酸楚、小便不利等。偏于风热者，伴咽喉红肿疼痛；舌质红，脉浮滑数。偏于风寒者，兼恶寒、咳喘；舌苔薄白，脉浮滑或浮紧。

审证求机　本证的病证特点为眼睑浮肿显著，来势迅速，伴有表证；基本病机为风邪袭表，肺失宣肃，通调失职，风遏水阻，风水相搏，泛溢肌肤。

治法　疏风解表，宣肺行水。

方药　越婢加术汤加减：麻黄、杏仁、防风、浮萍、白术、茯苓、泽泻、车前子、石膏、桑白皮、黄芩。

临床运用　①风寒偏重者，去石膏，加苏叶、桂枝、防风；②风热偏盛者，可加连翘、桔梗、板蓝根、鲜芦根；③若咳喘较甚，可加杏仁、前胡；④见汗出恶风，卫阳已虚，则用防己黄芪汤加减，以益气行水。

2）水湿浸渍证

证候　全身水肿，下肢尤甚，按之没指，小便短少；起病缓慢，病程较长，身体困重，胸闷，纳呆，泛恶；苔白腻，脉沉缓。

审证求机　本证的病证特点为全身水肿，按之没指，身体困重，小便短少；基本病机为水湿内侵，脾气受困，脾阳不振，湿浊不化。

治法　运脾化湿，通阳利水。

方药　五皮饮合胃苓汤加减：桑白皮、陈皮、大腹皮、茯苓皮、生姜皮、苍术、厚朴、陈皮、草果、桂枝、白术、茯苓、猪苓、泽泻。

临床运用　①外感风邪，肿甚而喘者，可加麻黄、杏仁；②面肿、胸满不得卧，加苏子、葶苈子；③湿困中焦，中阳不运，脘腹胀满甚者，加川椒目、大腹皮、干姜。

3）湿热蕴结证

证候　遍体浮肿，皮肤绷急光亮，胸脘痞闷；烦热口渴，小便短赤，或大便干结；舌红苔黄腻，脉沉数或濡数。

审证求机　本证的病证特点为遍体浮肿、烦热口渴、苔黄腻；基本病机为湿热内盛，三焦壅滞，气滞水停。

治法　分利湿热。

方药　疏凿饮子加减：羌活、秦艽、防风、大腹皮、茯苓皮、生姜皮、茯苓、猪苓、泽泻、木通、椒目、赤小豆、黄柏、商陆、槟榔、大黄。

临床运用　①腹满不减，大便不通，可合己椒苈黄丸，以助攻下之力，使水邪从大便而泄；②若肿势严重，兼见喘促不得卧者，加葶苈子、桑白皮；③若湿热久羁，也可化燥伤阴，症见口燥咽干，可加白茅根、芦根。

4）湿毒浸淫证

证候　眼睑浮肿，延及全身，身发疮痍，甚则溃烂，小便不利；恶风发热；舌质红，苔薄黄，脉浮数或滑数。

审证求机　本证的病证特点为眼睑浮肿，延及全身，身发疮痍，甚则溃烂；基本病机为疮毒内归脾肺，三焦气化不利，水湿内停。

治法 宣肺解毒，利湿消肿。

方药 麻黄连翘赤小豆汤合五味消毒饮加减：麻黄、杏仁、桑白皮、连翘、赤小豆、金银花、野菊花、蒲公英、紫花地丁、紫背天葵。

临床运用 ①脓毒甚者，当重用蒲公英、紫花地丁；②湿盛糜烂者，加苦参、土茯苓；③风盛皮肤瘙痒加白鲜皮、地肤子；④血热而红肿，加丹皮、赤芍；⑤大便不通，加大黄、芒硝。

（2）阴水

1）脾阳虚衰证

证候 身肿日久，腰以下为甚，按之凹陷不易恢复；脘腹胀闷，纳减便溏，面色萎黄，神疲乏力，四肢倦怠，小便短少；舌质淡，苔白腻或白滑，脉沉缓或沉弱。

审证求机 本证的病证特点为肢体浮肿，腰以下为甚，纳呆便溏，神倦肢冷；基本病机为脾阳不振，运化无权，土不制水。

治法 健脾温阳利水。

方药 实脾饮加减：干姜、附子、草果仁、桂枝、白术、炙甘草、生姜、大枣、茯苓、大腹皮、木瓜、泽泻、车前子、木香、厚朴、大腹皮。

临床运用 ①气虚甚者，气短声低，加人参、黄芪；②若小便短少，可加桂枝、泽泻；③脾气虚弱，气失舒展，不能运化水湿，治宜益气健脾、行气化湿，不宜分利伤气，可用参苓白术散加减；④浮肿甚，大便溏薄，可加黄芪、桂枝，或加补骨脂、附子。

2）肾阳衰微证

证候 水肿反复不已，面浮身肿，腰以下甚，按之凹陷不起，尿量减少或反多，腰酸冷痛，四肢厥冷；怯寒神疲，面色灰暗或淡白，甚者心悸胸闷，喘促难卧，腹大胀满；舌质淡胖苔白，脉沉细或沉迟无力。

审证求机 本证的病证特点为面浮身肿，腰以下甚，按之没指，腰酸冷痛，四肢厥冷；基本病机为肾阳虚衰，气化无权，水湿内盛。

治法 温肾助阳，化气行水。

方药 济生肾气丸合真武汤加减：附子、肉桂、巴戟天、淫羊藿、白术、茯苓、泽泻、车前子、牛膝。

临床运用 ①小便清长量多，去泽泻、车前子，加菟丝子、补骨脂。②若症见面部浮肿为主，表情淡漠，动作迟缓，形寒肢冷，治以温补肾阳为主，方用右归丸为主加减。③病至后期，因肾阳久衰，阳损及阴，可导致肾阴亏虚，出现肾阴虚为主的病证。如水肿反复发作，见精神疲惫、腰酸遗精、口渴干燥、五心烦热、舌红、脉细弱等，治当滋补肾阴为主，兼利水湿，但养阴不宜过于滋腻，以防伤害阳气，反助水邪，方用左归丸为主加泽泻、茯苓、冬葵子。④肾虚肝旺，头昏头痛、心慌腿软、肢困者，加鳖甲、牡蛎、杜仲、桑寄生、野菊花、夏枯草。⑤如病程缠绵，反复不愈，正气日衰，复感外邪，症见发热恶寒、肿势增剧、小便短少，此为虚实夹杂，本虚标实之证，治当急则治标，先从风水论治，但应顾及正气虚衰一面，不可过用解表药，以越婢汤为主，酌加党参、菟丝子等补气温肾之药，扶正与祛邪并用。

3）瘀水互结证

证候　水肿延久不退，肿势轻重不一，四肢或全身浮肿，以下肢为主；肌肤或有紫红斑块，腰部刺痛，或伴血尿；舌紫暗，苔白，脉沉细涩。

审证求机　本证的病证特点为水肿延久不退，肌肤有紫红斑块，舌紫暗或瘀斑等瘀血征象；基本病机为瘀水互结，水停湿阻，气化不利。

治法　活血祛瘀，化气行水。

方药　桃红四物汤合五苓散：当归、赤芍、川芎、丹参、益母草、红花、凌霄花、路路通、桃仁、桂枝、附子、茯苓、泽泻、车前子。

临床运用　①全身肿甚、气喘烦闷、小便不利，此为血瘀水盛，肺气上逆，可加葶苈子、川椒目、泽兰；②如见腰膝酸软、神疲乏力，乃为脾肾亏虚之象，可合用济生肾气丸；③对阳气虚者，可配黄芪、附子；④对于久病水肿者，虽无明显瘀阻之象，亦常合用益母草、泽兰、桃仁、红花。

（3）变证证治

水肿久治不愈，或误治失治出现严重变证时，须及时救治。水肿的严重变证主要有：①水毒内阻，胃失和降：本证多由湿热壅塞及通降受阻发展而来，症见神昏嗜睡、泛恶呕吐、口有尿味、不思纳食、小便短少，甚或二便不通、舌苔浊腻、脉细数。治宜通腑泄浊、和胃降逆。方用黄连温胆汤加大黄、石菖蒲。②水凌心肺，阳气衰微：本证多由阳虚水泛发展而来，症见心悸胸闷、喘促难卧、咳吐清涎、手足肿甚、舌淡胖、脉沉细而数。治宜通阳泄浊、温振心阳。方用真武汤合黑锡丹。③虚风扰动，神明不守：本证是由肾精内竭，肝风内动发展而来，症见头晕头痛、步履飘浮、肢体微颤等。治宜息风潜阳、补元固本。方用大补元煎合羚羊钩藤汤。④邪毒内闭，元神涣散：本证多由各型阴水迁延不愈发展而来，症见神昏肢冷、面色晦滞、泛恶口臭、二便不通、肌衄牙宣、舌红绛、苔焦黄、脉细数。治宜清热解毒，通窍泄浊。方用安宫牛黄丸或紫雪丹口服，大黄煎液保留灌肠。

4. 其他疗法

（1）针刺疗法：针刺气海、水分、三焦俞、脾俞、足三里、阴陵泉。风水相搏加肺俞、偏历、外关、合谷，针用泻法；脾虚湿困加三阴交、丰隆、胃俞，针用平补平泻加灸法；阳虚水泛加肾俞、太溪，针用补法加灸。

（2）中成药疗法：肾虚水肿，症见腰膝酸重、小便不利、痰饮喘咳者，可选用济生肾气丸；阳不化气，水湿内停所致的水肿，症见小便不利、水肿腹胀、呕逆泄泻、渴不思饮者，可选五苓散。气阴两虚，脾肾不足，水湿内停所致的水肿，症见神疲乏力，腰膝酸软，面目、四肢浮肿，以及慢性肾炎、蛋白尿、血尿见上述证候者，可选肾炎康复片。

（3）耳针疗法：取穴肺、脾、肾、三焦、膀胱、皮质下，每次取 2～3 穴，中等刺激，隔日 1 次。也可用耳穴埋豆法。

【预防调护】

1. 起居调摄 起居有时，避免过度劳累，节制房事，调摄情志。感冒流行季节应注意保暖、避风。生活环境潮湿者，宜迁居干燥处，平时应避免冒雨涉水，或湿衣久穿不脱，以免湿邪外侵，造成水肿发生。

2. 饮食调摄 水肿病人应忌盐，肿势重者应予无盐饮食，轻者予低盐饮食（每日食盐量 3～4g），肿退之后，亦应注意饮食不可过咸。若因营养障碍而致水肿者，不必过于忌盐，饮食应富含蛋白质，清淡易消化，忌食辛辣肥甘之品。

3. 皮肤护理 水肿病人水液潴留肌肤，皮肤绷紧，容易破损，此外，水肿病人长期服用肾上腺糖皮质激素，皮肤容易生痤疮，故在洗澡时防止擦伤皮肤，避免抓搔，以免皮肤感染。对长期卧床者，皮肤外涂滑石粉，经常保持干燥，并定时翻身，避免褥疮发生，加重水肿的病情。

4. 病情观察 水肿期间，应严格记录出入量，每日测量体重，以了解水肿的进退消长。若每日尿量少于 500mL，要警惕癃闭的发生。水肿患者若已治愈，仍应长期随访，定期复查。若脏气已伤，未能治愈，必须长期治疗，以期延缓病情进展，保持相对健康，尽量带病延年。

【结语】

水肿是指体内水液潴留，泛溢肌肤，表现以头面、眼睑、四肢、腹背，甚至全身浮肿为特征的一类病证。病因有风邪袭表、疮毒内犯、外感水湿、饮食不节及禀赋不足、久病劳倦。病位在肺、脾、肾，关键在肾。肺失宣降通调，脾失健运，肾失开阖，三焦气化不利为其基本病机。临床辨证以阴阳为纲，阳水多表实证，阴水多里虚或虚实夹杂证。阳水治以发汗、利小便、清热化湿、健脾理气，总以祛邪为主；阴水治以温阳益气、健脾、益肾，兼利小便、养阴、活血化瘀，以扶正为主。虚实并见者，则攻补兼施。注意饮食生活调摄，防止水肿转变。水肿消退后，应谨守病机以图本，健脾益气补肾以资巩固，以防其复发。

复习思考

1. 如何辨别阴水和阳水？

2. 水肿如何辨别虚实标本？水肿的治则治法如何？

3. 试述水肿各证型的证候特点、治法及代表方。

病案分析

李某，男，42岁。1982年12月12日就诊，住院号60090。

患者于1982年2月因发热、咽痛后出现全身高度浮肿，24小时尿蛋白定量7.56g，血浆蛋白浓度明显降低，白蛋白、球蛋白之比为1.2∶2.1，诊断为慢性肾炎肾病型。外院用大量强的松、环磷酰胺、潘生丁、肝素、左旋咪唑等西药治疗近9个月，未能见效。于12月12日收住本院。患者面色无华，精神委顿，胸闷腹胀，遍身高度水肿，按之没指，呼吸不利，难以平卧，腹胀大，叩之声实，阴囊呈高度水肿，伴有严重胸水、腹水征。舌质淡，脉沉细而涩。按气虚阳衰，水湿泛滥论治，并加用西药速尿、肝素等治疗，冀脾旺清升，阳运阴消。不料经治2周，水肿毫不减退，且伴恶心呕吐，食欲不振，血液检查3P试验呈强阳性，白蛋白、球蛋白之比为1.4∶1，总胆固醇6.7mmol/L，尿纤维蛋白降解产物21mg/L，血液呈高凝状态。此乃气虚无力运行，血液凝涩成瘀，改用益气活血化瘀法，同时停用西药，观察疗效。

处方：黄芪30g，丹参30g，赤芍15g，桃仁20g，红花10g，川牛膝20g，益母草60g。另：水蛭粉4.5g，温开水送下，日服2次。

上方服3剂后水肿明显减退，1周后阴囊水肿消失，恶心、呕吐亦除，纳食渐增，复查尿纤维蛋白降解产物下降为10.71mg/L，24小时尿蛋白定量下降为4.45g，病情好转，于6月9日出院，继续门诊治疗。

（田元祥.内科疾病名家验案评析·泌尿系统疾病.北京：中国中医药出版社，2000）

项目二　淋　证

【学习目标】

知识要求

1. 掌握淋证的辨证要点、常见辨证分型及治疗。

2. 熟悉淋证常见病因病机、类证鉴别、预防调护方法。

3. 了解淋证的源流、演变与预后。

技能要求

1. 能够对淋证患者的常见证型进行辨证论治。

2. 能够熟练地为淋证患者开展预防与调护指导。

卜某，男，36 岁，建筑工人。因"尿中带血，排尿突然中断半天"于 2013 年 10 月 12 日就诊。

患者平素嗜酒，因工作的原因汗出多而少饮水。半天前突然左侧少腹拘急，左腰腹绞痛难忍，小便艰涩，尿中带血，排尿时突然中断，舌红，苔黄，脉弦数。

问题与思考：

1. 中医诊断是什么病证？辨为何种证型？

2. 本病的临床特征是什么？本病应与哪些病证相鉴别？

3. 中医的治法是什么？如何选方用药？应如何调养？

淋证是指由于外感湿热、饮食不节、情志失调、体虚劳欲等因素，导致肾与膀胱气化不利或气化无权，以小便频数短涩、淋沥刺痛，伴小腹拘急，痛引腰腹为主要临床表现的病证。

淋之名称，始见于《内经》，又称其为"淋闷"。汉代张仲景在《金匮要略·五脏风寒积聚病脉证并治》中称淋证为"淋秘"，并把其病机归为"热在下焦"。《中藏经》把淋证分为冷、热、气、劳、膏、砂、虚、实八种，乃为淋证临床分类的雏形。隋代巢元方《诸病源候论·诸淋病候》中对淋证的病机进行了高度概括，他指出："诸淋者，由肾虚而膀胱热故也。"还把淋证分为石、劳、气、血、膏、寒、热七种，并对诸淋各自不同的病机特性进行了探讨。唐代《千金要方》《外台秘要》把淋证分为石、气、膏、劳、热五种。宋代《济生方》又分为气、石、血、膏、劳五种。金代刘河间强调热邪在本病发病中的重要性，认为其病机与气血郁结有关。丹溪重视心与小肠病变与淋证发生的关系："淋有五，皆属于热。"张介宾认为淋证与"积热蕴毒"有关。明代戴元礼《证治要诀》认为淋证与气郁有关。清代尤在泾在《金匮翼·诸淋》中强调的"开郁行气，破血滋阴"治疗石淋的原则，对临床确有指导意义。

西医学中的急、慢性尿路感染，泌尿系结核，尿路结石，急慢性前列腺炎，乳糜尿及尿道综合征等病均可参考本病辨证论治。

【病因病机】

淋证的病因分为外因与内因。外因为外感湿热；内因有饮食不节、情志失调、体虚劳欲。其主要病机是湿热蕴结下焦，肾与膀胱气化不利或气化无权。

1. 常见病因

（1）外感湿热：因下阴不洁，秽浊之邪自下侵入机体，传入膀胱，酿成湿热，湿热久蕴，致肾与膀胱气化不利，发为淋证。

（2）饮食不节：多食辛热肥甘之品，或嗜酒太过，脾胃运化失常，积湿生热，湿热下注膀胱，膀胱气化不利，乃成淋证。

（3）情志失调：情志不遂，肝气郁结，膀胱气滞，或气郁化火，气火郁于膀胱，膀胱气化不利，导致淋证。

（4）体虚劳欲：禀赋不足，或年老肾亏，或多产多育，或久病缠身，或劳欲过度，肾气虚衰，或久淋不愈，耗伤正气，脾肾两虚，肾与膀胱气化无权，而发淋证。

2. 病机概要

（1）基本病机：湿热蕴结下焦，肾与膀胱气化不利。而脾肾两虚，肾与膀胱气化无权，是淋证久病的病机关键。

（2）病位：膀胱与肾。与肝、脾相关。

（3）病理性质：有实、有虚，且多见虚实夹杂之证。初起多因湿热为患，正气尚未虚损，故多实证。但淋久湿热伤正，由肾及脾，每致脾、肾两虚，由实转虚。亦可因邪气未尽，正气渐伤，或虚体受邪，则成正虚邪实的虚实夹杂证，常见阴虚夹湿热、气虚夹水湿等。因此，淋证多以肾虚为本，膀胱湿热为标。

（4）病理因素：主要为湿热。

（5）病机转化：主要表现在两个方面：一是虚与实之间可相互转化，如实证的热淋、血淋、气淋可转化为虚证的劳淋；反之虚证的劳淋，也可能转化为实证的热淋、血淋、气淋。二是六淋之间可相互转化，如热淋可转为血淋，血淋也可诱发热淋；又如在石淋的基础上，再发生热淋、血淋，或膏淋并发热淋、血淋等。

【诊断与鉴别诊断】

1. 诊断依据

（1）临床表现

1）主症：小便频数短涩，淋沥刺痛，小腹拘急引痛。

2）次症：病久或反复发作后，常伴有低热、腰痛、小腹坠胀、疲劳等。

（2）病史：多见于已婚女性，每因疲劳、情志变化、不洁房事、感受外邪而诱发。

（3）相关检查

1）尿常规：如以尿中白细胞增多为主，多考虑泌尿道感染及炎症；怀疑尿路感染时，可做中段尿细菌培养、尿亚硝酸盐试验等；尿 β_2 微球蛋白定量、静脉肾盂造影、X 线摄片等有助于上、下尿路感染的鉴别；尿中红细胞增多为主者，多见于泌尿道结石、膀胱癌，应查泌尿道 B 超、静脉肾盂造影、腹部平片；尿中找脱落细胞，做膀胱镜等。

2）尿沉渣、结核菌素试验：可与泌尿道结核相鉴别。

3）肛门指检前列腺及前列腺液常规检查：可与前列腺炎相鉴别。

4）膀胱镜：可与非感染性膀胱炎相鉴别。

5）尿乙醚试验，淋巴管造影摄片检查：可与乳糜尿相鉴别。

2. 病证鉴别

（1）淋证与癃闭：二者都有小便量少、排尿困难之症状。但淋证尿频而尿痛，且每日排尿总量多为正常；癃闭则无尿痛，每日排尿量少于正常，严重时甚至无尿。因此，二者的显著区别，一是有无尿痛，二是每日排尿总量是否接近正常。另外，二者可相互转化，即癃闭复感湿热，常可并发淋证，而淋证日久不愈，亦可发展成癃闭。

（2）血淋与尿血：血淋与尿血都有小便出血，尿色红赤，甚至溺出纯血等症状。其鉴别要点是有无尿痛，尿血多无尿道疼痛之感，而血淋常有尿痛，一般以痛者为血淋，不痛者为尿血。

（3）膏淋与尿浊：膏淋与尿浊在小便浑浊症状上相似，但尿浊在排尿时无疼痛滞涩感。

【辨证论治】

1. 辨证要点

（1）辨淋证的类别：六种淋证的异同点见表 7-3。

表 7-3 六种淋证鉴别表

	相同点	不同点
热淋		起病多急骤，小便赤热，溲时灼痛，或伴有发热，腰痛拒按
石淋		小便排出砂石为主症，或排尿时突然中断，尿道窘迫疼痛，或腰腹绞痛难忍
气淋	小便频涩，滴沥刺痛，小腹拘急引痛	小腹胀满较明显，小便艰涩疼痛，尿后余沥不尽
血淋		尿血而痛
膏淋		小便浑浊如米泔水或滑腻如膏脂
劳淋		小便不甚赤涩，溺痛不甚，但淋沥不已，时作时止，遇劳即发

（2）辨虚实：实者起病急、病程短、疼痛较重，多见于膀胱湿热，砂石结聚，气滞不利；虚者起病缓或反复发作、病程长、疼痛较轻，多见脾肾亏虚。虚实常相互转化而成虚实夹杂，而见气血瘀滞之证。

（3）辨各淋证的转化与兼夹：各种淋证又常易转化。同一患者常可发生数种淋证并存，虚实夹杂，甚或兼夹消渴、水肿、癃闭等证。所以既要掌握淋证共性，又要熟悉各淋证的特征，通过病因分析、虚实判别，正确分辨各种淋证的兼夹、转化。如热淋可转为血淋，血淋也可诱发热淋。又如热淋若热伤血络，可兼血淋；在石淋的基础上，若石动损伤血络，也可兼见血淋；石淋再感湿热之邪，又可兼见热淋；或膏淋并发热淋、血淋等。淋证久病不愈，可发展成癃闭和关格。并且应用实验室检查作为辅助，明确病因、病机、病位、虚实及标本缓急。

2. 治疗原则

实则清利，虚则补益，是淋证的基本治则。实证中膀胱湿热者，治宜清热利湿；热灼血络者，治宜凉血止血；砂石结聚者，治宜通淋排石；气滞不利者，治宜利气疏导。虚证中脾虚者，治宜健脾益气；肾虚者，治宜补虚益肾。对于虚实夹杂者，当通补兼施，且审其主次缓急，兼顾治疗。

3. 分证论治

（1）热淋

证候　小便频数短涩，灼热刺痛，溺色黄赤，少腹拘急胀痛；或有寒热、口苦、呕恶，或有腰痛拒按，或有大便秘结；苔黄腻，脉滑数。

审证求机　本证的病证特点为小便频数短涩，灼热刺痛，溺色黄赤；基本病机为湿热蕴结下焦，膀胱气化失司。

治法　清热利湿通淋。

方药　八正散加减：瞿麦、萹蓄、车前子、滑石、萆薢、土茯苓、大黄、黄柏、蒲公英、紫花地丁。

临证运用　①伴寒热、口苦、呕恶者，可加黄芩、柴胡；②大便秘结，腹胀者，可重用生大黄、枳实；③阳明热证，加知母、石膏；④热毒弥漫三焦，用黄连解毒汤合五味消毒饮；⑤气滞者，加青皮、乌药；⑥湿热伤阴者去大黄，加生地黄、知母、白茅根；⑦尿道涩滞不利、心烦口渴、脉细数或口疮、舌痛、舌尖红者，用猪苓汤合导赤散。

（2）石淋

证候　尿中时夹砂石，排尿涩痛，或排尿时突然中断，尿道窘迫疼痛，少腹拘急；往往突发一侧腰腹绞痛难忍，甚则牵及外阴，或尿中带血；舌红，苔黄腻，脉滑数或弦数。

审证求机　本证的病证特点为尿中时夹砂石，小便艰涩，或突发腰腹剧痛，或排尿时突然中断，尿中带血；基本病机为湿热蕴结下焦，尿液煎熬成石，膀胱气化失司。

治法　清热利湿，排石通淋。

方药　石韦散加减：瞿麦、萹蓄、通草、滑石、金钱草、海金沙、鸡内金、石韦、穿山甲、虎杖、王不留行、牛膝、青皮、乌药、沉香。

临证运用　①腰腹绞痛者，加芍药、甘草；②尿中带血，可加小蓟草、生地黄、白茅根（量要大）；③小腹胀痛加木香、乌药；④伴有瘀滞，舌质紫者，加桃仁、红花、炮山甲、皂角刺；⑤若病久砂石不去，可伴见面色少华、精神委顿、少气乏力、舌淡边有齿印、脉细而弱，可用补中益气汤加金钱草、海金沙、冬葵子；⑥腰膝酸软、腰部隐痛者，加杜仲、续断、补骨脂；⑦形寒肢冷、夜尿清长，加巴戟天、肉苁蓉、肉桂；⑧腰腹隐痛、手足心热、舌红少苔、脉细带数，肾阴亏耗者，可配合六味地黄汤加麦冬、鳖甲；⑨若结石过大，阻塞尿路，肾盂严重积水者，宜手术治疗。

（3）血淋

证候 实证者，小便热涩刺痛，尿色深红，或夹有血块，小腹疼痛满急加剧，或见心烦；舌尖红，苔黄，脉滑数。虚证者，尿色淡红，尿痛涩滞不显著，腰酸膝软，神疲乏力；舌淡红，脉细数。

审证求机 实证的病证特点为小便热涩刺痛、尿色深红，伴实热症状；基本病机为湿热下注，热甚灼络，迫血妄行。虚证的病证特点为尿色淡红、尿痛涩滞不显著，伴虚热症状；基本病机为肾阴不足，虚火灼络。

治法 实证宜清热通淋，凉血止血。虚证宜滋阴清热、补虚止血。

方药 实证用小蓟饮子加减：小蓟、生地黄、白茅根、旱莲草、木通、生草梢、栀子、滑石、当归、蒲黄、土大黄、三七、马鞭草。虚证用知柏地黄丸加减，以滋阴清热。可加旱莲草、小蓟、仙鹤草、阿胶等补虚止血。

临床运用 ①有瘀血征象者，加三七、牛膝、桃仁；②出血不止者，可加仙鹤草、琥珀粉（吞服）；③若久病脾虚，气不摄血，症见神疲乏力、面色少华者，用归脾汤加仙鹤草、泽泻、滑石；⑤肾阴亏耗严重者，加熟地黄、麦冬、鳖甲、旱莲草。

（4）气淋

证候 郁怒之后，小便涩滞，淋沥不宣，少腹胀满疼痛；苔薄白，脉弦。

审证求机 本证的病证特点为小便涩滞、少腹胀满疼痛；基本病机为气机郁结，膀胱气化不利。

治法 理气疏导，通淋利尿。

方药 沉香散加减：沉香、橘皮、乌药、香附、青皮、当归、白芍、王不留行、石韦、滑石、冬葵子、车前子、甘草。

临床运用 ①少腹胀满，上及于胁者，加川楝子、小茴香、郁金；②兼有瘀滞者，加红花、赤芍、益母草；③虚证者，少腹坠胀、尿有余沥、面白无华，予补中益气汤加减；④兼血虚肾亏者，可用八珍汤加杜仲、续断、牛膝。

（5）膏淋

证候 小便混浊乳白或如米泔水，上有浮油，置之沉淀；或伴有絮状凝块物，或混有血液、血块；尿道热涩疼痛，尿时阻塞不畅，口干；苔黄腻，舌质红，脉濡数。

审证求机　本证的病证特点为小便混浊乳白或如米泔水，尿道热涩疼痛；基本病机为湿热蕴结下焦，分清泌浊失司，脂液失于约束而外溢。

治法　清热利湿，分清泄浊。

方药　程氏萆薢分清饮加减：萆薢、石菖蒲、黄柏、车前子、飞蠊、水蜈蚣、向日葵心、莲子心、连翘心、牡丹皮、灯心草。

临床运用　①小腹胀，尿涩不畅，加台乌药、青皮；②伴有血尿，加小蓟、藕节、白茅根；③小便黄赤、热痛明显，加甘草、竹叶、通草；④兼肝火者，配龙胆草、栀子；⑤虚证者，病久不愈，反复发作，淋出如脂，涩痛反见减轻，形体消瘦，头晕无力，腰膝酸软，可予膏淋汤加减；⑥病久湿热伤阴，加生地黄、麦冬、知母；⑦偏于脾虚，中气下陷者，配用补中益气汤；⑧偏于肾阴虚者，配用七味都气丸；⑨偏于肾阳虚者，用金匮肾气丸加减；⑩伴有血尿者加仙鹤草、阿胶，夹瘀者，加三七、当归。

（6）劳淋

证候　小便不甚赤涩，溺痛不甚，但淋沥不已，时作时止，遇劳即发；腰膝酸软，神疲乏力，病程缠绵；舌质淡，脉细弱。

审证求机　本证的病证特点为小便淋沥不已，时作时止，遇劳即发；基本病机为湿热留恋，脾肾两虚，膀胱气化无权。

治法　补脾益肾。

方药　无比山药丸加减：党参、黄芪、山药、莲子肉、茯苓、薏苡仁、泽泻、扁豆衣、山茱萸、菟丝子、芡实、金樱子、煅牡蛎。

临床运用　①中气下陷，症见少腹坠胀、尿频涩滞、余沥难尽、不耐劳累、面色暗淡无华、少气懒言、舌淡、脉细无力，可用补中益气汤加减；②若肾阴虚，舌红苔少，加生地黄、熟地黄、龟板；③阴虚火旺，面红烦热、尿黄赤伴有灼热不适者，可用知柏地黄丸；④低热者，加青蒿、鳖甲；⑤肾阳虚，加附子、肉桂、鹿角片、巴戟天。

4. 其他疗法

（1）中成药疗法：膀胱湿热所致的淋证，症见尿频、尿急、尿痛、血尿者，可选用三金片、清淋片、热淋清颗粒等。尿路结石症见尿频、尿急、尿痛，或尿有砂石、血尿者，可选石淋通片、排石颗粒。慢性前列腺炎，症见腰膝酸软、尿后余沥或失禁者，可选用前列康。

（2）针灸疗法：针刺膀胱俞、中极、阴陵泉、行间、太溪。如尿血加血海、三阴交；小便如膏加肾俞、照海；少腹痛满加曲泉；尿中结石加委阳、然谷；遇劳即发者去行间加灸百会、气海。

【预防调护】

1. 疾病预防 注意外阴清洁，不憋尿，多饮水，每2～3小时排尿一次，房事后即行排尿，防止秽浊之邪从下阴上犯膀胱。妇女在月经期、妊娠期、产后更应注意外阴卫生，以免虚体受邪。

2. 生活调摄 养成良好的饮食起居习惯，饮食宜清淡，忌肥腻辛辣酒醇之品。避免纵欲过劳，保持心情舒畅，以提高机体抗病能力。

3. 病人护理 淋证患者多喝水，禁房事，注意休息，调畅情志。积极治疗消渴、肺痨等肾虚疾患，也可减少淋证发生。尽量避免使用尿路器械，如导尿、膀胱镜、膀胱逆行造影，以防外邪带入膀胱。

【结语】

淋证是以小便频数短涩、淋沥刺痛、小腹拘急引痛为主症的疾病，可分为热淋、血淋、石淋、气淋、膏淋、劳淋六种。病因以饮食不节、外感湿热、情志失调、体虚劳欲为主，病位在肾与膀胱，主要病机是湿热蕴结下焦，肾与膀胱气化失司。病理因素为湿热。病理性质初病多实，久则转虚，或虚实夹杂。辨证时应首分淋证类别，再审证候虚实，三别标本缓急。初起属实证者，治以清热利湿通淋；病久属虚证者，治宜培补脾肾；虚实夹杂者，宜通补兼施。并根据各个淋证的特点，或参以止血，或辅以行气，或配以排石，或佐以泄浊等。由于不同淋证之间和某些淋证本身的虚实之间可以相互转化，或同时兼见，因此在治疗淋证时，要谨守病机，辨证论治。

复习思考

1. 淋证的主要临床表现及分类各是什么？
2. 如何鉴别淋证与癃闭？血淋与尿血？
3. 六淋的鉴别要点是什么？分别说明治法、用药。

病案分析

陈某，女，28岁，门诊号：72809008。初诊：1973年4月24日。

患乳糜尿已7月余，尿浑，赤白相杂，甚则如膏，头晕，腰酸乏力，脉虚弦，舌淡红。尿检：蛋白（++），红细胞（++++），找到脂肪滴。辨证：脾肾两虚，湿热下注，膀胱气化失司，脂液制约无权。诊断：膏淋。治法：调补脾肾而化湿热。处方：党参12g，黄芪12g，炒白术9g，粉萆薢12g，炒知母、炒黄柏各6g，制熟地15g，鱼腥草30g，茜草 12g，墨旱莲 12g，威喜丸（分吞）9g，15 剂。

二诊：5 月 10 日。小便浑浊已减，有不爽感，头晕、腰酸较轻，脉沉细，舌红润。热渐化未清，仍应前法出入。处方：党参 12g，黄芪 12g，炒白术 9g，制熟地 15g，怀山药 12g，粉萆薢 12g，小蓟 30g，墨旱莲 15g，泽泻 12g，益母草 15g，威喜丸（分吞）9g，14 剂。

三诊：5 月 19 日。尿清，头晕腰酸亦减，脉弦细苔薄，膏淋已瘥。尿检：蛋白阴性，红细胞未见，脂肪滴未见。仍宜培补脾肾以善后。处方：党参 15g，黄芪 12g，炒白术 9g，制熟地 15g，怀山药 12g，山茱萸 9g，枸杞子 9g，潼蒺藜、白蒺藜各 9g，菟丝子 12g，威喜丸（分吞）9g，7 剂。

（张小萍. 中医内科医案精选·肾膀胱病证. 上海：上海中医药大学出版社，2001）

项目三 癃 闭

【学习目标】

知识要求

1. 掌握癃闭的辨证要点、常见辨证分型及治疗。

2. 熟悉癃闭常见病因病机、类证鉴别、预防调护方法。

3. 了解癃闭的源流、演变与预后。

技能要求

1. 能够对癃闭患者的常见证型进行辨证论治。

2. 能够熟练地为癃闭患者开展预防与调护指导。

📖 案例导入

陈某，男，70 岁，农民。因"小便量少不爽 2 个月，点滴不出 5 天"。于 2009 年 3 月 25 日就诊。

患者 2 个月前出现小便不爽，于省医院查前列腺 B 超，提示前列腺增生症。5 天来小便不通，欲便不能，必经导尿排出。现症见：小便不通，面色萎黄，声低懒言，小腹坠胀，食欲不振，舌质淡，苔白滑，脉细弱。

问题与思考：

1. 中医诊断为何病？当辨为何证？

2. 本病的临床特征是什么？本病应与哪些病证相鉴别？

3. 中医治法是什么？如何选方用药？应如何调养？

癃闭是由于肾和膀胱气化失司导致的以排尿困难，全日总尿量明显减少，小便点滴而出，甚则闭塞不通为临床特征的一种病证。其中，以小便不利，点滴而短少，病势较缓者称为"癃"；以小便闭塞，点滴全无，病势较急者称为"闭"。癃和闭虽有区别，但都是指排尿困难，只是轻重程度上的不同，因此多合称为"癃闭"。

癃闭之名，首见于《内经》，如《素问·宣明五气》谓："膀胱不利为癃，不约为遗溺。"《素问·标本病传论》谓："膀胱病，小便闭。"分别说明本病的病机为膀胱及三焦气化不利，病位在膀胱。又因东汉殇帝叫刘隆，由于避讳，而将癃改为"淋"，或改为"闭"。所以，《伤寒论》和《金匮要略》都没有癃闭的名称，只有淋病和小便不利的记载。直至宋、元，仍是淋、癃不分。明代以后，才将淋、癃分开，而各成为独立的疾病。在病因病机方面，《诸病源候论·便病诸候》曰："小便不通，由膀胱与肾俱有热故也。""小便难者，此是肾与膀胱热故也。"认为二者系因热的程度不同所致，"热气大盛"则令"小便不通"；"热势极微"，故"但小便难也"。唐代孙思邈在《千金要方》中载有治小便不通方剂十三首，在该书中载有用导尿术治小便不通的方法，这是世界上最早的导尿术记载。《丹溪心法·小便不通》认为该病有"气虚、血虚、有痰、风闭、实热"等类型，并根据辨证论治的精神，运用探吐法治疗小便不通。明代张介宾《景岳全书·癃闭》将癃闭的病因归纳为四个方面：有因火邪结聚小肠、膀胱者，此以水泉干涸而气门热闭不通；有因热居肝肾者，则或以败精，或以槁血，阻塞水道而不通；有因真阳下竭，元海无根，气虚而闭者；有因肝强气逆，妨碍膀胱，气实而闭者；并对气虚不化及阴虚不能化阳所致癃闭的治法独有见解。

西医学中各种原因引起的尿潴留和无尿症，如神经性尿闭、膀胱括约肌痉挛、尿路结石、尿路肿瘤、尿路损伤、尿道狭窄、老年人前列腺增生症、脊髓炎等病出现的尿潴留及肾功能不全引起的少尿、无尿症，均可参照本病辨证论治。

【病因病机】

癃闭的病因分为外因与内因，外因为外邪侵袭；内因为饮食不节、情志内伤、瘀浊内停及体虚久病，而致膀胱气化功能失调。

1. 常见病因

（1）外邪侵袭：下阴不洁，湿热秽浊之邪上犯膀胱，膀胱气化不利则为癃闭；或湿热毒邪犯肺，热邪壅滞，肺气闭塞，水道通调失司，不能下输膀胱；亦有因燥热犯肺，肺燥津伤，水源枯竭而成癃闭。

（2）饮食不节：久嗜醇酒及肥甘、辛辣之品，导致脾胃运化功能失常，内湿自生，酿湿生热，阻滞于中，下注膀胱，气化不利，乃成癃闭；或饮食不足，饥饱失调，脾胃气虚，中气下陷，无以气化则生癃闭。

（3）情志内伤：惊恐、忧思、郁怒、紧张引起肝气郁结，疏泄失司，从而影响三焦水液的运送及气化功能，导致水道通调受阻，形成癃闭。

（4）瘀浊内停：瘀血败精阻塞于内，或痰瘀积块，或砂石内生，尿路阻塞，小便难以排出，即成癃闭。

（5）体虚久病：年老体弱或久病体虚，致肾阳不足，命门火衰，膀胱气化无权；或因久病、热病，耗损津液，致肾阴不足，化源不足，水府枯竭而无尿。

2.病机概要

（1）基本病机：肾与膀胱气化功能失调。

（2）病位：主要在膀胱与肾，与三焦、肺、脾、肝相关。

（3）病理因素：有湿热、热毒、气滞及痰瘀等。

（4）病理性质：有虚实之分。膀胱湿热，肺热气壅，肝郁气滞，尿路阻塞，以致膀胱气化不利者为实证。脾气不升，肾阳衰惫，导致膀胱气化无权者为虚证，但各种原因引起的癃闭，常互相关联，或彼此兼夹。如肝郁气滞，可以化火伤阴；若湿热久恋，又易灼伤肾阴；肺热壅盛，损津耗液严重，则水液无以下注膀胱；脾肾虚损日久，可致气虚无力运化而兼夹气滞血瘀，均可表现为虚实夹杂之证。

（5）病机转化：取决于病情的轻重和是否得到及时有效的治疗。若病情轻浅，病邪不盛，正气尚无大伤，且救治及时者，则可见尿量逐渐增多，此为好转的标志，可能获得痊愈。若病情深重，正气衰惫，邪气壅盛者，则可由"癃"至"闭"，变证迭生。尿闭不通，水气内停，上凌心肺，并发喘证、心悸；水液潴留体内，溢于肌肤则伴发水肿；湿浊上逆犯胃，则成呕吐。脾肾衰败，气化不利，湿浊内壅，则可导致关格，其预后多差。

【诊断与鉴别诊断】

1.诊断依据

（1）临床表现

1）主症：起病急骤或逐渐加重，小便不利，点滴不畅，甚或小便闭塞，点滴全无，每日尿量明显减少。

2）次症：实证常伴有口苦口黏、烦渴欲饮、胁腹胀满、大便不畅等症状；虚证常伴有精神疲乏、畏寒、食欲不振等症状。

（2）病史：多见于老年男性，或产后妇女、手术后患者；或患淋证、消渴、水肿等病日久不愈者。

（3）相关检查

1）明确有无尿潴留，需通过体格检查与膀胱B超判断：应明确有无机械性尿路阻塞，有尿潴留者，做尿流动力学检查。需要明确尿路阻塞的病因，有尿路阻塞者，通过肛门指检，前列腺 B 超、尿道及膀胱造影 X 线摄片、前列腺癌特异性抗原等检查以明确尿路阻塞的病因，如前列腺肥大、前列腺癌、尿道结石、尿道外伤性狭窄等；无尿路阻塞的尿潴留者，考虑脊髓炎、神经源性膀胱，可做神经系统检查。

2）对无尿潴留的癃闭者应考虑肾功能衰竭：可进一步查血肌酐、尿素氮、血常规、血钙、磷，B 超、X 线摄片查双肾大小，帮助鉴别急性或慢性肾功能衰竭。如属急性肾衰者，还需查尿比重、尿渗透压、尿钠浓度、尿钠排泄分数、静脉肾盂造影等以鉴别肾前、肾性或肾后性急性肾衰；慢性肾衰者还应进一步检查以明确慢性肾衰的病因。

2. 病证鉴别

（1）癃闭与淋证：均属膀胱气化不利，故皆有排尿困难、点滴不畅的证候。但癃闭无尿道刺痛，每日尿量少于正常，甚或无尿排出，而淋证则小便频数短涩、滴沥刺痛、欲出未尽，而每日排尿量正常。

（2）癃闭与水肿：临床都表现为小便不利、小便量少，但水肿是体内水液潴留，泛溢于肌肤，引起头面、眼睑、四肢浮肿，甚者伴有胸、腹水，并无水蓄膀胱之证候。而癃闭多不伴有浮肿，部分患者还兼有小腹胀满膨隆、小便欲解不能，或点滴而出的水蓄膀胱之证。

（3）癃闭与关格：主症都有小便量少或闭塞不通，但关格常由水肿、淋证、癃闭等经久不愈发展而来，是小便不通与呕吐并见的病证，常伴有皮肤瘙痒、口中尿味、四肢搐搦，甚或昏迷等症状。而癃闭不伴有呕吐，部分病人有水蓄膀胱之证候，以此可资鉴别，但癃闭进一步恶化，可转变为关格。其鉴别见表 7-4。

表 7-4　癃闭与关格的鉴别

	共同点	呕吐	水蓄膀胱	转化
癃闭	小便量少或闭塞不通	无	有	癃闭进一步恶化→关格
关格		并见，常有皮肤瘙痒、口中尿味、四肢抽搐或昏迷	少数可有	水肿、淋证、癃闭发展而来

【辨证论治】

1. 辨证要点

（1）辨证候虚实：实证当辨湿热、浊瘀、肺热、肝郁之偏胜；虚证当辨脾、肾虚衰之不同，阴阳亏虚之差别。癃闭辨虚实见表 7-5。

表7-5　癃闭虚实辨证表

	实证	虚证
病因病机	湿热蕴结、浊瘀阻塞、肝郁气滞、肺热气壅所致	脾气不升，肾阳衰惫，膀胱气化无权
证候特征	小腹胀满，尿流窘迫，赤热或短涩	尿流无力，神疲，面白无华，气短声低
病程长短	起病急骤，病程较短	起病较缓，病程较长
舌象脉象	苔黄腻或薄黄，脉弦涩或数	舌质淡，脉沉细弱

（2）辨病情缓急：水蓄膀胱，小便闭塞不通为急病；小便量少，但点滴能出，无水蓄膀胱者为缓证。

2. 治疗原则

应以"六腑以通为用"为原则，着眼于"通"，但通利之法，又因证候虚实之不同而异。实证以治标为主，宜清湿热、利气机、散瘀结而通水道；虚证则以治本为法，宜补脾肾、助气化，使气化得行，小便自通，不可不经辨证，滥用通利小便之法。对于水蓄膀胱之急证，应配合针灸、导尿等法急通小便。

3. 分证论治

（1）膀胱湿热证

证候　小便量少难出，点滴而下，短赤灼热；小腹胀满，口苦口黏，或口渴不欲饮，或大便不畅；舌质红，苔黄腻，脉数。

审证求机　本证的病证特点为小便点滴不通，或量极少而短赤灼热；基本病机为湿热壅结下焦，膀胱气化不利。

治法　清利湿热，通利小便。

方药　八正散加减：木通、车前子、萹蓄、大黄、栀子、滑石、茯苓、泽泻、黄柏、苦参、蒲公英。

临床运用　①膀胱湿热证，兼心烦、口舌生疮糜烂，可合用导赤散；②湿热久恋下焦，肾阴灼伤而出现口干咽燥、潮热盗汗、手足心热、舌光红，可改用滋肾通关丸加生地黄、车前子、牛膝；③湿热蕴结三焦，气化不利，小便量极少或无尿、面色晦滞、胸闷烦躁、恶心呕吐、口中有尿臭，甚则神昏谵语，宜用黄连温胆汤加车前子、通草、制大黄。

（2）肺热壅盛证

证候　小便不畅或点滴不通，咽干，烦渴欲饮，呼吸急促，或有咳嗽；舌红，苔薄黄，脉数。

审证求机　本证的病证特点为小便涓滴不通、烦渴欲饮、呼吸短促；基本病机为肺热壅盛，失于肃降，不能通调水道，无以下输膀胱。

治法　清泄肺热，通利水道。

方药　清肺饮加减：黄芩、桑白皮、鱼腥草、地骨皮、麦冬、芦根、天花粉、车前子、茯苓、栀子、木通、泽泻、猪苓。

临床运用　①肺热壅盛证，有鼻塞、头痛、脉浮等表证者，加薄荷、桔梗；②肺阴不足者加沙参、黄精、石斛；③大便不通者，加大黄、杏仁；④心烦、舌尖红者，加黄连、竹叶；⑤兼尿赤灼热、小腹胀满者，可合用八正散。

（3）肝郁气滞证

证候　小便不通或通而不爽，情志抑郁，或多烦善怒，胁腹胀满；舌红，苔薄黄，脉弦。

审证求机　本证的病证特点为情志抑郁、多烦善怒、胁腹胀满；基本病机为肝气失于疏泄，三焦气机失宜，膀胱气化不利。

治法　疏利气机，通利小便。

方药　沉香散加减：沉香、橘皮、柴胡、青皮、乌药、当归、王不留行、郁金、石韦、滑石、冬葵子、茯苓。

临床运用　①肝郁气滞症状重者，可合六磨汤；②若气郁化火，舌红、苔薄黄者，加丹皮、栀子。

（4）浊瘀阻塞证

证候　小便点滴而下，或尿如细线，甚则阻塞不通，小腹胀满疼痛；舌紫暗，或有瘀点，脉涩。

审证求机　本证的病证特点为小便点滴而下或不通，尿细如线，或时时中断，舌质紫暗，或有瘀点；基本病机为瘀血败精，阻塞尿路，水道不通。

治法　行瘀散结，通利水道。

方药　代抵挡丸加减：归尾、山甲、桃仁、大黄、芒硝、郁金、莪术、水蛭、生地黄、肉桂、桂枝。

临床运用　①瘀血重者，加红花、川牛膝；②若病久气血两虚，面色不华，可加黄芪、当归、丹参；③若尿路有结石，可加金钱草、海金沙、冬葵子、瞿麦、石韦；④若一时性小便不通，可加麝香 0.09～0.15g 装胶囊内吞服，以急通小便。

（5）脾气不升证

证候　小腹坠胀，时欲小便而不得出，或量少而不畅，神疲乏力，食欲不振，气短而语声低微；舌淡，苔薄，脉细。

审证求机　本证的病证特点为小腹坠胀，时欲小便而不得出，或量少而不畅；基本病机为脾虚运化无力，升清降浊失职。

治法　升清降浊，化气行水。

方药　补中益气汤合春泽汤加减：人参、党参、黄芪、白术、桂枝、肉桂、升麻、柴胡、茯苓、猪苓、泽泻、车前子。

临床运用　①气虚及阴，脾阴不足，清气不升，气阴两虚，症见舌红少苔，可改用参苓白术散；②若脾虚及肾，可合济生肾气丸。

（6）肾阳衰惫证

证候　小便不通或点滴不爽，排出无力，面色白，神气怯弱，畏寒肢冷，腰膝冷而酸软无力；舌淡胖，苔薄白，脉沉细或弱。

审证求机　本证的病证特点为小便滴沥不畅，排出无力或尿闭，畏寒腰膝冷软；基本病机为肾中阳气虚衰，气化不及州都。

治法　温补肾阳，化气行水。

方药　济生肾气丸加减：附子、肉桂、桂枝、地黄、山药、山茱萸、车前子、茯苓、泽泻。

临床运用　①形神委顿，腰脊酸痛，为精血俱亏，病及督脉，多见于老人，治宜香茸丸补养精血，助阳通窍；②若因肾阳衰惫，命火式微，致三焦气化无权，浊阴内蕴，小便量少，甚至无尿、呕吐、烦躁、神昏者，治宜《备急千金要方》"千金温脾汤"合吴茱萸汤。

5. 其他疗法

（1）中成药疗法：肾气不足、湿热瘀阻所致的癃闭，症见腰膝酸软、尿频、尿急、尿痛、尿线细，伴小腹拘急疼痛，以及前列腺增生见上述证候者，可选用癃闭舒胶囊；水湿内停所致的癃闭，症见时欲小便而不得出或量少不爽、胸闷、纳呆、泛恶、身体困重、小腹坠胀者，可选五苓散（片）。

（2）针灸疗法：针刺足三里、中极、三阴交、阴陵泉等穴，强刺激；体虚者可灸关元、气海。肾气不足者针刺阴谷、肾俞、三焦俞、气海、委阳；湿热下注者针刺三阴交、阴陵泉、膀胱俞、中极；外伤者针刺中极、三阴交。

【预防调护】

1. 生活调摄

锻炼身体，增强抵抗力，起居生活要有规律，避免久坐少动。保持心情舒畅，消除紧张情绪，切忌忧思恼怒。防止外邪入侵和湿热内生的有关因素，如过食肥甘、辛辣、醇酒，或忍尿、纵欲过度等。

2. 病人护理

保留导尿病人，应经常保持会阴部卫生，鼓励病人多饮水，保证病人每日尿量在 2500mL 以上。切忌持续引流，宜每 4 小时开放一次，当病人能自动解出小便时，尽快拔除导尿管。早期治疗淋证、水肿、尿路肿块、结石等疾患，对疫毒热病患者，要及时补充体液，维持体内液体的平衡。

【结语】

癃闭是以排尿困难，全日总尿量明显减少，点滴而出，甚则小便闭塞不通，点滴全无为临床特征的一类病证。癃闭的病位在膀胱，但和肾、脾、肺、三焦均有密切的关系。其主要病机为上焦肺之气不化，肺失通调水道，下输膀胱；中焦脾之气不化，脾虚不能升清降浊；下焦肾之气不化，肾阳亏虚，气不化水，或肾阴不足，水府枯竭；肝郁气滞，使三焦气化不利，尿路阻塞，小便不通。癃闭的辨证以辨虚实为主，其治疗应据"六腑以通为用"的原则，着眼于通，但通之之法应因证候的虚实而异。实证治宜清湿热、散瘀结、利气机而通利水道；虚证治宜补脾肾，助气化，使气化得行，小便自通。同时，还要根据病因病机、病变在肺在脾在肾的不同，进行辨证论治，不可滥用通利小便之品。内服药物缓不济急时，应配合导尿或针灸以急通小便。癃闭病机转化迅速，病情稍有延误，常易并发水肿、喘促、心悸甚或关格等危重病证，临证应正确、及时诊治，以防变证发生。

复习思考

1. 如何鉴别癃闭与关格？
2. 简述癃闭的论治要点。

病案分析

杨某，男，70岁。1978年8月30日初诊。

主诉：小便点滴，排出困难，畏冷，大便溏。诊查：神疲气弱，腰酸膝软，面色㿠白，舌苔白，脉沉细。诊断：癃闭，证属肾阳衰惫证。治宜温补肾阳、化气行水。处方：云茯苓 12g，山萸肉 9g，山药 12g，熟地 12g，泽泻 9g，肉桂 1.5g，丹皮 3g，车前子 9g，补骨脂 9g，牛膝 4g，水煎服。服 4 剂。

二诊：9月4日。服上方药后，小便已利，唯便后尚有余沥，大便成形。原方去丹皮，加淡苁蓉 6g，继服 7 剂。

（张小萍.中医内科医案精选·肾膀胱病证.上海：上海中医药大学出版社，2001）

项目四 阳 痿

【学习目标】

知识要求

1. 掌握阳痿的辨证要点、辨证论治。

2. 熟悉阳痿常见病因病机、类证鉴别、预防调护方法。

3. 了解阳痿的源流、演变与预后。

技能要求

1. 能够对阳痿患者的常见证型进行辨证论治。

2. 能够熟练地为阳痿患者开展预防与调护指导。

案例导入

高某，男，29岁，公务员，已婚。因"夫妻同房时，阴茎不能正常勃起6个月"于2016年9月21日就诊。

患者结婚2年，自诉近6个月工作任务繁重，经常熬夜，夫妻同房时阴茎不能勃起，不能进行正常性生活，夫妻关系失和，伴心悸、失眠、多梦、健忘、食少便溏、神疲乏力。舌质淡，苔薄白，脉细弱。

问题与思考：

1. 中医诊断为何病？当辨为何证？

2. 本病的临床特征是什么？本病应与哪些病证相鉴别？

3. 中医治法是什么？如何选方用药？应如何调养？

阳痿，是指成年男子，由于虚损、惊恐、湿热等原因，致使宗筋弛纵，阴茎痿弱不起，临房举而不坚，或坚而不能持久，以致不能完成正常性生活的一种病证。但因过度劳累、情绪反常等因素造成的一时性阴茎痿弱不起和男子年老精气衰之阳事不举，均不能视为病态。

《马王堆汉墓医书·天下至道谈》中对阳痿有最早命名，称其为"不能"，认为病机为肌、筋、气三者不至。《黄帝内经》记载了影响后世医家的"阴痿"的病名以及"阴器不用""筋痿"和"阴不用"等。《黄帝内经》把阳痿的病因归之于"气大衰而不起不用""热则纵挺不收""思想无穷，所愿不得"和"入房太甚"等，认识到气衰、邪热、情志和房劳可引起本病。晋、隋、唐时期医家多将阳痿称为"阴痿"，这时代的医家对阳痿的发生，多认为由劳伤、肾虚所致。明代医家对阳痿成因的认识更加深入，提出郁火、湿热、情志所伤亦可致阳痿。清代医家还主张对肝郁所致者用达郁汤，心火抑郁而不开者运用启阳娱心丸，此时对阳痿的认识已经比较全面，对其治疗也已从审因论治的原则出发。

西医学中的男子性功能障碍和某些慢性疾病表现以阳痿为主者，均可参照本病辨证施治。

【病因病机】

阳痿的病因分为外因和内因，外因为外邪侵袭；内因为禀赋不足、劳伤久病、七情失调、饮食不节等，导致肝、脾、心、肾受损，气血阴阳亏虚，阴络失荣；或肝郁湿阻，经络失畅导致宗筋不用而成。

1. 常见病因

（1）禀赋不足，劳伤久病：成年男子因先天不足、房事过度、手淫、早婚等，造成精气亏损，命门火衰，阳事不举，或久病劳伤，损及脾胃，气血化源不足，致宗筋失养而成阳痿。

（2）七情失调：情志不遂，忧思郁怒，致肝失疏泄，肝主筋，阴器为宗筋之汇，肝失疏泄条达，不能疏通气血，宗筋失养，发为阳痿；或思虑过多，损伤心脾，以致气血化生不足，宗筋失养，而成阳痿；或惊恐过度，惊则气乱，恐则气下，渐至阳道不振，举而不坚，导致阳痿。

（3）饮食不节：过食肥甘厚味，嗜酒，损伤脾胃，运化失职，聚湿生热，湿热下注，热则宗筋弛纵，阳事不兴，可导致阳痿。

（4）外邪侵袭：久居湿地，湿热蕴结肝经，下注宗筋而成阳痿；或寒湿伤阳，阳为阴遏，发为阳痿；或宗筋外伤，阻滞络脉，宗筋失养，发为阳痿。

2. 病机概要

（1）基本病机：肝、肾、心、脾受损，气血阴阳亏虚，阴络失荣；或肝郁湿阻，经络失畅导致宗筋不用。

（2）病位：在宗筋，与肾、肝、脾、心密切相关。

（3）病理性质：有虚实之分，且多虚实相兼。肝郁不舒，湿热下注属实；命门火衰，心脾两虚，惊恐伤肾属虚。

（4）病理因素：虚、郁、湿热为主。

（5）病机转化：久病不愈，常可因实致虚；脏腑虚损，功能失调，产生各种病理产物，可因虚致实；此外，心、脾、肾虚损之阳痿，常因欲求不遂，抑郁不欢，久之大多兼夹肝郁不舒之实证，以致病情更加复杂。

【诊断与鉴别诊断】

1. 诊断依据

（1）临床表现

1）主症：成年男子性交时，阴茎痿而不举，或举而不坚，或坚而不久，无法进行正常性生活。阴茎发育不良引起的不能性交除外。

2）次症：常有腰酸膝软、神疲乏力、畏寒肢冷、夜寐不安、心情抑郁、胆怯多疑，或小便不畅、滴沥不尽等症状。

（2）病史

1）病史特点：发病持续 6 个月以上，常有房劳过度、手淫频繁、久病体弱，或有消渴、惊悸、郁证等病史。

2）诱发因素：如情志不遂、忧思郁怒、劳累、惊恐、湿热或寒湿天气、嗜酒过度等。

（3）相关检查

1）阳痿病人的心理学检查：进行心理方面的调查、问答评分，以明确是否为功能性阳痿。

2）精液的化验检查：通过实验室检查可以了解有无泌尿系疾病、前列腺炎、糖尿病、肾上腺皮质功能亢进或减退、甲状腺功能异常等疾病存在。

3）尿液检查：尿常规、尿沉渣、尿流率、尿 17-酮类固醇、尿 17-羟类固醇、尿肌酐等常规检查。

4）血液检查：血液检查中包括末梢血的检查，如血常规、血小板等检查，以及静脉血的化验检查，包括肝、肾功能，电解质，血糖，血脂，血 T_3、T_4，血浆皮质醇、性激素（如 FSH、LH、PRL）等。

5）夜间阴茎勃起试验以鉴别精神性与器质性疾病；多普勒阴茎动脉超声检查确定血管性阳痿；阴茎动脉测压确定有否阴茎血流障碍。

2. 病证鉴别

阳痿与早泄：二者在病因病机上有相同之处，但在临床表现上有明显差别。阳痿是阴茎不能勃起，或举而不坚，或坚而不久，不能进行正常性生活的病证；早泄是同房时，阴茎能勃起，但因过早射精，射精后阴茎痿软的病证。鉴别要点：阳痿的阴茎萎软特点是没有射精，是勃起障碍；而早泄的阴茎勃起功能正常，只是射精过早，射精后勃起的阴茎自然萎软。若早泄日久不愈，可进一步导致阳痿，故阳痿病情重于早泄。

【辨证论治】

1. 辨证要点 应辨虚、实，亦有虚实夹杂者。标实者需区别气滞、湿热；本虚者应辨气血阴阳虚损之差别，病变脏腑之不同；虚实夹杂者先辨虚损之脏器，后辨夹杂之病邪。

2. 治疗原则　实证者，肝郁宜疏通，湿热应清利；虚证者，命门火衰宜温补，结合养精，心脾血虚当补养气血，佐以温补开郁；虚实夹杂者需标本兼顾。

3. 分证论治

（1）命门火衰证

证候　阳事不举，或举而不坚，精薄精冷；神疲倦怠，畏寒肢冷，面色㿠白，头晕耳鸣，腰膝酸软，夜尿清长；舌淡胖，苔薄白，脉沉细。

审证求机　本证的病证特点为阳事不举，或举而不坚，腰膝酸软，夜尿清长；基本病机为命门火衰，精气虚冷，宗筋失养。

治法　补肾填精，壮阳起痿。

方药　赞育丸加减：巴戟天、肉桂、淫羊藿、韭菜子、熟地黄、山茱萸、枸杞子、当归。

临床运用　①滑精频繁，精薄精冷，可加覆盆子、金樱子、益智仁；②若火衰不甚，精血薄弱，可予左归丸治疗。

（2）心脾亏虚证

证候　阳痿不举，心悸，失眠多梦；神疲乏力，面色萎黄，食少纳呆，腹胀便溏；舌淡，苔薄白，脉细弱。

审证求机　本证的病证特点为阳痿不举、心悸、失眠多梦、食少纳呆、腹胀便溏；基本病机为心脾两虚，气血乏源，宗筋失养。

治法　健脾养心，益气起痿。

方药　归脾汤加减：党参、黄芪、白术、茯苓、当归、熟地黄、酸枣仁、远志、淫羊藿、补骨脂、九香虫、阳起石、木香、香附。

临床运用　①夜寐不酣，可加夜交藤、合欢皮、柏子仁；②若胸脘胀满，泛恶纳呆，属痰湿内盛者，加用半夏、竹茹。

（3）肝郁气滞证

证候　阳事不起，或起而不坚，心情抑郁；胸胁胀痛，脘闷不适，食少便溏；苔薄白，脉弦。

审证求机　本证的病证特点为阳事不起、心情抑郁、胸胁胀痛；基本病机为肝郁气滞，血行不畅，宗筋所聚无能。

治法　疏肝解郁，行气起痿。

方药　逍遥散加减：柴胡、香附、郁金、川楝子、当归、白芍、生地黄、枸杞子、白术、茯苓、甘草。

临床运用　①肝主宗筋，对肝气郁结者，加柴胡、枳壳、陈皮、青皮、川芎、香附，同时少佐补肾之仙茅、淫羊藿之类以振奋被郁遏之命火；②对湿热下注之宗筋弛纵而痿者，可用龙胆泻肝汤加蜈蚣。

（4）惊恐伤肾证

证候　阳痿不振，心悸易惊；胆怯，多疑，夜多噩梦，常有被惊吓史；苔薄白，脉弦细。

审证求机　本证的病证特点为心悸易惊，胆怯，多疑，常有被惊吓史；基本病机为惊恐伤肾，肾精破散，心气逆乱，气血不达宗筋。

治法　益肾补肝，壮胆宁神。

方药　启阳娱心丹加减：人参、菟丝子、当归、白芍、远志、茯神、龙齿、石菖蒲、柴胡、香附、郁金。

临床运用　①气郁化火，可加牡丹皮、栀子、龙胆草、川芎、丹参，赤芍；②惊悸不安、梦中惊叫者，可加龙齿、磁石；③久病入络，经络瘀阻者加蜈蚣、蜂房、丹参、川芎。

（5）湿热下注证

证候　阴茎痿软，阴囊潮湿，瘙痒腥臭，睾丸坠胀痛；小便赤涩灼痛，胁胀腹闷，肢体困倦，泛恶口苦；舌红苔黄腻，脉滑数。

审证求机　本证的病证特点为阴茎痿软、阴囊潮湿、小便赤涩灼痛；基本病机为湿热下注肝经，宗筋经络失畅。

治法　清肝泄热，利湿通阳。

方药　龙胆泻肝汤加减：龙胆草、牡丹皮、栀子、黄芩、木通、车前子、泽泻、土茯苓、柴胡、香附、当归、生地黄、牛膝。

临床运用　①阴部瘙痒、潮湿重者，可加地肤子、苦参、蛇床子；②若湿盛，困遏脾肾阳气者，可用右归丸合平胃散；③若湿热久恋，灼伤肾阴，阴虚火旺者，可合用知柏地黄丸。

（6）阴精亏损证

证候　阳举不坚，中道痿软；易举易泄，时有遗精，腰膝酸软，耳鸣眩晕，足跟疼痛，溲黄便干，重者潮热盗汗、五心烦热、咽干颧红；舌红，苔少或有剥苔，脉细数。

审证求机　本证的病证特点为阳痿不举、腰膝酸痛、耳鸣眩晕、烦热盗汗；基本病机为阴精亏损，肾精不充，宗筋失养。

治法　滋阴填精，润养宗筋。

方药　二地鳖甲煎加减：生地黄、熟地黄、鳖甲、枸杞子、菟丝子、五味子、桑寄生、牡蛎、金樱子、天花粉、茯苓、牡丹皮、丹参等。

（7）瘀血阻络证

证候 阴茎不能勃起经久不愈，少腹、睾丸刺痛，会阴胀感，肌肤粗糙失润，舌质暗，或有瘀斑瘀点，脉沉涩。

审证求机 本证的病证特点为阴茎不能勃起，睾丸刺痛，会阴胀感，肌肤粗糙失润；基本病机为阳痿经久不愈或有外伤史，久病必瘀或外伤致瘀，宗筋经络失养。

治法 活血化瘀，通络振痿。

方药 少腹逐瘀汤加减：小茴香、干姜、延胡索、没药、川芎、官桂、赤芍、五灵脂、蒲黄、当归。

临床应用 ①疼痛重者加金铃子、蜈蚣；②烦躁易怒者，瘀久化热，加知母、黄柏。

4.其他疗法

（1）针灸疗法：命门火衰，取长强、会阴、命门为主穴，取肾俞、关元、太溪为配穴。湿热下注，取肝俞、行间、曲泉、会阴为主穴，取阳陵泉、水分为配穴。肝郁不舒，取太冲、会阴、曲骨为主穴，取行间、中极、太溪为配穴。惊恐伤肾，取胆俞、肾俞、长强、心俞、神门、阳陵泉等穴。

（2）自我推拿疗法：①双掌推腹法：操作者取仰卧位，双手掌重叠置于腹部，将双掌从上腹部的中线缓缓推按至下腹部，连续推30次，接着将双掌沿着两侧的肋弓下缘推按至大腿的根部，连续推按30次，再用双掌在脐部周围推揉3分钟，推揉范围可逐渐扩大至整个腹部，可连续推揉3分钟。②推按会阴法：操作者取仰卧位，先用右手的手掌从耻骨联合处缓缓向下推按至会阴部，再用掌面自会阴部向回推按至耻骨联合，可连续推按3分钟，在往返推动时应同时拨动阴囊、睾丸和阴茎海绵体，以兴奋感增强为宜。③搓摩大腿根部法：操作者取仰卧位，用双掌持续并均匀地交替搓摩两侧大腿的根部，应连续搓摩3分钟左右，以搓摩至局部有热感为宜。④深揉5穴：患者自我按揉气海、关元、中极、三阴交、足三里5穴，具有良好的保健作用。

【预防与调护】

1.节房劳 切忌恣情纵欲，房事过频，手淫过度，以防精气虚损，命门火衰。宜清心寡欲，摒除杂念，怡情养心。

2.调饮食 切忌过食醇酒肥甘，避免湿热内生，壅塞经络，造成阳痿。

3.调情志 焦虑惊恐是阳痿的重要诱因，情绪低落，精神抑郁是阳痿患者难以治愈的主要因素。因此，调畅情志，防止精神紧张是预防及治疗阳痿的重要环节。

4.积极治疗易造成阳痿的原发病 如糖尿病、动脉硬化、甲状腺功能亢进、皮质醇增多症等。此外，某些药物可影响性功能而致阳痿，如大剂量镇静剂、降压药、抗胆碱类药物等，应尽量避免长期服用。

5.巩固疗效 加强锻炼，增强体质。病后可暂停一段时间性生活，避免性刺激，以利于性中枢和性器官的调节和休息。但未经诊断，盲目分居，长期中断性生活，有时反会抑制性中枢，造成阳痿，加重病情。要树立战胜疾病的信心，适当进行体育锻炼，夫妻相互关怀体贴，这些都有辅助治疗作用。

【结语】

阳痿是指青壮年阴茎痿软，或举而不坚，或坚而不久，不能进行正常性生活的病证。其病因有禀赋不足、劳伤久病、七情失调、过食肥甘、湿热内侵等，但以房劳太过、频繁手淫为多见。病位在肾，并与脾、心、肝关系密切。基本病理变化为肝、肾、心、脾受损，经络空虚，或经络失畅，导致宗筋失养而成。临床辨证，应辨清病情之虚实、病损之脏腑、虚实之夹杂。实证当疏利：肝郁不疏者，宜疏肝解郁；湿热下注者，宜清利湿热。虚证应补益：命门火衰者，宜温补下元；心脾血虚者，宜补益心脾；惊恐伤肾者，宜益肾宁神；虚实夹杂者，可先治标后治本，亦可标本同治。节制房室、戒除手淫、调节好情志，都是重要的辅助治疗措施。

复习思考

1. 何谓阳痿？阳痿如何与早泄鉴别？
2. 试述肝、肾与阳痿发病的关系。
3. 阳痿如何辨证论治？

病案分析

李某，男，32岁。

年龄虽壮，却患阳痿，自认为是肾虚，遍服各种补肾壮阳之药，久而无功。视其两目炯炯有神，体魄甚伟，而非虚怯之比。切其脉弦有力，视其舌苔则白滑略厚。除阳痿外，兼见胸胁苦满、口苦、心烦、手足冰冷。细询患病之由，乃因内怀忧患心情，久而不释，发生此病。肝胆气郁，抑而不伸，阳气受阻，《伤寒论》所谓"阳微结"也。气郁应疏之达之，而反服补阳壮火之品，则实其实、郁其郁，故使病不愈也。当疏肝胆之郁，以通阳气之凝结。处方：柴胡16g，黄芩10g，半夏14g，生姜8g，党参10g，炙甘草10g，白芍15g，枳实12g，大枣7枚。仅服3剂而愈。

（刘渡舟.刘渡舟验案精选.北京：学苑出版社，2007）

项目五 遗 精

【学习目标】

知识要求

1. 掌握遗精的辨证要点、常见辨证分型及治疗。

2. 熟悉遗精常见病因病机、类证鉴别、预防调护方法。

3. 了解遗精的源流、演变与预后。

技能要求

1. 能够对遗精患者的常见证型进行辨证论治。

2. 能够熟练地为遗精患者开展预防与调护指导。

📖 案例导入

许某，男，35岁，农民，已婚。因"遗精8余年，频发加重1个月"于2016年7月1日就诊。

病人诉婚前因手淫而发病，婚后遗精如故，甚则白天清醒状态亦经常有精液自行流出。屡服中草药及金锁固精丸、知柏地黄丸等皆未治愈。1个月前上述症状加重，遂就诊。现症见：面色萎黄，神疲乏力，失眠多梦，梦中性交有精液射出，每周4～5次，白天亦常有精液滑出，劳累后加重。舌淡红，苔薄白，脉细弱。

问题与思考：

1. 中医诊断为何病？当辨为何证？

2. 本病的临床特征是什么？本病应与哪些病证相鉴别？

3. 中医治法是什么？如何选方用药？应如何调养？

遗精是指因脾肾亏虚，精关不固，或火旺湿热，扰动精室所致的以不因性生活而精液频繁遗泄为临床特征的病证。其中因梦而遗精的称"梦遗"，无梦而遗精，甚至清醒时精液流出的谓"滑精"。

本病的记载，始见于《内经》，《灵枢·本神》说："怵惕思虑则伤神，神伤则恐惧，流淫而不止。……恐惧而不解则伤精，精伤则骨酸痿厥，精时自下。"叙述了遗精的病因、证候，明确指出遗精与情志内伤有密切关系。汉代张仲景在《金匮要略》中称本病为"失精"，认为本病是由虚劳所致，对其证候亦有诸多描述，治疗方面，所立桂枝加龙骨牡蛎汤调和阴阳、潜镇摄纳，为心肾不交、失精遗泄之证初立楷模。隋唐时期，巢元方和孙思邈分别称遗精为"尿精""梦泄精"及"梦泄"，并进一步认识到本病由肾虚而致。宋代《普济本事方·膀胱疝气小肠精漏》载有治遗精方四首，该书正式提出了遗精和梦遗的名称。金元时期，朱丹溪除了将遗精分为梦遗与滑精外，还倡"相火"导致遗精理论。至明代，对遗精的认识渐趋完善。如《医宗必读·遗精》指出五脏之病皆可引起遗精："苟一脏不得其正，甚则必害心肾之主精者焉。"《景岳全书·遗精》比较全面地归纳出遗精之证有九种，并分别提出了治法方药，在此基础上，后世医家逐渐丰富了遗精的病机及治法。

西医学中的神经衰弱、神经官能症、前列腺炎、精囊炎等疾病以遗精为主症者，均可参照本病辨证施治。

【病因病机】

遗精的病因分为外因与内因，外因为湿热侵袭，内因为劳心太过、欲念不遂、饮食不节、恣情纵欲等，导致肾失封藏，精关不固。

1. 常见病因

（1）劳心太过：劳神太过，心阴暗耗，心火独亢，则心火不能下交于肾，肾水不能上济于心，心肾不交，水亏火旺，扰动精室致遗精；或思虑太甚，损伤心脾，脾气下陷，气不摄精致遗精。

（2）欲念不遂：年轻气盛，情动于中；心有恋慕，所欲不遂；或壮夫久旷，思慕色欲，心动神摇，心动相火亦动，君相火旺，扰动精室而遗精。

（3）饮食不节：醇酒厚味，损伤脾胃，酿湿生热，或蕴痰化火，湿热痰火流注于下，扰动精室而致遗精。

（4）恣情纵欲：早婚房事过度、频繁手淫、醉酒同房，纵欲无度，耗伤阴精，阴虚火旺，扰动精室或日久肾虚，肾不固精，乃成遗精。

（5）湿热侵袭：湿热痰火之邪侵袭下焦，扰动精室而致遗精。

2. 病机要点

（1）基本病机：肾失封藏，精关不固。

（2）病位：在肾，与心、肝、脾三脏密切相关。

（3）病理性质：有虚实之别，且多虚实夹杂。

（4）病理因素：湿热与火。

（5）病机转化：遗精病证虽病及多个脏器，但初起大多轻浅，若调理得当，多可痊愈。若是讳疾忌医，久病不治，或调治不当，日久肾精耗伤，阴阳俱虚，或命门火衰，下元衰惫，则会转变成早泄、阳痿、不育或虚劳等病证。

【诊断与鉴别诊断】

1. 诊断依据

（1）临床表现

1）主症：男子梦中遗精，每周超过 2 次以上；或清醒时，不因性生活而排泄精液。

2）次症：头晕、耳鸣、神疲乏力、腰膝酸软、失眠多梦等症。

凡成年未婚男子，或婚后夫妻分居，长期无性生活者，一月遗精 1 ～ 2 次属生理现象。

（2）病史

1）病史特点：持续发病 1 个月以上，本病常有恣情纵欲、情志内伤、久嗜醇酒厚味等病史。

2）诱发因素：劳神太过、早婚房事不节、手淫、久嗜醇酒厚味等。

（3）相关检查

1）体格检查：有无包茎、包皮过长、包皮垢刺激。

2）直肠指诊、前列腺 B 超、前列腺液常规检查：有助于前列腺疾病的诊断。

3）精液抗原检查：可帮助发现精囊炎。

2. 病证鉴别

（1）遗精与早泄：遗精是指没有进行性交的情况下，精液流出；而早泄是性交时精液过早泄出，而影响性生活。诚如《沈氏尊生书》所描述"未交即泄，或乍交即泄"，明确指出了早泄的特征，以此可与遗精鉴别。

（2）遗精与走阳：走阳是指性交时，精泄不止，如《医宗必读·遗精》所言："有久旷之人，或纵欲之人，与女交合，泄而不止，谓之走阳。"遗精是没有同房而精液流出。

（3）遗精与精浊：遗精与精浊都是尿道有白色分泌物流出，流出物均来自于精室。精浊常在大便时或排尿终了时发生，尿道口有米泔样或糊状分泌物溢出，并伴有茎中作痒作痛；而遗精多发生于梦中或情欲萌动时，不伴有疼痛。

【辨证论治】

1. 辨证要点

（1）辨明虚实：可从病之新久浅深判别。新病梦遗有虚有实，多虚实并见；久病精滑虚多实少；湿热下注常多为实证。

（2）审查脏腑病位：用心过度，邪念妄想梦遗者，多责于心；精关不固，无梦滑泄者，多由于肾。

（3）辨别阴阳：对肾虚不藏者还应当辨别偏于阴虚还是偏于阳虚。偏于阴虚者，多见头昏目眩、腰酸耳鸣、舌质红、脉细数；偏于阳虚者，多见面白少华、畏寒肢冷、阳事不举、舌质淡、脉沉细。

2. 治疗原则 实证以清泄为主。君火旺者，清泄心火；相火旺者，清泄肝火；痰火湿热者，泄热利湿化痰。虚证宜用补涩为要，针对脏腑阴阳不同，分别治之。肾虚不固，封藏失职者，滋阴温肾、补肾固精；心脾亏虚者，调补心脾；心肾不交者，泻南补北、交通心肾；虚实夹杂者，应虚实兼顾；久病入络夹瘀者，可佐以活血通络。

3. 分证论治

（1）君相火旺证

证候 少寐多梦，梦中遗精；伴有心中烦热，头晕目眩，精神不振，倦怠乏力，心悸不宁，善恐健忘，口干，小便短赤；舌质红，脉细数。

审证求机 本证的病证特点为少寐多梦、梦则遗精、心中烦热、头晕目眩、舌红苔薄黄；基本病机为君火妄动，相火随之，迫精妄泄。

治法 清心泄肝。

方药 黄连清心饮合三才封髓丹加减：黄连、栀子、灯心草、黄连、生地黄、当归、酸枣仁、远志、茯神、人参、甘草、莲子、天冬、黄柏、熟地黄、砂仁。

临床运用 ①心肾不交，火灼心阴者，可用天王补心丹加石菖蒲、莲子心；②若久遗伤肾，阴虚火旺者，可用知柏地黄丸加减，或用大补阴丸；③若梦遗日久，烦躁失眠，心神不宁或心悸易惊，可予安神定志丸加减。

（2）湿热下注证

证候 遗精频作，或有梦或无梦，或尿时有少量精液外流；小便热赤浑浊，或尿涩不爽；口苦黏腻，心烦少寐，口舌生疮，大便溏臭，或见脘腹痞闷，恶心；苔黄腻，脉濡数。

审证求机 本证的病证特点为遗精频作、口苦黏腻、小便热赤浑浊、大便溏臭、苔黄腻；基本病机为湿热蕴滞，下扰精室。

治法 清热利湿。

方药 程氏萆薢分清饮加减：萆薢、黄柏、茯苓、车前子、莲子心、石菖蒲、丹参、白术、薏苡仁。

临床运用 ①湿热下注肝经者，可用龙胆泻肝汤；②湿热久恋，耗伤肾阴，形成湿热夹阴虚者，应标本同治，用药宜化湿不伤阴，养阴不恋湿。

（3）劳伤心脾证

证候 劳则遗精，心悸不宁，失眠健忘；面色萎黄，神疲乏力、纳差便溏；舌淡苔薄，脉弱。

审证求机 本证的病证特点为劳则遗精，伴心悸、神疲乏力，面色萎黄；基本病机为心脾两虚，气虚神浮，气不摄精。

治法　调补心脾，益气摄精。

方药　妙香散加减：人参、黄芪、茯苓、山药、远志、砂仁、茯神、木香、桔梗、升麻。

临床运用　①若中气下陷明显者，可用补中益气汤加减；②若心脾血虚显著者，可改用归脾汤治疗；③若脾虚日久致肾阳虚损者，宜脾肾双补。

（4）肾气不固证

证候　多为无梦而遗，甚则滑泄不禁，阳痿早泄；小便清长，精液清稀而冷，腰膝酸软，形寒肢冷，面色㿠白，头昏目眩；舌淡胖，苔白滑，脉沉细。

审证求机　本证的病证特点为遗精频作、精神萎靡、夜尿频而清；基本病机为肾元虚衰，封藏失职，精关不固。

治法　补肾固精，固涩止遗。

方药　金锁固精丸加减：沙苑子、杜仲、菟丝子、山药、莲须、龙骨、牡蛎、金樱子、芡实、莲子、山茱萸。

临床运用　①肾阳虚为主，可加鹿角霜、肉桂、锁阳等；②若以肾阴虚为主，加熟地黄、枸杞子、龟板、阿胶等；③阴损及阳，或阳损及阴，肾中阴阳两虚者，可合用右归丸。

【预防与调护】

1. 修心修性修行　注意调摄心神，排除杂念，应节制房事，戒除手淫，不接触黄色书刊、影像，不贪恋女色。

2. 生活起居调摄　注意生活起居，避免脑力和体力过劳，晚餐不宜过饱，养成侧卧习惯，被褥不宜过重，内裤不宜过紧，以减少局部刺激，并应少食辛辣刺激性食物。

【结语】

遗精是指以不因性生活而精液频繁遗泄为临床特征的病证。有梦而遗精者，称为梦遗；无梦而遗精，甚至清醒时精液自出者，称为滑精。本病的发病因素比较复杂，多因劳心太过、欲念不遂、饮食不节、恣情纵欲等引起，基本病机为肾失封藏，精关不固。病变脏腑责之于肾、脾、心、肝。临床辨证应分清虚实或虚实夹杂。始病以君相火旺、心肾不交为多，病机虚实参见，治宜清心安神、疏泄相火为先；湿热扰肾，肾气不藏，病机多为实证，应导湿利肾；气虚下陷，不能摄精，宜予升清益气；久遗伤肾，下元滑脱，多由以上各型转化而成，其虚明显，当补虚固本，收摄精关。本病的预防关键在于平时应注意调摄心神，排除杂念，以持心为先，同时应节制房事，戒除手淫。

复习思考

1.何谓遗精、早泄？生理性遗精与病理性遗精又如何区分？

2.遗精如何辨证论治？

病案分析

王某，男，32岁。

患慢性肝炎已有五载，近期出现五心烦热，急躁易怒，头晕耳鸣，每隔三五日即"梦遗"一次，阳易勃起，不能控制，腰膝酸软，口渴思饮，两颊绯红，目有血丝，眼眦多眵。脉弦而数，舌光红少苔。证属肝阳过亢，下汲肾阴，风阳鼓动，相火内灼。乃用王太仆"壮水之主，以制阳光"的治疗原则。处方：生地20g，熟地黄20g，丹皮10g，白芍16g，黄柏8g，山药15g，知母10g，龟板10g，山茱萸15g，茯苓12g，天冬10g，麦冬6g，酸枣仁20g，夜交藤15g，丹参12g，黄连8g。服至8剂则神倦欲睡，又进4剂，则觉心神清凉，烦躁顿消，阳不妄动，走泄不发。后以知柏地黄丸巩固而愈。

（刘渡舟.刘渡舟验案精选.北京：学苑出版社，2007）

项目六 耳鸣耳聋

【学习目标】

知识要求

1.掌握耳鸣耳聋的辨证要点、常见辨证分型及治疗。

2.熟悉耳鸣耳聋常见病因病机、类证鉴别、预防调护方法。

3.了解耳鸣耳聋的源流、演变与预后。

技能要求

1.能够对耳鸣耳聋患者的常见证型进行辨证论治。

2.能够熟练地为耳鸣耳聋患者开展预防与调护指导。

案例导入

朱某，男性，64岁。因"耳鸣1年，加重10日"于2015年8月5日就诊。

患者1年前无明显诱因出现耳鸣症状，时发时止，声如蝉鸣，每于前一夜睡眠不足时耳鸣加重。近10日耳鸣加重，甚为苦恼，在某医院诊断为"脑供血不足"，遂来求治。病人体瘦，面色晦暗，耳鸣无休止，有时头痛，失眠健忘，神疲乏力，食少便溏。苔白腻，脉细弱。

问题与思考：

1. 中医诊断为何病？当辨为何证？

2. 本病的临床特征是什么？本病应与哪些病证相鉴别？

3. 中医治法是什么？如何选方用药？应如何调养？

耳鸣，是指患者自觉耳中鸣响如闻蝉声，或如潮声，而周围环境中并无相应的声源，是一种主观感觉。耳鸣可发生于单侧，也可发生于双侧。耳聋，是听觉系统的传音、感音功能异常导致不同程度的听力减退，甚至消失。耳鸣可伴有耳聋，耳聋亦可由耳鸣发展而来。

有关耳鸣、耳聋的记载最早见于《黄帝内经》。《灵枢·口问》曰："故上气不足，脑为之不满，耳为之苦鸣，头为之苦倾，目为之眩。"《灵枢·决气》曰："精脱者耳聋。"隋唐时期详述了本病的病因病机，《诸病源候论·耳病诸候》发展了《内经》的学说，认为耳鸣、耳聋虽有内伤、外感之别，但无不与肾虚有关，并进一步指出了五脏六腑、十二经脉病变均可发生耳鸣、耳聋。《千金要方·耳疾》对耳鸣、耳聋分类较为详细，分为劳聋、气聋、风聋、虚聋、毒聋、久聋、耳鸣，内服剂型设有汤、散、丸、酒剂等多种，尚有外治塞耳、滴耳之剂，数十种之多。《丹溪心法》认为"耳聋皆属于热"，并认为少阳、厥阴患病而耳聋亦是热多；还有阴虚火动耳聋，因邪化火耳聋等，即使大病后耳聋亦应降火。明·王纶《明医杂著·耳鸣》曰："耳鸣……世人多作肾虚治不效，殊不知此是痰火上升，郁于耳中而为鸣，郁甚则壅闭矣；若遇此证，但审其平昔饮酒厚味，上焦素有痰火，只作清痰降火治之。"清代医家对本病的论述源于《内经》，但用药用方有所偏重。如《寓意草》从"痰"治，《医林改错》从"瘀"治，从不同的方面丰富了耳鸣、耳聋辨证论治的内容。

西医学的五官科、内科患者以自觉耳中鸣响，或听力减退为主症者，均可参照本病辨证施治。

【病因病机】

耳鸣、耳聋的病因分为外因和内因。内因多由恼怒、惊恐，肝胆风火上逆，以致少阳经气闭阻；或因肾虚气弱，肝肾亏虚，精气不能上濡于耳而成。外因多由风邪侵袭，壅遏清窍所致；亦有因突然暴响震伤耳窍引起者。

1. 常见病因

（1）体虚肾亏：素体不足，或病后精血衰少，或恣情纵欲，肾精耗伤；或劳累过度，病后脾胃虚弱，气血生化之源不足，经脉空虚，不能上奉于脑；或脾虚阳气不振，清气不升，均可导致耳鸣、耳聋的发生。

（2）外邪侵袭：若感受风邪或风热，壅闭清窍；或因耵聍塞耳，复感风热亦可发病。

（3）肝火上扰：情志抑郁，肝气失于疏泄，郁而化火，清窍被蒙。足少阳经脉上入于耳，因而发生耳鸣、耳聋。

（4）痰浊阻耳：形体素胖，多食厚味，痰浊内盛，上阻清窍；或因素有湿热，蕴聚成痰，郁久化火，痰火上升，壅塞清窍。

（5）瘀阻宗窍：耳是宗脉之所聚，经脉瘀阻，经气不通于耳，致耳失于经气的滋养，产生耳鸣、耳聋。

2. 病机要点

（1）基本病机：实证多为肝胆实火上扰清窍；虚证多为肾精不足，耳失所养所致。

（2）病位：在肝、胆、脾、肾等，尤与肾关系密切。

（3）病理性质：早期为外邪、肝火、痰浊、瘀血所致者多属实证；后期脾胃虚弱、肾精不足者多属虚证。

（4）病理因素：风（风热）、火（肝火）、痰（痰火）、瘀（瘀血）、虚（脾胃气虚、肾精不足）。

（5）病机转化：一般新病突发之耳鸣、耳聋尚易调治，但重度久聋久治不愈。

【诊断与鉴别诊断】

1. 诊断依据

（1）临床表现

1）主症：自觉耳中鸣响，或听力减退。耳鸣常以夜间为甚。

2）次症：头痛面赤，口苦咽干，心烦易怒，手足心热，腰酸膝软，神疲乏力，食少便溏等症状。

（2）病史：常因外界环境刺激、恼怒太过、过度疲劳、睡眠不足、情绪紧张、恣情纵欲等因素而诱发。

（3）相关检查

1）外耳道及鼓膜检查：检查是否有外耳道疖肿、外耳道炎、鼓膜穿孔等。

2）听力学检测：了解听力损失的程度、性质及病变部位。

3）影像学检查：CT 检查可以明确外耳道畸形情况，还可全面了解有无中耳畸形及伴随的面神经走行异常；MRI 检查可确定是否有颅内病变。

2.病证鉴别

（1）耳鸣、耳聋与耳胀、耳闭：耳胀、耳闭是指以耳内胀闷堵塞感及听力下降为主要特征的中耳疾病。耳胀多为病之初起，以耳内胀闷为主，或兼有疼痛，多因风邪侵袭而致。耳闭多为病之久者，耳内如物阻隔，清窍闭塞，听力明显下降。耳鸣、耳聋是指自觉耳中鸣响，或听力减退。耳胀、耳闭以耳闷、耳痛、耳鸣、听力下降为主要症状。

（2）耳鸣、耳聋与耳疔：耳疔是指发生于外耳道的疖肿，以耳痛，局限性红肿、突起为其特征，当疖肿堵塞外耳道时，可致耳鸣、耳聋。耳鸣、耳聋是指自觉耳中鸣响，或听力减退。

【辨证论治】

1.辨证要点

（1）辨突发性聋、久聋：突发性聋是指突然出现耳聋，多属外感或痰热；久聋则是逐渐出现听觉障碍，或由耳鸣转化而来，多属肾虚。

（2）审察病变虚实：一般暴起者多实，渐起者多虚。实证宜分风、火、痰、瘀；虚证宜分气、血、肝、肾。见表7-6。

表7-6　耳鸣耳聋的虚实辨证

虚实	病因	症状表现
实证	肝火	耳窍数鸣，攻逆阵作，怒则加甚
	痰浊	耳鸣眩晕，时轻时重，胸闷痰多
	风热	暴然耳鸣或耳聋，兼有表证
虚证	肾虚	耳鸣声细，如蝉持续，腰酸
	气虚	耳鸣时作，将息稍轻，劳则加重

（3）注意标本缓急：耳鸣、耳聋初起以标证为主，耳鸣、耳聋长久以本虚为主。久聋久鸣又突然加重，则多属本虚标实。

2.治疗原则　体虚失聪，治在脾肾；邪扰窍闭，治在肝胆。病位在上宜清疏，中宜升补，下宜滋降。

3.分证论治

（1）肝胆火盛证

证候　突然耳鸣或耳聋，头痛面赤，口苦咽干，心烦易怒，怒则更甚；或夜寐不安，胸胁胀闷，小便短赤，大便秘结，舌红苔黄，脉弦数。

审证求机　本证的病证特点为突然耳鸣或耳聋、口苦咽干、心烦易怒，怒则更甚；基本病机为肝胆实火，上扰清窍。

治法　清肝泄热。

方药　龙胆泻肝汤加减：龙胆草、栀子、黄芩、当归、生地黄、柴胡、泽泻、木通、车前子。

临床运用　①肝气郁甚，加白芍、夏枯草、川楝子；②肾气偏虚，虚实夹杂者，加牡丹皮、女贞子、旱莲草。

（2）痰火郁结证

证候　两耳蝉鸣，有时闭塞如聋，胸中烦闷痰多，口苦；或胁痛，喜太息，喉中不适如梅核气，耳下胀痛，二便不畅，苔薄黄而腻，脉弦滑。

审证求机　本证的病证特点为两耳蝉鸣、胸中烦闷痰多、口苦；基本病机为痰火郁结，上蒙清窍。

治法　化痰清火，通窍降浊。

方药　温胆汤加减：陈皮、半夏、茯苓、竹茹、枳壳、甘草。

临床运用　①痰多者，加胆南星、海浮石；②郁结甚者，加浙贝母、天花粉；③膈上烦热，加桔梗、栀子、淡豆豉。

（3）风热上扰证

证候　猝然耳鸣、耳聋，伴有头痛、眩晕、恶风或有发热，或耳内作痒，舌红苔薄白，脉浮数。

审证求机　本证的病证特点为猝然耳鸣、耳聋，初起伴有恶寒、发热、头痛、口干等全身症状；基本病机为外感风热，壅闭清窍。

治法　疏风清热。

方药　银翘散加减：连翘、金银花、桔梗、薄荷、竹叶、生甘草、荆芥穗、淡豆豉、牛蒡子。

临床运用　①头目不爽，肝热上蒙，加蝉衣、僵蚕、刺蒺藜、菊花；②热甚者，加羚羊角、苦丁茶。

（4）肾精亏虚证

证候　耳鸣、耳聋，甚则眩晕，颧赤口干，手足心热；腰酸膝软，遗精，舌红，脉细弱或尺脉虚大。

审证求机　本证的病证特点为耳鸣耳聋、腰酸膝软、颧赤口干、手足心热；基本病机为肾精不足，髓海空虚。

治法　滋肾降火，收摄精气。

方药　耳聋左慈丸加减：磁石、熟地黄、山茱萸、牡丹皮、山药、茯苓、泽泻、竹叶、柴胡。

临床运用：①肝阴亏损明显者，加枸杞子、女贞子、旱莲草；②邪实者，加防风、细辛；③痰多者，加半夏、陈皮。

（5）清气不升证

证候　耳鸣、耳聋，神疲乏力，食少便溏，时轻时重，休息暂缓，烦劳加重，苔白腻，脉细弱。

审证求机　本证的病证特点耳鸣耳聋、神疲乏力、食少便溏；基本病机为脾胃虚弱，气血化生不足，耳失所养。

治法　益气升清。

方药　益气聪明汤加减：黄芪、人参、升麻、葛根、蔓荆子、芍药、黄柏、炙甘草。

临床运用　①兼肾气不足者，加熟地黄、怀山药、菟丝子、杜仲；②兼心气不足者，加五味子、远志、酸枣仁、柏子仁；③兼肝胆之火者，加栀子、牡丹皮、车前子；④痰湿偏重者，去黄柏、芍药，加白术、天麻、半夏。

4.其他疗法

（1）针灸疗法：针刺取听宫、听会、翳风、外关等为主穴，偏肝气郁结，肝阳上亢的患者加配中渚、外关等穴；偏肾气亏虚，经络失养的患者加刺太溪、足三里等穴。

（2）推拿按摩疗法：可用鼓膜按摩术和鸣天鼓手法。鼓膜按摩时，令患者取坐位，施术者立于患者身后，双手手掌覆盖于患者外耳上，按压后随即放松，此时施术者感觉手掌心有被吸的感觉，此为1次，每次连续做10次。若患者单侧有病则只做患侧，双耳有病则双侧耳都做。鸣天鼓时令患者取坐位，施术者立于患者身前，双手手掌心覆盖于双侧外耳上，五指放松置于头后，食指指腹搭于中指指背上，轻轻向下弹拨患者后头，患者如听闻击鼓之声，两侧各做24次。

【预防与调护】

1.体质调理　加强身体锻炼，增强体质，调适冷暖，谨防虚邪贼风侵袭。如有受邪发病，应及早专科治疗，以免发生或遗留耳鸣、耳聋。

2.精神调摄　保持心情舒畅，注意精神调理，避免过度忧郁与发怒，以预防肝气郁结与肝火上扰而致耳鸣、耳聋。

3.饮食调理　节制饮食，少食醇甘厚味，减少痰浊内生。脾虚者，避免过饥过饱，不过服寒凉，宜食清淡易消化食物。

4.避免或慎用耳毒性药物　尽可能避免或慎用耳毒性药物，如：①解热镇痛药：阿司匹林、水杨酸钠、非那西丁等；②抗生素：尤其是氨基糖苷类抗生素危害最大；③利尿剂：利尿剂最易引起暂时性或永久性耳聋，对肾功能不全者更易导致耳聋；④抗恶性肿瘤药：氮芥、顺铂等可引发听力障碍，出现不可逆的高频听力丧失，且与药物用量和用药时间成正相关。⑤抗疟药：奎宁、氯喹的主要损害部位在螺旋神经节而非感觉上皮，引起耳鸣、耳聋。

【结语】

耳鸣、耳聋作为一种临床证候，可见于多种内伤、外感疾病。一般新病多因风邪、火热，邪遏少阳，火扰清窍，但多夹有内虚因素，治宜疏风散寒、和解少阳，注意补虚治内。内伤耳聋和耳鸣，不外风、火、痰、郁引起经络闭塞，要针对不同病机予清热、降火、化痰、理气、散风通窍等以通其闭塞。耳鸣、耳聋不已，内伤以劳倦、精脱为主，治宜分别予宁心、补肾、益气升清。一般来说，气厥耳聋（标邪）尚易调治，精脱劳伤（本伤），不易药愈。病位方面，外感不离少阳，风火痰郁，病在肝胆为多；气弱在脾；精脱在肾。从体质来说，少壮者实证火扰居多，中年之后虚证肾惫多见。对于虚证，调治不能急于求成，要慢慢补益亏虚，渐收效益。

复习思考

1. 耳鸣、耳聋的病因病机是什么？
2. 论述耳鸣、耳聋的辨证要点及治疗原则。

病案分析

王某，男，53 岁。1994 年 3 月 16 日初诊。

患者因恼怒，8 天前突发右侧耳鸣，其声甚大，如闻潮汐，头部轰响，右侧颐部灼热而胀，吞咽时耳内作响，以致不闻外声。西医诊断为"急性非化脓性中耳炎"与"传音性聋"。患者夜寐不安，晨起咳吐黏痰，两目多眵。舌红，苔白，脉弦滑小数。辨为肝胆火盛，循经上攻耳窍。治宜清泻肝胆、养阴通窍。处方：连翘 10g，柴胡 16g，漏芦 10g，白芷 8g，玄参 15g，丹皮 10g，夏枯草 16g，天花粉 10g，黄连 8g，黄芩 4g，石决明 30g，牡蛎 30g。服药 3 剂，耳鸣大减，能闻声音。7 剂服完耳鸣自除，听力复聪。再以柔肝养心安神之剂以善其后。

（刘渡舟.刘渡舟验案精选.北京：学苑出版社，2007）

模 块 八

气血津液病证

【学习目标】

知识要求

1.掌握郁证、血证、消渴、自汗盗汗、内伤发热、虚劳等常见病证的诊断要点、辨证论治。

2.熟悉痰饮、肥胖、癌病、厥证等病证的诊断要点、辨证论治。

3.熟悉常见气血津液病证的病因病机与类证鉴别。

技能要求

1.能够对郁证、血证、消渴、自汗盗汗、内伤发热、虚劳等气血津液病证患者进行辨治处置。

2.能够对气血津液病证患者开展预防与调护指导。

气血津液病证是指在外感或内伤等病因的影响下，导致气、血、津液的运行失常，输布失度，生成不足、亏损过度而表现出的一类病证。临床常有郁证、血证、痰饮、消渴、自汗盗汗、内伤发热、虚劳、肥胖、癌病等病证。

一、气血津液的生理病理特点

1. 气血津液的生理功能与特点　气是人体内不断运动着的具有很强活力的精微物质，充沛于全身而无处不到，由于其来源、分布部位和功能特点的不同，又可分为元气、宗气、营气、卫气；气在体内时刻不停地运动着，其运动形式多种多样，但其基本运动形式是升、降、出、入；气具有推动、温煦、防御、固摄、气化、营养等作用。血是循行于脉中的富有营养的红色液态样物质；血液必须在脉中正常运行，才能发挥其生理功能，即血液在脉中循行于全身，内至脏腑，外达肢节，为生命活动提供营养物质；血液具有营养和滋润全身的作用，又是神的主要物质基础。津液是人体内一切正常水液的总称，对机体具有滋润、濡养作用,能化生血液、排泄代谢产物,以及调节机体阴阳平衡。气、血、津液均是构成人体和维持人体生命活动的基本物质,是人体生命活动的动力源泉。

2. 气血津液的病理特征 气血津液代谢失常多继发于脏腑病变,而它又会反过来加重脏腑病变,促使病情进一步发展。气血津液病证的病理主要表现在气血津液运行失常和生成不足两大方面,如气血病变,主要表现为气血的亏虚和气血的运行失常;津液病变,主要表现为津液亏虚和水液停聚而形成的痰证、饮证、水停证及湿证。

3. 气血津液与脏腑的关系 无论是生理上或病理上,气血津液与脏腑组织之间始终存在着互为因果的密切关系。气、血、津液是脏腑、经络、组织、器官发挥生理功能的重要物质基础,即机体的脏腑、经络、组织、器官等,必须获得气、血、津液的充养,才能发挥其功能活动;而气、血、津液又赖脏腑所化生、输布,是脏腑功能活动的产物;在病理情况下,脏腑发生病变会影响气血的变化而发生气血病变,气血病变也会导致某些脏腑功能失调而出现脏腑病变,气血病变不可能离开脏腑而独立存在。津液代谢失常多继发于脏腑病变,是脏腑病变的结果,反过来又会加重脏腑病变,促使病情进一步恶化。为此,可以认为气血津液病变是脏腑病变的一个组成部分。

二、气血津液病证的辨治要点

1. 辨证要点

气血津液病证应首辨其虚和运行失常两大方面,再辨气、血、津液之不同。

气血津液病证的辨证以气血津液亏虚和其运行失常为纲。气血津液亏虚,常表现出气、血、津液某一个或两个方面虚弱、不足的临床特征;气血津液运行失常,常表现为气滞、气逆、气闭、血瘀、血热、血寒、水液停聚等。应注意区分元气不足、大病久病、失血、汗吐下太过、精神情志刺激太过、寒热、外邪,以及痰饮、瘀血病理产物的阻塞等不同病因,根据心、肺、脾、胃、肝等不同脏腑的证候特点,如心悸怔忡、失眠多梦、喘咳、便溏、内脏下垂、呃逆、呕吐、头痛、眩晕、昏厥等,提示与其他脏腑病证的相关性。

气血津液病证,其证候有虚实之分。虚证多因元气不足、脏腑功能活动减弱或低下、失血、汗吐下太过、大病久病之后所致,常见有气虚、气陷、气不固、气脱、血虚、血脱、津液亏虚等证;实证多由精神情志刺激太过、寒热、外邪,以及痰饮、瘀血、结石等病理产物的阻塞所致,常见有气滞、气逆、气闭、血瘀、血热、血寒、痰证、饮证、水停等证。尚有气血同病证候,如气血两虚证、气虚血瘀证、气不摄血证、气随血脱证、气滞血瘀证等。

2. 治疗要点

气血津液病证的治疗原则,当首分其虚和运行失常,采用补其不足,纠正其运行失常之法,并注意重视脾胃及气、血、津、精之间的关系。

（1）补其不足，纠正其运行失常：如气虚宜补气，血虚宜补血，气陷宜补气升提，气郁宜理气解郁，气滞宜理气行气，气逆宜顺气降逆，血瘀宜活血化瘀，津亏宜滋阴润燥等。

（2）重视脾胃：脾胃为后天之本、气血生化之源。气血津液不足，应充分重视补益、调理脾胃，以助生化之源。

（3）重视气、血、津、精的关系：气、血、津、精在生理上存在着十分密切的关系，如气为血帅，气能生血、生津，气能行血、行津，气能摄血、摄津，血为气母，津能化气、载气，津血同源，精血同源，精能化气。因此，在病理情况下，气、血、津、精任何一方发生病变，都会影响另一方，而出现气血同病、气津同病、津血同病、精血同病等。

（4）注重攻补之适宜。临床所见的气血津液病证，大多虚实夹杂，因此，除纯属实证、虚证者外，治疗宜分清标本缓急，虚实兼顾，补虚勿忘泻实，祛邪勿忘补虚。

项目一　郁　证

【学习目标】

知识要求

1. 掌握郁证的辨证要点、常见辨证分型及治疗。

2. 熟悉郁证的常见病因病机、类证鉴别、预防调护方法。

3. 了解郁证的源流、演变与预后。

技能要求

1. 能够对郁证患者的常见证型进行辨证论治。

2. 能够熟练地为郁证患者开展预防与调护指导。

案例导入

李某，女，26岁，2012年9月20日就诊。患者素来敏感，性聪胆怯，两周前因谈工作，意见不合，激情之下与同事吵架。此后，渐觉胸部闷塞，胁肋胀痛，尤感咽中如有异物梗阻，吞之不下，咯之不出，舌苔白腻，脉弦滑。

问题与思考：

1. 中医诊断为何病？当辨为何证？

2. 本病的临床特征是什么？应与哪些病证相鉴别？

3. 中医治法如何？当选用何主方？用药如何？应如何调养？

郁证是由于情志内伤、体质因素等导致气机郁滞，临床以心情抑郁、情绪不宁、胸部满闷、胁肋胀痛，或易怒善哭，或咽中如有异物梗塞等症为主要表现的一类病证。

《内经》虽无郁证病名，但有五气之郁的论述，还有较多关于情志致郁的论述，如《素问·六元正纪大论》曰："郁之甚者，治之奈何？""木郁达之，火郁发之……水郁折之。"《素问·举痛论》曰："思则心有所存，神有所归，正气留而不行，故气结矣。"《金匮要略》记载了属于郁证的脏躁及梅核气两种病证。隋代巢元方《诸病源候论》指出忧思会导致气机郁结。金元时代，开始比较明确地把郁证作为一个独立的病证加以论述，如《丹溪心法·六郁》已将郁证列为一个专篇，提出了气、血、火、食、湿、痰六郁之说，创立了六郁汤、越鞠丸等相应的治疗方剂。郁证病名首见于明代《医学正传》，明代之后，逐渐把情志之郁作为郁证的主要内容。《临证指南医案·郁》所载的病例，均属情志之郁，治疗涉及疏肝理气、苦辛通降、平肝息风、清心泻火、健脾和胃、活血通络、化痰涤饮、益气养阴等法，用药清新灵活，颇多启发，并且充分注意到精神治疗对郁证具有重要意义，认为"郁证全在病者能移情易性"。王清任对郁证中血行郁滞的病机做了必要的强调，对于活血化瘀法在治疗郁证中的应用做出了贡献。

西医学中的神经衰弱（神经官能症）、躁狂忧郁症、癔症、焦虑症、更年期综合征、反应性精神病、老年抑郁症等疾病，均可参照本病辨证论治。

【病因病机】

郁证的病因总属情志所伤，导致肝失疏泄、脾失健运、心失所养、脏腑阴阳气血失调。

1. 常见病因

（1）忧思郁怒，肝气郁结：七情刺激过极、过久，尤以悲忧恼怒最易伤肝，使肝失条达，气失疏泄，肝气郁结，气机郁滞；气郁日久化火而成火郁；或气滞血瘀，则为血郁。

（2）忧愁思虑，脾失健运：谋虑不遂，忧思过度，久郁伤脾，脾失健运，食滞不消则蕴湿、生痰、化热，而成为食郁、湿郁、痰郁、热郁。

（3）体质因素：原本肝旺，或体质素弱、脏气素虚，复加情志所伤，而致肝气郁结。肝郁抑脾，脾失健运，饮食渐减，生化乏源，日久则气血不足，心脾失养而致心脾两虚；或郁火暗耗阴血，使心神失养，而致心神不安，精神神志异常，甚则阴虚火旺，心病及肾，又可导致心肾阴虚。

2. 病机概要

（1）基本病机：肝失疏泄，脾失健运，心失所养，脏腑阴阳气血失调。其基本病机为气机郁滞。

（2）病位：主要在肝，但可涉及心、脾、肾。

（3）病理性质：初起多实，日久转虚或虚实夹杂。

（4）病理转化：本病虽以气、血、湿、痰、火、食六郁邪实为主，但病延日久则易由实转虚，或因火郁伤阴而导致阴虚火旺、心肾阴虚之证；或因脾伤气血生化不足，心神失养，而导致心脾两虚之证。

【诊断与鉴别诊断】

1. 诊断依据

（1）临床表现：以心情抑郁、情绪不宁、胸胁胀满疼痛，或善怒易哭，或咽中如有炙脔，吞之不下、咯之不出为主要临床表现。

（2）病史：大多患者有忧愁、焦虑、悲哀、恐惧、愤懑等情志内伤的病史，即常因精神情志因素所导致或诱发，且病情随情志变化而波动。

（3）发病特点：多发于青中年女性，素体肝旺或脏气素虚的体质易发。

（4）相关检查：本病证常无明显器质性病变，各系统检查和实验室检查均正常。但可以对症做一些相关检查，如咽部症状突出时，需做咽部检查；有吞之不下、咯之不出的症状时，可做食道的 X 线及内窥镜检查。

2. 病证鉴别

（1）郁证之梅核气与虚火喉痹、噎膈：三者均有咽喉部不适的症状；不同点见表 8-1。

表 8-1　郁证梅核气与虚火喉痹、噎膈的类证鉴别

	郁证梅核气	虚火喉痹	噎膈
易发人群	青中年女性	青中年男性	中老年男性
主要病因	情志抑郁	感冒、长期吸烟饮酒、嗜食辛辣	七情内伤、酒食不节
主症	自觉咽中如有异物梗塞，且与情绪波动有关，但无咽痛及吞咽困难	咽部异物感，咽干，咽痒，与情绪无关，辛劳或感受外邪时易加重	胸骨后梗塞感，吞咽困难日渐加重，甚则饮食难下，消瘦，食管镜检查有异常发现

（2）郁证之脏躁与癫证：两者的相同点：均因精神情志因素所致，均有精神恍惚、心神不宁、悲忧善哭、哭笑无常。不同点：脏躁多发于青中年妇女，在精神因素的刺激下呈间歇性发作，不发作时可如常人。癫证多发于青壮年，男女发病率无显著差别，病程迁延，心神失常的症状极少自行缓解。

【辨证论治】

1. 辨证要点

（1）辨明受病脏腑与六郁：临证时，应辨明受病的主要脏腑及六郁的不同。一般来说，气郁、血郁、火郁主要与肝相关；食郁、湿郁、痰郁主要与脾相关；虚证则与心的关系最为密切。

（2）辨别证候虚实：实证多见于气郁、血郁、火郁、食积、湿滞、痰积；虚证多见心、脾、肝的气血或阴精亏虚。还应注意虚实夹杂的复杂证候。

2. 治疗原则 理气开郁、调畅气机、移情易性是其基本治疗原则。

除药物治疗外，精神治疗对郁证有着极为重要的作用。帮助患者解除精神情志因素的不良刺激，使其正确认识和对待自己的疾病，增强治愈疾病的信心，移情易性，宽怀调养，有利于促进郁证的好转、痊愈。

3. 应急措施 对郁证患者所出现的某些证型，尤其是呈急性发作者，如肝气郁结证、气郁化火证、心神失养证（脏躁）等，可先采用以下方法进行处理。

（1）精神治疗：应迅速深入地了解病史，对患者进行耐心细致的思想开导工作，使其能正确认识和对待各种事物及自己的疾病，并解除其情志致病的原因，增强其治愈疾病的信心，移情易性，保持精神愉快，且嘱咐患者避免再受精神情志所伤。

（2）中成药疗法：肝气郁结者，可服用柴胡疏肝散、逍遥丸；气郁化火者，可服用丹栀逍遥散（或丸）；六郁轻证者，可服用越鞠丸等。

（3）针灸疗法：主穴：百会、印堂、太冲、神门、内关、膻中。配穴：肝气郁结者配期门，肝郁化火者配行间，痰气郁结者（梅核气）配丰隆、中脘，心神失养者（脏躁）配心俞、少海，心脾两虚者配心俞、脾俞，心肾阴虚者配心俞、肾俞。或针刺内关、神门、后溪、三阴交等穴，对各种抑郁症均有效。

4. 分证论治

（1）肝气郁结证

证候 精神抑郁，情绪不宁，胸部满闷，胁肋胀痛，痛无定处；脘闷嗳气，不思饮食，大便不调；苔薄腻，脉弦。

审证求机 本证的病证特点为精神抑郁、胸部满闷、胁肋胀痛、痛无定处、脉弦；基本病机为肝郁气滞，脾胃失和。

治法 疏肝解郁，理气畅中。

方药 柴胡疏肝散加减：柴胡、香附、枳壳、陈皮、郁金、青皮、苏梗、合欢皮、川芎、芍药、甘草。

临床运用　①肝气犯胃，胃失和降，而见嗳气频作、脘闷不舒者，可加旋覆花、代赭石、法半夏；②兼有食滞腹胀者，可加神曲、麦芽、山楂、鸡内金；③肝气乘脾而见腹胀、腹痛、腹泻者，可加白术、苍术、厚朴、茯苓、乌药；④兼有血瘀而见胸胁刺痛、舌质有瘀点瘀斑者，可加当归、丹参、郁金、红花。

（2）气郁化火证

证候　胸胁胀满，性情急躁易怒，口苦而干；或头痛、目赤、耳鸣，或嘈杂吞酸，大便秘结；舌质红，苔黄，脉弦数。

审证求机　本证的病证特点为性情急躁易怒、胸胁胀满、口苦而干、舌质红、苔黄、脉弦数；基本病机为肝郁气滞，化热化火，气火内郁。

治法　疏肝解郁，清肝泻火。

方药　丹栀逍遥散加减：丹皮、栀子、柴胡、薄荷、郁金、制香附、当归、白芍、白术、茯苓。

临床运用　①热势较甚，口苦，大便秘结者，可加龙胆草、大黄；②肝火犯胃而见胁肋疼痛、口苦、嘈杂吞酸、嗳气、呕吐者，可加黄连、吴茱萸；③肝火上炎而见头痛、目赤、耳鸣者，加菊花、钩藤、刺蒺藜；④热盛伤阴，而见舌红少苔、脉细数者，可去原方中当归、白术、生姜之温燥，酌加生地黄、麦冬、山药，或改用滋水清肝饮养阴清火。

（3）痰气郁结证

证候　精神抑郁，咽中如有异物梗塞，吞之不下，咯之不出；胸部闷塞，胁肋胀满；苔白腻，脉弦滑。

审证求机　本证的病证特点为精神抑郁、咽部如有异物感；基本病机为气郁痰凝，痰气交结胸咽。

治法　行气开郁，化痰散结。

方药　半夏厚朴汤加减：厚朴、紫苏、半夏、茯苓、生姜。

临床运用　①湿郁气滞而兼胸脘痞闷、嗳气、苔腻者，加香附、佛手、苍术；②痰郁化热而见烦躁、舌红苔黄者，加竹茹、瓜蒌、黄芩、黄连；③病久入络而有瘀血征象，胸胁刺痛、舌质紫暗或有瘀点瘀斑、脉涩者，加郁金、丹参、降香、姜黄。

（4）心神失养证

证候　精神恍惚，心神不宁，坐卧不安，多疑易惊，悲忧善哭，喜怒无常；或时时欠伸，或手舞足蹈，骂詈喊叫；舌质淡，苔薄白，脉弦。

审证求机　本证的病证特点为精神恍惚、心神不宁、喜怒无常；基本病机为营阴暗耗，心神失养。

治法　甘润缓急，养心安神。

方药 甘麦大枣汤加减：甘草、小麦、大枣。

临床运用 ①血虚生风而见手足蠕动或抽搐者，加当归、生地黄、白芍、珍珠母、钩藤；②躁扰失眠者，加酸枣仁、柏子仁、茯神、制首乌；③喘促气逆者，可合五磨饮子。

（5）心脾两虚证

证候 多思善疑，心悸胆怯，失眠健忘；头晕神疲，面色不华，纳差；舌质淡，苔薄白，脉细。

审证求机 本证的病证特点为多思善疑、心悸胆怯、头晕神疲、失眠、纳差；基本病机为脾虚血亏，心失所养。

治法 健脾养心，补血益气。

方药 归脾汤加减：党参、茯苓、白术、甘草、黄芪、当归、龙眼肉、酸枣仁、远志、茯苓、木香、神曲。

临床运用 ①心胸郁闷，情志不舒者，加郁金、佛手；②头痛者，加川芎、白蒺藜。

（6）心肾阴虚证

证候 心烦，心悸健忘，失眠多梦；五心烦热，盗汗，口咽干燥；舌红少津，脉细数。

审证求机 本证的病证特点为心悸、心烦、失眠多梦与阴虚内热症状并见；基本病机为心阴亏虚，阴虚火旺。

治法 滋阴清热，养心安神。

方药 天王补心丹合六味地黄丸加减：地黄、山药、山茱萸、天冬、麦冬、玄参、西洋参、茯苓、五味子、当归、柏子仁、酸枣仁、远志、丹参、牡丹皮。

临床运用 ①心肾不交而见心烦失眠、多梦遗精者，可合交泰丸；②遗精较频者，可加芡实、莲须、金樱子。

5. 其他治法

（1）心理治疗：在施用上述治疗的同时配合中医心理治疗可提高疗效。移情疗法是一种通过释疑、顺意、怡悦、暗示等方法，消除患者的精神刺激，宣泄或转移忧郁、焦虑等不良情绪的心理治疗方法。应用时要根据患者的个体差异分别用之。

（2）易性疗法：根据患者病前的不良性格的种种表现，通过说理开导，改易心志等方法，逐步指导患者改变其错误的为人处世态度。

（3）以情胜情疗法：根据中医的五志相胜的原理进行的一种心理治疗。常用悲哀、喜乐、惊恐、激怒等情绪刺激来纠正相应所胜的情绪，如怒伤肝、悲胜怒等，抑郁情绪可用喜胜忧的办法治之。

（4）情境疗法：根据"天人相应"的整体观，故可通过改变外界环境来达到改善、消除异常的情绪变化。抑郁情绪多采用清洁、热烈、欢快的环境治疗。

（5）电休克疗法：是严重抑郁症的首选治疗手段。适用于内源性抑郁症（严重精神性抑郁症）或其他抑郁症出现自杀观念和行为明显者。

（6）电针疗法：对各种抑郁症均有效。可针刺内关、神门、后溪、三阴交等穴位。

【预防与调护】

1.精神调摄　正确认识和对待各种事物，避免忧思郁怒，防止情志内伤。

2.康复护理　医务人员应深入了解病史，进行详细检查，用诚恳、关怀、同情、耐心的态度对待病人，取得患者的充分信任，具有重要作用；对郁证患者，应做好精神治疗工作，使病人能正确认识和对待自己的疾病，增强治愈疾病的信心，并解除情志致病的原因，以促进郁证的好转、治愈。

【结语】

郁证是以心情抑郁、情绪不宁、胸胁胀满疼痛，或善怒易哭，或咽中如有炙脔，吞之不下，咯之不出为主要临床表现的病证。常由情志内伤，气机郁滞所致，以气机郁滞为病变基础，病位主要在肝，与心、脾相关。辨证可分为实证和虚证两类。初病多实，实证以气机郁滞为基本病变。病久则由实转虚，引起心、脾、肝、肾气血阴精的亏损，而成为虚证类型。实证治疗，以疏肝理气解郁为主，并视其兼夹而配合清肝泻火、化痰散结、活血化瘀、健脾燥湿或芳香化湿、消食和胃等。虚证治疗宜补，可根据阴阳气血偏虚的不同，分别采用养心安神、补益心脾、滋养肝肾等法。虚实互见者，则当虚实兼顾。结合精神治疗及解除致病原因，对促进疾病的痊愈具有重要作用。

复习思考

1. 何谓郁病？郁病的证候特征有哪些？
2. 如何针对郁证"六郁"进行辨证治疗？
3. 如何对郁证患者进行"怡情易性"治疗？

病案分析

李某，女，48岁。初诊：1975年5月17日。

近年来头痛持续不已，剧痛时引起泛恶，抑郁不乐，急躁易怒，多疑，精神恍惚，耳中时闻言语声，听后更增烦闷，有时悲伤欲哭，睡眠甚差，恶梦引起惊恐，耳鸣头昏，腰酸，白带甚多，神疲乏力，面色无华，舌苔薄腻，脉细数。长期服用镇静剂，效果不显。以上诸症，由于思虑忧愁过度，耗伤心气，兼有肝郁气滞，风阳上扰所致。治拟养心安神、疏肝解郁。炙甘草 9g，淮小麦 30g，大枣 5 枚，郁金 9g，菖蒲 9g，陈胆星 9g，铁落（先煎）60g，夜交藤 30g，蝎蜈片 6 片（分 2 次吞服），7 剂。

二诊：1975 年 5 月 24 日。月经来潮，性情急躁，头痛较以往经期减轻，余症如前。目前小便频急而痛，尿常规检查见白细胞满视野，曾服西药抗菌药片，胃中不舒，现已停服。原方去大枣、菖蒲，加黄芩、知母，7 剂。

患者于 1975 年 5 月 31 日来院三诊，1975 年 6 月 7 日四诊，1975 年 6 月 14 日五诊，1975 年 6 月 21 日六诊，每次均以初诊的处方为基础稍加化裁，每次服药 7 剂。经 1 个多月的治疗，头痛、心烦、梦多等症均明显减轻，平时已未闻耳语，仅安静时偶有出现，睡眠改善，日夜可睡 9 小时，情绪开朗，脉细，苔薄腻。

（上海中医学院附属龙华医院 . 黄文东医案 . 上海：上海人民出版社，1979）

项目二　血　证

【学习目标】

知识要求

1. 掌握各种常见血证的诊断要点、辨证论治。

2. 熟悉血证的常见病因病机，各种血证的类证鉴别、预防调护方法。

3. 了解血证的源流、演变与预后。

技能要求

1. 能够对各种血证患者的常见证型进行辨证论治。

2. 能够熟练地为血证患者开展预防与调护指导。

📚 案例导入

患者张某，男，42 岁，工人，2013 年 8 月 13 日就诊。患者自述：上腹部疼痛，时断时续，达 11 年之久；10 天前，不慎受凉后自觉上腹部疼痛加重，喜温喜按，餐后疼痛更加明显，到某医院诊治，遂行胃镜检查。检查结果：胃溃疡。服用相关中药及雷尼替丁后，症状有所缓解。3 天前出差回家后自觉疲惫，加之饮酒，遂出现吐血，呈咖啡色，夹杂食物残渣，伴神疲乏力、心悸、头晕、面色萎黄，舌质淡，苔薄，脉沉细弱。

问题与思考：

1. 中医诊断为何病？当辨为何证？

2. 应与哪些病证相鉴别？

3. 中医治法如何？当选用何主方何药？应如何调养？

血证是指由多种原因引起火热熏灼或气虚不摄，致使血液不循常道，或上溢于口鼻诸窍，或下泄于前后二阴，或渗出于肌肤所形成的一类出血性疾患。

《黄帝内经》中，对血的生理及病理有较深入的认识，对部分血证有所论述，并对引起出血的原因及部分血证的预后有所论述，其中关于络伤血溢的理论，成为后世医家阐述多种血证病机的重要理论依据之一。《金匮要略·惊悸吐衄下血胸满瘀血病脉证治》将血证列为一个篇章，对吐血、衄血、下血的病机、证治与预后做了重点论述，将下血分为远血、近血分别论治，其中泻火止血的泻心汤与温脾摄血的黄土汤至今仍为治疗吐血、便血的常用方剂。明·虞抟《医学正传·血证》将各种出血病证归纳在一起，率先以"血证"之名概之，自此血证之名为许多医家所采用。《先醒斋医学广笔记》明确提出了治吐血的三要法，强调了行血、补肝、降气在治疗吐血中的重要作用。《景岳全书·血证》曰："凡治血证，须知其要，而血动之由，唯火唯气耳。故察火者但察其有火无火，察气者但察其气虚气实。知此四者而得其所以，则治血之法无余义矣。"将引起出血的病机提纲挈领地概括为"火盛"和"气伤"两个方面。清·唐宗海的《血证论》为血证专著，对各种出血的病因、病理及辨证施治都有精辟论述，提出"止血、消瘀、宁血、补血"四法，是通治血证之大纲。

西医学中多种急慢性疾病所引起的出血，包括各系统疾病有出血症状者，以及造血系统病变所引起的出血性疾病，均可参考本病辨证论治。

【病因病机】

血证主要由感受外邪、情志过极、饮食不节、劳倦过度、久病或热病导致，火热熏灼，迫血妄行，或气虚不摄，血不循经，溢于脉外。

1. 常见病因

（1）感受外邪：六淫外邪侵袭，以热邪及湿热之邪为主，均可损伤脉络，而致出血。

（2）情志过极：恼怒过度，肝失疏泄，肝气郁结，气郁化火，上逆犯肺，损伤肺络，则咯血、衄血；横逆犯胃，胃络损伤则吐血。

（3）饮食不节：饮酒过多或过食辛辣厚味，滋生湿热，热伤脉络，迫血妄行，则衄血、吐血、便血；或损伤脾胃，脾胃虚衰，血失统摄，而致吐血、便血等。

（4）劳欲体虚：神劳伤心，体劳伤脾，房劳伤肾，劳欲过度，心、脾、肾气阴损伤，损伤于气，气虚不能摄血，血液外溢而成衄血、吐血、便血、紫斑；损伤于阴，阴虚火旺，迫血妄行，而致衄血、尿血、紫斑。

（5）久病之后：久病可致阴精伤耗，阴虚火旺，迫血妄行，而致出血；或正气亏损，气虚不摄，血溢脉外而出血；久病入络，血脉瘀阻，血不循经而出血。

2. 病机概要

（1）基本病机：火热熏灼，迫血妄行；气虚不摄，血溢脉外。

（2）病位：根据出血部位，分属不同脏腑。鼻衄病位在鼻、肺、胃，与肝、脾、肾均有密切关系；齿衄主要在胃、肾；咯血在肺，与肝、脾、肾三脏有关；吐血主要在胃，与肝、脾有关；便血主要在胃肠，与肝、脾有关；尿血在膀胱和肾，与心、脾、肺、小肠密切相关；紫斑表现在肌肤、血脉，脏腑病变多在胃、脾、肝、肾。

（3）病理性质：有虚实之分，实证常向虚证转化。由气火亢盛所致者属于实证；由阴虚火旺及气虚不摄所致者，则属于虚证。且出血之后常留瘀，使出血反复难止。

（4）病理转化：虚实常发生转化。如开始为火盛气逆，迫血妄行，但在反复出血之后，阴血亏损，虚火内生；或因出血过多，血去气伤，气虚阳衰，不能摄血。因此，有时阴虚火旺及气虚不摄，既是引起出血的病理因素，又是出血所导致的结果。此外，出血之后，已离经脉而未排出体外的血液，留积体内，蓄结而为瘀血，妨碍新血的生长及气血的正常运行，又会导致血虚，使出血加重或反复不止。

【诊断与鉴别诊断】

1. 诊断依据

（1）鼻衄：凡血自鼻道外溢，而非外伤、倒经所致者。

（2）齿衄：凡血自齿龈或齿缝外溢，非外伤所致者。

（3）咯血

1）临床表现

①主症：血自肺、气道而来，经咳嗽而由口咯出者称为咯血。血色常鲜红。

②次症：血中或夹泡沫，或痰中带血，痰血相兼；咳前常有喉痒、胸闷等症。

2）病史：多有慢性咳嗽、痰喘、肺痨等肺系疾患，或反复咯血病史。

3）相关检查：实验室检查白细胞及分类、血沉、痰培养、痰镜检，胸部 X 线检查、支气管镜或造影、胸部 CT 等，进一步明确咯血原因。

（4）吐血

1）临床表现

①主症：血自胃、食道而来，随呕吐经口而出者称为吐血。血色一般呈暗红色或咖啡色。

②次症：血中常夹杂食物残渣等胃内容物；吐血前多有恶心、胃脘不适等症；吐血后可伴有头晕、冷汗、面色苍白等症。呕血量多，常致血脱；大便色黑或暗红色。

2）病史：大多患者有胃痛、胁痛、黄疸、鼓胀、积聚等病史。

3）相关检查　呕吐物或大便潜血实验、胃肠 X 线钡餐造影、纤维胃镜、肝功能及 B 超检查，可明确出血原因。

（5）便血

1）临床表现

①主症：血自肛门排出者，称为便血。血色鲜红，或暗红或紫暗，或色黑呈柏油样。先下血后大便，血色鲜红者为近血；先大便后下血，血色紫暗或色黑者为远血。

②次症：可伴有头晕、心慌、气短及腹痛等症状。出血量多时，可出现晕厥、肢冷汗出、心率增快、血压下降。

2）病史：有胃肠道溃疡、炎症、息肉、憩室或肝硬化等病史。

3）相关检查：血常规、大便常规及培养、大便潜血实验、内窥镜、胃肠 X 线钡餐造影、肛门指检及结肠镜检查，可明确出血原因。

（6）尿血

1）临床表现：血随小便排出，小便中混有血凝块或夹有血丝，排尿时无疼痛者称为尿血。尿色多呈淡红、鲜红，或洗肉水样，甚至夹血块。亦有部分不能用肉眼观察而需在显微镜下才能发现的镜下血尿。

2）病史：多有淋证、肾痨、肾炎、肾与膀胱肿瘤等病史，或近期肾外伤、剧烈或过度运动史。

3）相关检查：尿常规、尿细菌学检查、泌尿系 X 线检查、膀胱镜检查。

（7）紫斑

1）临床表现

①主症：紫斑是血络受损，血渗于肌肤之间，皮肤出现青紫色斑点，大小不一，小者如针尖，大者融合呈片状，隐含于皮肤之内，平铺于皮肤之下，摸之不碍手，压之不褪色者。四肢及全身均可见，以下肢为甚，分布不均，颜色深浅不一，常反复发作。

②重症患者，可伴有鼻衄、齿衄、尿血、便血，女性可见崩漏。

2）病史：多有积聚、鼓胀、痹证、外感热病，或有饮食不慎等病史。

3）发病特点：小儿及成人皆可罹患，但以女性多见。

4）辅助检查：可做血小板计数，出、凝血时间，血管收缩时间，凝血酶原时间，毛细血管脆性实验等，必要时做骨髓穿刺检查，有助于明确病因。

2. 病证鉴别

（1）咯血与吐血：两者血均自口出，其不同点见表 8-2。

表 8-2　咯血与吐血的鉴别

	咯血	吐血
来源	肺、气道	胃
血色	鲜红	紫暗，或咖啡色
病史	慢性咳嗽、痰喘、肺痨	胃痛、胁痛、黄疸、癥积
兼症	常混有痰液，咯血前多有咳嗽、喉痒等症	血中常夹有食物残渣，吐血前多有上腹部不适、恶心等症

（2）便血中远血与近血：远血其位在胃、小肠（上消化道），血与粪便相混，血色如黑漆、如柏油或紫暗；近血来自乙状结肠、直肠、肛门（下消化道），血便分开，或便外裹血，血色多鲜红或暗红。

（3）尿血与血淋：两者均为血由尿道而出，小便时痛与不痛为其鉴别要点，不痛者为尿血，痛（滴沥刺痛）者为血淋。

（4）紫斑与出疹、丹毒：三者均有局部肤色的改变。但紫斑隐于皮内，触之不碍手，压之不褪色；疹高出于皮肤，摸之碍手，压之褪色；丹毒以皮肤色红如丹而得名，轻者压之褪色，重者压之不褪色，但其局部皮肤灼热肿痛。

（5）主要类证鉴别：血证以出血为突出表现，随其病因、病位及原有疾病的不同，则证候有火热亢盛、阴虚火旺及气虚不摄之分。因此，掌握这三种证候的表现特征，对于血证的辨证论治具有重要意义。其鉴别见表 8-3。

表 8-3　血证的主要类证鉴别

	病程、病势	临床表现特点
热盛迫血证	多发生在血证的初期，大多起病较急	出血的同时，伴有发热、烦躁、口渴欲饮、便秘、尿黄、舌质红、苔黄少津、脉弦数或滑数等症
阴虚火旺证	一般起病较缓，或由热盛迫血证迁延转化而成	反复出血，伴有口干咽燥、颧红、潮热盗汗、头晕耳鸣、腰膝酸软、舌质红、苔少、脉细数等症
气虚不摄证	多见于病程较长、久病不愈的出血患者	起病较缓，反复出血，伴有神情倦怠、心悸、气短懒言、头晕目眩、食欲不振、面色苍白或萎黄、舌质淡、脉弱等症

【辨证论治】

1. 辨证要点

（1）辨病证的不同：根据临床表现、病史即可辨清血证不同的病证类型。如从口中吐出的血液有吐血与咯血之分，这时，只要根据出血的病因、部位（病史）、临床表现特点，即可分辨出是吐血还是咯血；小便出血有尿血与血淋之别，需根据小便时尿道痛与不痛，即排除血淋、石淋，即可确认为尿血；大便下血，则需排除痔疮、痢疾等。

（2）辨脏腑病变之异：同一血证，可以由不同的脏腑病变而引起，应注意辨明。如同属鼻衄，但病变脏腑有在肺、在胃、在肝的不同；吐血有病在胃、在肝之别；齿衄有病在胃、在肾之分；尿血则有病在膀胱、肾或脾的不同。

（3）辨证候之虚实：初病多实，久病多虚。火热迫血所致者属实；阴虚火旺，气虚不摄，阳气虚衰所致者属虚。

（4）辨证与辨病相结合：血证至少包括鼻衄、齿衄、咯血、吐血、便血、尿血、紫斑七个不同病证，辨证论治时应与西医学的辨病相结合，以提高疗效。

2. 治疗原则　血证的基本治疗原则为治火、治气、治血。治火当分虚实，实火宜清热泻火，虚火宜滋阴降火。治气也分虚实，实证宜清气降气，虚证宜补气益气。治血即止血，有凉血止血、收敛止血或祛瘀止血之分。

3. 内科大出血的急诊处理　对于大出血患者，首要的是要掌握生命体征，先采取相应的紧急措施挽救生命，后辨病。保持气道通畅、建立静脉通道、抗休克治疗、控制出血等措施是关键，可中西医结合进行抢救。

4. 分证论治

（1）鼻衄：凡血自鼻道外溢而非因外伤、倒经所致的鼻腔出血，称为鼻衄，是血证中最常见的一种。多由火热迫血妄行所致，其中以肺热、胃热、肝火为常见，也可因阴虚火旺所致。少数病人，可由正气亏虚，血失统摄引起。

1）热邪犯肺证

证候　鼻燥衄血，血色鲜红，口干咽燥或咽痛；或兼有身热，恶风，头痛，咳嗽，痰少；舌质红，苔薄，脉数。

审证求机　本证的病证特点为鼻燥衄血、口干咽燥、舌红、脉数等症；基本病机为燥热伤肺，血热妄行，上溢清窍。

治法　清泄肺热，凉血止血。

方药　桑菊饮加减：桑叶、菊花、薄荷、连翘、桔梗、杏仁、甘草、芦根、牡丹皮、白茅根、旱莲草、侧柏叶。

临床运用　①肺热盛而无表证者，去薄荷、桔梗，加黄芩、栀子；②阴伤较甚，口、鼻、咽干燥显著者，加玄参、麦冬、生地；③衄血量多者，加藕节炭、仙鹤草。

2）胃热炽盛证

证候　鼻衄，或兼齿衄，血色鲜红；口渴欲饮，鼻干，烦躁，便秘尿赤，口干臭秽，龈肿牙宣；舌红苔黄，脉数。

审证求机　本证的病证特点为鼻衄、口干臭秽、便秘；基本病机为胃火上炎，迫血妄行。

治法　清胃泻火，凉血止血。

方药　玉女煎加减：石膏、知母、地黄、麦冬、牛膝、大蓟、小蓟、白茅根、藕节。

临床运用　①热势甚者，加栀子、牡丹皮、黄芩；②大便秘结者，加生大黄；③阴伤较甚，口渴、舌红苔少、脉细数者，加天花粉、石斛、玉竹；④衄血不止者，加三七粉冲服。

3）肝火上炎证

证候　鼻衄；头痛，目眩，耳鸣，烦躁易怒，两目红赤，口苦；舌红，脉弦数。

审证求机　本证的病证特点为鼻衄、头痛、目眩、耳鸣、烦躁易怒、两目红赤、口苦；基本病机为肝郁化火，肝火上炎，迫血妄行，上溢清窍。

治法　清肝泻火，凉血止血。

方药　龙胆泻肝汤加减：龙胆草、柴胡、栀子、黄芩、泽泻、车前子、生地黄、当归、甘草、白茅根、蒲黄、大蓟、小蓟、藕节。

临床运用　①若阴液亏耗，口鼻干燥、舌红少津、脉细数者，可去车前子、泽泻、当归，酌加玄参、麦冬、女贞子、旱莲草；②阴虚内热，手足心热者，加玄参、龟板、地骨皮、知母。

4）气血亏虚证

证候　鼻衄色淡，或兼齿衄、肌衄；神疲乏力、面色㿠白、甲色淡、头晕、耳鸣、心悸、夜寐不宁；舌质淡，脉细无力。

审证求机　本证的病证特点为鼻衄，神疲乏力，面色㿠白，舌质淡，脉细无力；基本病机为气虚不摄，血溢清窍，血去气伤，气血两亏。

治法　补气摄血。

方药　归脾汤加减：党参、茯苓、白术、甘草、当归、黄芪、酸枣仁、远志、龙眼肉。

临床运用　①常加仙鹤草、阿胶、茜草等止血之品；②衄血不止，阳气亏损者，可用红参另煎兑童便服。

（2）齿衄：齿龈出血，且排除外伤所致者，称为齿衄，又称为牙衄、牙宣。因阳明经脉入于齿龈，齿为骨之余，故齿衄主要与胃肠及肾的病变有关。

1）胃火炽盛证

证候　齿衄，血色鲜红；齿龈红肿疼痛，头痛，口臭，大便秘结；舌红，苔黄，脉洪数。

审证求机　本证的病证特点为齿衄，血色鲜红，口臭，便秘；基本病机为胃火内炽，循经上犯，灼伤龈络，络破血溢。

治法　清胃泻火，凉血止血。

方药　加味清胃散合泻心汤加减：生地黄、牡丹皮、黄连、连翘、当归、甘草、白茅根、大蓟、小蓟、藕节。

临床运用　①热势甚者，加栀子、黄芩；②大便秘结者，加生大黄；③阴伤较甚，口渴者，加天花粉、石斛、玉竹。

2）阴虚火旺证

证候　齿衄，血色淡红；齿摇不坚，舌质红，苔少，脉细数。

审证求机　本证的病证特点为齿衄，血色淡红，齿摇不坚；基本病机为肾阴不足，虚火上炎，络损血溢。

治法　滋阴降火，凉血止血。

方药　六味地黄丸合茜根散加减：熟地黄、山药、山茱萸、茯苓、牡丹皮、泽泻、茜草根、黄芩、侧柏叶、阿胶。

临床运用　①可酌加白茅根、仙鹤草、藕节；②虚火较甚而见低热、手足心热者，加地骨皮、白薇、知母。

（3）咯血：血由肺及气管外溢，经口而咯出，表现为痰中带血，或痰血相兼，或纯血鲜红，间夹泡沫，均称为咯血，亦称为嗽血或咳血。

1）燥热伤肺证

证候　喉痒，干咳少痰而黏，痰中带血；口干鼻燥，或有身热；舌质红，少津，苔薄黄，脉数。

审证求机　本证的病证特点为干咳少痰、痰中带血、口干鼻燥、舌质红、少津、苔薄黄、脉数；基本病机为燥热伤肺，肺失清肃，肺络受损。

治法　清热润肺，宁络止血。

方药　桑杏汤加减：桑叶、栀子、豆豉、沙参、梨皮、浙贝母、杏仁、白茅根、茜草、藕节、侧柏叶。

临床运用　①兼见发热、头痛、咳嗽、咽痛等症者，为风热犯肺，加金银花、连翘、牛蒡子；②津伤较甚，而见干咳无痰，或痰黏不易咯出，苔少，舌红少津者，加麦冬、玄参、天冬、天花粉等；③痰热蕴肺，肺络受损，症见发热、面红、咳嗽、咯血、咯痰黄稠、舌红、苔黄、脉数者，可加桑白皮、黄芩、知母、栀子、大蓟、小蓟、茜草；④热势较甚，咯血较多者，加连翘、黄芩、白茅根、芦根，并可冲服三七粉。

2）肝火犯肺证

证候　咳嗽阵作，痰中带血或纯血鲜红；胸胁胀痛，烦躁易怒，口苦；舌质红，苔薄黄，脉弦数。

审证求机　本证的病证特点为咳嗽阵作，痰中带血，胸胁胀痛，烦躁易怒，口苦；基本病机为木火刑金，肺失清肃，肺络受损。

治法　清肝泻肺，凉血止血。

方药　黛蛤散合泻白散加减：青黛、黄芩、桑白皮、地骨皮、海蛤壳、甘草、旱莲草、白茅根、大蓟、小蓟。

临床运用　①肝火较甚，头痛头晕、目赤、心烦易怒者，加龙胆草、菊花、夏枯草；②若咯血量较多，纯血鲜红，可用犀角地黄汤加三七粉冲服。

3）阴虚肺热证

证候　咳嗽少痰，痰黏不易咯出，痰中带血或反复咯血，血色鲜红；口干咽燥、颧红、潮热，盗汗；舌质红，脉细数。

审证求机　本证的病证特点为咳嗽少痰、痰中带血或反复咯血、潮热、盗汗、舌质红、脉细数；基本病机为虚火灼肺，肺失清肃，肺络受损。

治法　滋阴润肺，宁络止血。

方药　百合固金汤加减：百合、麦冬、玄参、生地黄、熟地黄、当归、白芍、川贝母、甘草、白及、藕节、白茅根、茜草。

临床运用　①反复咯血及咯血量多者，加阿胶、三七；②潮热、颧红明显者，加青蒿、鳖甲、地骨皮、白薇；③盗汗明显者，加糯稻根、浮小麦、五味子、煅牡蛎。

（4）吐血：血由胃来，经呕吐而出，称为吐血，亦称为呕血。血色常暗红或呈咖啡色，常夹有食物残渣。

1）胃热壅盛证

证候　脘腹胀闷，嘈杂不适，甚则作痛，吐血色红或紫黯，常夹有食物残渣；口臭，便秘，大便色黑；舌质红，苔黄腻，脉滑数。

审证求机　本证的病证特点为吐血、口臭、便秘；基本病机为胃热内郁，热伤胃络。

治法　清胃泻火，凉血止血。

方药　泻心汤合十灰散加减：黄芩、黄连、大黄、牡丹皮、栀子、大蓟、小蓟、侧柏叶、茜草根、白茅根、棕榈炭。

临床运用　①胃气上逆而见恶心呕吐者，可加代赭石、竹茹、旋覆花；②热伤胃阴而表现口渴、舌红而干、脉象细数者，加麦冬、石斛、天花粉。

2）肝火犯胃证

证候　吐血色红或紫黯；口苦胁痛，心烦易怒，寐少梦多；舌质红绛，脉弦数。

审证求机　本证的病证特点为吐血、口苦胁痛、心烦易怒；基本病机为肝火横逆犯胃，胃络损伤。

治法　泻肝清胃，凉血止血。

方药 龙胆泻肝汤加减：龙胆草、柴胡、黄芩、栀子、泽泻、车前子、生地黄、当归、白茅根、藕节、旱莲草、茜草。

临床运用 ①胁痛甚者，加郁金、制香附；②血热妄行，吐血量多，加犀角（用水牛角代）、赤芍；③兼有瘀血者，加花蕊石、三七。

3）气虚血溢证

证候 吐血缠绵不止，时轻时重，血色暗淡；胃脘隐隐作痛，喜温喜按，神疲乏力，心悸气短，面色苍白；舌质淡，脉细弱。

审证求机 本证的病证特点为吐血缠绵不止，时轻时重，神疲乏力，心悸气短，面色苍白，舌质淡，脉细弱；基本病机为中气亏虚，统血无权，血液外溢。

治法 益气摄血。

方药 归脾汤加减：党参、茯苓、白术、甘草、当归、黄芪、酸枣仁、远志、龙眼肉、木香、阿胶、仙鹤草、炮姜炭、白及、乌贼骨。

临床运用 若气损及阳，脾胃虚寒，症见肤冷、畏寒、便溏者，治宜温经摄血，可改用柏叶汤。

4）胃络瘀阻证

证候 吐血紫黯有瘀块；胃脘疼痛，痛如针刺或如刀割，痛有定处而拒按，面色晦暗；舌质紫黯，或有瘀斑，脉涩。

审证求机 本证的病证特点为吐血紫黯有瘀块、胃脘刺痛、舌质紫黯或有瘀斑、脉涩；基本病机为瘀阻胃络，血不循经。

治法 活血化瘀，通络止血。

方药 血府逐瘀汤合十灰散加减：桃仁、红花、当归、川芎、熟地黄、白芍、柴胡、枳壳、甘草、桔梗、牛膝、大黄、牡丹皮、栀子、大蓟、小蓟、侧柏叶、茜草根、白茅根、棕榈皮。

（5）便血：便血系胃肠脉络受损，出现血液随大便而下，或大便呈柏油样为主要临床表现的病证。

1）肠道湿热证

证候 便血色红；大便不畅或稀溏，或有腹痛，口苦；舌质红，苔黄腻，脉濡数。

审证求机 本证的病证特点为便血色红、大便不爽或稀溏、舌红、苔黄腻、脉濡数；基本病机为湿热蕴结肠道，肠络受损，血溢脉外。

治法 清热利湿，凉血止血。

方药 地榆散合槐角丸加减：地榆、茜草、槐角、栀子、黄芩、黄连、茯苓、防风、枳壳、当归。

临床运用 ①便秘者，加大黄；②若便血日久，湿热未尽而营阴已亏，应清热除湿与补益阴血双管齐下，虚实兼顾，扶正祛邪，可酌情选用清脏汤或脏连丸。

2）气虚不摄证

证候　便血色红或紫黯或紫黑光亮；脘腹不适，食少，面色萎黄，头晕目眩，体倦乏力，心悸，少寐；舌质淡，脉细。

审证求机　本证的病证特点为便血、食少、面色萎黄、体倦乏力、舌淡、脉细；基本病机为中气亏虚，气不摄血，血溢胃肠。

治法　益气摄血。

方药　归脾汤加减：党参、茯苓、白术、甘草、当归、黄芪、酸枣仁、远志、龙眼肉、木香、阿胶、槐花、地榆、仙鹤草。

临床运用　①便血较多不止者，加白及、槐米、地榆；②中气下陷，神疲气短，肛坠，加柴胡、升麻、黄芪，或辨证选用补中益气汤加减。

3）脾胃虚寒证

证候　便血紫黯，甚则黑色；脘腹隐痛，喜温喜按，或渴喜热饮，面色不华，神倦懒言，便溏；舌质淡，脉细。

审证求机　本证的病证特点为便血紫黯、脘腹隐痛、神倦懒言、喜热饮、舌质淡、脉细；基本病机为中焦虚寒，统血无力，血溢胃肠。

治法　健脾温中，养血止血。

方药　黄土汤加减：灶心土、白术、附子、甘草、地黄、阿胶、黄芩、白及、乌贼骨、三七、花蕊石。

临床运用　①便血不止者，加白及、花蕊石、参三七；②阳虚较甚，畏寒肢冷者，去黄芩、地黄，加鹿角霜、炮姜、艾叶。

（6）尿血：小便中混有血液，甚或伴有血块的病证，称为尿血。随出血量多少的不同，而使小便呈淡红色、鲜红色，或茶褐色。"镜下血尿"也应包括在尿血之中。

1）下焦热盛证

证候　小便黄赤、灼热，尿血鲜红；心烦，夜寐不安，面赤口疮，口渴；舌质红，脉数。

审证求机　本证的病证特点为尿血、小便灼热、面赤口疮、舌红、脉数；基本病机为热伤阴络，血渗膀胱。

治法　清热利湿，凉血止血。

方药　小蓟饮子加减：小蓟、生地黄、藕节、蒲黄、栀子、竹叶、滑石、甘草、当归。

临床运用　①尿血较甚者，加槐花、白茅根；②尿中夹有血块者，加桃仁、红花、牛膝；③热盛而心烦口渴者，加黄芩、天花粉；④大便秘结者，酌加大黄。

2）阴虚火旺证

证候　小便短赤带血；头晕耳鸣，腰膝酸软；神疲，颧红潮热；舌质红，脉细数。

审证求机　本证的病证特点为小便短赤带血、腰膝酸软、颧红潮热、舌质红、脉细数；基本病机为虚火内炽，灼伤脉络。

治法　滋阴降火，凉血止血。

方药　知柏地黄丸加减：地黄、怀山药、山茱萸、茯苓、泽泻、牡丹皮、知母、黄柏、旱莲草、大蓟、小蓟、藕节、蒲黄。

临床运用　①尿血多者，加茜草根、侧柏叶、藕节、蒲黄；②颧红潮热者，加地骨皮、白薇；③心烦少寐者，加淡竹叶、莲子心、麦冬、夜交藤；④遗精者，加莲须、芡实、桑螵蛸、生龙骨、生牡蛎；⑤腰膝酸软者，加狗脊、桑寄生、续断、怀牛膝。

3）脾不统血证

证候　久病尿血，甚或兼见齿衄、肌衄；食少，体倦乏力，气短声低，面色不华；舌质淡，脉细弱。

审证求机　本证的病证特点为久病尿血、体倦乏力、面色不华、舌质淡、脉细弱；基本病机为中气亏虚，统血无力，血渗膀胱。

治法　补中健脾，益气摄血。

方药　归脾汤加减：党参、茯苓、白术、甘草、当归、黄芪、酸枣仁、远志、龙眼肉、木香、熟地黄、阿胶、仙鹤草、槐花。

临床运用　气虚下陷而且少腹坠胀者，可加升麻、柴胡，或选用补中益气汤加减。

4）肾气不固证

证候　久病尿血，血色淡红；头晕耳鸣，精神困惫，腰膝酸软；舌质淡，脉沉弱。

审证求机　本证的病证特点为久病尿血、头晕耳鸣、精神困惫、腰膝酸软、脉沉弱；基本病机为肾虚不固，血失藏摄。

治法　补益肾气，固摄止血。

方药　无比山药丸加减：熟地黄、山药、山茱萸、怀牛膝、肉苁蓉、菟丝子、杜仲、巴戟天、茯苓、泽泻、五味子、赤石脂、仙鹤草、蒲黄、槐花、紫珠草。

临床运用　①尿血较重者，可再加牡蛎、金樱子、补骨脂；②腰脊酸痛、畏寒神怯者，加鹿角片、狗脊。

（7）紫斑：血液溢出于肌肤之间，皮肤表现青紫色斑点或斑块的病证，称为紫斑，亦称为肌衄。外感温毒所致的紫斑，称为葡萄疫。

1）血热妄行证

证候　皮肤出现青紫色斑点或斑块；或伴有鼻衄，齿衄，便血，尿血，口渴，便秘；

舌质红，苔黄，脉弦数。

审证求机　本证的病证特点为皮肤出现青紫色斑点或斑块，舌红苔黄，脉弦数；基本病机为热壅经络，迫血妄行，血溢肌腠。

治法　清热解毒，凉血止血。

方药　清营汤合十灰散：水牛角、地黄、牡丹皮、赤芍、大蓟、小蓟、侧柏叶、茜草根、白茅根、棕榈皮、栀子、大黄。

临床运用　①热毒炽盛，发热、出血广泛者，加生石膏、龙胆草、紫草，冲服紫雪丹；②热壅胃肠，气血郁滞，症见腹痛、便血者，加白芍、甘草、地榆、槐花；③邪热阻滞经络，兼见关节肿痛者，酌加秦艽、木瓜、桑枝。

2）阴盛火旺证

证候　皮肤出现青紫色斑点或斑块，时发时止；常伴鼻衄、齿衄或月经过多，心烦，颧红，手足心热，或有潮热，盗汗，口渴；舌质红，苔少，脉细数。

审证求机　本证的病证特点为皮肤出现青紫色斑点或斑块、颧红、潮热、盗汗、舌红、苔少、脉细数；基本病机为虚火内炽，灼伤脉络，血溢肌腠。

治法　滋阴降火，宁络止血。

方药　茜根散加减：茜草根、黄芩、侧柏叶、生地黄、阿胶、甘草。

临床运用　①阴虚较甚者，可加玄参、龟板、女贞子、旱莲草；②潮热明显者，可加地骨皮、白薇、秦艽；③尿血者，加小蓟、白茅根。

3）气虚不摄证

证候　反复发生肌衄，散在出现，时起时消；神疲乏力，头晕目眩，面色苍白或萎黄，食欲不振，腹胀便溏；舌质淡，脉细弱。

审证求机　本证的病证特点为肌衄、神疲乏力、食欲不振、面色萎黄、舌质淡、脉细弱；基本病机为中气亏虚，统摄无力，血溢肌腠。

治法　补气摄血。

方药　归脾汤加减：党参、茯苓、白术、甘草、当归、黄芪、酸枣仁、远志、龙眼肉、木香。

临床运用　①紫斑出血较多者，加茜草、乌贼骨、紫珠草；②若兼肾气不足而见腰膝酸软者，可加山茱萸、菟丝子、续断。

4）瘀血内阻证

证候　皮肤紫斑日久不愈，斑色紫暗，面色晦暗或唇甲青紫；或胸腹刺痛，痛有定处；舌质紫暗有瘀斑，脉涩。

审证求机　本证的病证特点为皮肤紫斑日久不愈、斑色紫暗、面色晦暗、舌质紫暗有瘀斑、脉涩；基本病机为离经瘀血，阻滞脉络，血不循经，溢于脉外。

治法　活血化瘀，消斑止血。

方药　桃红四物汤加味：桃仁、红花、当归、川芎、生地黄、赤芍。

临床运用　①可加丹参、鸡血藤、三七、紫草以止血；②腹痛者，加失笑散；③气短乏力者，加党参、黄芪、大枣；④五心烦热者，加玄参、知母、地骨皮。

【预防与调护】

1. 生活调节　起居有常，劳逸适度，精神愉快，心情舒畅。对血证患者尤其要注意精神调摄，消除其紧张、恐惧、忧虑等不良情绪。

2. 饮食调节　饮食有节，宜清淡、易消化、富营养的饮食，如新鲜蔬菜、水果、瘦肉、蛋类等。忌食辛辣香燥、油腻炙煿之品，戒除烟酒。

3. 疾病调护　积极治疗引起出血的原发疾病，严密观察病情的发展、变化。重者应卧床休息，吐血量大或频频吐血者，应暂予禁食。若出现头昏、心慌、汗出、面色苍白、四肢湿冷、脉芤或细数等，应及时救治，以防产生厥脱之证。

【结语】

血证以血液不循常道，溢于体外为共同特点，临床主症为出血。根据出血部位的不同，分为鼻衄、齿衄、咯血、吐血、便血、尿血、紫斑等多种病证。外感、内伤多种原因，均可导致血证，其基本病机可概括为火热熏灼及气虚不摄两大类；火热有实火、虚火之分；气虚又有气虚和气损及阳之别。治疗主要掌握治火、治气、治血三个基本原则，实火当清热泻火，虚火当滋阴降火，实证当清气、降气，虚证当补气、益气，各种血证在辨证治疗时均可酌情选用凉血止血、收敛止血或活血止血的药物。积极治疗引起出血的原发疾病，并严密观察病情，做好调摄护理，是治疗血证的关键。

复习思考

1. 何谓血证？血证的病机特点主要有哪些方面？

2. 血证治疗的三大治则是什么？如何理解？

3. 如何判断出血部位及出血量？

4. 归纳说明火热亢盛证、阴虚火旺证、气虚不摄证的证治特点。

病案分析

鄢某，女，50岁。

咳嗽咯血，常因感冒诱发，时发时止，反复5年，经检查无肺结核病，近因感冒又咳嗽咯血，面部浮肿，午后低热，头晕目眩，胸闷短气，心烦盗汗，咽喉干燥，大便干结，小便黄少。察其舌红少苔，脉细而数。以肺主气，外合皮毛，肺气清肃则能宣发卫气行于体表，以御外邪，若肺气不足则易受外邪侵袭。本例由于反复发作，导致气阴两虚，虚火内炽，灼伤肺络而咯血。治宜养阴润肺止血。生地 10g，百合 15g，麦冬 10g，玄参 10g，川贝母 6g，当归 10g，赤芍 10g，沙参 15g，白及 6g，旱莲草 3g，黄芩 10g，甘草 6g，5 剂，日服 1 剂。

二诊：咳嗽咯血减轻，胸闷气短好转，二便正常，余症同前。原方再服 10 剂。

三诊：咳嗽咯血均止，仍有头晕目眩、低热不退、口苦咽干、食少神疲等症，劳累后面部浮肿、四肢无力。舌红苔白，脉沉细弦。可知脾失健运，气阴难复，采用健脾益气以善其后。党参 12g，白术 10g，茯苓 10g，莲肉 12g，山药 10g，百合 12g，熟地 12g，砂仁 6g，炙草 6g，10 剂。

分析：本例咳嗽咯血，应属于肺阴不足，阴虚火旺而动血。然肺之所以虚，又由于脾虚不能运化水谷之精微以上荣于肺。肺气虚衰，卫外力弱，不耐风寒，反复发作。故先养阴、润肺、敛血为治，后用健脾益气，"培土生金"之法，疗效巩固。

（湖南省中医药研究所 . 湖南省老中医医案选·张海清 . 长沙：湖南科学技术出版社，1981）

项目三 痰 饮

【学习目标】

知识要求

1. 掌握痰饮病的诊断要点、辨证论治。
2. 熟悉常见痰饮病的病因病机、类证鉴别、预防调护方法。
3. 了解痰饮病的源流、演变及预后。

技能要求

1. 能够对痰饮病患者的常见证型进行辨证论治。
2. 能够熟练地为痰饮病患者开展预防与调护指导。

案例导入

李某，男，54 岁。主诉：有咳喘病史 13 年，复发 6 天。现病史：6 日前，因外出淋雨，加之穿衣较为单薄，不慎感受风寒，到家后当天即发热恶寒、

头痛身痛、无汗、咳喘而不能平卧、咯吐痰涎、痰稀色白量多。查体：体温
38.5℃。舌质淡，苔白滑，脉浮紧。

问题与思考：

1. 中医诊断为何病？当辨为何证型？

2. 本病的临床特征是什么？应与哪些病证相鉴别？

3. 该证型的治法如何？当选用何方药？应如何调养？

痰饮即痰饮病证，是指由于外感、内伤多种病因导致脏腑功能失调，三焦气化不利，体内水液输布、运化失常，停聚于某些部位所出现的一类病证。

痰饮（病证）有广义、狭义之分，广义的痰饮（病证）为诸饮之总称，包括《金匮要略》提出的四饮：痰饮、悬饮、溢饮、支饮；狭义之痰饮，仅指诸饮中的一个类型，即饮停于胃肠的痰饮。本项目讨论的是广义的痰饮（病证）。

《内经》无"痰"之证，而有"饮""饮积"之说，如《素问·经脉别论》曰："饮入于胃，游溢精气，上输于脾，脾气散精，上归于肺，通调水道，下输膀胱，水精四布，五经并行。"论述了正常水液的代谢。《素问·至真要大论》曰："太阴在泉……湿淫所胜……民病饮积心痛。"《素问·气交变大论》又曰："岁土太过，雨湿流行，肾水受邪，甚则饮发，中满食减。"这是对痰饮认识的开端，又为后世痰饮学说的形成与发展奠定了理论基础。《金匮要略》首创"痰饮"名称，并立专篇对痰饮的分类、证候、治法、方药等加以论述，提出"用温药和之"的治疗原则，成为后世对痰饮病进行辨治的重要依据。隋唐至金元，有痰证、饮证之分，发展了痰的病理学说，提出"百病兼痰"的论点。《仁斋直指方》首先将饮与痰的概念做了明确的区分，提出饮清稀而痰稠浊。叶天士总结前人治疗痰饮病的经验，重视脾、肾，提出了"外饮治脾，内饮治肾"的大法。

现代西医学中的慢性支气管炎、支气管哮喘、渗出性胸膜炎、慢性胃炎、心力衰竭、肾炎水肿等均可参照本病进行辨证论治。

【病因病机】

痰饮（病证）的成因为外感寒湿、饮食不当，或劳欲所伤，以致肺、脾、肾三脏功能失调，三焦气化不利，水液输布运化失常，津液停积为患。

1. 常见病因

（1）外感寒湿：气候湿冷、冒雨涉水、坐卧湿地，寒湿之邪侵袭肌表，困遏卫阳，致肺气不能宣布水津；或寒湿由表及里，中阳受困，脾失健运，水液不化，水津停滞，积而成饮。

（2）饮食不当：暴饮过量，恣饮冷水，进食生冷，损伤中阳；或炎夏受热、饮酒后，

因热伤冷，冷热交结，中阳被遏，均可致脾失健运，水湿内生，水液停积而致痰饮。

（3）劳欲所伤：劳倦、纵欲太过，或年高体弱、久病体虚，伤及脾肾之阳，致脾肾阳虚，水液失于输布、气化，停而成饮。或体虚气弱，劳倦太过之人，伤于水湿，更易停蓄为病。

2. 病机概要

（1）基本病机：主要为中阳素虚，复加外感寒湿，或为饮食、劳欲所伤，致使肺失通调，脾失运化，肾失蒸化，三焦气化不利，水液不化，水津停聚成饮为患。

（2）病位：在肺、脾、肾及三焦。三脏之中，脾运失司，首当其冲。

（3）病理性质：总属阳虚阴盛，运化失调，因虚致实，水饮停积为患。故中阳素虚，脏气不足，是发病的内在病理基础。

（4）病理转化及预后：痰饮病的转归，主要表现为脾病及肺、脾病及肾、肺病及肾。若肾虚开阖不利，痰饮也可凌心、射肺、犯脾。另一方面，痰饮病多为慢性病，病程日久，常有寒热虚实之间的相互转化。且饮积可以生痰，痰阻致瘀，痰瘀互结，使症情更加缠绵、复杂，故应注意对本病的早期治疗。若施治得法，一般预后尚佳。若饮邪内伏或久留体内，其病势多缠绵难愈，且易因感外邪或饮食不当而诱发。

【诊断与鉴别诊断】

（一）诊断依据　应根据四饮的不同临床表现特征，结合病史与相关检查来确定诊断。

1. 临床特征

（1）痰饮：心下满闷，呕吐清水痰涎，胃中振水声，肠间沥沥有声，头昏目眩，形体昔肥今瘦。属饮停胃肠。

（2）悬饮：胸胁饱满，咳唾胸胁引痛，喘促不能平卧。属饮流胁下。

（3）溢饮：身体疼痛而沉重，甚则肢体浮肿，当汗出而不汗出，或伴咳喘。属饮溢肢体。

（4）支饮：咳逆倚息，短气不得平卧，其形如肿。属饮邪支撑胸肺。

2. 病史　常有脾胃、心肺、肝肾等脏腑的相关病史，如痰饮常有脾胃（肠）病史，悬饮或有肺痨病史等。

3. 相关检查　四饮所涉及的疾病颇多，临证应注意结合有关检查。

（1）若胸部X线及B超探查示有胸腔积液，胸水常规比重＞1.018，蛋白含量＞2.5%，细胞计数以淋巴细胞为主，则有助于渗出性胸膜炎的诊断。

（2）胃镜检查示胃黏膜炎症、充血、糜烂，或有腺体萎缩，幽门螺杆菌（＋），则有助于慢性胃炎的诊断。

（3）若有心功能不全的临床表现，肺毛细血管楔嵌压（PCWP）增高，或颈静脉压增高，则有助于左心衰或右心衰的诊断。

（4）尿常规检查示有血尿、蛋白尿，尿沉渣检查发现有多量红细胞、白细胞、透明管型、颗粒管型，则有助于急性肾小球肾炎的诊断。

（二）病证鉴别

1. 痰、饮、水、湿的鉴别　痰多厚浊，可分有形之痰和无形之痰，痰之在人，无处不到，故病变多端，病证复杂，多因热煎熬而成；饮呈稀涎，多停于体内局部或体位低下之处，如胃肠、胁下、胸肺、四肢，多由阳虚阴寒，积聚而生；水属阴类，其形质最为清稀，有阴水、阳水之分，每每泛溢肌肤、四末，甚至全身，多流聚于体位低下或机体的松弛部位；湿为阴邪，其性黏滞，发病缓慢，缠绵难解，每与他邪相兼为患。但四者同出一源，皆为体内津液不能正常输布、气化，停聚而成，在一定条件下可相互转化。

2. 悬饮与胸痹　胸痹为胸膺部或心前区憋闷疼痛，甚则疼痛放射至左侧肩背或左臂内侧，历时较短（疼痛持续数秒至 15 分钟，多为 1 ～ 5 分钟），休息或用药后得以缓解，常于劳累、饱餐、受寒、情绪激动后突然发作；悬饮以胸胁胀痛，持续不解，多伴咳唾、转侧、呼吸时疼痛加重，胁间饱满，并有咳嗽、咯痰等肺系证候。

3. 溢饮与风水证　水肿之风水相搏证，可分为表实、表虚两个类型。表实者，水肿而无汗，身体疼重，与水泛肌表之溢饮基本相同。如见肢体浮肿而汗出恶风，则属表虚，与溢饮有异。

4. 支饮、伏饮与肺胀、喘证、哮病　这些病证均有咳逆上气、喘满、咳痰等表现。但肺胀是肺系多种慢性疾患日久积渐而成，以喘、咳、痰、胀（即胀闷如窒）、瘀为临床特征；喘证是多种急慢性疾病的主症，以呼吸困难、短促急迫，甚则张口抬肩、鼻翼扇动、难以平卧为临床特征；哮病是呈反复发作的一个独立疾病，以喉中有哮鸣音为临床特征；支饮是痰饮的一个类型，因饮邪支撑胸肺而致，以咳逆倚息、短气不得平卧为临床特征；伏饮是指伏而时发的饮证。其发生、发展、转归均有不同，但亦存在一定联系。

【辨证论治】

1. 辨证要点

（1）辨标本的主次：应掌握痰饮的病理性质总属阳虚阴盛、本虚标实。本虚指阳气不足，标实为水饮留聚。在疾病发展的不同阶段，有以本虚为主的，有以标实为主的。无论病之新久，都要根据症状辨别二者主次。

（2）辨病邪的兼夹：痰饮虽为阴邪，寒证居多，但亦有郁久化热者；初起若有寒热见症，为夹表邪；饮积不化，气机升降受阻，常兼气滞。

2. 治疗原则　痰饮的治疗原则为温阳化饮。因饮为阴邪，阴寒之邪，非温不化，饮邪遇寒则聚，得温则行。通过温阳化气，可杜绝水饮之生成。同时还当根据标本缓急、表里虚实的不同，采取相应的治疗措施。如水饮壅盛、标急者，当祛饮以治标；阳微气衰，本虚明显者，当温阳以治本；在表者，宜温散发汗；在里者，当温化利水；若邪实正虚者，又当攻补兼施；饮热夹杂者，宜温清并用。

3. 分证论治

（1）痰饮：多由素体脾虚，运化不健，复加饮食不当，或为外湿所伤，而致脾阳虚弱，饮留胃肠所引起。

1）脾阳虚弱证

证候　胸胁支满，心下痞闷，胃中有振水音，脘腹喜温畏冷；背寒，泛吐清水痰涎，饮入易吐，口渴不欲饮水，心悸气短，头晕目眩，食少，大便或溏，形体逐渐消瘦；舌苔白滑，脉弦细而滑。

审证求机　本证的病证特点为胸胁支满，心下痞闷，胃中有振水音，脘腹喜温畏冷，舌苔白滑，脉弦细而滑；基本病机为脾阳虚弱，饮停于胃，清阳不升。

治法　温脾化饮。

方药　苓桂术甘汤合小半夏加茯苓汤加减：桂枝、甘草、白术、茯苓、半夏、生姜。

临床运用　①水饮内阻，清气不升而致眩晕、小便不利者，加泽泻、猪苓；②饮邪上逆者，配干姜、吴茱萸、川椒目、半夏、生姜；③脘部冷痛、吐涎沫者，加肉桂；④心下胀满者，加枳实。

2）饮留胃肠证

证候　心下坚满或痛，自利，利后反快；虽利心下续坚满，或水走肠间，沥沥有声，腹满，便秘，口舌干燥；舌苔腻，苔色白或黄，脉沉弦或伏。

审证求机　本证的病证特点为心下坚满或痛，自利，利后反快，虽利心下续坚满，或水走肠间，沥沥有声，苔腻，脉沉弦或伏；基本病机为水饮壅结，留于胃肠，郁久化热。

治法　攻下逐饮。

方药　甘遂半夏汤或己椒苈黄丸加减：甘遂、半夏、白芍、蜂蜜、大黄、葶苈子、防己、川椒目、甘草。

临床运用　饮邪上逆，胸满者，加枳实、厚朴。

（2）悬饮：多因素体不强，或原有其他慢性疾病，肺虚卫弱，时邪外袭，肺失宣通，饮停胸胁，而致络气不和。如若饮阻气郁，久则可以化火伤阴或耗损肺气。在疾病发生发展过程中，可见如下证型。

1）邪犯胸肺证

证候　寒热往来，身热起伏，胸胁刺痛，呼吸、转侧则疼痛加重，咳嗽，痰少，气急；汗少，或发热不恶寒，有汗而热不解，心下痞满，干呕，口苦，咽干；舌苔薄白或黄，脉弦数。

审证求机　本证的病证特点为寒热往来，胸胁刺痛，呼吸、转侧则疼痛加重，咳嗽，痰少，气急；基本病机为邪犯胸肺，枢机不利，肺失宣降。

治法　和解宣利。

方药　柴枳半夏汤加减：柴胡、黄芩、瓜蒌、半夏、枳壳、青皮、赤芍、桔梗、杏仁。

临床运用　①痰饮内结，肺气失肃，而见咳逆气急者，加白芥子、桑白皮；②胁痛甚者，加郁金、桃仁、延胡索；③心下痞硬、口苦、干呕者，加黄连、半夏、瓜蒌；④热盛汗出、咳嗽气粗者，去柴胡，加麻黄、杏仁、石膏。

2）饮停胸胁证

证候　胸胁疼痛，咳唾引痛，痛势较前减轻，而呼吸困难加重，咳逆气喘，息促不能平卧，或仅能偏卧于停饮的一侧；病侧肋间胀满，甚则病侧胸廓隆起；舌苔白，脉沉弦或弦滑。

审证求机　本证的病证特点为胸胁疼痛、咳逆气喘、不能平卧、肋间胀满或隆起；基本病机为饮停胸胁，脉络受阻，肺气郁滞。

治法　泻肺祛饮。

方药　椒目瓜蒌汤合十枣汤或控涎丹加减：葶苈子、桑白皮、苏子、瓜蒌皮、杏仁、枳壳、川椒目、茯苓、猪苓、泽泻、冬瓜皮、车前子、甘遂、大戟、芫花。

临床运用　①痰浊偏盛，胸部满闷，舌苔浊腻者，加薤白、杏仁；②如水饮久停难去，胸胁支满、体弱食少者，加桂枝、白术、甘草等。

3）络气不和证

证候　胸胁疼痛，如灼如刺，胸闷不舒，呼吸不畅，或有闷咳，甚则迁延经久不已，阴雨天更甚，可见病侧胸廓变形；舌质黯，舌苔薄，脉弦。

审证求机　本证的病证特点为胸胁疼痛如灼如刺、胸闷不舒、呼吸不畅，可见病侧胸廓变形；基本病机为饮邪久郁，气机不利，脉络痹阻。

治法　理气和络。

方药　香附旋覆花汤加减：旋覆花、苏子、柴胡、香附、枳壳、郁金、延胡索、桃仁、红花、川芎、当归须、赤芍、沉香。

临床运用　①痰气郁阻，胸闷苔腻者，加瓜蒌、枳壳；②久痛入络，痛势如刺者，加桃仁、红花、乳香、没药；③饮留不净者，胁痛迁延，经久不已者，可加通草、路路通、冬瓜皮等。

4）阴虚内热证

证候　咳呛时作，咯吐少量黏痰，口干咽燥；或午后潮热，颧红，心烦，手足心热，盗汗，或伴胸胁闷痛，形体消瘦；舌质偏红，少苔，脉细数。

审证求机　本证的病证特点为咳呛、咯吐少量黏痰、潮热、颧红、盗汗、舌红、少苔、脉细数；基本病机为饮阻气郁，化热伤阴，阴虚肺燥。

治法　滋阴清热。

方药　沙参麦冬汤合泻白散加减：沙参、麦冬、玉竹、白芍、天花粉、桑白皮、桑叶、地骨皮、甘草。

临床运用　①阴虚内热，潮热显著者，可加鳖甲、十大功劳叶；②虚热灼津为痰，肺失宣肃而见咳嗽者，可加百部、川贝母；③痰阻气滞，络脉失畅，见胸胁闷痛者，酌加瓜蒌皮、枳壳、郁金、丝瓜络；④日久积液未尽者，加牡蛎、泽泻。

（3）溢饮：多因外感风寒，玄府闭塞，以致肺脾输布失职，水饮流溢四肢肌肉，寒水相杂为患。如宿有寒饮，复加外寒客表而致者，多属表里俱寒；若饮邪化热，可见饮溢体表而热郁于里之候。

表寒里饮证

证候　身体沉重疼痛，甚则肢体浮肿，恶寒，无汗；或有咳喘，痰多白沫，胸闷，干呕，口不渴；苔白，脉弦紧。

审证求机　本证的病证特点为恶寒、无汗、身体沉重疼痛、肢体浮肿、苔白、脉弦紧；基本病机为肺脾失调，寒水内留，泛流肢体。

治法　发表化饮。

方药　小青龙汤加减：麻黄、桂枝、半夏、干姜、细辛、五味子、白芍、炙甘草。

临床运用　①表寒外束，内有郁热，伴有发热、烦躁，苔白而兼黄，加石膏；②若表寒之象已不著者，改用大青龙汤；③水饮内聚而见肢体浮肿明显、尿少者，可配茯苓、猪苓、泽泻；④饮邪犯肺，喘息痰鸣不得卧者，加杏仁、射干、葶苈子。

（4）支饮：多因受寒饮冷，饮邪留伏，或久咳致喘，迁延反复伤肺，肺气不能布津，阳虚不运，饮邪留伏，支撑胸膈，上逆迫肺。此证多在感寒触发时，以邪实为主，缓解期以正虚为主。

1）寒饮伏肺证

证候　咳逆喘满不得卧，痰吐白沫量多，经久不愈，天冷受寒加重，甚至引起面浮跗肿；或平素伏而不作，遇寒即发，发则寒热、背痛、目泣自出、身体振振瞤动；舌苔白滑或白腻，脉弦紧。

审证求机　本证的病证特点为咳逆喘满不得卧，痰吐白沫量多，天冷受寒加重，或遇寒即发，舌苔白滑或白腻，脉弦紧；基本病机为寒饮伏肺，遇感引动，肺失宣降。

治法　宣肺化饮。

方药　小青龙汤加减：麻黄、桂枝、干姜、细辛、半夏、厚朴、苏子、杏仁、甘草、五味子。

临床运用 ①邪实正虚，饮郁化热，喘满胸闷、心下痞坚、烦渴、面色黧黑、苔黄而腻、脉沉紧，或经吐下而不愈者，当行水散结、补虚清热，用木防己汤加减；②水邪结实者，去石膏加茯苓、芒硝；③若痰饮久郁化为痰热，伤及阴津，咳喘咯痰稠厚、口干咽燥、舌红少津、脉细滑数者，用麦门冬汤加瓜蒌、川贝母、木防己、海蛤粉。

2）脾肾阳虚证

证候 喘促，动则尤甚，心悸，气短，或咳而气怯，痰多；食少，胸闷，神疲，怯寒肢冷，少腹拘急不仁，脐下动悸，小便不利，足跗浮肿，或吐涎沫，头目昏眩；舌体胖大，质淡，苔白润或腻，脉沉细而滑。

审证求机 本证的病证特点为喘促，动则尤甚，心悸，气短，舌质淡，舌体胖大，苔白润或腻，脉沉细而滑；基本病机为支饮日久，脾肾阳虚，饮凌心肺。

治法 温脾补肾，以化水饮。

方药 金匮肾气丸合苓桂术甘汤加减：桂枝、附子、黄芪、山药、白术、炙甘草、苏子、干姜、款冬花、钟乳石、沉香、补骨脂、山茱萸。

临床运用 ①痰涎壅盛，食少痰多者，可加半夏、陈皮；②水湿偏盛，足肿、小便不利、四肢沉重疼痛者，可加茯苓、泽泻；③脐下悸、吐涎沫、头目昏眩者，是饮邪上逆，虚中夹实之候，可用五苓散加减。

【预防与调护】

1. 锻炼身体，增强体质 凡有痰饮病史者，平时应加强身体锻炼，增强体质，提高机体的抗病能力。

2. 生活调护 生活应起居有节，注意保暖，避免风寒湿冷侵袭，预防感冒；要劳逸适度，以防诱发。

3. 饮食调护 饮食宜清淡，忌食生冷、甘肥之物，戒烟少酒。

4. 治疗调护 在应用发汗、利水、峻下逐水之法时，应注意中病即止，勿伤正气，顾护脾胃。

【结语】

痰饮是体内水液不得输化，停聚在某些部位而形成的一类病证。痰饮有广义、狭义之分。广义的痰饮为诸饮之总称，有痰饮、悬饮、溢饮、支饮四种；狭义者仅为四饮中的痰饮。痰饮的病机主要为中阳素虚，复加外感寒湿，或为饮食、劳欲所伤，致使三焦气化失常，肺、脾、肾通调、转输、蒸化无权，阳虚阴盛，津液停聚而成。辨证应先从饮停部位分别四饮：痰饮属饮停胃肠，悬饮属饮流胁下，溢饮属外溢四肢肌表，支饮属饮伏胸膈等。然后抓住体虚邪实的特点，分清标本虚实的主次。治疗应以温阳化饮为原则。因痰饮总属阳虚阴盛、本虚标实，故有治标、治本、善后调理等。其中发汗、利水、攻逐为治标之法，只可权宜用之；健脾、温肾为治本之法，亦用作善后调理。痰饮停积，影响气机升降，久郁又可化热，故本病有夹气滞、夹热的不同。饮邪内蓄，复感外邪，易诱发而使症情加剧，故治疗本病，应注意辨明有无兼夹，施治方可中的。

复习思考

1. 何谓痰饮？常见病因有哪些？
2. 痰饮病之四饮，饮邪分别停留于何部位？四饮临床表现特征各是什么？
3. 为何痰饮的治疗当以"温化"为原则？如何根据表里虚实确立具体治法？

病案分析

某左。

痰饮由脾传肺，肺病作咳，累及其肾，渐增气急，吐痰，厚薄不定，小溲赤，脉濡弦，大便溏，腿足肿，舌垢，口渴不多饮。气不至故燥，中无阳故不渴，胃纳不开，渐至脏真竭，最虑腹满增喘。

金水六君煎丸七钱（包），淡芩炭一钱半，冬花三钱，胡桃肉三枚，煅白石英五钱，川贝三钱，冬瓜子七钱，竹茹三钱，盐半夏一钱半，海蛤粉七钱（包），茯苓四钱，玉蝴蝶五分，通草一钱半，谷芽五钱。

（曹鸣高.吴门曹氏三代医验集.南京：江苏科学技术出版社，1988）

项目四　消　渴

【学习目标】

知识要求

1. 掌握消渴的概念、诊断、辨证论证。
2. 熟悉消渴的类证鉴别、预防调护方法。
3. 了解消渴的病因病机、演变与预后。

技能要求

1. 能够正确诊断消渴并为患者进行辨证论治。
2. 能够熟练地为消渴患者进行预防与调护指导。

案例导入

王某，男性，46 岁。因"口干，口渴 3 周"于 2017 年 3 月 6 日来诊。

患者 3 周前无明显原因开始出现口干，饮水可缓解，后口干、口渴日益严重，饮水增加，近日口干舌燥、烦渴多饮，日饮 6 杯水（约 3000mL），兼见小便频数量多，舌边尖红，苔薄黄，脉洪数。

问题与思考：

1. 中医诊断为何病？当辨为何证？

2. 本病的临床特征是什么？本病应与哪些病证相鉴别？要确诊还需做哪些检查？

3. 中医如何治疗？选何方药？怎样调护？

消渴是以多饮、多食、多尿、乏力、消瘦，或尿有甜味为主要临床表现的一种疾病。其病机主要是禀赋不足，阴津亏损，燥热偏盛，且多与血瘀密切相关。特征性的临床症状是口渴多饮、多食易饥、尿频量多、形体消瘦或尿有甜味等。

消渴之名首见于《素问·奇病论》，《内经》还有消瘅、肺消、膈消、消中等名称的记载，认为五脏虚弱、过食肥甘、情志失调是引起消渴的原因，内热是其主要病机。《金匮要略》立专篇讨论，最早提出治疗方药。《诸病源候论》论述其并发症："其病变多发痈疽。"刘完素《三消论》为我国第一部消渴病专著。《证治要诀》明确提出上、中、下消的分类。《证治准绳》对三消的临床分类做了规范："渴而多饮为上消，消谷善饥为中消，渴而便数有膏为下消。"

西医学的糖尿病、尿崩症、神经性多尿症等可参照本病辨证论治。

【病因病机】

消渴病的病因较复杂，禀赋不足、饮食失节、情志失调、劳欲过度等均可导致消渴。消渴病变的脏腑主要在肺、胃、肾，其病机主要在于阴津亏损，燥热偏盛，而以阴虚为本、燥热为标，两者互为因果。

1.常见病因 消渴多由体质因素、饮食失节、情志失调、年老劳倦、邪毒所伤等引起。

（1）体质因素：先天禀赋不足，后天失养，致五脏柔弱，体质偏颇，如素体阳明胃热、少阴阴虚、厥阴肝旺、少阳气郁体质等所形成的内热、阴虚常是引起消渴病的重要内在因素。而其中以阴虚体质最易罹患本病。

（2）饮食失节：长期过食肥甘醇酒、辛辣香燥、煎炸烧烤，使脾胃损伤而致运化失职，可内生湿热、痰火，积热内蕴，化燥伤津；或有胃肠结热，消谷耗液，热伤气阴，则发为消渴病。

（3）情志失调：长期过度的情志刺激，如郁怒不解，气郁化火，郁热伤阴耗气；或劳心竭虑，营谋强思等劳伤心脾，耗伤阴血，致阴虚火旺，火热内燔，上蒸肺津，中灼胃液，下耗肾阴而发为消渴。正如《临证指南医案·三消》说："心境愁郁，内火自燃，乃消证大病。"

（4）年老劳倦：年高体虚，劳逸失度，或房劳伤肾，阴精亏损，虚火内生，发为消渴。《外台秘要·消渴消中》说："房室过度，致令肾气虚耗故也，下焦生热，热则肾燥，肾燥则渴。"指的是房劳过度，损伤肾精，可致虚火内生，火因水竭益烈，水因火烈而益干，终致肾虚、肺燥、胃热俱现，发为消渴。

（5）邪毒所伤：外感温热邪毒，或过服温燥壮阳药物，不仅可直接伤阴劫液，进而也可伤气，日久使燥热内生，气阴亏耗，则可引发消渴病。

2. 病机概要

（1）基本病机：阴津亏损，燥热偏胜，而以阴虚为本、燥热为标。两者互为因果，阴愈虚则燥热愈盛，燥热愈盛则阴愈虚。

（2）病位：主要在肺、胃、肾，尤以肾为关键。三脏之中，虽有所偏重，但往往又互相影响。

（3）病理性质：本虚标实、虚实夹杂为本病特点。肺、胃（脾）、肾阴虚为本（以肾虚为主），燥热、阳亢为标；阴虚为本，燥热为标。消渴病虽有在肺、胃、肾的不同，但常常互相影响。如肺燥津伤，津液失于输布，则脾胃不得濡养，肾精不得滋助；脾胃燥热偏盛，上可灼伤肺津，下可耗伤肾阴；肾阴不足则阴虚火旺，亦可上灼肺胃，终致肺燥胃热肾虚，故"三多"之症常可并见。

（4）病理转化：消渴病日久，则易发生以下两种病理转化：一是阴损及阳，阴阳俱虚，其中以肾阳虚及脾阳虚较为多见；二是病久入络，血脉瘀滞。

【诊断与鉴别诊断】

1. 诊断依据

（1）临床表现

1）主症：口渴多饮、多食易饥、尿频量多、形体消瘦或尿有甜味等具有特征性的临床症状，是诊断消渴病的主要依据。

2）次症：神疲乏力。临床上"三多一少"症状可并见，也可只见一、二症，或"三多一少"症状不显著，仅见乏力、口干咽燥。部分病人常因眩晕、肺痨、胸痹、中风、雀目、疮痈等就诊，或健康体检时被发现。部分严重者可见烦渴、头痛、呕吐、腹痛、呼吸深大，甚或昏迷厥脱危象。

（2）病史

1）病史特征：多发于中年以后，体质偏颇，劳倦，平素嗜食膏粱厚味、醇酒炙煿，肥胖，缺乏运动，或平素情志不调之人多见，部分有家族史。青少年期发病者，多病情较重。

2）诱发因素：体质因素、饮食不节、情志失调、年老劳倦、外感邪毒等。

（3）相关检查：查空腹、餐后 2 小时血糖和尿糖，尿比重，糖化血红蛋白，葡萄糖耐量试验等，有助于确定诊断。对空腹血糖正常或可疑升高，以及餐后 2 小时血糖可疑升高等有糖尿病怀疑的患者，都不能完全肯定或否定糖尿病，均必须依赖葡萄糖耐量试验才能做出最后诊断。病情较重时，尚需查血尿素氮、肌酐，了解肾功能情况；查血酮，了解有无酮症酸中毒；查二氧化碳结合力及血钾、钠、钙、氯化物等，了解酸碱平衡及电解质情况。

2. 病证鉴别

（1）消渴与口渴症：口渴症是指口渴欲饮，饮水能止渴的一个临床症状，可出现于多种疾病过程中，尤以外感热病为多见。但这类口渴各随其所患病证的不同而出现相应的临床症状，不伴多食、多尿、尿甜、消瘦等消渴的特点。而消渴渴而多饮，饮水不止渴。

（2）消渴与瘿病：瘿病中气郁化火、阴虚火旺的类型，以情绪激动、多食易饥、形体日渐消瘦、心悸、眼突、颈部一侧或两侧肿大为特征。常伴烦热、多汗、心悸、手颤等，多见于 20 ～ 40 岁的女性。其中的多食易饥、消瘦，类似消渴病的中消，但眼球凸出、颈前有肿物则与消渴有别，且无消渴病的多饮、多尿、尿甜等症，也无血糖、尿糖异常现象。

（3）消渴与尿崩症：尿崩症以尿多如崩、尿清如水、烦渴多饮为主症，但尿糖阴性，血糖正常，尿比重低有别于消渴。禁水试验、禁水 – 加压素试验、高渗盐水试验、放射免疫法测加压素等可帮助诊断。

【辨证论治】

1. 辨证要点

（1）辨病位：消渴病的"三多"症状可同时存在，也可突出表现一、二症，临床根据其程度的轻重不同，有上、中、下三消之分，以及肺燥、胃热、肾虚之别。通常把以肺燥为主，多饮症状较突出者，称为上消；以胃热为主，多食症状较为突出者，称为中消；以肾虚为主，多尿症状较为突出者，称为下消。

（2）辨标本：本病以阴虚为本、燥热为标，两者互为因果。常因病程长短及病情轻重的不同，而阴虚和燥热之表现各有侧重。一般初病多以燥热为主，病程较长者则阴虚与燥热互见，日久则以阴虚为主，进而由于阴损及阳，导致阴阳俱虚。瘀血作为标证之一，也常兼夹于消渴的病程中。

（3）辨本证与并发症：多饮、多食、多尿、消瘦、乏力为消渴病本证的基本临床表现，随着病情的发展，而易发生并发症为本病的特点。本证与并发症的关系中，一般以本证为主，并发症为次。多数患者先见本证，随病情的发展而出现并发症。但亦有少数患者与此相反，如少数中老年患者，"三多一少"的本证表现不明显，常因痈疽、眼疾、心脑病证等来就诊，才发现本病。

2. 治疗原则　消渴的基本病机是燥热阴虚，阴虚为本，燥热为标，故清热润燥、养阴生津为本病的基本治疗原则。临床应根据肺、胃、脾、肾病位偏重的不同，配合润肺、养胃、健脾、滋肾等法。《医学心悟·三消》说："治上消者，宜润其肺，兼清其胃。""治中消者，宜清其胃，兼滋其肾。""治下消者，宜滋其肾，兼补其肺。"临证时要上下同治，清补结合，标本兼顾。由于本病常发生血脉瘀滞及阴损及阳的病理变化，以及易并发心脑疾病、眼疾、痈疽、水肿、肺痨、肢体麻木等病证，故还应针对具体病情，及时合理地选用活血化瘀、通络祛风、滋养肝肾、清热解毒、健脾益气、温补肾阳等治法。

3. 分证论治

（1）肺热津伤证

证候　口渴多饮，口舌干燥，尿频量多；烦热多汗；舌边尖红，苔薄黄，脉洪数。

审证求机　本证的病证特点为口渴多饮、口舌干燥、尿频量多、苔薄黄、脉洪数；基本病机为肺脏燥热，津液失布。

治法　清热润肺，生津止渴。

方药　消渴方加减：天花粉、生地黄、藕汁、黄连、黄芩、知母、葛根、麦冬。

临床运用　①若咽干口渴甚、干咳者，可重用天花粉、麦冬，加五味子。②若兼心火，心烦失眠、口舌生疮、小便赤涩者，可配合导赤散。③若烦渴不止、小便频数、脉数乏力者，为肺热津亏，气阴两伤，可选用玉泉丸或二冬汤。玉泉丸中，以人参、黄芪、茯苓益气；天花粉、葛根、麦冬、乌梅、甘草等清热生津止渴。二冬汤中，重用人参益气生津；天冬、麦冬、天花粉、黄芩、知母清热生津止渴。二方同中有异，前者益气作用较强，而后者清热作用较强，可根据临床需要选用。

（2）胃热炽盛证

证候　多食易饥，大便干燥；口渴，尿多，形体消瘦；苔黄，脉滑实有力。

审证求机　本证的病证特点为多食易饥、大便干燥、苔黄、脉滑实有力；基本病机为胃热炽盛，消谷灼津。

治法　清胃泻火，养阴增液。

方药　玉女煎加减：生石膏、知母、麦冬、川牛膝、生地黄、黄连、栀子、玄参。

临床运用　①大便秘结不行，可用增液承气汤润燥通腑，"增水行舟"，待大便通后，再用上方治疗。②若气分热盛，津气不足，口渴甚者，可选用白虎加人参汤。

（3）气阴亏虚证

证候　口渴引饮，能食与便溏并见，或饮食减少，精神不振，四肢乏力；体瘦；舌质淡红，苔白而干，脉弱。

审证求机　本证的病证特点为口渴引饮、饮食减少、精神不振、四肢乏力、脉弱；基本病机为气阴不足，脾失健运。

治法　健脾益气，生津止渴。

方药　七味白术散加减：党参、白术、茯苓、甘草、木香、藿香、葛根、黄芪、山药、天冬、麦冬。

临床运用　①肺有燥热，加地骨皮、知母、黄芩清肺；②口渴明显，加天花粉、生地黄养阴生津；③气短汗多，加五味子、山茱萸敛气生津；④食少腹胀，加砂仁、鸡内金健脾助运；⑤久病血瘀，肢体麻木疼痛者，可配合补阳还五汤加减。

（4）肾阴亏虚证

证候　尿频量多，混浊如脂膏，或尿甜，腰膝酸软，乏力，头晕耳鸣，口干唇燥；皮肤干燥，瘙痒；舌红苔少，脉细数。

审证求机　本证的病证特点为尿频量多、腰膝酸软、口干唇燥、舌红苔少、脉细数；基本病机为肾阴亏虚，肾失固摄。

治法　滋阴固肾。

方药　六味地黄丸加减：熟地黄、山茱萸、山药、茯苓、泽泻、牡丹皮、枸杞子、五味子。

临床运用　①阴虚火旺而烦躁、五心烦热、盗汗、失眠者，加知母、黄柏、龟板滋阴泻火；②尿量多而混浊者，加益智仁、桑螵蛸、五味子等益肾缩尿；③气阴两虚而伴困倦、气短乏力、舌质淡红者，加党参、黄芪、黄精益气；④若烦渴、头痛、唇红舌干、呼吸深快，阴伤阳浮者，用生脉散加天冬、鳖甲、龟板育阴潜阳；⑤如见神昏、肢厥、脉微细等阴竭阳亡危象者，可合参附龙牡汤益气敛阴、回阳救脱，必要时配合西医治疗。

（5）阴阳两虚证

证候　小便频数，混浊如膏，甚至饮一溲一，面容憔悴，耳轮干枯，腰膝酸软，四肢欠温，畏寒肢冷；阳痿或月经不调；舌苔淡白而干，脉沉细无力。

审证求机　本证的病证特点为小便频数、耳轮干枯、腰膝酸软、四肢欠温、畏寒肢冷、脉沉细无力；基本病机为阴损及阳，肾阳衰微，肾失固摄。

治法　滋阴温阳，补肾固涩。

方药　金匮肾气丸加减：生地黄、山茱萸、山药、茯苓、附子、肉桂、枸杞子、五味子。

临床运用 ①尿量多而混浊者，加益智仁、桑螵蛸、覆盆子、金樱子等益肾收摄；②身体困倦、气短乏力者，加党参、黄芪、黄精补益正气；③阳痿，加巴戟天、淫羊藿、肉苁蓉；④偏阴虚者，可加龟板、玄参、黄柏。

消渴日久常伴有瘀血的病理变化，故对于上述各种证型，尤其是对于舌质紫暗或有瘀点瘀斑、脉涩或结或代，以及兼见其他瘀血证候者，均可酌加活血化瘀的药物，如丹参、川芎、郁金、红花、泽兰、山楂、益母草、当归、赤芍、桃仁等。

消渴容易引发多种并发症，应在治疗本病的同时，积极治疗并发症。白内障、雀盲、耳聋，主要是肝肾精血不足，不能上承耳目所致，宜滋补肝肾、益精补血，可用杞菊地黄丸或明目地黄丸。对于并发疮毒痈疽者，则宜清热解毒、消散痈肿，用五味消毒饮。在痈疽的恢复阶段，治疗上要重视托毒生肌。并发肺痨、水肿、中风者，则可参考有关章节辨证论治。

临床治疗各型消渴时，在辨证用药的基础上，可适当加用经现代药理学研究证实有降低血糖作用的药物，如人参、生黄芪、熟地黄、麦冬、知母、枸杞子、葛根等，可提高疗效。

4. 其他疗法 ①肺热津伤证，可用玉泉丸；②胃热炽盛证，可用消渴安胶囊；③气阴两虚证，可用消渴灵片；④肾阴亏虚证，可用麦味地黄丸；⑤肾阴阳两虚证，可用金匮肾气丸；⑥气虚兼内热证，可用金芪降糖丸。

【预防与调护】

本病除药物治疗外，注意生活调摄具有十分重要的意义。

1. 保持健康的生活方式 合理的膳食结构，适当的体力活动，避免超重、肥胖和长期过度精神紧张，以减少诱发因素是预防消渴的有效方法。

2. 做好健康指导 是控制消渴的关键。

（1）疾病知识指导：使病人和家属认识消渴病，积极配合治疗。

（2）饮食指导：饮食控制是重要的基础治疗措施。制定饮食治疗措施，严格控制饮食。饮食规律，养成定时定量进餐的习惯。饮食宜以适量米、麦、杂粮，配以蔬菜、豆类、瘦肉、鸡蛋等，定时定量进餐。限制油腻辛辣，忌食糖类及甜食。戒烟限酒、限制浓茶、咖啡。

（3）运动指导：认识体育锻炼的意义，掌握方法。作息规律，劳逸结合，适量运动，避免久卧、久坐。

（4）用药指导：掌握药物使用方法及不良反应的处理措施。

（5）病情监测指导：学会血糖仪的使用方法，学会观察并发症，定期复查。

（6）调节情志：消除悲观情绪，避免郁怒、紧张、恐惧、忧虑等不良情绪。保持心情舒畅、情绪稳定，树立终身治疗的信心。

【结语】

消渴是以多饮、多食、多尿及消瘦为临床特征的一种慢性疾病。前三个症状是作为上消、中消、下消临床分类的侧重症状。病因有禀赋不足、饮食失节、情志失调、劳欲过度等。病机是阴津亏损，燥热偏胜，而以阴虚为本、燥热为标。病位主要在肺、胃（脾）、肾，尤与肾的关系最为密切。在治疗上，以清热润燥、养阴生津为基本治则，对上、中、下消有侧重润肺、养胃（脾）、益肾之别。但上、中、下三消之间有着十分密切的内在联系，其病理性质是一致的，正如《圣济总录·消渴门》所说："原其本则一，推其标有三。"由于消渴易发生血脉瘀滞、阴损及阳的病变，及发生多种并发症，故应注意及时发现、诊断和治疗。

复习思考

1. 消渴有何临床特征？

2. 消渴的主要病机是什么？治疗原则是什么？

3. 上、中、下三消的特征是什么？如何进行分型论治？

病案分析

顾某，男，56岁，病案号546450。

病已经年，口干思饮，食不知饱，小溲如膏，精神不振，身倦乏力，在唐山医院检查血糖、尿糖均高，诊为糖尿病。舌质红不润，脉豁大三部皆然。辨证立法：燥热为害，三消全备，缘以平素恣欲，喜食膏腴，郁热上蒸，则口干欲饮，胃热则消谷善饥，病及下焦，则小溲如膏。脉豁大，元气已伤，证属气阴两亏，治宜益气为主，佐以养阴生津。处方：西党参15g，生黄芪30g，绿豆衣12g，生熟地各10g，怀山药60g，五味子10g，金石斛10g，天冬10g，南花粉18g，鲜石斛10g，麦冬10g。

二诊：服药7剂，诸症均减，小便已清，食量渐趋正常，仍易疲倦，大便时干燥，仍宗前法。处方：西党参15g，生黄芪60g，五味子10g，怀山药60g，晚蚕沙10g，天冬6g，瓜蒌子10g，火麻仁12g，麦冬6g，天花粉10g，油当归12g，生熟地各10g，肉苁蓉18g，绿豆衣12g。

三诊：服药6剂，诸症均减，血糖、尿糖均已恢复正常，精神健旺，但多劳则疲乏无力。改丸药：金匮肾气丸，每日早晚各服10g；大补阴丸，每日中午服10g。

［田元祥，杨倩，王志红，等.内科疑难病名家验案1000例评析（中册）.北京：中国中医药出版社，2005］

项目五 汗 证

【学习目标】

知识要求

1. 掌握汗证的概念、诊断与鉴别诊断、辨证论治。

2. 熟悉汗证的病因病机。

3. 了解汗证的转归预后、预防与调护。

技能要求

1. 能够对汗证进行辨证论治。

2. 能够对汗证患者开展预防与调护指导。

案例导入

李某，女，48 岁。时常汗出，恶风，易于感冒，体倦乏力，周身酸楚，时寒时热，舌苔薄白，脉缓。

问题与思考：

1. 中医诊断为何病？当辨为何证？

2. 本病的临床特征是什么？本病应与哪些病证相鉴别？

3. 中医治法是什么？选何方药？怎样调护？

汗证是指由于阴阳失调，营卫失和，腠理不固，而致汗液外泄失常的病证。其中，不因外界环境因素的影响，而白昼时时汗出，动辄益甚者，称为自汗；寐中汗出，醒来自止者，称为盗汗，亦称为寝汗。自汗、盗汗作为症状，既可单独出现，也常伴见于其他疾病过程中。

《内经》对汗的生理及病理有了一定的认识，指出汗液为人体津液的一种，并与血液有密切关系，即所谓血汗同源；在出汗异常的病症方面，谈到了多汗、寝汗、灌汗、绝汗等。《金匮要略》首先记载盗汗名称，认为由虚劳所致者较多。《三因极一病证方论》对自汗、盗汗做了鉴别。朱丹溪对自汗、盗汗的病理属性做了概括，认为自汗属气虚、血虚、湿、阳虚、痰；盗汗属血虚、阴虚。《景岳全书》认为："自汗、盗汗亦各有阴阳之证，不得谓自汗必属阳虚，盗汗必属阴虚也。"《临证指南医案》谓："阳虚自汗，治宜补气以卫外；阴虚盗汗，治当补阴以营内。"王清任《医林改错》补充了针对血瘀所致自汗、盗汗的治疗方药。

西医学中的甲状腺功能亢进、植物神经功能紊乱、风湿热、结核病等所致的自汗、盗汗，感染及慢性消耗性疾病或手术、大出血、产后等，以汗出异常为主要症状时，均可参考本病辨证论治。

【病因病机】

汗证的病因为病后体虚，表虚受风，思虑烦劳过度，情志不舒，嗜食辛辣，致使阴阳失调，腠理不固，汗液外泄失常。

1. 常见病因

（1）病后体虚：素体薄弱，病后体虚，或久患咳喘，耗伤肺气，肺与皮毛相表里，肺气不足之人，肌表疏松，表虚不固，腠理开泄，自汗。或因表虚卫弱，复加微受风邪，营卫不和，卫外失司，汗出。

（2）情志不调：思虑烦劳过度，损伤心脾，血不养心，心不敛营，则汗液外泄。或因耗伤阴精，虚火内生，阴津被扰，不能自藏而汗泄。亦有因忿郁恼怒，致气机郁滞，肝郁化火，火热逼津外泄，而见自汗、盗汗。

（3）嗜食辛辣：嗜食辛辣厚味，或素体湿热偏盛，以致湿热内盛，邪热郁蒸，津液外泄，汗出增多。

2. 病机概要

（1）基本病机：阴阳失调，营卫失和，腠理不固，汗液外泄失常。

（2）病位：主要在肺卫，与肝有关。

（3）病理性质：有虚实之分，但虚多实少。自汗多为气虚，盗汗多为阴虚。属实证者，多由肝火或湿热郁蒸所致；属虚证者，多与气虚、血虚、阴虚、阳虚有关。

（4）病理转化：虚实之间每可兼见或相互转化。邪热郁蒸，久则伤阴耗气，转为虚证；虚证亦可兼有火旺或湿热。虚实之间，自汗日久，可伤阴，盗汗久延，则伤阳，以致出现气阴两虚或阴阳两虚之候。

（5）预后：单独出现的自汗、盗汗，一般预后良好，经过治疗大多可在短期内治愈或好转。伴见于其他疾病过程中的自汗，尤其是盗汗，则病情往往较重，治疗应着重针对原发疾病，原发疾病好转、痊愈，自汗、盗汗才能减轻或消失。

【诊断与鉴别诊断】

1. 诊断依据

（1）临床表现

1）主症：不因外界环境影响，在头面、颈项或四肢、全身出汗者，昼日汗出溱溱，动则益甚为自汗；睡眠中汗出津津，醒后汗止为盗汗。

2）次症：可伴有气虚、血虚、阴虚、湿热内蕴等相关证候。

（2）病史：有病后体虚、表虚受风、思虑烦劳过度、情志不舒、饮食不节等病史。

（3）相关检查：血沉、抗"O"；T_3、T_4、TSH、基础代谢率；胸部 X 线摄片、痰涂片、结核菌素试验等检查有助于原发病的诊断。

2. 病证鉴别

（1）自汗、盗汗与脱汗：脱汗，表现为大汗淋漓，汗出如珠，常同时出现声低息微、精神疲惫、四肢厥冷、脉微欲绝或散大无力，多在疾病危重时出现，为病势危急的征象，故脱汗又称为绝汗。其汗出的情况及病情的程度均较自汗、盗汗为重。

（2）自汗、盗汗与战汗：战汗，主要出现于急性热病过程中，表现为突然恶寒战栗、全身汗出、发热、口渴、烦躁不安，为邪正交争的征象。若汗出之后，热退脉静，气息调畅，为正气拒邪，病趋好转。与阴阳失调，营卫不和之自汗、盗汗迥然有别。

（3）自汗、盗汗与黄汗：黄汗，汗出色黄，染衣着色，常伴见口中黏苦、渴不欲饮、小便不利、苔黄腻、脉弦滑等湿热内郁之症。与自汗、盗汗中的邪热郁蒸型相似，但黄汗汗出色黄的程度较重。

【辨证论治】

1. 辨证要点

（1）辨虚实：应着重辨明阴阳虚实。一般来说，汗证属虚者多。自汗多属气虚不固，盗汗多属阴虚内热。因肝火、湿热等邪热郁蒸所致者，则属实证。病程较久或病重者，会出现阴阳虚实错杂的情况。自汗久则可以伤阴，盗汗久则可以伤阳，出现气阴两虚或阴阳两虚之证。

（2）辨类别：辨自汗、盗汗、脱汗、战汗、黄汗的不同。

2. 治疗原则 虚证，宜分别益气、养阴、补血、调和营卫；实证，当清肝泄热、化湿和营、固涩敛汗；虚实夹杂，根据虚实的主次而适当兼顾。

3. 分证论治

（1）肺卫不固证

证候 自汗出，或表现半身某一局部出汗，稍劳汗出尤甚；恶风，周身酸楚，易于感冒，体倦乏力，面色㿠白少华；苔薄白，脉细弱。

审证求机 本证的病证特点为汗出恶风，稍劳汗出尤甚，易于感冒，体倦乏力；基本病机为肺气不足，表虚失固，营卫不和，汗液外泄。

治法 益气固表。

方药　桂枝加黄芪汤或玉屏风散加减：桂枝、白芍、生姜、大枣、甘草、黄芪、白术、防风。

临床运用　①气虚甚加党参；②兼有阴虚，而见舌红、脉细数者，加麦冬、五味子；③兼阳虚者，加附子；④汗多者加浮小麦、糯稻根、龙骨、牡蛎；⑤如半身或局部出汗者，可配合甘麦大枣汤加减。

（2）心血不足证

证候　自汗或盗汗；心悸少寐，面色不华，神疲气短，纳少；舌质淡，脉细。

审证求机　本证的病证特点为自汗或盗汗、心悸少寐、面色不华、神疲气短；基本病机为心血耗伤，心液不藏。

治法　补血养心。

方药　归脾汤加减：人参、黄芪、白术、茯苓、当归、龙眼肉、酸枣仁、远志、五味子、牡蛎、浮小麦。

临床运用　血虚甚者，加制首乌、枸杞子、熟地。

（3）阴虚火旺证

证候　夜寐盗汗，入夜尤甚，或有自汗；口燥咽干，五心烦热，或兼午后潮热，两颧色红，口渴；舌红少苔，脉细数。

审证求机　本证的病证特点为夜寐盗汗、五心烦热、舌红少苔、脉细数；基本病机为虚火内灼，逼津外泄。

治法　滋阴降火。

方药　当归六黄汤加减：当归、生地黄、熟地黄、黄连、黄芩、黄柏、黄芪。

临床运用　①汗出多者，加牡蛎、浮小麦、糯稻根；②潮热甚者，加秦艽、银柴胡、白薇；③兼气虚者，重用黄芪。

（4）邪热郁蒸证

证候　蒸蒸汗出，汗黏，汗液易使衣服黄染；面赤烘热，烦躁，口苦，脘痞纳呆，小便色黄；舌苔薄黄，脉象弦数。

审证求机　本证的病证特点为汗出而黏，衣服黄染，口苦，尿黄，舌苔黄；基本病机为湿热内蕴，逼津外泄。

治法　清肝泄热，化湿和营。

方药　龙胆泻肝汤加减：龙胆草、黄芩、栀子、柴胡、泽泻、木通、车前子、当归、生地黄、甘草。

临床运用　①里热较甚，小便短赤者，加茵陈；②湿重脘痞加苍术、茯苓、陈皮、苏梗；③汗出色黄染衣者，加茵陈、秦艽。

【预防与调护】

1.加强体育锻炼，注意劳逸结合，避免思虑烦劳过度，保持精神愉快，少食辛辣厚味，是预防自汗、盗汗的重要措施。

2.汗出之时，腠理空虚，易于感受外邪，故当避风寒，以防感冒。汗出之后，应及时用干毛巾将汗擦干。

3.出汗多者，需经常更换内衣，并注意保持衣服、卧具干燥清洁。

【结语】

汗证是指由于阴阳失调，营卫失和，腠理不固，而致汗液外泄失常的病证。不因天暑、衣厚、劳作及其他疾病，而白昼时时汗出者，称为自汗；寐中汗出，醒来自止者，称为盗汗。基本病机是阴阳失调，营卫失和，腠理不固。自汗多由气虚不固，营卫不和；盗汗多因阴虚内热。由邪热郁蒸所致者，则属实证。益气固表、养血补心、滋阴降火、清化湿热，是治疗自汗、盗汗的主要治法，可在辨证方药的基础上酌加固涩敛汗之品，以提高疗效。

复习思考

1.何谓汗证？人体正常出汗与汗证如何区别？

2.自汗、盗汗、脱汗、战汗、黄汗的特点各是什么？

3.如何灵活运用止汗药物？

病案分析

李某，男，52岁，干部。1964年1月20日门诊。

患者于3个月前染重感冒后，自汗迄今未愈。目前主要症状：头晕，耳鸣，头皮左侧发麻，遇事紧张或闻电话铃响即汗出，不能看书报文件，睡眠甚差，每夜服安眠药后才能睡4～5小时，醒来感觉疲乏不适，左手小指发麻，脉沉细，左关独弦，舌质正常，无苔。

西医诊断：植物神经功能失调。

中医诊断：自汗。属肝阴不足，肝阳上亢。

治法：滋水涵木，息风潜阳。

处方：玳瑁二钱，石决明（煅）四钱，珍珠母四钱，灵磁石（醋炙）三钱，菊花二钱，白蒺藜三钱，天麻三钱，钩藤三钱，桑寄生三钱，白芍二钱，炙甘草一钱，木瓜一钱五分。

前4味另包先煎1小时，纳余药再煎20分钟，取汁分早晚2次温服。

复诊：服前方5剂，汗出减半，头皮及手指发麻亦减，脉弦细，病势初减，再进原方5剂，兼服杞菊地黄丸，每晚临睡前服三钱。

三诊：病势再减，左关脉微弦，余脉缓和，但入睡困难，乃阴虚阳浮，水火不济，仍宜滋阴潜阳为治。

处方：龙齿五钱，石决明五钱，灵磁石五钱，牡蛎五钱，菊花二钱，桑寄生五钱，白蒺藜三钱，天麻三钱，黄精四钱，酸枣仁五钱，山茱萸二钱，大枣三枚。

煎服法同前。此方服3剂后，睡眠好转，改用丸剂，早服柏子养心丹1丸，晚服杞菊地黄丸1丸，连服20日。

四诊：左手指发麻已消失，其余症状亦解除，不服安眠药每夜亦能睡7小时左右，脉缓和，舌淡无苔，饮食、二便俱调，续进丸剂，以资巩固。

分析：肝脏体阴而用阳，喜条达，故肝阴不足者必见阳亢。本例头晕、耳鸣，实为阴虚阳亢之征。阳动则风生，故见左侧头皮及手小指发麻。自感冒后，自汗3个月不止，紧张则汗甚，亦为肝阳易动外候，故予以平肝息风、滋阴潜阳为治。3剂而汗减半，继以柏子养心丹育阴养血，杞菊地黄丸滋肾养肝。虚则补其母，水升火降而诸症息。不治汗而汗止。

（高辉远．蒲辅周医案．北京：人民卫生出版社，2005）

项目六　内伤发热

【学习目标】

知识要求

1. 掌握内伤发热的概念、诊断、辨证论证。

2. 熟悉内伤发热的类证鉴别、预防调护方法。

3. 了解内伤发热的病因病机、演变与预后。

技能要求

1. 能够正确诊断内伤发热并为患者进行辨证论治。

2. 能够熟练地为内伤发热患者进行预防与调护指导。

姬某，女，48岁，2014年8月25日就诊。低热1月余，午后热甚，胸闷脘痞，全身重着，不思饮食，渴不欲饮，呕恶，大便稀薄，黏滞不爽，舌苔黄腻，脉濡数。

问题与思考：

1. 中医诊断为何病？当辨为何证？

2. 本病的临床特征是什么？本病应与哪些病证相鉴别？

3. 中医治法是什么？选何方药？怎样调护？

内伤发热是指以脏腑功能失调，气血阴阳失衡为基本病机，以发热为主要临床表现的病证。一般起病较缓，病程较长，或有反复发热的病史，热势高低不一，但以低热为多，或自觉发热而体温并不升高。

关于内伤发热的记载，《素问·调经论》指出："阴虚则内热。"《素问·刺热论》详述了五脏热病的症状及预后，为后世辨别五脏热病奠定了基础。在治疗上，《素问·至真要大论》提出了"诸寒之而热者取之阴"，即"壮水之主，以制阳光"的治疗原则。汉·张仲景《金匮要略·血痹虚劳病脉证并治》以小建中汤治疗虚劳"手足烦热"，开后世甘温除热治法的先河。宋·钱乙《小儿药证直诀》在《内经》五脏热病学说的基础上，提出心热用导赤散、肝热用泻青丸、脾热用泻黄散、肺热用泻白散，并将肾气丸化裁为六味地黄丸，治疗阴虚内热。元·李东垣用补中益气汤治疗气虚发热，他还在《内外伤辨惑论》中以当归补血汤治疗血虚发热，并对内伤发热与外感发热的鉴别做了详细的论述。朱丹溪提出"阳有余阴不足"学说，创制大补阴丸等方治疗"阴虚火动"之证。明·张介宾《景岳全书·火证》说："阳虚者亦能发热，此以元阳败竭，火不归元也。"并用右归饮、理中汤等治疗阳虚发热。明·秦景明《症因脉治·内伤发热》最先明确提出"内伤发热"这一病证名称，并用气虚柴胡汤治疗气虚发热、血虚柴胡汤治疗血虚发热。清·李用粹《证治汇补·发热》将外感发热以外的发热分为郁火发热、阳郁发热、骨蒸发热、内伤发热（主要指气虚发热）、阳虚发热、阴虚发热、血虚发热、痰证发热、伤食发热、瘀血发热、疮毒发热11种，并分别列有治疗方剂，有助于对内伤发热的详细辨证论治。清·王清任《医林改错》及清·唐容川《血证论》详细论述瘀血发热的临床表现，为瘀血发热的辨证论治做出了重要贡献。

凡不因感受外邪所致的发热，可归属内伤发热的范畴。西医学的功能性低热，肿瘤、血液病、结缔组织病、内分泌疾病及部分慢性感染性疾病所引起的发热，和某些原因不明的发热，具有内伤发热的特点时，均可参照本病辨证论治。

【病因病机】

内伤发热主要因久病体虚、劳倦过度、饮食失调、情志内伤、外伤失血、血瘀、素体虚弱等，导致脏腑功能失调，气、血、阴、阳亏虚，或气、血、水湿等郁结壅遏而发热。

1. 常见病因

（1）肝气郁结：情志抑郁日久，肝失条达，气郁化火；或恼怒过度，肝火内盛，而致发热。正如元·朱震亨《丹溪心法·火》所概括的"凡气有余便是火"。

（2）瘀血阻遏：气滞不行、气虚不运、跌仆损伤、痰湿阻滞、血证出血、寒凝经脉、热邪熏灼等均可导致瘀血内结。瘀血内积，壅遏不通，郁而化热，则引起发热。瘀血发热尚与血虚失养有关，如《医门法律·虚劳门》说："血痹则新血不生，并素有之血，亦瘀积不行，血瘀则荣虚，荣虚则发热。"

（3）湿邪阻滞：饮食失调，或忧思气结等，使脾胃受损，运化失职，以致湿邪内生，阻滞气机，郁而化热，引起湿郁发热。

（4）中气不足：由于饮食失调，或劳倦过度，或久病失于调理，使脾胃受损，以致中气不足，阴火内生而引起发热，即气虚发热。其病机特点，或为气虚而虚阳外越，即气虚阳浮；或为气虚而阴火上冲；或为气虚而卫外不固，营卫失和。

（5）阴血亏虚

1）大病久病之后，致脾胃虚弱，不能生血；或久病心肝血虚；或长期慢性失血；或外伤、产后、手术失血过多等，致营血亏虚。血本属阴，阴血不足，无以敛阳，阳气偏亢而引起发热。《证治汇补·发热》言："一切吐衄便血，产后崩漏，血虚不能配阳，阳亢发热者，治宜养血。"指出阴血不足，阴不配阳，虚阳偏亢而为血虚发热。

2）若素体阴虚，或吐泻日久，或汗出过多，或患热病日久，伤阴耗液；或误用、过用温燥药物等，导致阴液亏虚。阴衰则阳盛，水不制火，阳气偏盛而致阴虚内热。正如《景岳全书·杂证谟·火证》云："阴虚者亦能发热，以此真阴亏损，水不制火也。"

（6）阳气衰惫：素体阳虚，或寒证日久，耗伤阳气；或误用、过用寒凉之物，损伤阳气；或久病气虚，气损及阳等，使阳气虚衰，阴寒内盛，以致火不归元，虚阳外浮而引起阳虚发热。临床常表现为戴阳或格阳证。如《证治汇补·发热》说："阳虚发热，有肾虚水冷，火不归经，游行于外而发热。"

2. 病机概要

（1）基本病机：实者，气、血、湿等郁结，壅遏化热而引起发热。虚者，气、血、阴、阳亏虚，阴阳失调所致。总属脏腑功能失调，阴阳失衡所导致。

（2）病位：脾、胃、肝、肾，以脾、肾为主。

（3）病理性质：为虚、使两类。由气郁化火、瘀血阻滞及内湿停聚所致者属实；由中气不足、血虚失养、阴精亏虚及阳气虚衰所致者属虚。

（4）病理转化：本病可由一种也可由多种病因同时引起发热，如气郁血瘀、气阴两虚、气血两虚等。久病成为虚实兼夹之证，病损及阳，阳气虚衰，则发展为阳虚发热。

【诊断与鉴别诊断】

1. 诊断依据

（1）病史：一般有气、血、阴、阳亏虚，或气郁、血瘀、湿阻的病史，或有反复发热史。

（2）临床表现

1）主症：内伤发热起病缓慢，病程较长，多为低热，或自觉发热，或五心发热，或骨蒸潮热，或面部烘热，而体温多不升高，表现为高热者较少。不恶寒，或虽感怯冷，但得衣被则减轻或消失。发热持续，或时作时至，或发有定时。

2）次症：常伴有头痛、头晕、神疲、自汗、盗汗、脉弱等症。因内伤发热主要由于气、血、阴、阳亏损，或气、血、水湿的郁滞壅遏所致，故在发热的同时，分别伴有相关症状。

（3）相关检查：有针对性地做相关实验室检查，有助于对原发病的诊断及鉴别诊断。血、尿、粪三项常规检查，血沉测定，心电图及 X 线胸部透视或摄片应作为慢性发热必须进行的检查。怀疑结缔组织疾病时，做链球菌溶血素 "O" 效价测定、血中狼疮细胞检查及有关血清免疫学检查。怀疑肝脏疾病时，做肝功能检查。怀疑甲状腺疾病时，做基础代谢检查。有未能解释原因的严重贫血时，需做骨髓象检查。

2. 病证鉴别

内伤发热与外感发热：内伤发热的特点已如上述。外感发热的特点是：因感受外邪而起，起病较急，病程较短，发热初期大多伴有恶寒，其恶寒得衣被而不减。发热的程度大多较高，发热的类型随病种的不同而有所差异。初起常兼有头身疼痛、鼻塞、流涕、咳嗽、苔薄、脉浮等表证。外感发热由感受外邪，正邪相争所致，属实证者居多。

【辨证论治】

1. 辨证要点

（1）辨证候虚实：依据病史、病因、症状、舌象、脉象等辨别证候的虚实。虚证病程较长，而实证相对较短；虚证舌或胖大或瘦小，苔少或无苔，而实证或舌质紫黯，或苔黄腻；虚证脉多细弱无力，而实证脉多实、弦、滑、数；由气郁、血瘀、痰湿阻滞所致的内伤发热属实，由气虚、血虚、阴虚、阳虚所致的内伤发热属虚。若邪实伤正及因虚致实，表现虚实夹杂证候者，应分辨其主次。

（2）辨病情轻重：一般病程较长，热势亢盛，持续发热，或反复发作，久治不愈，胃气衰败，正气虚甚，兼夹证多，则病情较重；反之则病情较轻。若内脏无实质性病变，仅属一般体虚所致者，病情亦轻。

2. 治疗原则　调理气血阴阳、补虚泻实是治疗内伤发热的基本原则。属实者，应视肝郁、瘀血及湿阻之异，分别予以行气、活血、化湿法为主，可适当合用清热法。属虚者，应根据气虚、血虚、阴虚、阳虚的不同，分别予以益气、养血、滋阴、温阳法。虚证中除阴虚发热可适当配伍清虚热药物外，其余均应以补为主。对虚实夹杂者，则须分清主次兼顾之。正如《景岳全书·杂证谟·火证》所说："实火宜泻，虚火宜补，固其法也。然虚中有实者，治宜以补为主，而不得不兼乎清……若实中有虚者，治宜以清为主而酌兼乎补。"

3. 分证论治

（1）阴虚发热证

证候　午后或夜间潮热，不欲近衣，手足心热，烦躁；少寐多梦，盗汗，口干咽燥，大便干结，尿少色黄；舌体瘦小，舌质干红，或有裂纹，苔少或无苔，脉细数。

审证求机　本证的病证特点为午后或夜间潮热，不欲近衣，手足心热，烦躁，舌红，苔少，脉细数。基本病机为阴虚阳盛，虚火内炽。

治法　滋阴清热。

方药　清骨散加减：银柴胡、知母、胡黄连、地骨皮、青蒿、秦艽、鳖甲、甘草。

临床运用　①盗汗明显者，宜去青蒿，加煅牡蛎、浮小麦、糯稻根、五味子以敛汗；②阴虚较甚者，加玄参、生地黄、制首乌以滋阴；③失眠者，加酸枣仁、柏子仁、夜交藤以养心安神；④兼有气虚而见头晕气短、体倦乏力者，加太子参、党参、黄芪、黄精以益气；⑤肝肾阴虚火旺而见低热、五心烦热、头晕目眩、耳鸣、腰膝酸软、遗精等症者，可选用知柏地黄丸以滋阴清热。

（2）血虚发热证

证候　发热多为低热；头晕目眩，心悸不宁，身倦乏力，面白少华，唇甲色淡，或妇女月经量少而色淡，甚至闭经；舌质淡，苔白，脉细弱。

审证求机　本证的病证特点为低热、面白少华、唇甲色淡、舌质淡、脉细弱。基本病机为血虚失养，阴不配阳，阳气偏亢。

治法　益气养血。

方药　归脾汤加减：黄芪、人参、茯苓、白术、当归、龙眼肉、酸枣仁、远志、大枣、炙甘草、木香、生姜、熟地黄、白芍。

临床运用　①血虚较甚者，加枸杞子、制首乌、熟地黄；②偏于脾气虚，纳差腹胀者，去龙眼肉、熟地黄等腻脾之药，重用黄芪、人参，加陈皮、神曲、谷芽、麦芽；③低热持续者，可酌加牡丹皮、银柴胡、白薇；④若慢性失血所致，仍有少许出血者，可酌加三七粉、仙鹤草、茜草、棕榈炭；⑤兼阴虚者，酌加麦冬、生地黄、鳖甲；⑥血虚冲任不足，妇女月经量少色淡或闭经者，可重用熟地黄、当归，加川芎、益母草。

（3）气虚发热证

证候　发热，热势或低或高，常在劳累后发作或加重；头晕，倦怠乏力，气短懒言，食少便溏，自汗，易于感冒；舌质淡，苔薄白，脉细弱或细数。

审证求机　本证的病证特点为发热，常在劳累后发作或加重，倦怠乏力，气短懒言，自汗，易于感冒，脉细弱。基本病机为中气不足，阴火内生。

治法　益气健脾，甘温除热。

方药　补中益气汤加减：黄芪、人参、白术、当归、陈皮、升麻、柴胡、炙甘草。

临床运用　①若营卫不调，时冷时热、汗出恶风者，加桂枝、白芍；②脾虚夹湿，而见胸闷脘痞、大便溏薄、舌苔白腻者，加苍术、厚朴、藿香；③易患感冒者，可合用玉屏风散；④自汗较多者，加煅牡蛎、浮小麦、糯稻根。

（4）阳虚发热证

证候　发热而欲近衣被，形寒怯冷，四肢不温，少气懒言，头晕嗜卧，腰膝酸软，纳少便溏，面色㿠白；舌体胖或有齿痕，舌质淡，苔白润，脉沉细无力。

审证求机　本证的病证特点为发热而欲近衣被，形寒怯冷，四肢不温，腰膝酸软，舌质淡，苔白润，脉沉细无力。基本病机为肾阳亏虚，火不归元，虚阳外浮。

治法　温阳补肾，引火归元。

方药　金匮肾气丸加减：附子、桂枝、山茱萸、熟地黄、山药、茯苓、牡丹皮、泽泻。

临床运用　①阳虚而气短乏力者，加人参、黄芪；②阳虚较甚者加仙茅、淫羊藿；③火不生土，便溏者，加白术、干姜、薏苡仁。

（5）气郁发热证

证候　发热多为低热或潮热，热势常随情绪波动而起伏，精神抑郁，胁肋胀满，烦躁易怒，喜叹息，妇女常兼月经不调，经来腹痛，或乳房发胀，口干而苦，纳食减少；舌质红，苔黄，脉弦数。

审证求机　本证的病证特点为低热，热势常随情绪波动而起伏，精神抑郁，胁肋胀满，烦躁易怒，舌红，苔黄，脉弦数。基本病机为肝失疏泄，气郁化热。

治法　疏肝理气，解郁泻热。

方药　丹栀逍遥散加减：牡丹皮、栀子、柴胡、薄荷、当归、白芍、白术、茯苓、炙甘草。

临床运用　①气郁较甚者，加郁金、川楝子、青皮；②热象较甚，舌红口干、便秘者，可去白术，加龙胆草、决明子；③妇女若兼月经不调，可加泽兰、益母草；④素体阴虚，或肝郁发热日久伤阴，可选用滋水清肝饮。

（6）湿郁发热证

证候　低热，午后热甚，热难速已，或身热不扬，心中烦热，胸闷脘痞，身体困重，头重如裹，不思饮食，渴不欲饮，呕恶，大便稀薄或黏滞不爽；舌苔白腻或黄腻，脉濡或濡数。

审证求机　本证的病证特点为低热，午后热甚，或身热不扬，胸闷脘痞，身体困重，头重如裹，不思饮食，呕恶，大便稀薄，苔腻，脉濡或濡数。基本病机为湿阻三焦，郁而化热。

治法　除湿清热，宣畅气机。

方药　三仁汤加减：杏仁、白蔻仁、生薏苡仁、飞滑石、常山、白通草、竹叶、厚朴、半夏。

临床运用　①头痛如裹者，加藁本、苍术；②呕恶者，加竹茹、藿香、陈皮；③胸闷、苔腻者，加郁金、佩兰；④湿热阻滞少阳枢机，症见寒热如疟，寒轻热重，口苦呕逆者，加青蒿、黄芩；⑤低热，午后热甚，胸闷脘痞，不思饮食，呕恶，渴不欲饮，苔黄腻，脉濡数者，证属痰湿郁热，治宜燥湿化痰、清热和中，方选黄连温胆汤合中和汤加减。

（7）血瘀发热证

证候　午后或夜晚发热，或自觉身体某些部位发热，口干咽燥，但不多饮，肢体或躯干有固定痛处或肿块，面色萎黄或晦黯；舌质青紫或有瘀点、瘀斑，脉弦或涩。

审证求机　本证的病证特点为午后或夜晚发热，肢体或躯干有固定痛处或肿块，面色晦黯，舌有瘀点、瘀斑，脉涩。基本病机为血行瘀滞，瘀热内生。

治法　养血活血，化瘀清热。

方药　血府逐瘀汤加减：当归、川芎、牡丹皮、赤芍、生地黄、柴胡、黄芩、枳壳、桔梗、桃仁、红花、川牛膝、炙甘草。

临床运用　①发热较甚者，可加秦艽、白薇；②便秘者，重用桃仁，加大黄；③素体脾虚者，加黄芪、党参；④兼肝郁者，加莪术、佛手；⑤肢体肿痛者，可加姜黄、乳香、没药、地龙。

4. 其他疗法

（1）中成药疗法：气虚发热证用补中益气丸；阳虚发热证用金匮肾气丸；血虚发热证用人参归脾丸；阴虚发热证用六味地黄丸、龟甲胶、知柏地黄丸；阴虚火旺证用大补阴丸、天王补心丹；少阳郁热证用小柴胡冲剂；瘀血发热证用血府逐瘀口服液；肝郁化火证用加味逍遥丸；痰湿郁热证用黄连温胆丸。

（2）针灸疗法：气虚发热选脾俞、胃俞、气海、合谷、尺泽等穴，用补泻兼施法，每日 1～2 次；阴虚发热选三阴交、太溪、复溜、大椎等穴，用补泻兼施法，每日 1～2 次；肝郁发热选行间、风池、大椎、曲池、内关等穴，用泻法，每日 1～2 次；瘀血发热选血海、膈俞、中冲、阳陵泉、人中、神门等穴，用泻法，每日 1～2 次；湿郁发热选合谷、大椎、丰隆、内关、公孙、足三里等穴，用泻法，每日 1～2 次。

（3）饮食疗法：黄芪大枣煲乌鸡：黄芪、党参各 30g，大枣 5 枚，乌鸡肉 250g，水煎汤加盐调味服食。适用于血虚发热。（《中国烹饪》1989 年第 11 期）

【预防与调护】

1. 起居有常　要按时作息，住所寒温适宜，并注意保暖、避风，防止感受外邪。常自汗、盗汗者，应注意更换内衣，

2. 饮食有节　饮食宜清淡、富有营养且易于消化，适当多食水果、蔬菜，少食油腻，忌烟酒。

3. 运动有度　注意休息，体温高者应卧床休息；长期低热的患者，在体力允许的情况下，可适当进行户外活动。

4. 调治及时　患病后应及时治疗调养，避免日久导致脏腑功能失调，气血阴阳亏损。平时要注意摄生，保持精神愉快，气和神平，使阴平阳秘。

【结语】

内伤发热是由情志不舒、饮食失调、劳倦过度、跌仆损伤、久病伤正等因素导致脏腑功能失调，气血阴阳失衡，以发热为主要临床表现的病证。一般起病较缓，病程较长，或有反复发热的病史。热势高低不一，但以低热为多，或自觉发热，或五心烦热而体温并不升高。一般发热而不恶寒，或虽感怯冷但得衣被则冷感减轻或消失。或发热持续，或时作时止，或作有定时。发热的同时多伴有头晕、神疲、自汗盗汗、脉弱无力等症。气滞、血瘀、湿邪郁滞，壅遏化热，或气、血、阴、阳亏虚发热，是内伤发热的两类病机。前者属实，后者属虚。在治疗上，实热宜泻，虚热宜补，并应根据证候的不同而采用解郁泄热、活血化瘀、健脾燥湿、甘温除热、益气养血、滋阴清热、引火归元等治法，对虚实夹杂者，当分清主次，适当兼顾。

复习思考

1. 何谓内伤发热？内伤发热与外感发热如何区别？

2. 试述内伤发热的证候特征。

3. 对内伤发热属气虚兼湿热、阴虚兼血瘀证者应如何治疗？

病案分析

龚某，男，58 岁。1965 年 3 月 5 日初诊。

主诉：低热 2 天。

临床表现：低热 2 天，手足心热，午后热甚，体温偏高，常自汗出，头晕，周身酸困，咳嗽，二便正常。

检查：舌淡苔薄白，脉迟。

诊断：低热（气阴不足）。

治法：益气养阴。

处方：浮小麦 12g，炙甘草 6g，大枣（切）5 枚，黄芪 12g，北五味子（打）3g，天冬 9g，地骨皮 6g，枸杞子 6g。5 剂，水煎服，每剂 2 煎，取 150mL，早晚空腹服。

3 月 9 日复诊：药后低热见退，汗出减少，头晕、咳嗽亦减，但晚间手足仍发热，二便正常，脉舌正常，停药观察。

3 月 12 日三诊：停药后又发热，原方再服 5 剂。

3 月 20 日四诊：药后偶有低热，脉细沉，舌无苔，属脾气虚弱，治宜益气缓肝。处方：党参 6g，炒白术 4.5g，云苓 3g，炙甘草 1.5g，陈皮 2.4g，木瓜 3g，炒小麦 9g，五味子 3g，大枣 3 枚。

4 月 2 日五诊：低热已去，食欲好转，原方继服 5 剂，诸症悉平。

分析：低热一症比较常见，致病原因亦多。本例有手足心热、午后热甚，为阴液不足；但自汗、头晕、身困、脉迟、舌淡，又见阳气不足，单纯养阴清热不能胜任，必须甘温益气，后以养阴之品方可气阴两补。甘麦大枣汤加黄芪亦为甘温除热法，加天冬、五味子生津增液，而地骨皮和枸杞子又能养阴除热。

（中医研究院 . 蒲辅周医疗经验 . 北京：人民卫生出版社，1976）

项目七　虚　劳

【学习目标】

知识要求

1. 掌握虚劳的定义、辨证要点、治疗要点、基本辨证分型及治疗。

2. 熟悉虚劳常见病因病机、病位及涉及脏腑、病理性质，虚劳与肺痨、其他虚证的类证鉴别。

3. 了解虚劳的源流、演变、预后及调护方法。

技能要求

1. 能够对虚劳患者的常见证型进行辨证论治。
2. 能够熟练地为虚劳患者开展预防与调护指导。

📚 案例导入

　　某女，42岁，在有机农药厂工作，长期接触苯。入院时，面色苍白，头晕目眩，气短懒言，神疲乏力，心悸，纳差，腹胀，口淡。平素易感冒，舌淡苔白，脉细弱。

　　实验室检查：白细胞严重下降，骨髓抑制。

　　问题与思考：

　　1. 中医诊断为何病？当辨为何证？

　　2. 本病的临床特征是什么？应与哪些病证相鉴别？

　　3. 中医治法是什么？如何选方用药？应如何调养？

　　虚劳又称虚损，是由于禀赋薄弱、后天失养及外感内伤等多种原因引起的，以脏腑功能衰退，气血阴阳亏损，日久不复为主要病机，以五脏虚证为主要临床表现的多种慢性虚弱证候的总称。

　　虚劳是气血津液病证中涉及脏腑最多及证候表现最复杂的一种病证，临床较为常见。中医药在补益气血、调理阴阳、促进脏腑功能的恢复等方面，积累了丰富的经验。

　　历代医籍对虚劳的论述甚多。《素问·通评虚实论》所说的"精气夺则虚"可视为虚证的提纲。而《素问·调经论》所谓"阳虚则外寒，阴虚则内热"，进一步说明虚证有阴虚、阳虚的区别，并指明阴虚、阳虚的主要特点。《难经·十四难》论述了"五损"的症状及转归。

　　《金匮要略·血痹虚劳病脉证并治》首先提出了虚劳的病名。《诸病源候论·虚劳病诸候》比较详细地论述了虚劳的原因及各类症状，对"五劳""六极""七伤"的具体内容做了说明。金元以后，许多医家对虚劳的理论认识及临床治疗都有较大的发展。如李东垣重视脾胃，长于甘温补中。朱丹溪重视肝肾，善用滋阴降火。明代张介宾对阴阳互根的理论做了深刻的阐发，在治疗肾阴虚、肾阳虚的理论及方药方面有新的发展。李中梓《医宗必读·虚劳》："夫人之虚，不属于气，即属于血，五脏六腑，莫能外焉。而独举脾肾者，水为万物之源，土为万物之母，二脏安和，一身皆治，百疾不生。"强调脾、肾在虚劳中的重要性。汪绮石《理虚元鉴》为虚劳专书，提出"治虚有三本"的理论，"治虚有三本，肺、脾、肾是也。肺为五脏之天、脾为百骸之母、肾为性命之根，治脾、治肺、治肾，治虚之道毕矣"。同时对虚劳的病因、病机、治疗、预防及护理均有较好的论述。清代的《不居集》对虚劳的资料做了比较系统的汇集整理，是研究虚劳的一部有价值的参考书。

虚劳涉及的内容很广，可以说是中医内科中范围最广的一个病证。凡禀赋不足，后天失养、病久体虚、积劳内伤，久虚不复等所致的多种以脏腑气血阴阳亏损为主要表现的病证，均属于本病证的范围。

西医学中多个系统的多种慢性和功能衰退性疾病，出现类似虚劳的临床表现时，均可参照本病辨证论治。

【病因病机】

多种原因均可导致虚劳。《理虚元鉴·虚证有六因》所说的"有先天之因，有后天之因，有痘疹及病后之因，有外感之因，有境遇之因，有医药之因"，对引起虚劳的原因做了比较全面的归纳。多种病因作用于人体，引起脏腑气血阴阳的亏虚，日久不复而成为虚劳。结合临床所见，引起虚劳的病因病机主要有以下五个方面。

1. 常见病因

（1）禀赋薄弱，因虚致病：多种虚劳证候的形成，都与禀赋薄弱，体质不强密切相关。或因父母体弱多病，年老体衰，或胎中失养，孕育不足，或生后喂养失当，水谷精气不充，均可导致禀赋薄弱。先天不足、禀赋薄弱之体，易于罹患疾病，并在病后易形成久病不复的状态，使脏腑气血阴阳亏虚日甚，而成为虚劳。

（2）烦劳过度，损伤五脏：适当的劳作，包括脑力及体力的劳动，为人的正常生活以及保持健康所必需。但烦劳过度则有损健康，因劳致虚，日久而成虚劳。在烦劳过度中，以劳神过度及恣情纵欲较为多见。忧郁思虑，积思不解，所欲未遂等劳神过度，易使心失所养，脾失健运，心脾损伤，气血亏虚，久则形成虚劳。而早婚多育、房事不节、频繁手淫等，易使肾精亏虚，肾气不足，久则形成虚劳。

（3）饮食不节，损伤脾胃：暴饮暴食，饥饱不调，嗜食偏食，营养不良，饮酒过度等原因，均会导致脾胃损伤，不能化生水谷精微，气血来源不充，脏腑经络失于濡养，日久形成虚劳。

（4）大病久病，失于调理：大病之后，邪气过盛，脏气损伤，正气短时难以恢复，日久而成虚劳。久病而成虚劳者，随疾病性质的不同，损耗人体的气血阴阳各有侧重。如热病日久，则耗伤阴血；寒病日久，则伤气损阳；瘀血日久，则新血不生；或病后失于调理，正气难复，均可演变为虚劳。

（5）误治失治，损耗精气：由于辨证诊断有误，或选用药物不当，以致精气损伤。若多次失误，既延误疾病的治疗，又使阴精或阳气受损难复，从而导致虚劳。在现今的临床实践中，也有过用某些化学药物或接触有害物质（如放射线）过多，使阴精及气血受损，而形成虚劳者。

2. 病机概要

（1）基本病机：以脏腑亏损，气血阴阳虚衰，久虚不复成劳为主要病机，其中久虚不复，由虚成劳系诊断本病的关键。

（2）病位：病损部位主要在五脏，尤以脾、肾两脏更为重要。

（3）病理性质：其病性主要为气、血、阴、阳的虚损。属里证、虚证。

（4）病理因素：虚（气虚、血虚、阴虚、阳虚）。

（5）病机转化：引起虚损的病因，往往首先导致某一脏的气、血、阴、阳亏损，而由于五脏相关，气血同源，阴阳互根，所以在虚劳的病变过程中常互相影响，一脏受病，累及他脏，气虚不能生血，血虚无以生气；气虚者，日久阳也渐衰；血虚者，日久阴也不足；阳损日久，累及于阴；阴虚日久，累及于阳。在疾病的发生发展过程中，或因实致虚，或因虚致实，最终导致虚实夹杂，病势日渐发展，而病情趋于复杂。

【诊断与鉴别诊断】

1. 诊断依据

（1）临床表现

1）主症：多见神疲体倦、心悸气短、面容憔悴、自汗盗汗，或五心烦热或畏寒肢冷、脉虚无力等。

2）次症：慢性病面容、形容枯槁、瘦削肉脱或臃肿虚浮。

（2）病史

1）病史特征：具有引起虚劳的致病因素及较长的病史。

2）诱发因素：发病前多有较长时间的疾病，或轻或重，反复发作，日久不愈。或有明显的诱因，如遇到天气变化、恼怒、劳累、暴饮暴食、饥饿、饮食生冷干硬会使病情加重。

（3）相关检查

1）做血常规、尿常规、大便常规、血生化、心电图、X线摄片等检查可进行初步筛查。

2）做免疫功能测定、内分泌功能测定、骨髓检查等可协助诊断。

2. 病证鉴别

（1）虚劳与肺痨：在唐代以前，尚未将这两种病证加以区分，一般将肺痨统括在虚劳之内。宋代以后，即对虚劳与肺痨的区别有了明确的认识。两者均为虚性病证、病程较长，其鉴别要点见表8-4。

表8-4　虚劳与肺痨的类证鉴别

	虚劳	肺痨
病因	禀赋薄弱，劳倦过度，饮食不节，久病失于调理，失治误治等导致正气亏损，久虚不复	正气不足，痨虫侵袭
病位	五脏	肺
病机特点	脏腑功能衰退，气血阴阳不足	阴虚火旺
证候特点	病程长，具有脏腑气、血、阴、阳亏虚的多种症状	以咳嗽、咯痰、咯血、潮热、盗汗、消瘦为特点
传染性	无	有
治疗原则	补虚扶正，益气、养血、滋阴、温阳	养阴清热、补肺杀虫（抗结核）

（2）虚劳与其他病证中的虚证

虚劳与内科其他病证中的虚证在临床表现、治疗方药方面有类似之处，但两者是有区别的。其主要的区别有二：①虚劳的各种证候，均以精气亏虚的症状为特征，而其他病证的虚证则各以其病证的主要症状为突出表现。例如，眩晕一证的气血亏虚型，虽有气血亏虚的症状，但以眩晕为最突出、最基本的表现；水肿一证的脾阳不振型，虽有脾阳亏虚的症状，但以水肿为最突出、最基本的表现。②虚劳一般病程较长、病势缠绵。其他病证中的虚证类型虽然也以久病属虚者为多，但亦有病程较短而呈现虚证者。例如，泄泻一证的脾胃虚弱型，以泄泻伴有脾胃亏虚的症状为主要表现，临床病例中有病程长者，但亦有病程短者。

【辨证论治】

1. 辨证要点

（1）辨五脏气血阴阳亏虚的不同：虚劳的证候虽多，但总不离乎五脏，而五脏之辨，又不外乎气血阴阳。故对虚劳的辨证应以气、血、阴、阳为纲，五脏虚候为目。正如《杂病源流犀烛·虚损痨瘵源流》说："五脏虽分，而五脏所藏无非精气，其所以致损者有四：曰气虚、曰血虚、曰阳虚、曰阴虚。""气血阴阳各有专主，认得真确，方可施治。"一般说来，病情单纯者，病变比较局限，容易辨清其气、血、阴、阳亏虚的属性和病及脏腑的所在。但由于气血同源、阴阳互根、五脏相关，所以各种原因所致的虚损往往互相影响，由一虚渐致两虚，由一脏而累及他脏，使病情趋于复杂和严重，辨证时应予注意。见表8-5、表8-6。

表8-5　气、血、阴、阳亏虚的不同

	证候特征
阴虚	五心烦热，午后潮热，面色潮红，颧红如妆，口干咽燥，舌红少苔，脉细数
阳虚	形寒肢冷，面色苍白，口淡，泛吐清涎，舌淡，边有齿印，脉沉或沉迟
气虚	神疲体倦，气短懒言，语声声低，自汗，舌淡，脉弱
血虚	面色不华，唇甲苍白，健忘，舌质淡，脉细弱

表8-6　五脏阴阳气血虚候特征

	证候特征
心虚	心悸、怔忡
肺虚	自汗、易感冒或咳嗽、盗汗
脾虚	纳呆，脘腹不适
肝虚	头晕目眩，视物模糊，胁痛
肾虚	腰酸膝软

（2）辨兼夹病证的有无：虚劳一般均有较长的病程，辨证施治时还应注意有无兼夹病证，尤其应注意下述三种情况：

1）因病致虚、久虚不复者，应辨明原有疾病是否还继续存在。如因热病、寒病或瘀结致虚者，原发疾病是否已经治愈。

2）有无因虚致实的表现。如因气虚运血无力，形成瘀血；脾气虚不能运化水湿，以致水湿内停等。

3）是否兼夹外邪。虚劳之人由于卫外不固，易感外邪，且感邪之后不易恢复；治疗用药也与常人感邪有所不同。

若有以上兼夹病证，在治疗时应分别轻重缓急，予以兼顾。

2.治疗原则　对于虚劳的治疗，根据《素问》"虚则补之""损者益之""劳者温之"的理论，当以补益为基本原则。在进行补益的时候，一是必须根据病理属性的不同，分别采取益气、养血、滋阴、温阳的治疗方药；二是要密切结合五脏病位的不同而选方用药，以加强治疗的针对性。

在应用补益这个基本原则治疗虚劳的时候，应注意以下三点：①重视补益脾肾在治疗虚劳中的作用。以脾胃为后天之本，为气血生化之源，脾胃健运，五脏六腑、四肢百骸方能得以滋养。肾为先天之本，寓元阴元阳，为生命的本元。重视补益脾肾，先后天之本不败，则能促进各脏虚损的恢复。②对于虚中夹实及兼感外邪者，当补中有泻、扶正祛邪。

从辨证的关系看，祛邪亦可起到固护正气的作用，防止因邪恋而进一步损伤正气。③虚劳的病程较长，影响的因素较多，要将药物治疗与饮食调养及生活调摄密切结合起来，方能收到更好的治疗效果。

3. 分证论治 为了便于临床运用，虚劳的辨证论治以气血阴阳为纲、五脏虚证为目。

（1）气虚证：面色㿠白或萎黄，气短懒言，语声低微，头昏神疲，肢体无力；舌苔淡白，脉细软弱。

1）肺气虚

证候 咳嗽无力，痰液清稀，短气自汗，声音低怯，憎寒怕热，平素易于感冒，面白；舌淡，脉虚无力。

审证求机 本证的病证特点为气短乏力、憎寒怕热、平素易感冒。基本病机为肺气亏虚，卫外不固。

治法 补益肺气。

方药 补肺汤加减：人参、黄芪、熟地黄、五味子、紫菀、桑白皮。

临床运用 ①无咳嗽者，可去桑白皮、紫菀；②自汗较多者，加牡蛎、麻黄根固表敛汗；③若气阴两虚而兼见潮热、盗汗者，加鳖甲、地骨皮、秦艽等养阴清热。

2）心气虚

证候 心悸怔忡，胸闷气短，劳则尤甚，神疲体倦，自汗；舌质淡，脉弱。

审证求机 本证的病证特点为心悸、气短、神疲体倦、自汗。基本病机为心气不足，心失所养。

治法 益气养心。

方药 七福饮加减：熟地黄、当归、人参、炙甘草、远志、酸枣仁、白术。

临床运用 ①自汗多者，可加黄芪、五味子益气固摄；②饮食少思，加砂仁、茯苓开胃健脾。

3）脾气虚

证候 饮食减少，食后胃脘不舒，倦怠乏力，大便溏薄，面色萎黄；舌淡苔薄，脉弱。

审证求机 本证的病证特点为食少便溏、脘痞不舒、面色萎黄、倦怠乏力。基本病机为脾虚失健，生化乏源。

治法 健脾益气。

方药 加味四君子汤：人参、茯苓、白术、炙甘草、黄芪、白扁豆。

临床运用 ①胃失和降而兼见胃脘胀满、嗳气呕吐者，加陈皮、半夏和胃理气降逆；②食积停滞而见脘闷腹胀、嗳气酸腐、苔腻者，加神曲、麦芽、山楂、鸡内金消食健胃；③气虚及阳，脾阳渐虚而兼见腹痛即泻、手足欠温者，加肉桂、炮姜温中散寒。

4）肾气虚

证候　神疲乏力，腰膝酸软，小便频数而清，白带清稀；舌质淡，脉弱。

审证求机　本证的病证特点为腰酸乏力、小便频数。基本病机为肾气不充，腰督失养，固摄无权。

治法　益气补肾。

方药　大补元煎加减：人参、炒山药、熟地黄、杜仲、枸杞子、当归、山茱萸、炙甘草。

临床运用　①神疲乏力甚者，加黄芪益气；②尿频较甚及小便失禁者，加菟丝子、五味子、益智仁补肾固摄；③脾失健运而兼见大便溏薄者，去熟地黄、当归，加肉豆蔻、补骨脂温补固涩。

在气、血、阴、阳的亏虚中，气虚是临床最常见的一类，其中尤以肺、脾气虚为多见，而心、肾气虚亦不少。肝病而出现神疲乏力、食少便溏、舌质淡、脉弱等气虚症状时，多在治肝的基础上结合脾气亏虚论治。

（2）血虚证：面色淡黄或淡白无华，唇、舌、指甲色淡，头晕目花，肌肤枯糙；舌质淡红苔少，脉细。

1）心血虚

证候　心悸怔忡，健忘，失眠，多梦，面色不华；舌质淡，脉细或结代。

审证求机　本证的病证特点为心悸怔忡、失眠健忘、面色不华。基本病机为心血亏虚，心失所养。

治法　养血宁心，安神定志。

方药　养心汤加减：黄芪、茯苓、茯神、当归、川芎、炙甘草、半夏曲、柏子仁、酸枣仁、远志、五味子、人参、肉桂。

临床运用　失眠、多梦较甚，可加合欢花、夜交藤养心安神。

脾血虚常与心血虚并见，故临床常称心脾血虚。除前述的养心汤外，归脾汤为补脾与养心并进、益气与养血相融之剂，具有补益心脾、益气摄血的功能，是治疗心脾血虚的常用方剂。

2）肝血虚

证候　头晕，目眩，胁痛，肢体麻木，筋脉拘急，或惊惕肉瞤，妇女月经不调甚则闭经，面色不华；舌质淡，脉弦细或细涩。

审证求机　本证的病证特点为头晕目眩、视力减退、耳鸣、肢体麻木、筋脉拘急。基本病机为肝血亏虚，筋脉失养。

治法　补血养肝。

方药　四物汤加减：熟地黄、当归、芍药、川芎、黄芪、党参。

临床运用　①血虚甚者，加制首乌、枸杞子、鸡血藤增强补血养肝的作用；②胁痛，加丝瓜络、郁金、香附理气通络；③目失所养，视物模糊，加楮实子、枸杞子、决明子养肝明目；④若干血瘀结，新血不生，羸瘦，腹满，腹部触有癥块，硬痛拒按，肌肤甲错，状如鱼鳞，妇女经闭，两目黯黑，舌有青紫瘀点、瘀斑，脉细涩者，可同服大黄蟅虫丸祛瘀生新。

心主血，脾统血，肝藏血，故血虚之中以心、脾、肝的血虚较为多见。

（3）阴虚证：两颧红赤，唇红，低烧潮热，手足心热，虚烦不安，失眠，盗汗，口干；舌质光红少津，脉细数无力。

1）肺阴虚

证候　干咳，咽燥，甚或失音，咯血，潮热，盗汗，面色潮红；舌红少津，脉细数。

审证求机　本证的病证特点为干咳、咽燥、咯血、潮热、盗汗、面色潮红。基本病机为肺阴亏虚，肺失清润。

治法　养阴润肺。

方药　沙参麦冬汤加减：沙参，麦冬、玉竹、天花粉、桑叶、白扁豆、甘草。

临床运用　①咳嗽甚者，加百部、款冬花肃肺止咳；②咯血，加白及、仙鹤草、小蓟凉血止血；③潮热，加地骨皮、银柴胡、秦艽、鳖甲养阴清热；④盗汗，加牡蛎、浮小麦固表敛汗。

2）心阴虚

证候　心悸，失眠，烦躁，潮热，盗汗，或口舌生疮，面色潮红；舌红少津，脉细数。

审证求机　本证的病证特点为心悸、失眠、烦躁或口舌生疮。基本病机为心阴亏耗，心失濡养。

治法　滋阴清热，养心安神。

方药　天王补心丹加减：人参、玄参、丹参、茯苓、五味子、远志、桔梗、当归身、天冬、麦冬、柏子仁、酸枣仁、生地黄、辰砂。

临床运用　①火热偏盛而见烦躁不安、口舌生疮者，去当归、远志之辛温，加黄连、木通、淡竹叶清心泻火、导热下行。②潮热，加地骨皮、银柴胡、秦艽清退虚热。③盗汗，加牡蛎、浮小麦固表敛汗。

3）脾胃阴虚

证候　口干唇燥，不思饮食，大便燥结，甚则干呕、呃逆，面色潮红；舌干少苔或无苔，脉细数。

审证求机　本证的病证特点为口干唇燥、不思饮食、大便燥结。基本病机为脾胃阴伤，失于濡养。

治法　养阴和胃。

方药　益胃汤加减：沙参、麦冬、生地黄、玉竹、冰糖。

临床运用　①口干唇燥，津亏较甚者，加石斛、天花粉滋养胃阴；②不思饮食甚者，加麦芽、扁豆、山药益胃健脾；③呃逆，加刀豆、柿蒂、竹茹降逆止呃；④大便干结，用蜂蜜润肠通便。

4）肝阴虚

证候　头痛，眩晕，耳鸣，目干畏光，视物不明，急躁易怒，或肢体麻木，筋惕肉瞤，面潮红；舌干红，脉弦细数。

审证求机　本证的病证特点为头痛、眩晕、耳鸣、急躁易怒或肢体麻木。基本病机为阴虚阳亢，上扰清空。

治法　滋养肝阴。

方药　补肝汤加减：当归、白芍药、川芎、熟地黄、酸枣仁、木瓜、炙甘草。

临床运用　①头痛、眩晕、耳鸣较甚，或筋惕肉瞤，为风阳内盛，加石决明、菊花、钩藤、刺蒺藜平肝息风潜阳；②目干涩畏光，或视物不明者，加枸杞子、女贞子、决明子养肝明目；③急躁易怒、尿赤便秘、舌红脉数者，为肝火亢盛，加夏枯草、牡丹皮、栀子清肝泻火。

5）肾阴虚

证候　腰酸，遗精，两足痿弱，眩晕，耳鸣，甚则耳聋，口干，咽痛，颧红；舌红少津，脉沉细。

审证求机　本证的病证特点为腰酸、遗精、眩晕、耳鸣。基本病机为肾精不足，失于濡养。

治法　滋补肾阴。

方药　左归丸加减：熟地黄、山药、山茱萸、菟丝子、枸杞子、川牛膝、鹿角胶、龟板胶。

临床运用　①遗精，加牡蛎、金樱子、芡实、莲须固肾涩精；②潮热、口干咽痛、脉数，为阴虚火旺，去鹿角胶、山茱萸，加知母、黄柏、地骨皮滋阴泻火。

五脏的阴虚在临床上均较常见，而以肾、肝、肺为主，且以肝、肾为根本。

（4）阳虚证：面色苍白或晦暗，怕冷，手足不温，出冷汗，精神疲倦，气息微弱，或有浮肿，下肢为甚；舌质胖嫩，边有齿印，苔淡白而润，脉细微、沉迟或虚大。

1）心阳虚

证候　心悸，自汗，神倦嗜卧，心胸憋闷疼痛，形寒肢冷，面色苍白；舌质淡或紫暗，脉细弱或沉迟。

审证求机　本证的病证特点为心悸自汗、神倦嗜卧、心胸憋闷疼痛、形寒肢冷。基本病机为心阳不振，心气亏虚，运血无力。

治法　益气温阳。

方药　保元汤加减：人参、黄芪、肉桂、甘草、生姜。

临床运用　①心胸疼痛者，酌加郁金、川芎、丹参、三七活血定痛；②形寒肢冷，为阳虚较甚，酌加附子、巴戟天、仙茅、淫羊藿、鹿茸温补阳气。

2）脾阳虚

证候　面色萎黄，食少，形寒，神倦乏力，少气懒言，大便溏薄，肠鸣腹痛，每因受寒或饮食不慎而加剧；舌质淡，苔白，脉弱。

审证求机　本证的病证特点为食少、形寒、神倦乏力、大便溏薄。基本病机为中阳亏虚，温煦乏力，运化失常。

治法　温中健脾。

方药　附子理中汤加减：炮附子、人参、白术、炮姜、炙甘草。

临床运用　①腹中冷痛较甚，为寒凝气滞，加高良姜、香附或丁香、吴茱萸温中散寒、理气止痛；②食后腹胀及呕逆者，为胃寒气逆，加砂仁、半夏、陈皮温中和胃降逆；③腹胀冷痛、便溏、完谷不化，为阳虚寒甚，加肉豆蔻、补骨脂、薏苡仁温补脾肾、涩肠除湿止泻。

3）肾阳虚

证候　腰背酸痛，遗精，阳痿，多尿或不禁，面色苍白，畏寒肢冷，下利清谷或五更泻泄；舌质淡胖，有齿痕，苔白，脉沉迟。

审证求机　本证的病证特点为腰背酸痛、多尿、畏寒肢冷、下利清谷或五更泻泄。基本病机为肾阳亏虚，失于温煦，固摄无权。

治法　温补肾阳。

方药　右归丸加减：熟地黄、山药、山茱萸、枸杞子、杜仲、菟丝子、附子、肉桂、当归、鹿角胶。

临床运用　①遗精，加金樱子、桑螵蛸、莲须，或金锁固精丸以收涩固精；②脾虚以致下利清谷者，减去熟地黄、当归等滋腻滑润之品，加党参、白术、薏苡仁益气健脾、渗湿止泻；③命门火衰以致五更泄泻者，合四神丸温脾暖肾、固肠止泻；④阳虚水泛以致浮肿、尿少者，加茯苓、泽泻、车前子，或合五苓散利水消肿；⑤肾不纳气而见喘促短气，动则更甚者，加补骨脂、五味子、蛤蚧补肾纳气。

阳虚常由气虚进一步发展而成，阳虚则生寒，症状比气虚重，并出现里寒的症状。阳虚之中，以心、脾、肾的阳虚为多见。由于肾阳为人身之元阳，所以心脾之阳虚日久，亦必病及于肾，而出现心肾阳虚或脾肾阳虚的病变。

为了便于辨证和治疗，将虚劳归纳为气、血、阴、阳亏虚四类，但临床常有错杂互见的情况。一般来说，病程短者，多伤及气血，可见气虚、血虚及气血两虚之证；病程长者，多伤及阴阳，可见阴虚、阳虚及阴阳两虚之证。而气血与阴阳的亏虚既有联系，又有区别。津液精血都属于阴的范畴，但血虚与阴虚的区别在于：血虚主要表现血脉不充，失于濡养的症状，如面色不华、唇舌色淡、脉细弱等；阴虚则多表现阴虚生内热的症状，如五心烦热、颧红、口干咽燥、舌红少津、脉细数等。阳虚可以包括气虚在内，且阳虚往往是由气虚进一步发展而成。气虚表现短气乏力、自汗、食少、便溏、舌淡、脉弱等症；阳虚则症状进一步加重，且出现阳虚里寒的症状，如倦怠嗜卧、形寒肢冷、肠鸣泄泻、舌质淡胖、脉虚弱或沉迟。虚劳的治疗应从多方面着手，除药物外，气功、针灸、推拿、食疗等均可配合使用。

【预防与调护】

1. 消除病因 消除及避免引起虚劳的病因是预防虚劳的根本措施。

2. 避风寒，适寒温 虚劳过程中，感受外邪，耗伤正气，通常是病情恶化的重要原因；而虚劳病人由于正气不足，卫外不固，又容易招致外邪入侵。故应注意冷暖，避风寒，适寒温，尽量减少伤风感冒。

3. 调饮食，戒烟酒 人体气血全赖水谷以资生，调理饮食对虚劳至关重要，饮食以富于营养、易于消化、不伤脾胃为原则。应少食过分滋腻、生冷不洁之物，甚至要禁食辛辣厚味之品。吸烟嗜酒有损正气，应该戒除。

4. 慎起居，适劳逸 生活起居要有规律，做到动静结合、劳逸适度。根据自己的体力情况，可适当参加户外散步、气功锻炼、打太极拳等活动。病情轻者，可适当安排工作和学习。节制房事。

5. 舒情志，少烦忧 过分的情志刺激易使气阴伤耗，是促使病情加重的重要原因之一。保持情绪稳定、舒畅乐观，有利于虚劳的康复。

【结语】

虚劳是多种慢性衰弱性证候的总称，其范围相当广泛。禀赋薄弱、劳倦过度、饮食损伤、久病失治等多种原因均会导致虚劳，其共同点是久虚不复而成劳。五脏功能衰退，气血阴阳亏损，是虚劳的基本病机。辨证应以气血阴阳为纲、五脏虚证为目。由于气血同源，阴阳互根，五脏相关，故应同时注意气血阴阳相兼为病及五脏之间的相互影响。"虚则补之"，补益是治疗虚劳的基本原则，应根据病理属性的不同，分别采用益气、养血、滋阴、温阳的治法，并结合五脏病位的不同而选方用药，以加强治疗的针对性。对于虚中夹实及兼感外邪者，治疗当补中有泻、补泻兼施，防止因邪恋而进一步耗伤正气。做好调摄护理，对虚劳的康复具有重要作用。

复习思考

1. 虚劳如何与肺痨及一般的虚证相鉴别？
2. 如何理解肺、脾、肾三脏在虚劳治疗中的地位？

3. 试述虚劳的辨证要点、治疗原则。

4. 虚劳患者应如何调护？

病案分析

万某，男，27岁。1961年4月4日会诊。

住某医院，诊为"慢性髓性白血病"，面色苍白，头晕，左偏头痛，胸膺闷痛，牙龈渗血，有时低烧，纳少，大便正常。舌质淡，苔薄腻，脉沉细弦。属血瘀虚劳，治宜益气补血、通络消瘀。生黄芪八钱，当归尾二钱，党参五钱，苏木二钱，生龟板五钱，生鳖甲五钱，石决明五钱，地骨皮三钱，丹皮二钱，生地黄四钱，阿胶四钱。

5月4日复诊：低烧退，头晕减轻，胸闷痛已去，大便偏稀。原方去地骨皮。

5月23日三诊：口干欲饮，烦不能眠，皮肤易出血，小便黄。脉左沉细弱，右弦细数，舌苔薄黄燥。属阴虚血热，治宜益气凉血养阴。犀角粉（冲服）四分（现一般用水牛角代，但需加大剂量），生地黄四钱，白芍三钱，丹皮二钱，玉竹五钱，玄参三钱，麦冬三钱，山萸肉三钱，石斛五钱，阿胶（烊化）三钱。水煎，童便200mL兑服，日3次。

6月4日四诊：出血现象有好转，睡眠亦较好。脉略缓，苔减。仍宜益气养血祛瘀。党参五钱，苏木三钱，黄芪五钱，归尾二钱，丹皮二钱，生地六钱，龟板五钱，鳖甲五钱，地榆三钱，地骨皮三钱，炙甘草三钱。

6月11日五诊：牙龈已不出血，皮肤出血点亦少，精神好转，饮食增加。燥苔退，沉微缓有力。原方续服。

（中医研究院.蒲辅周医疗经验.北京：人民卫生出版社，1976）

项目八　肥　胖

案例导入

李某，女，29岁。1980年4月23日初诊。

肥胖两年余，伴头晕头痛、咽喉干涩、五心烦热，日食0.75kg，倦怠乏力。诊查：对称性肥胖，体重92kg，身高1.72m，血压130/90mmHg，皮肤色暗，无紫纹，心肺（－），下肢轻度凹陷性浮肿。舌质暗红，苔薄黄，脉沉细。

问题与思考：

1. 中医诊断为何病？当辨为何证？

2. 本病的临床特征是什么？本病应与哪些病证相鉴别？

3. 中医治法是什么？如何选方用药？应如何调养？

肥胖是由于多种原因导致体内膏脂堆积过多，体重异常增加，身肥体胖，并多伴有头晕乏力、神疲懒言、少动气短等症状的一类病证。

历代医籍对肥胖病的论述非常多。对本病的最早记载见于《素问·阴阳应象大论》有"肥贵人"及"年五十，体重，耳目不聪明"的描述。在证候方面，《灵枢·逆顺肥瘦》记载："广肩腋项，肉薄厚皮而黑色，唇临临然，其血黑以浊，其气涩以迟。"《灵枢·卫气失常》根据人的皮肉气血的多少对肥胖进行分类，分为"有肥，有膏，有肉"三种证型。此外，《素问·奇病论》中有"喜食甘美而多肥"的记载，说明肥胖的发生与过食肥甘、先天禀赋、劳作运动太少等多种因素有关。后世医家在此基础上认识到肥胖的病机还与气虚、痰湿、七情及地理环境等因素有关，如《景岳全书·杂证谟·非风》认为肥人多气虚，《丹溪心法》《医门法律》认为肥人多痰湿。在治疗方面，《丹溪心法·中湿》认为肥胖应从湿热及气虚两方面论治。《石室秘录·肥治法》认为治肥须补气兼消痰，并补命火，使气足而痰消。此外，前人还认识到肥胖与其他多种病证有关，《内经》认识到肥胖可转化为消渴，还与仆击、偏枯、痿厥、气满发逆等多种疾病有关。《女科切要》中指出："肥白妇人，经闭而不通者，必是痰湿与脂膜壅塞之故也。"

西医学的单纯性（体质性）肥胖病、继发性肥胖病（如继发于下丘脑、垂体病、胰岛病及甲状腺功能低下等的肥胖病），以及无症状的2型糖尿病，若肥胖者可参考本病辨证治疗。

【病因病机】

1. 常见病因

（1）年老体弱：肥胖的发生与年龄有关，40岁以后明显增高。这是由于中年以后，人体的生理机能由盛转衰，脾的运化功能减退，又过食肥甘，运化不及，聚湿生痰，痰湿壅结，或肾阳虚衰，不能化气行水，酿生水湿痰浊，故而肥胖。

（2）饮食不节：暴饮暴食，食量过大，或过食肥甘。长期饮食不节，一方面可致水谷精微在人体内堆积成为膏脂，形成肥胖；另一方面也可损伤脾胃，不能布散水谷精微及运化水湿，致使湿浊内生，蕴酿成痰，痰湿聚集体内，使人体臃肿肥胖。

（3）缺乏运动：动则生阳，静则生阴。喜坐懒动之人，阴盛而阳弱，阳气之气化功能不足，可致津液不归正化，停为痰湿，化为脂膏而致肥胖。唐·孙思邈《备急千金要方·养性》有"养性之道，常欲小劳""饱食即卧，乃生百病"的告诫，认识到适度的体力活动是必需的。妇女在妊娠期或产后由于营养过多，亦容易发生肥胖。

（4）先天禀赋：《内经》即认识到肥胖与人的体质有关，现代已明确认识到，肥胖的发生具有家族性。阳热体质，胃热偏盛者，食欲亢进，食量过大，脾运不及，可致膏脂痰湿堆积，而成肥胖。

此外，肥胖的发生还与性别、地理环境等因素有关，由于女性活动量较男性少，故女性肥胖者较男性为多。

2. 病机概要

（1）基本病机：总属阳气虚衰，痰湿偏盛。

（2）病位：病位主要在脾与肌肉，与肾虚关系密切，亦与心肺的功能失调及肝失疏泄有关。

（3）病理性质：本病多属本虚标实之候。本虚多为脾肾气虚，或兼心肺气虚；标实为痰湿膏脂内停，或兼水湿、血瘀、气滞等，临床常有偏于本虚及标实之不同。

（4）病理因素：主要是痰湿、湿浊、痰热、气滞、瘀血。

（5）病机转化：肥胖病变日久，常变生他病。《内经》中已经认识到肥胖与消瘅等病证有关，极度肥胖者，常易合并消渴、头痛、眩晕、胸痹、中风、胆胀、痹证等。

【诊断与鉴别诊断】

1. 诊断依据

（1）临床表现

1）主症：体重异常增加，身体肥胖。

体重超出标准体重20%以上；或体重质量指数超过24为肥胖，排除肌肉发达或水分潴留因素。

标准体重（kg）＝［身高（cm）–100］×0.9（Broca标准体重）

体重质量指数＝体重（kg）/ 身高^2（m^2）

2）次症：初期轻度肥胖仅体重增加20%～30%，常无自觉症状。中重度肥胖常见伴随症状如头身困重、腹胀满、神疲乏力、少气懒言、倦怠懒动等。

（2）病史

1）病史特征：长期食欲旺盛，有恣食膏粱厚味的不良饮食习惯，或同时缺乏体力活动。可有肥胖家族史。

2）诱发因素：本病是一个慢性过程，发病前无明显诱因。

（3）相关检查：肥胖病人一般应做相关检查，以便与相关疾病进行鉴别，明确是否存在并发症，并明确肥胖的病因。

1）测量身高、体重、血压。

2）血脂分析。

3）测定空腹血糖、葡萄糖耐量、血清胰岛素、皮质醇。

4）肝脏 B 超、肝肾功能检查。

5）抗利尿激素测定。

6）测定雌二醇、睾酮、黄体生成素。

7）心电图、心功能，眼底及微循环检查。

8）为排除继发性肥胖，可考虑做头颅 X 线摄片，显示蝶鞍有否扩大，骨质有否疏松，或头颅、双肾上腺 CT 扫描，测定 T_3、T_4、TSH，以排除内分泌功能异常引起肥胖的可能性。

2. 病证鉴别

（1）肥胖与水肿：水肿严重时，体重亦增加，也可出现肥胖的伴随症状，但水肿以颜面及四肢浮肿为主，严重者可见腹部胀满、全身皆肿，与本病症状有别。水肿经治疗，病理性水湿排出体外后，体重可迅速减轻降至正常，肥胖患者体重减轻则相对较缓。

（2）肥胖与黄胖：黄胖由肠道寄生虫与食积所致，以面部黄胖肿大为特征，或伴有喜食异物，与肥胖迥然有别。

【辨证论治】

1. 辨证要点

（1）辨标本虚实：本病多为标实本虚之候。本虚要辨明气虚，还是阳虚。标实要辨明痰湿、水湿及瘀血之不同。气虚表现为神疲乏力、少气懒言、倦怠气短、动则喘促、舌胖边有齿痕等；阳虚多表现为神疲乏力、腹胀便溏、畏寒肢冷、下肢浮肿、舌淡胖等；痰湿明显者，表现为形体肥胖、腹大胀满、四肢沉重、头重胸闷、时吐痰涎；水湿偏重，多有腹泻便溏、暮后肢肿、舌苔薄白或白腻；瘀血内停者，常见面色紫暗、舌暗或有瘀点瘀斑、舌下脉络迂曲，其中舌淡紫胖者属气虚血瘀，舌暗红苔黄腻者属痰热瘀血互结。

（2）辨明脏腑病位：肥胖病有在脾、在肾、在心肺的不同，临证时需加详辨。肥胖病变与脾关系最为密切，临床症见身体重着、神疲乏力、腹大胀满、头沉胸闷，或有恶心、痰多者，病变主要在脾。病久累及于肾，症见腰膝酸软疼痛、动则气喘、嗜睡、形寒肢冷、下肢浮肿、夜尿频多。病在心肺者，则见心悸气短、少气懒言、神疲自汗等。

2. 治疗原则 针对肥胖本虚标实的特点，治疗当以补虚泻实为原则。补虚常用健脾益气；脾病及肾，结合益气补肾。泻实常用祛湿化痰，结合行气、利水、消导、通腑、化瘀等法，以祛除体内病理性痰浊、水湿、瘀血、膏脂等。其中，祛湿化痰法是治疗本病的最常用方法，贯穿于本病治疗过程的始终。

3. 分证论治

（1）胃热滞脾证

证候 多食，消谷善饥，形体肥胖，脘腹胀满，面色红润，心烦头昏，口干口苦，胃脘灼痛嘈杂，得食则缓；舌红苔黄腻，脉弦滑。

审证求机 本证的病证特点为多食善饥、脘腹胀满、形体肥胖。基本病机为胃热脾湿，精微不化，膏脂瘀积。

治法 清胃泻火，佐以消导。

方药 小承气汤合保和丸加减：大黄、枳实、厚朴、神曲、山楂、半夏、茯苓、陈皮、连翘、莱菔子、麦芽。

临床运用 ①肝胃郁热，症见胸胁苦满、烦躁易怒、口苦舌燥、腹胀纳呆、月经不调、脉弦，可加柴胡、黄芩、栀子；肝火致便秘者，加更衣丸。②食积化热，形成湿热，内阻肠胃，而致脘腹胀满、大便秘结或泄泻、小便短赤、苔黄腻、脉沉有力，可用枳实导滞丸或木香槟榔丸。③湿热郁于肝胆，可用龙胆泻肝汤；风火积滞壅积肠胃，表里俱实者，可用防风通圣散。

（2）痰湿内盛证

证候 形体肥胖，身体沉重，肢体困倦，脘痞胸满，可伴头晕，口干而不欲饮，大便少行，嗜食肥甘醇酒，喜卧懒动；舌质淡胖或大，苔白腻或白滑，脉滑。

审证求机 本证的病证特点为体胖身重、胸膈痞满、神疲嗜卧。基本病机为痰湿内盛，困遏脾运，阻滞气机。

治法 燥湿化痰，理气消痞。

方药 导痰汤加减：半夏、陈皮、茯苓、甘草、枳实、制南星、生姜。

临床运用 ①湿邪偏盛者，可加苍术、薏苡仁、赤小豆、防己、车前子；②痰湿化热，症见心烦少寐、纳少便秘、舌红苔黄、脉滑数，可酌加竹茹、浙贝母、黄芩、黄连、瓜蒌仁等，宜用胆南星；③痰湿郁久，壅阻气机，以致痰瘀交阻，伴见舌暗或有瘀斑者，可酌加当归、赤芍、川芎、桃仁、红花、丹参、泽兰等。

（3）脾虚湿盛证

证候　肥胖臃肿，神疲乏力，身体困重，胸闷脘胀，四肢轻度浮肿，晨轻暮重，劳累后明显，饮食如常或偏少，既往多有暴饮暴食史，小便不利，便溏或便秘；舌淡胖，边有齿印，苔薄白或白腻，脉濡细。

审证求机　本证的病证特点为肥胖臃肿、神疲乏力、胸闷脘胀、便溏或便秘。基本病机为脾虚气弱，运化无力，水湿内停。

治法　健脾益气，渗利水湿。

方药　参苓白术散加减：人参、茯苓、白术、桔梗、山药、扁豆、莲子肉、砂仁、薏苡仁、防己、黄芪、甘草、生姜、大枣。

临床运用　①脾虚水停，肢体肿胀明显者，加大腹皮、桑白皮、木瓜，或加入五皮饮；②腹胀便溏，加厚朴、陈皮、广木香以理气消胀；③腹中畏寒，加肉桂、干姜等以温中散寒。

（4）脾肾阳虚证

证候　形体肥胖，颜面虚浮，神疲嗜卧，气短乏力，腹胀便溏。自汗气喘，动则更甚，畏寒肢冷，下肢浮肿，尿昼少夜频；舌淡胖苔薄白，脉沉细。

审证求机　本证的病证特点为形体肥胖、腹胀便溏、畏寒肢冷。基本病机为脾肾阳虚，气化不行。

治法　温补脾肾，利水化饮。

方药　真武汤合苓桂术甘汤加减：白术、附子、茯苓、白芍、生姜、桂枝、甘草。

临床运用　①气虚明显，伴见气短，自汗者，加人参、黄芪；②水湿内停明显，症见尿少浮肿者，加五苓散，或泽泻、猪苓、大腹皮；③若见畏寒肢冷者，加补骨脂、仙茅、淫羊藿、益智仁，并重用肉桂、附子以温肾祛寒。

临床本型肥胖多兼见并发症，如胸痹、消渴、眩晕等，遣方用药时亦可参照相关疾病辨证施治。

4. 其他疗法

（1）体针疗法：酌情选用的穴位有内关、丰隆、梁丘、曲池、合谷、血海、三阴交、足三里等。从脂肪堆积过多的局部入手，常选天枢、水道、箕门、上风市、环中、肾俞等。隔日1次，每次留针30分钟，15～20天为1个疗程，每个疗程之间间隔3～5天，需治疗2～4个疗程以上。

（2）耳针疗法：饥点（饥饿点）、三焦、食道、胃、脾、肺、神门、内分泌等，每次可选1～3对，埋揿针治疗，或选王不留行籽、小药丸等任何一种贴压治疗，每周1次，5次为1个疗程，疗程间间隔1周，需治疗1～3个疗程以上。

【预防与调护】

1. 积极预防　本病重在预防。肥胖的预防应从儿童开始。其关键是控制饮食和增加体力活动。

2. 饮食宜清淡　本病患者忌肥甘醇酒厚味，多食蔬菜、水果等富含膳食纤维、维生素的食物，适当补充蛋白质，宜低糖、低脂、低盐饮食；养成良好的饮食习惯，忌多食、暴饮暴食，忌食零食；必要时有针对性地配合药膳疗法。

3. 适当体育锻炼或体力劳动　如根据情况可选择散步、快走、慢跑、骑车、爬楼、拳击等，也可做适当的家务等体力劳动。运动不可太过，以防难以耐受，贵在持之以恒，一般勿中途中断。减肥须循序渐进，使体重逐渐减轻，接近正常体重，不宜骤减，以免损伤正气，降低体力。

4. 坚持长期治疗　肥胖对人体健康危害极大，一旦形成本病，则治疗一般不易，应积极主动，持之以恒，坚持治疗。

【结语】

肥胖是以体重异常增加，身肥体胖，并多伴有头晕乏力、神疲懒言、少动气短等症状的一类病证。由年老体弱、过食肥甘、缺乏运动、先天禀赋等原因导致，其病机总属阳气虚衰、痰湿偏盛。肥胖的病位主要在脾与肌肉，与肾气虚关系密切，亦与心肺的功能失调有关。临证时要辨明标本虚实、脏腑病位，以补虚泄实为原则，治本用补益脾肾，治标常用祛湿化痰，结合行气、利水、消导、通腑、化瘀等法。肥胖多为本虚标实之候，虚实之间、各种病理产物之间常发生相互转化，病久还可变生消渴、头痛、眩晕、胸痹、中风、胆胀、痹证等疾病，因此必须积极治疗。药物治疗的同时，积极进行饮食调摄及体育锻炼，以提高疗效。

复习思考

1. 何谓肥胖？肥胖的诊断标准是什么？
2. 如何理解脾胃病理变化与肥胖发病的相关性？
3. 试述肥胖胃热滞脾型和痰浊内盛型的证治方药。

病案分析

董某，女，38岁。1978年7月10日初诊。

诉五六载来形体逐渐肥胖，并伴眩晕、闭经、漏乳等症，至1976年底体重增至

88kg。于 1978 年 7 月 10 日来诊。患者形体呈均匀性肥胖，眩晕耳鸣，步履不实，时欲倾跌，肢体重滞不利，手握不紧，心悸间作，咯吐大量白色稠黏细沫痰，痰出则神清气爽，口干欲饮，月经常延期或闭，舌苔腻，脉象沉滑。辨证属水谷成痰，痰凝气滞血瘀。治以运脾燥湿化痰，执中央以运上下。

处方：炒苍术 6g，炒白术 6g，法半夏 9g，陈皮 6g，茯苓 15g，黑豆皮 9g，生薏苡仁 12g，石菖蒲 3g，竹茹 9g，荷叶 15g，梗通草 3g，服药 17 剂。形肥减，腹围小，眩悸均轻，大便三四日一行，月汛后期旬日来潮，量较多，5 天告尽，咯痰减而不已，质稠黏，苔脉同前。拟初议增其制，参入活血通瘀之品。

处方：制半夏 9g，茯苓 12g，陈皮 5g，炒枳壳 9g，竹茹 6g，风化硝（分冲）4g，全瓜蒌 12g，大麻仁 12g，川贝母 5g，桃仁 6g，石菖蒲 3g，荷叶 15g。

连投药 24 剂，体重已降至 76.5kg，肢体灵活，两手伸摄自如，体力增加。又间断服用上方药 30 剂，最后来诊，已无不适。

（董建华 . 中国现代名中医医案精华 · 周筱斋医案 . 北京：北京出版社，1990）

项目九 癌 病

【学习目标】

知识要求

1. 掌握癌病的定义、诊断与鉴别诊断。

2. 熟悉癌病的辨证论治。

3. 了解癌病的预防调护方法。

技能要求

1. 能够对癌病患者的常见证型进行辨证论治。

2. 能够熟练地为癌病患者开展预防与调护指导。

案例导入

赵某，女，60 岁。1980 年 4 月 23 日初诊。

两年前因大便习惯改变，在我院诊断为结肠癌，予手术治疗，术后常规给予 5 个疗程化疗。近 1 周来，患者出现右胁肋部胀痛、拒按，深呼吸时则疼痛加重，夜间疼痛更甚，失眠，纳差，上腹部饱胀，乏力，口干，二便正常。查体：皮肤巩膜无黄染，肝大肋下 4cm，脾（–）。舌质紫暗，舌边有瘀斑，苔薄黄，脉弦细。

问题与思考：

1. 中医诊断为何病？当辨为何证？

2. 本病的临床特征是什么？本病应与哪些病证相鉴别？

3. 中医治法是什么？如何选方用药？应如何调养？

癌病是多种恶性肿瘤的总称，以脏腑组织发生异常增生为其基本特征。临床以肿块逐渐增大、表面凹凸不平、质地坚硬，时有疼痛、发热，常伴乏力、纳差、消瘦并进行性加重为主要症状的病证。

殷墟甲骨文就有"瘤"的记载。《内经》对癌病的临床表现及预后进行了叙述，如《素问·玉机真脏论》说："大骨枯槁，大肉陷下，胸中气满，喘息不便，内痛引肩项，身热，脱肉破䐃，真脏见，十月之内死。"所述症状类似肺癌晚期临床表现，并明确指出预后不良。唐代时已有我国手术治疗癌病的最早记载，如《晋书·景帝纪》记载："初，帝目有瘤疾，使医割之。""癌"字首见于宋·东轩居士所著的《卫济宝书》。明·张介宾《景岳全书·积聚》提出了治癌四法："曰攻，曰消，曰散，曰补。"清·祁坤《外科大成·论痔漏》论及癌病的病因病机，多认为是由于情志失调、七情郁结、脏腑受损等原因，导致气滞血瘀所致。

癌病是一常见病、多发病、难治病，是全身性疾病的局部表现，任何单一手段的局部治疗，均难以彻底治愈。中医药治疗癌病以扶正祛邪为指导思想，中西医结合治疗可以取长补短，充分发挥各种治疗方法在癌病各阶段中的作用，可起到提高疗效或减毒增效的作用，能改善症状，提高生存质量，延长生存期。

癌病包括脑瘤、肺癌、大肠癌、肾癌、膀胱癌、肝癌、食道癌、胃癌、甲状腺癌、乳腺癌、直肠癌、皮肤癌以及白血病等。本项目重点介绍脑癌、肺癌、大肠癌、肾癌、膀胱癌。

【病因病机】

癌病是发生于五脏六腑、四肢百骸的一类恶性疾病。多由于正气内虚、感受邪毒、情志怫郁、饮食损伤、宿有旧疾等因素，使脏腑功能失调，气血津液运行失常，产生气滞、血瘀、痰凝、湿浊、热毒等病理变化，蕴结于脏腑组织，相互搏结，日久渐积而成。

1. 常见病因

（1）体质内虚：体质状况决定了正气的强弱和癌病的易患性和倾向性，机体正气在防治癌病的发生发展中起主导作用。素体虚弱，或久病伤正，或年老体衰，正气内虚，阴阳失衡，脏腑失调，外邪每易乘虚而入，客邪留滞不去，气机不畅，终致血行瘀滞结而成块。正如《医宗必读·积聚》所说："积之成也，正气不足，而后邪气居之。"

（2）六淫邪毒：风、寒、暑、湿、燥、火六淫，代表了癌病的外因，具有发病与季节气候、居处环境有关，可从口鼻或肌肤多途径入侵机体，可单独或同时合并其他因素致病等特点，由表入里。若正气不能抗邪，则致客邪久留，脏腑气血阴阳失调，而致气滞、血瘀、痰浊、热毒等病变，久则可形成结块。人们逐渐认识到自然界中存在着很多化学、物理以及生物致癌物质，如工业废气、石棉、煤焦烟炱、放射性物质等，这些致癌物质亦可以归属于中医六淫的范畴。

（3）七情内伤：情志不遂，气机郁结，久则导致气滞血瘀，或气不布津，久则津凝为痰，血瘀、痰浊互结，渐而成块。正如《类证治裁·郁证》说："七情内起之郁，始而伤气，继必及血。"

（4）饮食失调：不当的饮食习惯及恣食甘肥厚腻，或辛辣腌炸烧烤，或烟酒海腥发物，导致脏腑功能失调及气血津液的紊乱，使正气亏虚，邪自内生，津伤气结痰凝而变生肿块。正如《医宗必读·痰饮》所说："脾土虚湿，清者难升，浊者难降，留中滞膈，淤而成痰。"

（5）宿有旧疾：机体脏腑阴阳的偏盛偏衰，气血功能紊乱，如治不得法或失于调养，病邪久羁，损伤正气，或正气本虚，驱邪无力，加重或诱发气、痰、食、湿、水、血等凝结阻滞体内，邪气壅结成块。

2. 病机概要

（1）基本病机：为正气内虚，气滞、血瘀、痰结、湿聚、热毒等相互纠结，日久积滞形成有形的肿块。主要病机是痰瘀郁毒，阴伤气耗，虚实夹杂，气郁为先。

（2）病位：不同的癌病其病变部位不同。但由于肝主疏泄，调畅气机，脾为气血生化之源，肾主髓、藏元阴元阳，故癌病的发生、发展与肝、脾、肾的关系较为密切。

（3）病理性质：总属本虚标实。多是因虚而得病，因虚而致实，是一种全身属虚，局部属实的疾病。

（4）病理因素：主要是正气内虚，气滞、血瘀、痰结、湿聚、热毒等相互纠结。

（5）病机转化：发病初期邪盛而正虚不显，故以气郁、血瘀、痰结、湿聚、热毒等实证为主。中晚期由于癌瘤耗伤人体气血津液，故多出现阴伤、气虚、气血亏虚、阴阳两虚等病机转变。由于邪愈盛而正愈虚，本虚标实，病变错综复杂，病势日益深重。

【诊断与鉴别诊断】

1. 诊断依据

（1）脑瘤

1）临床表现

①主症：患者有头痛、呕吐、视力障碍等临床表现。

②次症：随脑组织受损部位的不同而有相应的局部症状，有助于定位诊断。

2）病史：多有长期头痛病史。

3）相关检查：脑瘤为发生于颅内的肿瘤，可用 CT、MRI 探查肿瘤的部位、大小及浸润情况，是目前诊断脑瘤的主要手段。

（2）肺癌

1）临床表现

①主症：不明原因的顽固性、阵发性、刺激性的呛咳，持续数周不愈，或反复咯血痰、胸痛，或反复发热，持续性出现痰中带血，或有局限性哮鸣音等重要体征。

②次症：伴有进行性消瘦、疲乏。

2）病史

①病史特征：多发生于年龄在 40 岁以上的男性。

②诱发因素：有长期吸烟史。

3）相关检查：胸部 X 线、CT，气管镜等检查及病理学、组织学检查等有助于诊断。

（3）大肠癌

1）临床表现

①主症：大便习惯改变，粪便带血、黏液或便血。常有持续性腹部不适、里急后重、隐痛、腹部或直肠触及包块。

②次症：原因不明的消瘦、乏力等症状。

2）病史

①病史特征：可有慢性结肠炎、结肠腺瘤性息肉，特别是家族性结肠息肉病史。

②诱发因素：高脂肪饮食和食物纤维不足是发病的主要原因。

3）相关检查：大便隐血试验、直肠指检、X 射线钡灌肠、纤维结肠镜及病理组织学检查有助于诊断。

（4）肾癌、膀胱癌

1）临床表现

①主症：肾癌早期常无症状，晚期部分患者可有典型的三联症：血尿、腰部疼痛、上腹或腰部肿块。膀胱癌典型临床表现为血尿，尿急、尿频、尿痛，或持续性尿意。

②次症：二者晚期均可见消瘦、乏力、恶病质等全身症状。

2）病史

①病史特征：多见于中年以上男性，早期常无症状。

②诱发因素：无明显诱发因素。

3）相关检查：尿检查可见肉眼血尿及镜下血尿；尿脱落细胞学检查对诊断早期肾癌、膀胱癌有一定价值；B 超、CT、MRI 可确定病变部位、大小及浸润情况等。此外，膀胱镜检查也是确诊膀胱癌的重要方法。

（5）肝癌

1）临床表现

①主症：右胁不适或疼痛，肝脏进行性肿大，质地坚硬而拒按，表面有结节隆起。

②次症：伴全身不适、胃纳减退、乏力、体重减轻。

2）病史：慢性肝炎病史。

3）相关检查：肝区 B 超、CT 扫描、MRI，肝穿刺及血清学检查（如甲胎球蛋白等）等，有助于明确诊断。

2. 病证鉴别

（1）脑瘤与脑血管疾病：脑血管疾病，多见于老年人，常有高血压、动脉硬化病史或糖尿病病史，多突然出现昏迷，可有颅内压增高症状和偏瘫。CT、MRI 有助于鉴别。

（2）脑瘤与癫痫：脑瘤患者可以有症状性癫痫，常伴有颅内压增高的症状（如头痛、呕吐、视力下降等）和其他局灶性症状（如精神障碍、感觉障碍、运动障碍等）持续存在。原发性癫痫通常缺少脑局灶性症状，发作过后多无明显症状。CT、MRI 有助于鉴别。

（3）肺癌与肺痨：两者均可有咳嗽、咯血、胸痛、发热、消瘦等症状，但是肺痨多发生于青壮年，病因主要是痨虫袭肺，病机以阴虚火旺为特点，常伴有潮热、盗汗等症状，经抗痨治疗有效。肺癌好发于 40 岁以上的中老年男性，病因为多种原因所致，病机特点为痰、瘀、毒互结，早期症状主要为不易缓解的阵发性呛咳和咯血，经抗痨治疗无效。

（4）大肠癌与痢疾：两者在腹痛、泄泻、里急后重、排脓血便等临床症状上有相似点，要注意区别。痢疾是以腹痛腹泻、里急后重、排赤白脓血便为主要临床表现的具有传染性的外感疾病。一般发病较急，常以发热伴有呕吐开始，继则腹痛腹泻、里急后重、排赤白脓血便为突出的临床特征，其腹痛多呈阵发性，腹泻不减轻，腹泻次数可达每日 10 余次，粪便呈胶冻状、脓血状。而大肠癌起病较为隐匿，早期症状多较轻或不明显，中晚期伴见明显的全身症状，如神疲倦怠、消瘦等，腹痛常为持续性隐痛，常见腹泻，但每日次数不多，泄泻与便秘交替出现是其特点。此外，实验室检查对明确诊断具有重要价值，如血常规检查、大便细菌培养、大便隐血试验、直肠指诊、全结肠镜检查等。

（5）肝癌与黄疸、胁痛、鼓胀：黄疸以目黄、身黄、小便黄为主症，主要病机为湿浊阻滞，胆液不循常道外溢而发黄，起病有急缓，病程有长短，黄疸色泽有明暗，以利湿、解毒为治疗原则。而肝癌以右胁疼痛，肝脏进行性肿大、质地坚硬，腹胀大，乏力，形体逐渐消瘦为特征，中晚期可伴有黄疸，此时，黄疸仅视为一个症状而不是独立的病种，以扶正（补益气血）祛邪（疏肝理气、活血化瘀、清热利湿、泻火解毒、消积散结等）、标本兼顾为治疗原则，并需结合中西医抗肝癌治疗。此外，结合血清总胆红素、尿胆红素、直接胆红素测定，血清谷丙转氨酶、甲胎球蛋白、肝区 B 超、CT 扫描等以明确诊断。

胁痛以一侧或两侧胁肋部疼痛为主要表现，其病机关键或在气，或在血，或气血同病。肝癌虽亦有胁痛，但只是一个症状，且以右胁为主，常伴有坚硬、增大之肿块，纳差乏力，形体明显消瘦，病情危重。可结合实验室检查以鉴别。

鼓胀肝癌失治，晚期伴有腹水的患者可有腹胀大、皮色苍黄、脉络暴露的症状而为鼓胀，属于鼓胀的一种特殊类型。肝癌所致之鼓胀，病情危重，预后不良，在鼓胀辨证论治的基础上，需结合中西医抗肝癌治疗。可结合实验室检查明确诊断，协助治疗。

【辨证论治】

1. 辨证要点

（1）辨病期：临床上常根据邪正的盛衰，将癌病分为早、中、晚三期。早期以邪实为主，痰湿、气滞、血瘀与毒互结成癌块，正虚不显；中期则正虚渐甚，癌块增大、变硬，侵犯的范围增大；晚期以正虚为主，正气消残，邪气侵凌范围广泛，或有远处转移。

（2）辨虚实：癌病多为正虚邪实。正虚首先明确何脏腑之虚，是两脏还是多脏；其次分清气血阴阳亏虚及兼夹。邪实应分清痰结、湿阻、气滞、血瘀、毒聚的不同，以及有否兼夹。

2. 治疗原则　治疗的基本原则是扶正祛邪、攻补兼施。早期邪盛为主，正虚不显，当先攻邪；中期宜攻补兼施；晚期正气大伤，不耐攻伐，当以扶正为主。扶正要根据正虚的不同，结合主要病变脏腑，分别采用补气、养血、滋阴、温阳；祛邪主要采用理气、除湿、化痰、散结、祛瘀、解毒等法，并适当配伍有抗肿瘤作用的中药。

3. 分证论治

（1）脑瘤

1）痰瘀阻窍证

证候　头晕头痛，项强，目眩，视物不清，呕吐，失眠健忘，肢体麻木，口唇暗红或紫黯；舌质紫黯，或有瘀点、瘀斑，脉涩。

审证求机　本证的病证特点为头晕头痛、呕吐、口唇暗红或紫黯。基本病机为痰瘀互结，内阻气血，上闭清窍。

治法　息风化痰，祛瘀通窍。

方药　通窍活血汤加减：赤芍、川芎、桃仁、红花、麝香、老葱、大枣、黄酒。

临床运用　①可加石菖蒲芳香开窍，三七活血化瘀，白芥子、胆南星化痰；②呕吐者，加竹茹、姜半夏。

2）风毒上扰证

证候　头痛头晕，耳鸣目眩，视物不清，呕吐，面红目赤，失眠健忘，肢体麻木，咽干，大便干燥，重则抽搐、震颤或偏瘫，或角弓反张，或神昏谵语、项强；舌质红，或红绛，苔黄，脉弦。

审证求机　本证的病证特点为头痛头晕、耳鸣目眩、肢体麻木，重则抽搐、震颤或偏瘫。基本病机为肝阳上亢，热毒内炽，清窍被扰。

治法　平肝潜阳，清热解毒。

方药　天麻钩藤饮合黄连解毒汤加减：天麻、钩藤、生石决明、川牛膝、桑寄生、杜仲、栀子、黄芩、益母草、朱茯神、夜交藤、黄连、黄柏。

临床运用　①阳亢风动之势较著者，加代赭石、生龙骨、生牡蛎；②大便干燥者，加大黄、火麻仁。

3）阴虚风动证

证候　头痛头晕，虚烦不宁，肢体麻木，语言謇涩，颈项强直，手足蠕动或震颤，口眼歪斜，偏瘫，口干，小便短赤，大便干；舌质红，舌苔薄，脉弦细或细数。

审证求机　本证的病证特点为头痛头晕、虚烦不宁、手足蠕动或震颤。基本病机为肝肾阴虚，虚风内动，清窍肢体失养。

治法　滋阴潜阳息风。

方药　大定风珠加减：白芍、阿胶、生龟板、生地黄、火麻仁、五味子、生牡蛎、麦冬、炙甘草、鸡子黄、生鳖甲。

临床运用　①虚热之象著者，加青蒿、白薇；②大便秘结者，加火麻仁、郁李仁。

（2）肺癌

1）肺脾气虚证

证候　咳嗽，痰白稀，胸闷气短，神疲乏力，腹胀纳呆，浮肿便溏；舌质淡，边有齿痕，苔白或白腻，脉沉细。

审证求机　本证的病证特点为咳嗽、痰白稀、胸闷气短、神疲乏力。基本病机为肺脾气虚，津聚生痰。

治法　健脾补肺，益气化痰。

方药　六君子汤加减：黄芪、党参、白术、茯苓、半夏、陈皮、甘草。

临床运用　①痰湿较重，痰多稠厚、胸闷脘痞、苔白腻，加苍术、厚朴、白芥子、紫苏子；②寒痰较重，痰黏白如沫、怕冷，加干姜、细辛；③咳嗽痰白、气喘、汗出肢冷、舌质淡、苔白、脉沉细，为阴盛阳虚，当温阳补虚、降气化痰，用苏子降气汤加黄芪、党参、山茱萸、附子、紫石英、沉香。

2）瘀毒阻肺证

证候　阵发性呛咳，无痰，或少痰，或痰中带血，胸闷气憋，或不同程度的胸痛，痛有定处，如锥如刺，口唇紫黯，口干少饮，大便燥结；舌质黯，或有瘀点瘀斑，舌苔薄，脉细弦或细涩。

审证求机　本证的病证特点为阵发性呛咳、无痰，或痰中带血。基本病机为瘀毒阻肺，肺络受损。

治法　行气活血，解毒消结。

方药　血府逐瘀汤加减：桃仁、红花、川芎、赤芍、柴胡、桔梗、枳壳、牛膝、甘草。

临床运用　①痰中带血，或咯血，去桃仁、红花，加蒲黄、三七粉、藕节、仙鹤草、茜草根；②瘀毒化热，耗伤津液，口干舌燥、大便燥结，加生地黄、玄参、麦冬、北沙参、知母；③食少、乏力、气短，加黄芪、党参、白术；④胸痛较重者，加延胡索、香附、郁金、莪术等。

3）痰热阻肺证

证候　咳嗽气促，痰多，痰黄黏稠，咯吐不爽，或吐血痰，胸闷气憋，发热；舌质红，苔厚腻或黄，脉弦滑或兼数。

审证求机　本证的病证特点为咳嗽气促、痰黄黏稠、胸闷气憋、发热。基本病机为痰热阻肺，壅阻肺气。

治法　清热肃肺，化痰散结。

方药　清金化痰汤加减：桑白皮、栀子、黄芩、麦冬、桔梗、浙贝母、知母、化橘红、茯苓、瓜蒌、甘草。

临床运用　①痰热甚，加天竺黄、竹茹、鲜竹沥；②咳逆便秘，配伍葶苈子、大黄；③痰热伤津，加沙参、川贝母、天花粉。

4）阴虚毒热证

证候　呛咳无痰或少痰，痰中带血，甚则咯血不止，胸部灼痛，低热甚或壮热不退，盗汗，口渴，大便干结；舌质红，舌苔薄黄或苔少，脉细数或数大。

审证求机　本证的病证特点为呛咳无痰或少痰、痰中带血、低热、盗汗。基本病机为阴津亏耗，毒热内盛。

治法　养阴清热，解毒散结。

方药　沙参麦冬汤合五味消毒饮加减：沙参、麦冬、玉竹、桑叶、白扁豆、天花粉、甘草、金银花、野菊花、蒲公英、紫花地丁、紫背天葵。

临床运用　①咯血不止，加生地黄、白茅根、仙鹤草、茜草；②大便干结加瓜蒌仁、桃仁；③低热、盗汗明显加地骨皮、白薇、五味子。

5）气阴两虚证

证候　咳嗽，咳声低弱，痰稀而黏，或痰中带血，喘促气短；神疲乏力，面色少华，自汗恶风，或有盗汗，口干，大便燥结；舌质红或淡红，苔薄或少苔，脉细弱。

审证求机　本证的病证特点为咳声低弱、自汗恶风，或有盗汗、口干、大便燥结。基本病机为肺脾气虚，阴伤失润。

治法　益气养阴，佐以解毒。

方药　生脉散合百合固金汤加减：人参、麦冬、五味子、百合、生地黄、熟地黄、玄参、川贝母、桔梗、麦冬、白芍、当归、甘草。

临床运用　①咯痰不利，痰少而黏者，加百部、杏仁；②气虚明显者，加生黄芪、太子参、白术或西洋参；③若肺肾同病，以阳虚为主者，可选用右归丸。

（3）大肠癌

1）湿毒下注证

证候　腹部胀痛阵作，疼痛拒按，里急后重，肛门灼热，下利赤白或黏液脓血便，发热缠绵，或身热不扬，纳呆恶心，脘腹胀闷；舌质红，苔黄腻，脉弦数或滑数。

审证求机　本证的病证特点为肛门灼热、下利赤白或黏液脓血便、发热缠绵。基本病机为湿热下注，瘀毒互结。

治法　清热燥湿，化瘀解毒。

方药　槐角丸合白头翁汤加减：槐角、地榆、黄芩、当归、炒枳壳、防风、白头翁、秦皮、黄连、黄柏。

临床运用　①热结便秘，加大黄、枳实；②下利赤白黏液脓血便，加马齿苋、败酱草、槐花、茜草；③湿热中阻，胃脘痞满、纳呆，加藿香、半夏、陈皮、枳壳。

2）瘀毒内阻证

证候　腹内结块，硬满刺痛，里急后重，泻下脓血，或血色紫黯，发热或不发热，口干不欲多饮，面色晦黯，甚或有肌肤甲错；舌质紫黯，或有瘀点、瘀斑，脉涩。

审证求机　本证的病证特点为腹内结块、硬满刺痛、泻下脓血。基本病机为瘀毒内阻，肠腑气机阻滞。

治法　化瘀软坚，清热解毒。

方药　膈下逐瘀汤加减：桃仁、牡丹皮、赤芍、乌药、延胡索、甘草、当归、川芎、五灵脂、红花、枳壳、香附。

临床运用　①腹内结块、硬满刺痛甚者，加炮山甲、乳香、夏枯草、海藻；②排便困难者，加大黄、桃仁；③发热甚者，加生地黄、丹参、山慈菇。

3）脾虚湿滞

证候　腹内结块，腹部隐痛，脘腹胀闷，大便稀溏，或夹不消化物，便下脓血，面色萎黄，气短乏力，纳减，舌质淡，苔白腻，脉细弱。

审证求机　本证的病证特点为腹内结块、脘腹胀闷、大便稀溏或脓血、气短乏力。基本病机为脾胃虚弱，湿浊内生，气机阻滞。

治法　益气健脾，化湿消滞。

方药　参苓白术散加减：党参、茯苓、白术、薏苡仁、砂仁、山药、桔梗、甘草、莲子、扁豆、陈皮。

临床运用　①腹部坠胀、久泻不止，甚至脱肛者，可用补中益气汤；②脾阳虚衰，阴寒内盛，腹中冷痛，手足不温者，用附子理中丸加吴茱萸、肉桂；③下利清谷、形寒肢冷、腰膝酸软、五更泄泻者，予四神丸加附子、炮姜；④脾肾阳虚不著，反见心烦嘈杂、大便夹有黏冻，寒热错杂者，改用乌梅丸。

4）肝肾阴虚证

证候　腹痛隐隐，或腹内结块，便秘，大便带血，腰膝酸软，头晕目眩，眼干耳鸣，五心烦热，盗汗，遗精，月经不调，形瘦纳差；舌红少苔，脉弦细数。

审证求机　本证的病证特点为腹痛隐隐、大便带血、腰膝酸软、头晕目眩。基本病机为肝肾阴虚，阴虚火旺。

治法　滋肾养肝，清泻虚火。

方药　知柏地黄丸加减：熟地黄、山茱萸、山药、泽泻、牡丹皮、茯苓、知母、黄柏。

临床运用　①腹内结块加鳖甲、龟甲、三棱、莪术；②便秘加火麻仁、杏仁、郁李仁；③大便带血加三七、茜草、仙鹤草；④遗精加芡实、金樱子；⑤月经不调加香附、当归。

（4）肾癌、膀胱癌

1）湿热蕴毒证

证候　腰腹坠胀不适，血尿，尿急，尿频，尿痛；伴发热，消瘦，纳差，心烦口渴，夜寐不安；舌红，苔黄腻，脉濡数或滑数。

审证求机　本证的病证特点为血尿、尿急、尿频、尿痛。基本病机为湿热蕴结下焦，血络受损，血渗膀胱。

治法　清热利湿，解毒通淋。

方药　八正散合龙胆泻肝汤加减：木通、车前子、萹蓄、瞿麦、滑石、甘草梢、大黄、灯心草、龙胆草、泽泻、当归、柴胡、生地黄、黄芩、栀子。

临床运用　①尿血者，加小蓟、白茅根、仙鹤草；②腰痛甚、尿中夹血块者，加三七、郁金、川芎、桃仁；③心烦口渴者，加天花粉。

2）瘀血内阻证

证候　血尿，尿中或有血块，腰腹坠胀疼痛，甚则腰腹肿块，面色晦黯，消瘦，发热；舌质紫黯，或有瘀点、瘀斑，脉涩，或沉细涩。

审证求机　本证的病证特点为血尿、腰腹肿块、面色晦黯、消瘦、发热。基本病机为瘀血蓄结，阻滞气机。

治法　活血化瘀，理气散结。

方药　桃红四物汤加味：熟地黄、川芎、白芍、桃仁、红花、当归。

临床运用　①腰腹坠胀疼痛甚者加香附、木香、枳壳；②尿血较重者，酌加桃仁、红花，另加三七、花蕊石、泽兰；③发热者，加牡丹皮、大青叶、蒲公英、丹参；④伴乏力、消瘦、纳少者，加黄芪、白术。⑤瘀热较重可酌加龙葵、半枝莲、苦参。

3）脾肾两虚证

证候　腰腹部肿块，尿血，腰膝酸软，神疲乏力；伴腹胀，纳呆，或便溏，消瘦，畏寒肢冷；舌质淡，苔薄白，脉沉细。

审证求机　本证的病证特点为腰膝酸软、神疲乏力、消瘦、畏寒肢冷。基本病机为脾肾气虚，气损及阳。

治法　健脾益肾，软坚散结。

方药　大补元煎加减：人参、炒山药、熟地黄、杜仲、枸杞子、当归、山茱萸、炙甘草。

临床运用　①腰腹部肿块可加海藻、昆布；②尿血者，加仙鹤草、白及、血余炭；③肢冷便溏者，可合附子理中汤；④气虚者，加西洋参、黄芪、白术；⑤阴虚者，加女贞子、墨旱莲、枸杞子。

4）阴虚内热证

证候　腰腹部肿块，血尿，尿频，消瘦乏力，纳食减少，口干唇燥，渴喜冷饮，大便干结，五心烦热；舌红少苔，脉象细数。

审证求机　本证的病证特点为血尿、尿频、消瘦乏力、五心烦热。基本病机为肝肾阴虚，虚火内生。

治法　滋阴清热，化瘀止痛。

方药　知柏地黄丸加减：知母、黄柏、熟地黄、山茱萸、山药、茯苓、牡丹皮、泽泻。

临床运用　①尿血者，加三七、茜草、仙鹤草；②口干甚者，加麦冬、天花粉、石斛；③便秘者，加火麻仁；④心悸失眠者，加酸枣仁、柏子仁、五味子；⑤遗精盗汗者，加芡实、金樱子、二至丸。

（5）肝癌

1）肝瘀脾虚证

证候　右肋下痞块，质硬拒按，肋痛引背，入夜更甚；脘痞腹胀，纳呆乏力，大便溏或干；舌质偏黯，或有瘀点瘀斑，苔薄，脉弦细或涩。

审证求机　本证的病证特点为右肋下痞块，质硬拒按，肋痛引背，入夜更甚兼见脾失健运之症；基本病机为肝郁脾虚，气滞血瘀，痰湿内湿，脉络阻塞。

治法　行气化瘀，健脾消积。

方药　逍遥散合大黄䗪虫丸加减：柴胡、当归、白芍、茯苓、白术、生姜、甘草、䗪虫、三棱、莪术、桃仁、红花、穿山甲、瓜蒌、半枝莲。

临床运用　①胁痛甚加川楝子、延胡索、乳香、没药；②气虚神倦乏力加党参、黄芪、黄精；③纳呆、便溏加苍术、神曲、焦山楂、鸡内金。

2）湿热毒聚证

证候　右肋下痞块，胀痛或刺痛；身目发黄，心烦易怒，口干口苦，脘痞腹胀，纳差，小便黄，大便干结；舌质红或绛，苔黄腻，脉弦滑或滑数。

审证求机　本证的病证特点为右肋下痞块、胀痛或刺痛，身目发黄，心烦易怒，口干口苦。基本病机为湿邪化热，聚而成毒，肝胆不利，脾胃不和。

治法　清热利湿，解毒退黄。

方药　茵陈蒿汤加减：茵陈、栀子、大黄、金钱草、鸡骨草、田基黄、厚朴、白花蛇舌草、七叶一枝花、半边莲。

临床运用　①大便干结加芒硝、枳实通腑泄热；②肋痛甚加川楝子、延胡索；③高热加生石膏、知母、黄芩；④脘痞腹胀、恶心纳差，加木香、砂仁、茯苓、生姜、半夏。

3）脾虚湿困证

证候　肋下结块，按之疼痛，腹部胀大，如囊裹水；身重纳呆，神疲乏力，肢困足肿，尿少，口黏不欲饮，时觉恶心，大便溏稀；舌质淡胖，脉弦滑或濡。

审证求机　本证的病证特点为肋下结块，按之疼痛，腹部胀大，如囊裹水兼见脾虚湿阻之证；基本病机为土虚木郁，疏泄失职，气滞血瘀，水湿痰浊内停。

治法　健脾理气，利湿消肿。

方药　四君子汤合五皮饮加减：黄芪、党参、白术、桑白皮、生姜皮、陈皮、大腹皮、香附、枳壳、延胡索、龙葵、半枝莲、莪术。

临床运用　①脾阳不振，神疲乏力、怯寒纳呆者，可用附子理中汤合五苓散；②怯寒肢冷、腰膝酸软，为脾肾阳虚者，用济生肾气丸加减；③恶心欲呕加法半夏、竹茹；④便溏加炮姜、苍术、炒白扁豆；⑤腹水较甚加泽泻、猪苓、车前子、牵牛子等。

4）肝肾阴虚证

证候　右肋隐痛不休，腹部胀大，青筋暴露；头晕目眩，五心烦热或潮热盗汗，纳少消瘦，腰膝酸软，或鼻衄齿衄，呕血便血；舌红少苔或光剥有裂纹，脉细弦数或细涩。

审证求机　本证的病证特点为右肋隐痛不休、腹部胀大、青筋暴露，兼见肝肾阴虚之证。基本病机为病程日久，阴血暗耗，肝肾阴虚，脉络不利。

治法　滋养肝肾，化瘀解毒。

方药　一贯煎加减：生地黄、沙参、麦冬、当归、枸杞子、川楝子、生鳖甲、生龟甲、牡丹皮、女贞子、墨旱莲、半边莲。

临床运用 ①五心烦热或潮热盗汗，加地骨皮、银柴胡、天冬、浮小麦；②鼻衄齿衄，或呕血便血，加三七、生大黄、白及、白茅根、仙鹤草；③阴虚水停而见腹水者，可合用猪苓汤。

4. 其他疗法 针灸对改善肿瘤患者的临床症状、减轻放化疗不良反应有帮助。如肺癌咳喘者，选定喘、风门、肺俞、列缺、合谷等穴，以宣肺平喘。放化疗后骨髓造血功能受抑制时，选大椎、足三里、肾俞等穴针刺，以健脾补气、补气生血。亦可艾灸相关穴位。放化疗后胃肠道反应的辅助治疗，可选内关、曲池、足三里、中脘等穴，在放化疗开始前同时进行，隔日针1次。

【预防与调护】

1. 保养精气，劳逸结合 癌病的病因尚未完全明了，但精血不足，脏气亏虚，气血阴阳失调，加之外邪入侵是重要的致病因素，因此，养成良好的生活、饮食习惯，戒烟，保持心情愉快，加强必要的防护措施对预防本病有重要的意义。

2. 加强普查工作 加强普查，能早期发现、早期诊断和早期治疗，是防治癌病的重要手段。

3. 树立战胜疾病的信心 对于癌病患者，首先应加强精神护理，耐心做好患者疏导劝慰工作，消除紧张与绝望情绪，提高战胜疾病的信心，发挥患者的主观能动性，调动起内在的抗癌能力，并使之积极配合治疗，起居有节，调畅情志，适当参加锻炼，以求控制疾病的发展。对某些精神异常紧张，又不能自控的患者，应延缓告知患者，或在适当的时候说明病情，避免使病情快速恶化。

4. 饮食调养 在饮食上，宜进食易于消化、营养丰富的食物。对于癌病晚期患者，气血亏虚明显，应加强补充血肉有情之品，如瘦肉、蛋类、牛奶、甲鱼、鲜鲫鱼等，以辅助正气，增强抗癌能力，配合中医药治疗，以期提高患者的生命质量。

5. 综合治疗 使用祛邪之剂，只能衰其大半而止，过则伤正，在放射治疗或化学药物治疗时也应如此，缓缓图之，最大限度地延长患者生存期，减少痛苦，提高生活质量。

【结语】

癌病是多种恶性肿瘤的统称，以脏腑组织发生异常增生为其基本特征。癌病是在脏腑阴阳气血失调的基础上，六淫邪毒入侵，并与气、痰、湿、瘀、热等相搏结积滞而成。癌病的病因病机重点是本虚标实的病性，本虚为脏腑气血阴阳的亏虚，标实为气滞、瘀血、痰浊、热毒互结，结而成块。

癌病的诊断重视中西医结合诊断，其治疗原则强调扶正祛邪、攻补兼施。癌病的预后一般都差，但近年来通过大量临床研究、实验研究，运用中医的理论进行辨证论治，并在癌病的不同阶段，采用中西医相结合的方法，对于提高疗效，减少不良反应，提高生存质量，延长生存期等都取得了一些成果，值得进一步总结、研究。

复习思考

1. 试述癌病的病因病机。
2. 癌病的主要诊断依据包括哪些？
3. 叙述癌病如何辨证论治。

病案分析

高某，女，30 岁。1987 年 10 月 24 日初诊。

患者素体健康，2 个月来少腹坠胀疼痛，阵发性加剧，大便夹带血性黏液，里急后重，当地医院诊断为"痢疾"，经用呋喃唑酮、庆大霉素等住院治疗十多天，少腹坠胀不减，血便日益严重，特转诊我科求治。

刻诊：大便下血，每日数次，血多粪少，夹带脓液，甚则纯血无便，血色鲜红，气味异常，伴少腹胀痛、里急后重，口干喜饮，饮食尚可。

检查：形体消瘦，精神尚佳，面色晦暗，体温正常；少腹腹肌紧张，按压疼痛；肠镜检查疑直肠癌（浸润型），病灶组织经洛阳医专附院病检，确诊为直肠癌。舌质红，苔黄腻，边不齐，脉象弦滑数。

证属湿热毒邪结聚，下焦气机阻滞，灼伤肠道血络。治以清热燥湿、凉血解毒、行气导滞。

方用白头翁汤化裁：白头翁 15g，黄连 9g，黄柏 10g，苦参 10g，广木香 9g，槟榔 13g，沉香 3g，生大黄 5g，焦山楂 13g，枳壳 7g，地榆 10g，白芍 30g，白花蛇舌草 30g。10 剂，水煎顿服。

1987 年 11 月 10 日二诊。上方显效，胀失痛消，下血明显减少，患者喜不自禁，唯后重不除。查：舌质红，苔黄略腻，脉弦滑数。病虽有减，病机未变，治仍宗上方加白花蛇舌草 30g，继进 10 剂。

2 个月后患者相告：上药尽剂，血止痛失，精神大振，已正常劳动，遂劝其趁正气不虚及时手术，以求根治。

（乔振刚 . 乔保钧医案 . 北京：北京科学技术出版社，1998）

项目十 厥 证

📚 案例导入

梁某，女，28岁。平素性格暴躁，常怀抑郁，稍不如意，辄负气相争。时值与其兄嫂争吵，突然昏倒，口噤握拳，牙关紧闭，呼吸气粗，胸膈喘满，四肢厥冷，苔薄白，脉沉弦。家属急送医院就诊。

问题与思考：

1. 中医诊断为何病？当辨为何证？

2. 本病的临床特征是什么？本病应与哪些病证相鉴别？

3. 中医如何急救？发作时和缓解后的治则是什么？

厥证是以突然昏倒，不省人事，或伴有四肢厥冷为主要临床表现的一种病证。轻者短时苏醒，醒后无偏瘫、失语、口眼歪斜等后遗症；重者昏厥时间较长，甚则可一厥不醒而死亡。

有关厥的记载，始于《内经》，论述甚多，从症状而言可分为两种情况：一种是指突然昏倒，不知人事。如《素问·厥论》指出："厥……或令人暴不知人，或至半日，远至一日乃知人者。"《素问·大奇论》亦认为："暴厥者，不知与人言。"另一种是指肢体和手足逆冷。如《素问·厥论》说："寒厥之为寒也，必从五指而上于膝。"汉代张仲景继承了《内经》中手足逆冷为厥的论点，在《伤寒论·辨厥阴病脉证并治》中指出："凡厥者，阴阳气不相顺接，便为厥。厥者，手足逆冷是也。"元·张子和《儒门事亲》对厥证立专篇论述，不仅记载了手足逆冷之厥，而且还论证了昏不知人之厥，并将昏厥分为尸厥、痰厥、酒厥、气厥、风厥等，此后医家对厥证的理论不断充实和系统化，提出了气、血、痰、食、暑、尸、酒、蛔等厥，并以此作为辨证的重要依据，指导临床治疗。

鉴于厥的含义较多，本项目厥证所讨论的范围是以内伤杂病中具有突然发生的一时性昏倒不知人事为主症，伴有四肢逆冷的病证。西医学中多种原因所致之晕厥，如癔症、神经源性晕厥、心源性晕厥、低血糖、休克等，均可参考本病进行辨证论治。

【病因病机】

引起厥证的病因较多，常在素体亏虚或素体气盛有余的基础上，因情志内伤、久病体虚、亡血失津、饮食不节等因素诱发。主要病机为气机突然逆乱，升降乖戾，气血阴阳不相顺接。

1. 常见病因

（1）禀赋异常：平素气血运行不畅，或素体阳旺阴亏，突遇巨大精神刺激，随之气血逆乱，发为厥证。

（2）情志内伤：七情刺激，气逆为病，以恼怒致厥者为多。若所愿不遂，肝气郁结，郁久化火，肝火上炎，或因大怒而气血并走于上等，以致阴阳不相顺接而发为厥证。此外，其人若平素神气衰弱，加上突如其来的外界影响，如见死尸，或见鲜血喷涌，或闻巨响等，亦可使气血逆乱而发为昏厥。

（3）暑邪内传：暑邪其性炎热，内侵人体，传变迅速，传入心包，扰乱心神，以致昏不知人而成暑厥。

（4）体虚劳倦久病：元气素虚者，如因过度饥饿，以致中气不足，脑海失养；劳倦太过，阴阳气血亏耗，心神失养；大汗吐下，气随液耗，或因创伤出血，或血证失血过多，以致气随血脱，阳随阴消，津血亏虚，不能上荣，神明失主，而发为厥证。

（5）饮食不节：暴饮暴食，饮食积滞，停于中焦，气机阻滞，胃失和降，脾失升清，上下痞隔，发为厥证。或嗜食酒酪肥甘，脾胃受伤，运化失常，聚湿生痰，痰浊阻滞，气机不畅，如遇恼怒，痰随气逆上壅，阻遏清阳，发为厥证。

（6）蛔虫内扰：饮食不节，蛔虫内侵，寄生肠中，窜扰胆道，气血逆乱发为厥证。

2. 病机概要

（1）基本病机：主要是突然气机逆乱，升降乖戾，气血运行失常，阴阳不相顺接。

（2）病位：病变所属脏腑主要在于心、肝，涉及脑（清窍），与脾、肾密切相关。

（3）病理性质：病理性质有虚有实：虚者多为气血不足，不能上荣心脑，神明失养所致；实者多为气盛有余，气逆上冲，壅塞清窍；或血随气逆或夹痰夹食，壅滞于上，蔽阻清窍所致。

（4）病理因素：主要是气、血、痰、食、酒、暑热、蛔虫。

（5）病机转化：厥证之病理转归主要有三：一是阴阳气血不相顺接，进而阴阳离决，发展为一厥不复之死证。二是阴阳气血失常，或为气血上逆，或为中气下陷，或气血痰瘀内闭，气机逆乱而阴阳尚未离决，此类厥证或生或死，取决于正气来复与否及治疗措施是否及时得当。若正气来复，治疗得当，则气复返而生；反之，则气机逆乱加重，气不复返而死。三是表现为各种证候之间的转化。如气厥和血厥之实证，常转化为气滞血瘀之证；血厥虚证常转化为脱证等。

【诊断与鉴别诊断】

1. 诊断依据

（1）临床表现

1）主症：突然昏仆，不省人事，或伴四肢逆冷为主要临床表现。

2）次症：发作时常伴有恶心、汗出，醒后感头晕、疲乏、口干，但无失语、偏瘫等后遗症，缓解后一如常人。

（2）病史

1）病史特征：既往大多有类似病证发生。发病前常有先兆症状，如头晕、心悸、视物模糊、面色苍白、出汗等，而后突然发生昏仆，不知人事，移时苏醒。

2）诱发因素：发病前常有明显的精神刺激、情绪波动等因素，或有大失血病史，或有暴饮暴食史，或有痰盛宿疾。

（3）相关检查

1）实验室检查：血糖、血脂、血常规。

2）神经电生理学检查：脑电图、脑干诱发电位等。

3）影像学检查：CT、MRI、胸部 X 线摄片。

4）其他：血压、心电图等。

2. 病证鉴别 厥证需与中风、痫病、昏迷等病证相鉴别（见表 8-7）。

表 8-7 厥证与中风、痫病、昏迷的鉴别

	厥证	中风	痫病	昏迷
神志	昏仆，或四肢厥冷	昏迷并非必备，有语言不利、半身不遂	神志异常，或昏不知人，抽搐时间短暂，醒后如常人	必备神昏，或伴谵语、抽搐
发病年龄及临床特点	食厥以儿童为多见，其他各型以成人为多。气血虚厥，多在体质虚弱时，因情志和外感、疼痛、劳累而发。实证多与恼怒有关	以老年人为多见。昏迷持续时间较长，病势重，不易自醒	多见于青少年，有类似发作史，口吐涎沫，两目上视，喉中叫吼	各个年龄皆可发生，昏迷时间一般较长，病势较重，一般不可自醒

续表

	厥证	中风	痫病	昏迷
病因	骤逢惊惕恐吓及暴感邪气	高年之体，上盛下虚，水不涵木	先天因素，痰浊	邪热入于心包，痰湿蒙蔽心包
病机	气血逆乱	肝阳化风	痰浊内盛，侵及心肝	心窍失灵，神明失用
治法	醒神回厥	平肝息风	治痰为主	开窍醒神
预后	轻者预后良好	有失语、半身不遂后遗症	难以根治，反复发作	重者预后不良，也可有痴呆等后遗症

【辨证论治】

1. 辨证要点

（1）辨诱因：厥证的发生常有明显的病因可寻，详问病史、体质情况、发病时的诱因，有助于分辨病情轻重与虚实：如气厥虚证，多发生于体质素虚，且有过度疲劳、睡眠不足、饥饿受寒、突受惊恐等诱因；血厥虚证，常继发于大出血之证；气厥、血厥实证，多发生于形壮体实者，而发作多与急躁恼怒、情志过极密切相关；痰厥好发于恣食肥甘、体丰湿盛之人。

（2）辨虚实：此为厥证辨证之关键所在。实证者表现为突然昏仆、面红气粗、声高息促、口噤握拳，或夹痰涎壅盛，舌红苔黄腻，脉洪大有力。虚证者表现眩晕昏厥、面色苍白、声低息微、口开手撒，或汗出肢冷，舌胖或淡，脉细弱无力。见表8-8。

表8-8 厥证的虚实辨证

	实证	虚证
气息	气壅息粗	气息微弱
口之开噤	牙关紧闭	口张
四肢	四肢拘急，两手握固	肤冷肢凉，手撒
汗之有无	无明显汗出	有汗出
脉象	脉沉实，或沉伏	脉微细

（3）分气血：厥证以气厥、血厥为多见，其中尤以气厥、血厥之实证在临床上时有发生，应当注意鉴别。气厥实者，乃肝气升发太过所致，体质壮实之人，肝气上逆，由惊恐而发，表现为突然昏仆、呼吸气粗、口噤握拳、头晕头痛、舌红苔黄、脉沉而弦；血厥实

者，乃肝阳上亢，阳气暴张，血随气升，气血并走于上，表现为突然昏仆、牙关紧闭、四肢厥冷、面赤唇紫，或鼻衄，舌质暗红，脉弦有力。

2. 治疗原则 厥证总由气机逆乱，升降失常，阴阳之气不相顺接而致，故发作时的治疗原则是回厥醒神，醒后则需辨证论治，调治气血。气厥实证顺气开郁，气厥虚证补气回阳；血厥实证活血顺气，血厥虚证补养气血；痰厥行气豁痰；食厥和中消导。

3. 分证论治

（1）气厥

1）实证

证候 多因情志异常、精神刺激而发作，突然昏倒，不知人事；或四肢厥冷，呼吸气粗，口噤握拳；舌苔薄白，脉伏或沉弦。

审证求机 本证的病证特点为精神刺激而发作，突然昏倒，不知人事，或四肢厥冷。基本病机为肝郁不舒，气机上逆，壅阻心胸，内闭神机。

治法 顺气降逆开郁。

方药 急取通关散；继用五磨饮子加减：沉香、乌药、槟榔、枳实、木香、檀香、丁香、藿香。

临床运用 ①若肝阳偏亢，头晕而痛、面赤躁扰者，可加钩藤、石决明、磁石等；②若兼有痰热，症见喉中痰鸣、痰壅气塞者，可加胆南星、贝母、橘红、竹沥等；③若醒后哭笑无常、睡眠不宁者，可加茯神、远志、酸枣仁等。

2）虚证

证候 眩晕昏仆，面色苍白，呼吸微弱，汗出肢冷；舌淡，脉沉细微；患者多素体虚弱，因陡受惊恐或过度劳倦、饥饿受寒而诱发。

审证求机 本证的病证特点为眩晕昏仆、面色苍白、呼吸微弱、汗出肢冷。基本病机为元气素虚，清阳不升，神明失养。

治法 补气回阳醒神。

方药 急用生脉注射液、参附注射液、参附青注射液或参附汤、芪附汤；继用四味回阳饮加味：人参、附子、炮姜、甘草。

临床运用 ①汗出多者，加黄芪、白术、煅龙骨、煅牡蛎；②心悸不宁者，加远志、柏子仁、酸枣仁等；③纳谷不香、食欲不振者，加白术、茯苓、陈皮。

（2）血厥

1）实证

证候 多因急躁恼怒而发，突然昏倒，不知人事，牙关紧闭，面赤唇紫；舌暗红，脉弦有力。

审证求机 本证的病证特点为因急躁恼怒而发，突然昏倒、不知人事、牙关紧闭、面

389

赤唇紫。基本病机为怒而气上，血随气升，菀阻清窍。

治法 平肝息风，理气通瘀。

方药 急用清开灵注射液静推或静滴；继用通瘀煎加减：当归尾、山楂、香附、红花、乌药、青皮、木香、泽泻。

临床运用 ①若急躁易怒，肝热甚者，加菊花、牡丹皮、龙胆草；②若兼见阴虚不足，眩晕头痛者，加生地黄、枸杞子、珍珠母。

2）虚证

证候 常因失血过多，突然昏厥；面色苍白，口唇无华，四肢震颤，自汗肢冷，目陷口张，呼吸微弱；舌质淡，脉芤或细数无力。

审证求机 本证的病证特点为失血过多，突然昏厥、面唇苍白、口唇无华、自汗肢冷、形体肥胖、腹胀便溏、畏寒肢冷。基本病机为血出过多，气随血脱，神明失养。

治法 补养气血。

方药 急用独参汤灌服，或人参注射液、生脉注射液静推或静滴；继用人参养营汤加减：人参、熟地黄、当归、白芍、白术、茯苓、炙甘草、黄芪、陈皮、五味子、肉桂、炒远志。

临床运用 ①若自汗肤冷、呼吸微弱者，加附子、干姜；②若口干少津者，加麦冬、玉竹、沙参；③心悸少寐者，加龙眼肉、酸枣仁。

（3）痰厥

证候 素有咳喘宿痰，多湿多痰；恼怒或剧烈咳嗽后突然昏厥，喉有痰声，或呕吐涎沫，呼吸气粗；舌苔白腻，脉沉滑。

审证求机 本证的病证特点为平素多湿多痰，恼怒或剧烈咳嗽后突然昏厥。基本病机为恼怒伤肝，肺气上逆，痰随气升，闭阻清窍。

治法 行气豁痰。

方药 导痰汤加减：半夏、陈皮、茯苓、甘草、枳实、制南星、生姜。

临床运用 若痰湿化热，便干便秘、舌苔黄腻、脉滑数者，加黄芩、栀子、竹茹、瓜蒌仁清热降火。

4.其他疗法 在厥证的抢救中，针灸比内服药物能发挥更快的作用，简便易行，是急救的重要措施。针刺可选百会、人中、内关、十宣、十井、素髎等；艾灸常选百会、神阙、关元、气海、足三里。电针可选内关、涌泉、太冲、足三里等。

【预防与调护】

1.积极预防 加强锻炼，注意营养，增强体质。加强思想修养，陶冶情操，避免不良的精神和环境刺激。患者苏醒后，要消除其紧张情绪。

2.饮食调养 针对不同的病因予以不同的饮食调养。如暑厥宜给予清凉素淡饮食，并多进食新鲜水果或果汁。

3. 加强护理 对已发厥证者，要加强护理，密切观察病情的发展变化，采取相应的措施救治。

4. 禁烟酒及辛辣 所有厥证患者，均应严禁烟酒及辛辣香燥之品，以免助热生痰，加重病情。

【结语】

厥证是一种急性病证，临床上以突然发生一时性昏倒，不知人事，或伴有四肢逆冷为主要症状。轻者短时间内即可苏醒，重者一厥不醒，预后不良。其病因有体质禀赋脏腑气血偏颇、情志精神刺激以及暴感外邪等，病机在于气机逆乱，升降失调，气血阴阳不相顺接。厥证分为五种，即气、血、痰、暑、食厥，由于病机转归有虚实之分，临证时应根据不同类型，区别虚实而辨治。在治疗上，鉴于本证为危急之候，故应采用综合急救措施，及时救治，使之神醒厥回。

厥证每一型有其明显的特征，但也有其内在的联系，这种联系主要是由生理上的关联和病因病机的共性所决定的。例如气厥与血厥，因气为血帅，血为气母而互相影响；又如痰厥与气厥，由于痰随气动而互相联系。至于情志过极以致气血逆乱而发厥，则与气厥、血厥、痰厥均有密切关系。因此，临床上既要注意厥证不同类型的特点，又要把握厥证的共性，相互参见，全面兼顾，方能提高疗效。

复习思考

1. 厥证的临床特征是什么？
2. 厥证如何与中风、痫病、昏迷相鉴别？
3. 如何分辨气厥之虚实？

病案分析

何某，女，26岁。

因初产后失血颇多，遂感心悸。一日突然昏仆，不省人事，面色苍白，移时苏醒，复如常人。初则自以为偶然之患，尚不介意，继则发作频繁，二三日一作，殆十数次。经多方治疗不效。脉象沉弱，舌质淡红无苔，面色㿠白无华，无手足抽搐、口眼歪斜、痰涎上涌等症，殊非中风，乃血厥也。治宜调理阴阳，用白薇汤加味。

处方：党参30g，当归24g，白薇10g，丹参10g，酸枣仁12g，甘草10g。

服十余剂病瘥，三年未见复发。

（湖南省中医药研究所. 湖南省老中医医案选·曾绍裘. 长沙：湖南科技出版社，1981）

扫一扫，看课件

模块九

肢体经络病证

【学习目标】

知识要求

1.掌握痹证、痿证、腰痛的诊断要点、辨证论治。

2.熟悉颤证等病证的诊断要点、辨证论治。

2.熟悉痹证、痿证、颤证、腰痛等病证的病因病机与类证鉴别。

技能要求

1.能够对痹证、痿证、颤证、腰痛等肢体经络病证患者进行辨治处置。

2.能够对肢体经络病证患者开展预防与调护指导。

  肢体经络病证是由于外感或内伤等因素，导致肢体经络机能失调，出现有关病理变化，甚或肢体功能障碍、结构失常的一类疾病。肢体经络病证涉及范围较广，本模块仅就痹证、痿证、颤证、腰痛进行讨论。

一、肢体经络的生理病理特点

  1.肢体经络的生理功能与特点 肢体即四肢和外在的躯体。四肢主要由五体（即皮、肉、筋、脉、骨）组成，而五体由五脏所主，赖五脏精血之濡养，故四肢与五脏关系密切，其中脾与四肢的关系尤为密切，全身主要经脉均循行、分布于四肢，故《灵枢·海论》曰："经脉者，内属于脏腑，外络于肢节。"经络是经脉与络脉的总称，是联络脏腑组织、四肢百骸，沟通内外，联系上下，运行气血，输布营养，维持机体生命活动的网络系统，因此，经络具有联络脏腑肢节、沟通上下内外、运行气血濡养全身、传导感应与协调平衡等生理功能，如《灵枢·本脏》云："经脉者，可以行气血而营阴阳，濡筋骨利关节者也。"即指出了经络的部分生理作用。经络与肢体在生理上均以通利为顺。

2.肢体经络的病理特征 经络或因病邪侵犯而受邪，致经络不畅或痹阻不通；或因脏腑被戕伤，气血阴阳亏虚，经络失养，而出现经络肢体病证。若风寒湿热之邪闭阻经络，气血运行受阻，则发为痹证；若因外感或内伤导致肢体痿弱不用，则发为痿证；若因年老体虚、情志或饮食不节，或劳倦过度等病因，致气血阴精亏损，或因痰、瘀阻滞经脉，气血不畅，使筋脉失养，肢体拘急，则发为颤证；若因外感、内伤或外伤致腰部经络气血运行不畅，或肾亏腰府失养，则发为腰痛。

3.肢体经络与其他脏腑的关系 经络在人体，内联五脏六腑，外络四肢百骸，是沟通内外、联系上下、运行气血、输布营养、维持机体生命活动的网络系统。经络与脏腑、骨骼、筋脉、肌表等有机相连，既是躯体各部的联络系统、运行气血的循环系统、主束骨而利关节的运动系统，又是疾病传变的反应系统、抗御外邪的防卫系统。

二、肢体经络病证的辨治要点

1.辨证要点

（1）辨虚实：肢体经络病证有虚实之分，临床辨证应首辨虚实。一般而言，新病多实，久病多虚或虚实夹杂；以气、血、肝肾亏虚为主导致者多虚，以风、寒、湿、热、痰、瘀为主所致者多实。凡起病急、发展快、病程短者，病多属实；凡起病缓、发展慢、病史较长，或因七情内伤、房事过度、久病耗损所致者，病多属虚或虚实夹杂。虚实夹杂者，当分清标本虚实之主次。

肢体经络病证，可概括为邪犯经络、经络空虚、瘀血阻络等证候。

（2）辨病因：可根据发病缓急、病史、证候表现特点（或疼痛性质）、兼症等方面加以辨别。

如痹证：若肢体关节以游走性疼痛为主，或伴伤风表证者，多为风邪偏盛之风痹；若肢体关节疼痛剧烈，得温则减，遇寒加剧，伴寒象者，多系寒邪偏盛之痛痹；若肢体关节疼痛肿胀、重着，乃为湿邪偏盛之着痹；若关节红肿热痛，或兼发热烦渴者，则为风湿热壅盛之热痹。另外，风、寒、湿、热痹均属新病或初病，病程较短。若痹证日久，肌肉关节剧痛，痛处固定，或僵硬变形，或麻木肿胀，难以屈伸，舌偏紫暗或有瘀斑、苔白腻，多为痰瘀互结。

又如腰痛：若发病急，表现为冷痛、重痛，阴雨天加剧，常伴外感症状者，多属外感寒湿腰痛；若起病缓，表现为隐痛、酸痛、坠痛、悠痛，劳累后加剧，常伴有肾虚等脏腑虚损症状者，多属内伤腰痛；若有跌仆闪挫等外伤病史，腰痛突然发作，痛势剧烈，呈刺痛、胀痛，不能转侧、俯仰，伴瘀阻之象，多属瘀血腰痛。

（3）辨病变脏腑（病位）：伴咳嗽、咽痛者，多与肺相关；伴食少纳呆、腹胀便溏者，多与脾相关；伴腰脊酸软、头晕耳鸣、遗精阳痿、月经不调者，多与肾相关。

2.治疗要点

（1）以通经活络为大法，即所谓"通"法：盖通之之法，各有不同。根据虚实以通之，虚则补益，助之使通；实则去其阻滞，泻之使通，亦通法也。虚证宜益气养血、培补肝肾，根据虚之所在，或健脾益气，或气血双补，或滋阴清热，或补益肝肾；实证宜祛邪通络，根据感邪的不同，分别予以祛风散寒、疏风清热、清热除湿，或化痰行瘀、活血通络。虚实夹杂，当权衡主次，攻补兼施。临床应"谨守病机，各司其属"，才能善用"通"。

（2）注意整体调摄：慎起居，适寒温，据病情适当活动和采用外治法，不仅是护理的重要措施，也为防病治病及康复所必须。

项目一　痹　证

【学习目标】

知识要求

1.掌握痹证的辨证要点、常见辨证分型及治疗。

2.熟悉痹证常见病因病机、类证鉴别、预防调护方法。

3.了解痹证的源流、演变与预后。

技能要求

1.能够对痹证患者的常见证型进行辨证论治。

2.能够熟练地为痹证患者开展预防与调护指导。

案例导入

李某，男，31岁。2007年9月12日初诊。

患者夏天吹空调后出现右侧肩胛及右臂走窜疼痛2月余，左膝关节痛，遇风加重，夜间痛甚，不能转侧。X线片无异常；抗"O"和类风湿因子阴性。舌质淡红，苔薄白，脉弦迟。

问题与思考：

1.中医诊断为何病？当辨为何证？

2.本病的临床特征是什么？应与哪些病证相鉴别？

3.中医治法是什么？如何选方用药？应如何调养？

痹证是由于风、寒、湿、热等邪气闭阻经络，影响气血运行，导致肢体筋骨、关节、肌肉等处发生疼痛、重着、酸楚、麻木，或关节屈伸不利、僵硬、肿大、变形等症状的一种疾病。轻者病在四肢关节肌肉，重者可内舍于脏腑。

《内经》不仅提出了痹之病名，而且对其病因病机、证候分类以及转归、预后等均做了较详细的论述。如《素问·痹论》指出："风、寒、湿三气杂至，合而为痹。其风气胜者为行痹；寒气胜者为痛痹；湿气胜者为着痹也。"《内经》又有五痹之分，即骨、筋、脉、肌、皮痹。宋代的《圣济总录》补充了热痹的病因病机内容，认为脏腑内热，复感外邪可致热痹。李中梓《医宗必读·痹》阐明了"治风先治血，血行风自灭"的治则；叶天士对痹久不愈，邪入于络者，用活血化瘀法治疗，并重用虫类药剔络搜风，对临床均有较大指导意义。

本病的临床表现多与西医学的结缔组织病、骨与关节疾病相关，常见疾病如风湿性关节炎、类风湿关节炎、反应性关节炎、系统性红斑狼疮、皮肌炎、多发性肌炎、硬皮病、混合性结缔组织病、肌纤维炎、强直性脊柱炎、骨软骨炎、慢性纤维组织炎、腰肌劳损、肌腱炎、痛风等，其他如增生性骨关节炎等出现痹证的临床表现时，均可参考本病辨证论治。

【病因病机】

痹证的内因为劳逸不当、跌仆损伤、年老久病，气血筋脉痹阻；外因为感受风寒湿邪、风湿热邪，邪气滞留肢体筋脉、关节、肌肉，经脉闭阻，不通则痛。

1.常见病因

（1）感受风寒湿邪：久居潮湿寒冷之地、贪凉露宿、睡卧当风、冒雨涉水、水中作业或出汗后淋浴等，风寒湿邪注于肌腠经络，滞留于关节筋骨，气血痹阻，发为风寒湿痹。

（2）感受风湿热邪：久居炎热潮湿之地，感受风湿热邪，袭于肌腠，壅于经络，痹阻气血经脉，滞留于关节筋骨，发为风湿热痹。

（3）劳逸不当：劳欲过度，精气亏损，卫外不固，防御机能降低；或汗出肌疏，外邪乘袭；或激烈活动后体力下降，外邪乘袭。

（4）久病体虚：年老体虚，肝肾不足，肢体筋脉失养；病后、产后气血不足，腠理空疏，外邪乘虚而入。

（5）其他因素：恣食肥甘厚腻或酒热海腥发物，使脾失健运，而致湿热痰浊内生；或跌仆外伤，损及肢体筋脉，气血经脉痹阻，亦与痹证发生有关。

2.病机概要

（1）基本病机：风、寒、湿、热、痰、瘀等邪气滞留肢体筋脉、关节、肌肉，经脉闭阻，不通则痛。

（2）病位：病初邪在经脉、筋骨、肌肉、关节，日久也可累及脏腑。

（3）病理因素：风、寒、湿、热、痰、瘀等。

（4）病机转化：痹证日久，痰浊瘀血阻痹经络，深入骨骺，可出现皮肤瘀斑、关节肿胀、僵硬、变形；或日久耗伤气血，损及肝肾，虚实相兼，呈现不同程度的气血亏虚和肝肾不足的证候；或日久可由经络累及脏腑，出现相应的脏腑病变，其中以心痹较为多见，临床常见心烦、惊悸，动则喘促，甚则下肢水肿、不能平卧等症状。

1.诊断依据

（1）临床表现：肢体关节、肌肉疼痛、酸楚、麻木、重着、屈伸不利，或疼痛游走不定，甚则关节剧痛、肿大、强硬、变形。

（2）诱发因素：发病及病情的轻重常与劳累及寒冷、潮湿等天气有关，某些痹证的发生和加重可与饮食不当有关。

（3）发病特点：本病可发生于任何年龄，但不同年龄的发病与疾病的类型有一定关系。某些痹证女性多发。

（4）相关检查

1）影像学检查：病变部位 X 线和 CT 等检查有助于本病的诊断和了解骨关节疾病的病变部位与损伤程度。

2）实验室检查：抗溶血性链球菌"O"、红细胞沉降率、C-反应蛋白、黏蛋白、血清免疫球蛋白、类风湿因子、血清抗核抗体、血清蛋白电泳、血尿酸等检查，有助于西医相关疾病的诊断与鉴别诊断。

3）心脏彩色多普勒超声检查：可提示心脏瓣膜是否受损。

2.病证鉴别 痹证与痿证：鉴别要点首先在于痛与不痛，其次要观察肢体活动障碍的本质原因，详见表9-1。

表9-1 痹证与痿证的鉴别

鉴别要点	痹证	痿证
病因病机	是由风、寒、湿、热之邪流注肌腠经络，痹阻筋脉关节而致	因湿热毒邪浸淫，肺热叶焦或精血亏损，肌肉筋脉失养
有无疼痛	有疼痛	无疼痛
主要症状	以关节疼痛为主症	肢体力弱，无疼痛症状
活动障碍	由于疼痛或关节僵直不能活动	无力运动
萎缩性质	日久废而不用导致肌肉萎缩	部分痿证病初即有肌肉萎缩

【辨证论治】

1. 辨证要点

（1）辨邪气的偏盛：痹痛游走不定者为行痹，属风邪盛；痛势较甚，痛有定处，遇寒加重者为痛痹，属寒邪盛；关节酸痛、重着、漫肿者为着痹，属湿邪盛；关节肿胀，肌肤灼红，灼热疼痛为热痹，属热邪盛。关节疼痛日久，肿胀局限，或见皮下结节者，为痰；关节肿胀，僵硬，疼痛不移，肌肤紫暗或瘀斑等，为瘀。

（2）辨别虚实：痹证新发，风、寒、湿、热、痰、瘀之邪明显者，为实；痹证日久，耗伤气血，损及脏腑，肝肾不足者，为虚；病程缠绵，日久不愈，常为痰瘀互结，肝肾亏虚者，为虚实夹杂证。

2. 治疗原则 祛邪通络，缓急止痛。行痹以祛风为主，兼以散寒除湿，佐以养血活血，即所谓"治风先治血，血行风自灭"；痛痹以散寒主，兼以祛风胜湿，佐以温阳补火，即所谓"阳气并则阴凝散"；着痹以祛湿为主，兼以祛风散寒，佐以健脾益气，即所谓"脾旺能胜湿，气足无顽麻"；热痹以清泻郁热、祛湿通络，兼有痰瘀者予燥湿化痰、活血行瘀、宣痹通络；久痹正虚者应重视扶正，补肝肾、益气血。

3. 分证论治

（1）风寒湿痹

1）行痹

证候 肢体关节、肌肉疼痛酸楚，屈伸不利；可涉及肢体多个关节，疼痛呈游走性，初起可见恶风、发热等表证；舌苔薄白，脉浮或浮缓。

审证求机 本证的病证特点为游走性疼痛；基本病机为风邪偏胜，痹阻经络，气血不通。

治法 祛风通络，散寒除湿。

方药 防风汤加减：防风、麻黄、桂枝、葛根、当归、茯苓、生姜、大枣、甘草。

临床运用 ①疼痛以上肢关节为主者，加羌活、白芷、威灵仙、姜黄、川芎；②疼痛以下肢关节为主者，加独活、木瓜、川牛膝、防己、川萆薢；③疼痛以腰背关节为主者，加杜仲、桑寄生、川续断、淫羊藿、巴戟天；④痹证日久，气血不足（体倦乏力、面色少华、舌淡脉弱）者，加党参、黄芪、白术、鸡血藤；⑤若见关节肿大、苔薄黄，邪有化热之象者，宜寒热并用，投桂枝芍药知母汤加减；⑥痹证初起，风寒湿痹阻，有汗表虚者，可合用桂枝附子汤；⑦无汗表实者，可合用麻黄加术汤。

2）痛痹

证候 肢体关节疼痛，痛势较剧，部位固定，遇寒则痛甚，得热则痛缓；关节屈伸不利，局部皮肤或有寒冷感；舌质淡，舌苔薄白，脉弦紧。

审证求机　本证的病证特点为剧痛有定处，得热痛减；基本病机为寒邪偏胜，痹阻经络，气血难运。

治法　散寒通络，祛风除湿。

方药　乌头汤加减：制川乌、麻黄、芍药、甘草、蜂蜜、黄芪。

临床运用　①若寒湿甚者，制川乌改用生川乌或生草乌；②关节发凉、疼痛剧烈，遇冷更甚者，加附子、细辛、桂枝、干姜、当归；③病在上肢者，加桑枝、桂枝；④病在下肢者，加独活、牛膝；⑤肌肤麻木者，加路路通、鸡血藤、木瓜；⑥关节肿胀者，加蚕砂、海风藤。

3）着痹

证候　肢体关节肌肉酸楚、重着、疼痛，肿胀散漫；关节活动不利，肌肤麻木不仁；舌质淡，舌苔白腻，脉濡缓。

审证求机　本证的病证特点为肢体关节重着麻木、苔腻、脉濡缓；基本病机为湿邪偏盛，阻痹经络，气血运行受阻。

治法　除湿通络，祛风散寒。

方药　薏苡仁汤加减：薏苡仁、苍术、甘草、羌活、独活、防风、麻黄、桂枝、制川乌、当归、川芎。

临床运用　①若关节肿甚者，加萆薢、木通、姜黄；②关节肌肤麻木者，加海桐皮、豨莶草；③小便不利、浮肿者，加茯苓、泽泻、车前子；④痰湿偏盛者，加半夏、南星。

（2）风湿热痹

证候　游走性关节疼痛，可涉及一个或多个关节，活动不便，局部灼热红肿，痛不可触，得冷则舒；可有皮下结节或红斑，常伴有发热、恶风、汗出、口渴、烦躁不安等全身症状；舌质红，舌苔黄或黄腻，脉滑数或浮数。

审证求机　本证的病证特点为关节灼热红肿、舌红、苔黄燥；基本病机为风湿热邪壅滞经脉，气血痹阻不通。

治法　清热通络，祛风除湿。

方药　白虎加桂枝汤合宣痹汤加减：石膏、知母、黄柏、连翘、桂枝、防己、杏仁、薏苡仁、滑石、赤小豆、蚕沙。

临床运用　①若皮肤有红斑者，加丹皮、赤芍、生地黄、紫草；②若发热、恶风、咽痛者，加荆芥、薄荷、牛蒡子、桔梗；③若热盛伤阴，症见口渴心烦者，加玄参、麦冬、生地黄。

（3）痰瘀痹阻证

证候　痹证日久，肌肉关节刺痛，固定不移，或关节肌肤紫暗、肿胀，按之较硬，肢体顽麻或重着；或关节僵硬变形，屈伸不利，有硬结、瘀斑，面色黧黯，眼睑浮肿，或胸闷痰多；舌质紫暗或有瘀斑，舌苔白腻，脉弦涩。

审证求机　本证的病证特点为病程长、易反复，关节痛剧变形、功能障碍；基本病机为"久病入络"，湿聚为痰，痰瘀蕴结经脉。

治法　化痰行瘀，蠲痹通络。

方药　双合汤加减：桃仁、红花、当归、川芎、白芍、茯苓、半夏、陈皮、白芥子、竹沥、姜汁。

临床运用　①痰浊滞留，皮下有结节者，加胆南星、天竺黄；②瘀血明显，关节疼痛、肿大、强直、畸形，活动不利，舌质紫暗，脉涩者，可加莪术、三七、乌梢蛇、土鳖虫、伸筋草、狗脊、鹿角霜；③痰瘀交结，疼痛不已者，加穿山甲、白花蛇、全蝎、蜈蚣、地龙；④有痰瘀化热之象者，加黄柏、牡丹皮。

（4）肝肾两虚证

证候　痹证日久不愈，关节屈伸不利，肌肉瘦削，腰膝酸软；或畏寒肢冷，阳痿遗精，或骨蒸劳热，心烦口干；舌质淡红，舌苔薄白或少津，脉沉细弱或细数。

审证求机　本证的病证特点为痹证日久，有肝肾亏损表现；基本病机为肝肾亏损，筋脉失于濡养、温煦。

治法　培补肝肾，舒筋止痛。

方药　补血荣筋丸或独活寄生汤加减：熟地黄、肉苁蓉、五味子、鹿茸、菟丝子、牛膝、杜仲、桑寄生、天麻、木瓜。

临床运用　①肾气虚，腰膝酸软、乏力较著者，加鹿角霜、续断、狗脊；②阳虚，畏寒肢冷、关节疼痛拘急者，加附子、干姜、巴戟天，或合用阳和汤加减；③肝肾阴亏，腰膝疼痛、低热心烦，或午后潮热者，加龟板、熟地黄、女贞子，或合用河车大造丸加减。

痹证久病入络，抽掣疼痛，肢体拘挛者，多用虫类药；风寒湿痹疼痛剧烈者，常用附子、川乌、草乌等药物。

4.其他疗法　可采用针灸疗法。上肢：合谷、外关、手三里、曲池、肩贞、肩髎、肩髃；下肢：环跳、承扶、风市、阳陵泉、双膝眼、昆仑、血海、三阴交、足三里、商丘；腰背：肾俞、大杼、委中、八髎等。辨证属风寒湿痹者，多加艾条灸以温经散寒蠲痹。

【预防与调护】

1.环境调摄　本病发生多与气候和生活环境有关，平素应注意防风、防寒、防潮，避居潮湿之地。

2.生活调摄　平时应注意生活调摄，加强体育锻炼，增强体质，有助于提高机体对病邪的抵御能力。

3.护理调摄　痹证初发，应积极治疗，防止病邪传变。病邪入脏，病情较重者应卧床休息。行走不便者，应防止跌仆，以免发生骨折。长期卧床者，既要保持病人肢体的功能位，有利于关节功能恢复，还要经常变换体位，防止压疮发生。久病患者，往往情绪低落，容易产生焦虑心理和消化机能低下，因此，保持病人乐观心境和摄入富于营养、易于消化的饮食，有利于疾病的康复。

【结语】

痹证是以风、寒、湿、热、痰、瘀等邪气滞留肢体筋脉、关节、肌肉，经脉闭阻，不通则痛为基本病机；以筋骨、关节、肌肉等疼痛、重着、酸楚、麻木，或关节屈伸不利、僵硬、肿大、变形等为主要症状。正虚卫外不固是痹证发生的内在基础，感受外邪为引发本病的外在条件。临床辨证应根据热象之有无，首先辨清风寒湿痹与热痹。风寒湿痹中，风邪偏盛者为行痹；寒邪偏盛者为痛痹；湿邪偏盛者为着痹。其治疗原则是祛风、散寒、除湿、清热和疏经通络为大法。病久耗伤气血，则注意调气养血、补益肝肾；痰瘀相结，当化痰行瘀、畅达经络；若寒热并存，虚实夹杂者，当明辨标本虚实而兼顾之。痹证初发，正气尚未大虚，病邪轻浅，采取及时有效的治疗，多可痊愈。若虽初发而感邪深重，或痹证反复发作，或失治、误治等，往往可使病邪深入，由肌肤而渐至筋骨脉络，甚至损及脏腑，病情缠绵难愈，预后较差。

复习思考

1. 何谓痹证？常见痹证有哪些？各有何临床特点？
2. 痹证与痿证应如何鉴别？
3. 痹病应如何防治？

病案分析

周某，女，40岁，家务。初诊：1975年4月17日。

素患痹证，近日来遍体关节酸痛，游走不定，怕冷，恶风出汗，咽痛充血，胃纳欠香。苔薄腻，舌边尖红，脉细。风湿留恋经络，气血流行不畅，《素问·痹论》以"风气胜者为行痹"，风邪所盛，故有恶风汗出之表证，咽痛充血，兼有内热之象。治拟祛风化湿、清热通络。按《金匮要略》桂枝芍药知母汤加减。

处方：桂枝6g，赤芍15g，知母12g，生地15g，炙甘草9g，制川乌（先煎）9g，鸡血藤30g，陈皮9g，6剂。

二诊：4月24日。关节痛已减，仍觉怕冷，咽痛消失，胃纳进步，神疲乏力，再守原意，原方7剂。另：黄芪片100片，每次吞服5片，1日3次。

三诊：5月3日。关节酸痛续减，昨起感腰部酸冷，纳香，精神好转。再予前法加减。原方去陈皮，加狗脊15g，6剂。另：黄芪片100片，服法同上。

（张小萍，陈明人．中医内科医案精选．上海：上海中医药大学出版社，2001）

项目二　痿　证

【学习目标】

知识要求

1. 掌握痿证的辨证要点、常见辨证分型及治疗。

2. 熟悉痿证常见病因病机、类证鉴别、预防调护方法。

3. 了解痿证的源流、演变与预后。

技能要求

1. 能够对痿证患者的常见证型进行辨证论治。

2. 能够熟练地为痿证患者开展预防与调护指导。

案例导入

张某，女性，27岁。因"四肢软弱无力1周，加重2日"于1989年6月10日来诊。

患者发病前，连续栽插水稻半个月，四肢终日浸泡在水中，后渐觉四肢软弱无力。

诊见：四肢瘫痪，并有轻度肿痛和麻木不仁，胸脘痞闷，小便赤涩热痛，舌苔黄腻，脉濡数。查：双下肢肌力Ⅰ级，上肢Ⅱ级。心电图示"低钾"。

问题与思考：

1. 中医诊断为何病？当辨为何证？

2. 本病的临床特征是什么？应与哪些病证相鉴别？

3. 中医治法是什么？如何选方用药？应如何调养？

痿证是指肢体的皮、肉、筋、骨、脉受到外邪浸淫，或因五脏内伤而失养引起的，以筋脉弛缓、软弱无力、不能随意运动，或伴有肌肉萎缩的一种难治性病证。

《内经》阐述了痿证的病因病机、病证分类及治疗原则。《素问·痿论》指出本病的主要病机是"肺热叶焦"，将痿证分为皮、脉、筋、骨、肉五痿。在治疗上，《素问·痿论》

提出"治痿独取阳明"的基本原则。金代张子和《儒门事亲》强调"痿病无寒"。朱丹溪承张子和之说,力纠"风痿混同"之弊,提出了"泻南方、补北方"的治疗原则,"泻南方则肺金清而东方不实……补北方则心火降而西方不虚"。在具体的辨证方面又有湿热、湿痰、气虚、瘀血之别,对后世影响很深。明清以后对痿证的辨证论治日趋完善。《景岳全书》指出痿证并非尽是阴虚火旺,认为"元气败伤则精虚不能灌溉,血虚不能营养者,亦不少矣"。《临证指南医案·痿》指出本病为"肝、肾、肺、胃四经之病"。

西医学中多发性神经炎、运动神经元疾病、脊髓病变、急性脊髓炎、重症肌无力、周期性瘫痪、进行性肌营养不良、癔症性瘫痪、肌萎缩侧索硬化,以及中枢神经系统感染并发软瘫的后遗症等,凡见到肢体痿软无力、不能随意运动者,均可参照本病辨证论治。

【病因病机】

痿症的内因为饮食毒物所伤、久病房劳、跌打损伤、药物损害;外因为感受温毒、湿热浸淫,导致肌肉、筋脉失养。

1. 常见病因

(1)感受温毒:温热毒邪内侵,或病后余邪未尽,低热不解,或温病高热持续不退,皆令内热燔灼,伤津耗气,肺热叶焦,津伤失布,不能润泽五脏,五体失养而痿弱不用。

(2)湿热浸淫:久处湿地或涉水冒雨,感受外来湿邪,湿热浸淫经脉,营卫运行受阻,或郁遏生热,或痰热内停,蕴湿积热,导致湿热相蒸,浸淫筋脉,气血运行不畅,致筋脉失于滋养而成痿。

(3)饮食毒物所伤:素体脾胃虚弱或饮食不节,劳倦思虑过度,或久病致虚,中气受损,脾胃受纳、运化、输布水谷精微的功能失常,气血津液生化之源不足,无以濡养五脏,以致筋骨肌肉失养;脾胃虚弱,不能运化水湿,聚湿成痰,痰湿内停,客于经脉;或饮食不节,过食肥甘,嗜酒辛辣,损伤脾胃,运化失职,湿热内生,均可致痿。此外,服用或接触毒性药物,损伤气血经脉,经气运行不利,脉道失畅,亦可致痿。

(4)久病房劳:先天不足、久病体虚、房劳太过,伤及肝肾,精损难复;劳役太过而伤肾,耗损阴精,肾水亏虚,筋脉失于灌溉濡养。

(5)跌仆瘀阻:跌打损伤,瘀血阻络,新血不生,经气运行不利,脑失神明之用,发为痿证;或产后恶露未尽,瘀血流注于腰膝,以致气血瘀阻不畅,脉道不利,四肢失其濡润滋养。

2. 病机概要

(1)基本病机:实则筋脉肌肉受邪,气血运行受阻;虚则气血阴精亏耗,筋脉肌肉失养。

(2)病位:痿证病变部位主要在筋脉肌肉,但与五脏相关,以肝肾为主。

（3）病理性质：有虚实之分，而以热证、虚证多见，也可见虚实夹杂。

（4）病机转化：痿证病变累及五脏，且常常相互传变，久痿虚极，脾肾精气虚败，病情危笃。脾肾精气虚损则舌体失去支持，脾气虚损，无力升清，肾气虚衰，宗气不足，可见舌体瘫软、呼吸和吞咽困难等凶险之候。

【诊断与鉴别诊断】

1. 诊断依据

（1）临床表现

1）主症：肢体筋脉弛缓不收，下肢或上肢，一侧或双侧，软弱无力，甚则瘫痪，部分病人伴有肌肉萎缩。

2）次症：由于肌肉痿软无力，可有睑废、视歧、声嘶低暗、抬头无力等症状，甚则影响呼吸、吞咽。

（2）病史：部分病人发病前有感冒、腹泻病史，有的病人有神经毒性药物接触史或家族遗传史。

（3）相关检查

1）CT、MRI 检查：有助于疾病的鉴别诊断。

2）血清学检查：血清谷草转氨酶（AST）、谷丙转氨酶（ALT）、乳酸脱氢酶（LDH）、醛缩酶、肌酸磷酸激酶（CPK）的含量以及尿中肌酸排泄量，有助于鉴别痿证肌肉萎缩的病因。

3）脑脊液、肌电图、肌肉活组织检查：有助于对与痿证有关的神经系统疾病的定位定性诊断。

4）乙酰胆碱受体抗体测定：对神经、肌肉接头部位疾病有较高的诊断价值。

2. 病证鉴别

（1）痿证与偏枯：偏枯亦称半身不遂，是中风症状，病见一侧上、下肢偏废不用，常伴有语言謇涩、口眼歪斜，久则患肢肌肉枯瘦，其瘫痪是由于中风而致，二者临床不难鉴别。

（2）痿证与痹证：痹证后期，由于肢体关节疼痛，不能运动，肢体长期废用，亦有类似痿证之瘦削枯萎，但痿证肢体关节一般不痛，痹证则均有疼痛。其病因病机、治法也不相同，应予鉴别。

【辨证论治】

1. 辨证要点

（1）辨脏腑病位：痿证初起，症见发热、咳嗽、咽痛，或在热病之后出现肢体软弱不用者，病位多在肺；凡见四肢痿软、食少便溏、面浮、下肢微肿、纳呆腹胀，病位多在脾胃；凡下肢痿软无力明显，甚则不能站立、腰脊酸软、头晕耳鸣、遗精阳痿、月经不调、咽干目眩，病位多在肝。

（2）审标本虚实：痿证以虚为本，或本虚标实。因感受温热毒邪或湿热浸淫者，多急性发病，病程发展较快，属实证；热邪最易耗津伤正，疾病早期就常见虚实错杂；内伤积损，久病不愈，主要为肝肾阴虚和脾胃虚弱，多属虚证，但又常兼夹郁热、湿热、痰浊、瘀血，而虚中有实；跌打损伤，瘀阻脉络或痿证日久，气虚血瘀，也属常见。

2. 治疗原则 痿证的治疗，虚证以扶正补虚为主。肝肾亏虚者，宜滋养肝肾；脾胃虚弱者，宜益气健脾。实证宜祛邪和络。肺热伤津者，宜清热润燥；湿热浸淫者，宜清热利湿；瘀阻脉络者，宜活血行瘀。虚实兼夹者，又当兼顾。

3. 分证论治

（1）肺热津伤证

证候 发病急，病起发热，或热后突然出现肢体软弱无力，可较快发生肌肉瘦削；皮肤干燥，心烦口渴，咳呛少痰，咽干不利，小便黄赤或热痛，大便干燥；舌质红，苔黄，脉细数。

审证求机 本证的病证特点为热病后突然出现下肢痿软，并伴肺热伤津之症；基本病机为肺热津伤，水亏火旺，筋脉失濡。

治法 清热润燥，养阴生津。

方药 清燥救肺汤加减：人参、麦冬、生甘草、阿胶、苦杏仁、炒胡麻仁、生石膏、霜桑叶、炙枇杷叶。

临床运用 ①若高热、口渴有汗者，可重用生石膏，加金银花、连翘、知母；②咳嗽痰多者，加瓜蒌、桑白皮、川贝母；③咳呛少痰、咽喉干燥者，加桑白皮、天花粉、芦根；④若身热已退，兼见食欲减退、口干咽干较甚者，此时胃阴亦伤，宜用益胃汤加石斛、薏苡仁、山药、麦芽。

（2）湿热浸淫证

证候 起病较缓，逐渐出现肢体困重、痿软无力，尤以下肢或两足痿弱为甚；兼见微肿、手足麻木，扪及微热，喜凉恶热，或有发热，胸脘痞闷，小便赤涩热痛；舌质红，舌苔黄腻，脉濡数或滑数。

审证求机 本证的病证特点为下肢痿软微肿，伴湿热内蕴表现；基本病机为湿热浸淫，气血难运，筋脉弛纵。

治法 清热利湿，通利经脉。

方药 加味二妙散加减：苍术、黄柏、萆薢、防己、薏苡仁、蚕沙、木瓜、牛膝、龟板。

临床运用　①若湿邪偏盛，胸脘痞闷、肢重且肿者，加厚朴、茯苓、枳壳、陈皮；②夏令季节，加藿香、佩兰；③热邪偏盛，身热肢重、小便赤涩热痛者，加忍冬藤、连翘、蒲公英、赤小豆；④湿热伤阴，兼见两足焮热、心烦口干、舌质红或中剥、脉细数者，可去苍术，重用龟板，加玄参、山药、生地；⑤若病史较久，兼有瘀血阻滞者，肌肉顽痹不仁、关节活动不利或有痛感、舌质紫黯、脉涩，加丹参、鸡血藤、赤芍、当归、桃仁。

（3）脾胃虚弱证

证候　起病缓慢，肢体软弱无力逐渐加重，神疲肢倦，肌肉萎缩；少气懒言，纳呆便溏，面色白或萎黄无华，面浮；舌淡苔薄白，脉细弱。

审证求机　本证的病证特点为肌肉逐渐加重伴脾胃虚弱；基本病机为脾胃虚弱，气血化源不足，筋脉失荣。

治法　补中益气，健脾升清。

方药　参苓白术散合补中益气汤加减：人参、白术、山药、扁豆、莲肉、甘草、大枣、黄芪、当归、薏苡仁、茯苓、砂仁、陈皮、升麻、柴胡、神曲。

临床运用　①脾胃虚者，易兼夹食积不运，当健脾助运，导其食滞，酌佐谷麦芽、山楂、神曲；②气血虚甚者，重用黄芪、党参、当归，加阿胶；③气血不足兼有血瘀，唇舌紫黯、脉兼涩象者，加丹参、川芎、川牛膝；④肥人痰多或脾虚湿盛者，可用六君子汤加减。

（4）肝肾亏损证

证候　起病缓慢，渐见肢体痿软无力，尤以下肢明显，腰膝酸软，不能久立甚至步履全废，腿胫大肉渐脱；或伴有眩晕耳鸣，舌咽干燥，遗精或遗尿，或妇女月经不调；舌红少苔，脉细数。

审证求机　本证的病证特点为起病缓慢，伴有肝肾精血亏损症状；基本病机为肝肾精血亏损，筋骨失养。

治法　补益肝肾，滋阴清热。

方药　虎潜丸加减：狗骨、牛膝、熟地黄、龟板、知母、黄柏、锁阳、当归、白芍、陈皮、干姜。

临床运用　①若病久阴损及阳，阴阳两虚，兼有神疲、怯寒怕冷、阳痿早泄、尿频而清、妇女月经不调、脉沉细无力，不可过用寒凉以伐伤正气，去黄柏、知母，加淫羊藿、鹿角霜、紫河车、附子、肉桂；②若见面色无华或萎黄、头昏心悸者，加黄芪、党参、首乌、龙眼肉、当归；③腰脊酸软者，加续断、补骨脂、狗脊；④热甚者，可去锁阳、干姜，或服用六味地黄丸加牛骨髓、鹿角胶、枸杞子；⑤阳虚畏寒、脉沉弱者，加右归丸加减。

（5）脉络瘀阻证

证候　久病体虚，四肢痿弱，肌肉瘦削，手足麻木不仁，四肢青筋显露；可伴有肌肉活动时隐痛不适，舌痿不能伸缩；舌质暗淡或有瘀点、瘀斑，脉细涩。

审证求机　本证的病证特点为四肢痿弱、麻木不仁或疼痛、舌有瘀象；基本病机为气虚血瘀，阻滞经络，筋脉失养。

治法　益气养营，活血行瘀。

方药　圣愈汤合补阳还五汤加减：人参、黄芪、当归、川芎、熟地黄、白芍、川牛膝、地龙、桃仁、红花、鸡血藤。

临床运用　①若手足麻木、舌苔厚腻者，加橘络、木瓜；②下肢痿软无力者，加杜仲、锁阳、桑寄生；③若见肌肤甲错、形体消瘦、手足痿弱，为瘀血久留，可用圣愈汤送服大黄䗪虫丸。

4.其他疗法　针灸治疗痿证的一个重要原则是取阳明经，为历代医家所重视。以调治气血、补益后天为主。通治法可选足阳明和手阳明等的经穴，如阴市、足三里、解溪、曲池、手三里、合谷、肩髃等。

【预防与调护】

1.环境调摄　痿证的发生常与居住湿地、感受温热湿邪有关，因此，避居湿地，防御外邪侵袭，有助于痿证的预防和康复。

2.护理调摄　病情危重，卧床不起，吞咽呛咳，呼吸困难者，要常翻身拍背，鼓励病人排痰，以防止痰湿壅肺和发生压疮。对瘫痪者，应注意患肢保暖，保持肢体功能体位，防止肢体挛缩和关节僵硬，有利于日后功能恢复。由于肌肤麻木、知觉障碍，在日常生活与护理中，应避免冻伤或烫伤。

3.身体调摄　痿证病人常因肌肉无力，影响肢体功能活动，坐卧少动，气血运行不畅，加重肌肉萎缩等症状。因此，应提倡病人进行适当锻炼，生活能自理者，可练太极拳、五禽戏。病情较重者，可经常用手轻轻拍打患肢，以促进肢体气血运行，有利于康复。

4.精神饮食调摄　注意精神调养，清心寡欲，避免过劳，生活规律，饮食宜清淡、富有营养，忌油腻辛辣，对促进痿证康复亦具重要意义。

【结语】

痿证是因外感湿热毒邪或湿热浸淫，耗伤肺胃津液或气血津液不运，不能濡养肌肉、筋脉，饮食或久病劳倦等因素，损及脏腑，导致脾胃虚弱，肝肾亏损以致肌肉筋脉失养而发病。临床以肢体痿弱无力、不能随意运动为主症。本病以虚为本，或虚实错杂。临床虽以肺热津伤、湿热浸淫、脾胃虚弱、肝肾亏损、络脉瘀阻等证型常见，但各种证型之间常相互关联。如感受温热及湿热致痿，迁延日久可导致肝肾亏损；肝肾亏损，亦可阴损及阳，出现阳虚证候；经络是气血运行的通道，痿证日久，影响气血正常运行，经络瘀滞，使筋脉更失其濡养，而关节不利，肌肉萎缩明显。临床治疗时要结合标本虚实传变，扶正主要是调养脏腑、补益气血阴阳，祛邪重在清利湿热与温热毒邪。在治疗过程中还要兼顾运行气血，以通利经络、濡养筋脉。痿证的预后与病因、病程有关，年老体衰发病者，预后较差。

复习思考

1.痿证的基本病机是什么？
2.痿证的辨证要点是什么？如何分证论治？

病案分析

李某，女，36岁。1988年4月14日初诊。

患者于今晨发觉双下肢不能站立行走，急来本院就诊。半月来，患者自感纳呆，恶心欲吐，脘胀满闷不舒，进食后尤甚。渐感困乏倦怠，气短，四肢痿软无力，以致两下肢瘫软不能行走。检查：青年女性，神清，精神萎靡，面色苍白。双上肢肌力Ⅲ级，双下肢肌力Ⅰ级，膝腱反射微弱。血压14/8kPa。心肺正常，血清钾3.0mmol/L，心电图可见与T波相连的u波，客观指标符合低血钾症。诊为痿证。证属脾胃虚弱，痰湿中阻，化源不充，四肢肌肉失养所致。治以健脾益气、燥湿化痰。方以六君子汤加味。

处方：人参12g，白术9g，茯苓12g，炙甘草6g，陈皮9g，姜半夏9g，焦三仙各12g，大枣6g，生姜9g，水煎服。3剂。

二诊：4月18日。服药3剂后，胃纳大增，上肢无力已恢复如初。下肢肌力Ⅲ级，上方继服。

三诊：4月29日。继服3剂后，查血清钾3.8mmol/L。原方再服6剂，复查血清钾4.4mmol/L。心电图检查为正常心电图。患者行走如常人。

（张小萍，陈明人.中医内科医案精选.上海：上海中医药大学出版社，2001）

项目三 颤 证

知识要求

1. 掌握颤证的定义、辨证要点、常见辨证分型及治疗。

2. 熟悉颤证常见病因病机、病位及涉及脏腑、病理性质，颤证与瘛疭的类证鉴别。

3. 了解颤证的源流、演变与预后。

技能要求

1. 能够对颤证患者的常见证型进行辨证论治。

2. 能够熟练地为颤证患者开展预防与调护指导。

📚 案例导入

李某，男性，83岁。因"肢体震颤伴行走迟缓约4年，加重1个月"于2017年8月4日来诊。

患者约4年前无明显诱因下逐渐出现右上肢震颤，为静止性震颤，随意动作时减轻，睡眠时消失，逐渐发展至左上肢轻微震颤，并逐渐出现动作行为缓慢，行走笨拙，身体前倾，言语困难，主动言语减少，无头痛、眼花，无意识障碍、肢体抽搐、大小便失禁，夜间睡眠差，曾在外院诊断为"帕金森病"，后多次在我科住院治疗。1个月前患者感四肢麻木，双下肢乏力，行走缓慢，易劳累，无胸闷、胸痛、气急，无发热，饮食尚可，二便调和，舌质淡，苔白而滑腻，脉沉。

问题与思考：

1. 中医诊断为何病？当辨为何证？

2. 本病的临床特征是什么？应与哪些病证相鉴别？

3. 中医的治法是什么？如何选方用药？应如何调养？

颤证亦称"振掉""颤振""震颤"，是因情志过极、饮食失宜、劳逸失当或其他慢性病证致使脾肾受损，肝风内动，筋脉失养，以头部或肢体摇动、颤抖，不能自制为主要临床表现的一种病证。轻者仅表现在机体局部，或头摇动或手足微颤；重者头部震摇、肢体颤动不止，甚则肢节拘急，失去自理能力。本病一般起病缓慢，中、老年患病较多，男性多于女性。

《内经》对本病已有认识，如《素问·至真要大论》中"诸风掉眩，皆属于肝"的"掉"字，即含震颤之义。并且基本阐明了本病以肢体摇动为其主要症状，属风象，与肝、肾有关。为后世对颤证的认识奠定了基础。《医学纲目》肯定了《内经》肝风内动的观点，阐明风寒、热邪、湿痰均可作为病因生风致颤，扩充了病因病机内容，还指出本病与瘛疭有别。王肯堂《证治准绳》除收录了《医学纲目》有关颤证的内容外，又做了进一步的阐发，说明本病是由肝气太过，乘土侮金，化火生风而致筋膜不能约束的风病。并指出本病的发病特点以中老年居多。《赤水玄珠》又提出气虚、血虚均可引起颤证。认为本病多因风、火、痰、虚所致，导致肝之虚热或实热，脾胃虚弱，心肾虚衰，或夹痰、夹瘀，实热积滞等，并列相应的治疗方药十余首，还对颤证的脉象做了详细描述。高鼓峰《医宗己任编》指出了本病是以气虚为本，而以补益为本病的重要治疗法则。

根据本病的临床表现，西医学中锥体外系疾病所致的不随意运动如震颤麻痹、肝豆状核变性、小脑病变的姿位性震颤、特发性震颤、甲状腺功能亢进、舞蹈病、手足徐动症等，凡具有颤证临床特征的锥体外系疾病和某些代谢性疾病，可参照本病辨证论治。

【病因病机】

本证常因年老体虚、情志过极、饮食失宜、劳逸失当或其他慢性病证致使脾肾受损，肝风内动，筋脉失养。

1. 常见病因

（1）年老体虚：中年之后，脾胃渐损，肝肾亏虚，精气暗耗，筋脉失养；或禀赋不足，肾精虚损，脏气失调；或罹患沉疴，久病体弱，脏腑功能紊乱，气血阴阳不足，筋脉失养，虚风内动。

（2）情志过极：情志失调，郁怒忧思太过，脏腑气机失于调畅。郁怒伤肝，肝气郁结不畅，气滞而筋脉失养；或肝郁化火生风，风阳暴张，窜经入络，扰动筋脉；若思虑太过，则损伤心脉，气血化源不足，筋脉失养；或因脾虚不运，津液失于输布，而聚湿生痰，痰浊流窜扰动筋脉。

（3）饮食不节：恣食膏粱厚味或嗜酒成癖，损伤脾胃，聚湿生痰，痰浊阻滞经络而动风；或滋生内热，痰热互结，壅阻经脉而动风；或因饥饱无常，过食生冷，损伤脾胃，气血生化乏源，致使筋脉失养而发为颤证。

（4）劳逸失当：行役劳苦，动作不休，使肌肉筋膜损伤疲极，或房事劳欲太过，肝肾亏虚，阴血暗损，筋脉失于调畅而不得自主，发为颤证。

2. 病机概要

（1）基本病机：肝风内动，筋脉失养。

（2）病位：在筋脉，与肝、肾、脾等脏关系密切。

（3）病理性质：总属本虚标实。本为气血阴阳亏虚，其中以阴津精血亏虚为主；标为风、火、痰、瘀为患。

（4）病理因素：风、火、痰、瘀。

（5）病机转化：标本之间密切联系，风、火、痰、瘀可因虚而生，诸邪又进一步耗伤阴津气血。风、火、痰、瘀之间也相互联系，甚至也可以互相转化，如阴虚、气虚可转为阳虚，气滞、痰湿也可化热等。颤证日久可导致气血不足，络脉瘀阻，出现肢体僵硬、动作迟滞乏力现象。

【诊断与鉴别诊断】

1. 诊断依据

（1）临床表现

1）主症：头部及肢体颤抖、摇动，不能自制。轻者头摇肢颤，重则头部振摇大动，肢体震颤不已，不能持物，食则令人代哺；继则肢体不灵，行动迟缓，表情淡漠，神情呆滞，口角流涎。

2）次症：常伴动作笨拙、活动减少、多汗流涎、语言缓慢不清、烦躁不寐、神识呆滞等症状。

（2）病史

1）病史特征：部分病人发病与情志有关，或继发于脑部病变。

2）发病特点：多发生于中老年人，男性多于女性。一般呈隐袭起病，逐渐加重，不能自行缓解。

（3）相关检查

1）影像学检查：颅脑 CT、MRI 等检查有助于因脑部疾病引起的颤证的诊断。

2）眼底角膜色素环（K-F 环）检查，血铜、尿铜的测定和肝功能的检查：有助于因铜代谢异常性疾病引起的颤证的诊断。

3）检测 T_3、T_4 及甲状腺机能：有助于内分泌疾病的诊断。

2. 病证鉴别

颤证与瘛疭：二者鉴别见表9-2。

表 9-2　颤证与瘛疭的类证鉴别

鉴别要点	颤证	瘛疭
发病缓急	是一种慢性疾病过程	多见于急性热病或某些慢性疾病急性发作
症状特征	以头颈、手足不自主颤动、振摇为主要症状，手足颤抖动作幅度小，频率较快	抽搐多呈持续性，有时伴短阵性间歇，手足屈伸牵引，弛纵交替
伴随症状	无肢体抽搐牵引和发热、神昏等症状	部分病人可有发热、两目上视、神昏等症状

【辨证论治】

1. 辨证要点　颤证首先要辨清标本虚实。肝肾阴虚，气血不足为病之本，属虚；风、火、痰、瘀等病理因素多为病之标，属实。

2. 治疗原则　为扶正补虚、标本兼顾。本病的初期，本虚之象并不明显，常见风火相煽、痰热壅阻之标实证，治疗当以清热、化痰、息风为主；病程较长，年老体弱，其肝肾亏虚、气血不足等本虚之象逐渐突出，治疗当滋补肝肾、益气养血、调补阴阳为主，兼以息风通络。由于本病多发于中老年人，多在本虚的基础上导致标实，因此治疗更应重视补益肝肾，治病求本。

3. 分证论治

（1）风阳内动证

证候　肢体颤动，动作粗大，不能自制，头痛头胀，面红目赤，烦躁易怒，心情紧张时颤动加重；口苦而干，语言迟缓不清，流涎，尿赤，大便干；舌质红，苔黄，脉弦。

审证求机　本证的病证特点为肢体颤动、烦躁易怒，心情紧张时颤动加重，口苦而干，脉弦；基本病机为郁怒伤肝，肝郁化火生风，风阳侵扰筋脉。

治法　镇肝息风，舒筋止颤。

方药　天麻钩藤饮合镇肝熄风汤加减：天麻、钩藤、石决明、代赭石、生龙骨、生牡蛎、生地黄、白芍、玄参、龟板、天冬、怀牛膝、杜仲、桑寄生、黄芩、栀子。

临床运用　①肝火偏盛，焦虑心烦者，加龙胆草、夏枯草；②痰多者，加竹沥、天竺黄；③肾阴不足，虚火上扰，眩晕耳鸣者，加知母、黄柏、牡丹皮；④心烦失眠者，加炒酸枣仁、柏子仁、丹参；⑤颤动不止者，加僵蚕、全蝎。

（2）痰热风动证

证候　头摇不止，肢麻震颤，重则手不能持物；头晕目眩，胸脘痞闷，口苦口黏，甚则口吐痰涎；舌体胖大，有齿痕，舌质红，舌苔黄腻，脉弦滑数。

审证求机　本证的病证特点为头摇不止、肢麻震颤、头晕目眩、胸脘痞闷、口苦口黏；基本病机为痰热内蕴，热极生风，筋脉失约。

治法　清热化痰，平肝息风。

方药　导痰汤合羚羊钩藤汤加减：半夏、胆南星、竹茹、川贝母、黄芩、羚羊角、桑叶、钩藤、菊花、茯苓、枳实。

临床运用　①若痰湿内聚，见胸闷恶心、咯吐痰涎、苔厚腻、脉滑者，加煨皂角、白芥子；②震颤较重者，加珍珠母、生石决明、全蝎；③心烦易怒者，加天竺黄、牡丹皮、郁金；④胸闷脘痞者，加瓜蒌皮、厚朴、苍术；⑤肌肤麻木不仁者，加地龙、丝瓜络、竹沥；⑥神识呆滞者，加石菖蒲、远志。

（3）气血亏虚证

证候　头摇肢颤，面色㿠白，表情淡漠，神疲乏力，动则气短心悸健忘；眩晕，纳呆；舌体胖大，舌质淡红，舌苔薄白滑，脉沉濡无力或沉细弱。

审证求机　本证的病证特点为面色㿠白、表情淡漠、神疲乏力、脉沉濡无力或沉细弱；基本病机为气血两虚，筋脉失养，虚风内动。

治法　益气养血，濡养筋脉。

方药　人参养营汤加减：熟地黄、当归、白芍、人参、白术、黄芪、茯苓、炙甘草。

临床运用　①气虚运化无力，湿聚成痰，应化痰通络止颤，加半夏、白芥子、胆南星；②血虚心神失养，心悸、失眠、健忘，加炒酸枣仁、柏子仁；③气虚血滞，肢体颤抖、疼痛麻木，加鸡血藤、丹参、桃仁、红花。

（4）髓海不足证

证候　头摇肢颤，持物不稳，腰膝酸软，失眠心烦，头晕痴傻；舌质红，舌苔薄白，或红绛无苔，脉象细数。

审证求机　本证的病证特点为腰膝酸软、失眠心烦、头晕痴傻；基本病机为髓海不足，神机失养，肢体筋脉失主。

治法　填精补髓，育阴息风。

方药　龟鹿二仙膏合大定风珠加减：龟板、鳖甲、生牡蛎、钩藤、鹿角、熟地黄、生地黄、白芍、麦冬、人参、山药、茯苓、五味子、甘草。

临床运用　①若肝风甚，肢体颤抖、眩晕较著者，加天麻、全蝎、石决明；②阴虚火旺，兼见五心烦热、躁动失眠、便秘溲赤者，加黄柏、知母、牡丹皮、玄参；③肢体麻木、拘急强直者，加木瓜、僵蚕、地龙，重用白芍、甘草。

（5）阳气虚衰证

证候　头摇肢颤，筋脉拘挛，四肢麻木，畏寒肢冷，心悸懒言，动则气短；自汗，小便清长或自遗，大便溏；舌淡，苔薄白，脉沉迟无力。

审证求机　本证的病证特点为畏寒肢冷、心悸懒言，动则气短、自汗，小便清长或自遗；基本病机为阳气虚衰，筋脉失于温煦。

治法　补肾助阳，温煦筋脉。

方药　地黄饮子加减：附子、肉桂、巴戟天、山茱肉、熟地黄、党参、白芍、甘草。

临床运用　①大便稀溏者，加干姜、肉豆蔻；②心悸者，加远志、柏子仁。

4. 其他疗法　可配合针灸疗法。取百会、曲池、合谷、足三里、阳陵泉、阴陵泉、三阴交等，隔日 1 次，健侧与患侧交替进行。或取太冲、曲池、合谷、足三里、阳陵泉、外关、三阴交、风池、人中、下关等。

【预防与调护】

1. 精神调摄　保持情绪稳定、心情舒畅，避免忧思郁怒等不良精神刺激。

2. 饮食调摄　饮食宜清淡而富有营养，忌暴饮暴食及嗜食肥甘厚味，戒除烟酒等不良嗜好。

3. 生活调摄　颤证病人生活要有规律，保持心情愉快和情绪稳定。平时注意加强肢体功能锻炼，适当参加力所能及的体育活动，如练太极拳、八段锦、内养功等。

4. 护理调摄　病室应保持安静、通风。对卧床不起的患者，注意帮助患者翻身，经常进行肢体按摩，以防发生压疮，若已出现压疮，要及时处理，按时换药，保持创口干燥，使压疮早日愈合。

【结语】

本病是以年老体虚、情志过极、饮食失宜、劳逸失当或其他慢性病证致使脾肾受损为常见原因，以肝风内动、筋脉失养为基本病机，以头部或肢体摇动、颤抖，不能自制为主要临床表现的一种病证，轻者仅表现在机体局部，或头摇动或手足微颤；重者头部震摇，肢体颤动不止，甚则肢节拘急，失去自理能力。治疗原则：缓则以治本为主，急则以治标为主。治本宜滋补肝肾、益气养血、调补阴阳；治标宜息风、祛痰、化瘀。临床各种证型均应适当配伍息风止颤之品。风阳内动者，宜潜阳；痰热动风者，宜清热化痰息风；气血亏虚者，宜补益气血；髓海不足者，宜填精益髓；阳气虚衰者，宜补肾温阳。对本虚标实、虚实夹杂者，宜标本兼治，灵活变通。本病为难治病证，部分患者呈逐年加重倾向，因此，除药物治疗外，还应重视调摄。

复习思考

1. 何谓痉病？临床表现有哪些？

2. 痉病如何与痫病、厥证、中风病相鉴别？

3. 痉病如何辨证论治？

413

病案分析

李某，男，85岁。

震颤，四肢失灵活，右重，形胖痰甚，颜面青黄微浮，饮食尚可，二便调和。壮年饮酒过多，湿甚生痰，隧道寒凝，痹而不通，筋失濡养，以致震颤、手足活动失灵。六脉皆沉，是为六阴之脉，俗谓寒湿之体。舌质淡而不红，苔白而滑腻，也属痰湿之征。治宜温运中州、化痰柔筋，用导痰汤化裁。季秋之后，合苓桂术甘汤、四斤丸加减为丸，冀痰消筋柔，隧道畅通，营卫调和，震颤之患，可能减轻。

处方：茯苓6g，半夏6g，化橘红4.5g，炙甘草3g，姜制南星4.5g，炒白芥子6g，明天麻6g，钩藤6g，远志3g，生姜3片。

丸处方：明天麻120g，淡苁蓉120g，香木瓜120g，川牛膝120g，前四味用米醋半斤浸一宿曝干。法半夏60g，云茯苓60g，化橘红30g，白芥子（炒香，研细）30g，姜南星30g，熟附子15g，虎胫骨（另为细末）15g，沉香（另为细末，勿用火烘）15g，桂枝（去皮）30g，生白术30g，甘草15g。共研为细末，和匀，炼蜜为丸，每丸重6g，早晚各服1丸，细嚼白汤下。

（中医研究院．蒲辅周医疗经验．北京：人民卫生出版社，1976）

项目四　腰　痛

【学习目标】

知识要求

1. 掌握腰痛的辨证要点、常见辨证分型及治疗。

2. 熟悉腰痛常见病因病机、类证鉴别、预防调护方法。

3. 了解腰痛的源流、演变与预后。

技能要求

1. 能够对腰痛患者的常见证型进行辨证论治。

2. 能够熟练地为腰痛患者开展预防与调护指导。

案例导入

刘某，男性，66岁。1987年10月19日初诊。

腰痛十余年，不耐远行久立，劳则痛增，卧则减轻，神疲乏力，脘腹胀痛，大便溏薄，舌淡红苔白厚，脉沉细。

问题与思考：

1. 中医诊断为何病？当辨为何证？

2. 本病的临床特征是什么？

3. 中医治法是什么？如何选方用药？应如何调养？

腰痛又称"腰脊痛"，是指因外感、内伤或挫闪导致腰部气血运行不畅，或失于濡养引起腰脊或脊旁部位疼痛为主要症状的一种病证。

腰痛一证在古代文献中早有论述。《素问·脉要精微论》载："腰者，肾之府，转摇不能，肾将惫矣。"首先提出了肾与腰部疾病的密切关系。《素问·刺腰痛论》根据经络循行，阐述了足三阴、足三阳以及奇经八脉为病所出现的腰痛病证，并介绍了相应的针灸治疗。张仲景《金匮要略》载有"肾着"之病，其特点为"其人身体重，腰中冷，如坐水中……腰以下冷痛，腹重如带五千钱"，是属于寒湿内侵所致的腰痛，提出用甘姜苓术汤治疗。《张氏医通》《杂病源流犀烛》总结历代医家对腰痛的论述，归纳为风腰痛、寒腰痛、肾虚腰痛、气滞腰痛、瘀血腰痛等，使腰痛的辨治更为系统。

西医学的腰肌纤维炎、强直性脊柱炎、类风湿性脊柱炎、肥大性脊柱炎、化脓性脊柱炎、腰椎骨质增生、腰椎间盘病变（腰椎间盘突出症）、腰椎结核、脊髓压迫症、脊髓炎、腰肌劳损等腰部病变以及某些内脏疾病（肾盂肾炎、肾小球肾炎、肾囊肿、胰腺炎、胆囊炎、胆石症、慢性附件炎、前列腺炎），凡以腰痛为主要症状者，可参考本病辨证论治。

【病因病机】

腰痛常以外感、内伤、跌仆闪挫为发病原因，致使经脉痹阻，气血运行不畅，腰府失其濡养、温煦。

1. 常见病因

（1）外邪侵袭：风、寒、湿、热之邪乘虚侵入，阻滞经脉，气血运行不畅，发为腰痛。湿性黏滞，所以感受外邪多离不开湿邪为患。

（2）体虚年衰：先天禀赋不足，加之劳役负重，或久病体虚，或年老体衰，或房事不节，以致肾之精气虚亏，腰府失养。

（3）跌仆闪挫：抬举重物，暴力扭转，坠堕跌打，或体位不正，用力不当，屏气闪挫，导致腰部经络气血运行不畅，气血阻滞不通，瘀血留着而发生疼痛。

2. 病机概要

（1）基本病机：外感腰痛是外邪痹阻经脉，气血运行不畅；内伤腰痛多由肾精气亏虚，腰府失其濡养、温煦。

（2）病位：主要在肾和腰部经络。大抵外感多在经络，内伤以肾为主，但涉及肝、脾等脏。

（3）病理性质：为本虚标实，虚实夹杂。

（4）病机转化：实证腰痛久延不愈，可伤肾由实转虚；虚证常因肾虚而易感邪，每多出现本虚标实之证。此外，寒湿郁久可化热，寒湿、湿热阻滞日久可导致气滞血瘀。

【诊断与鉴别诊断】

1. 诊断依据

（1）临床表现：急性腰痛，病程较短，轻微活动即可引起一侧或两侧腰部疼痛加重，脊柱两旁常有明显的按压痛；慢性腰痛，病程较长，缠绵难愈，腰部多隐痛或酸痛。常因体位不当、劳累过度、天气变化等因素而加重。

（2）病史：本病常有居处潮湿阴冷、涉水冒雨、跌仆挫闪或劳损等相关病史。

（3）相关检查

1）血液检查：血常规、抗溶血性链球菌"O"、红细胞沉降率、类风湿因子等检查有助于风湿和类风湿等疾病的诊断。

2）影像学检查：拍摄腰椎、骶髂关节X线片或CT有助于腰椎病变的诊断。

3）泌尿系相关检查：如血、尿检查和泌尿系统影像学检查等有助于泌尿系统疾病的诊断。

4）妇科检查：可排除妇科疾病引起的腰痛。

2. 病证鉴别

（1）腰痛与背痛、尻痛、胯痛：腰痛是指腰背及其两侧部位的疼痛，背痛为背膂以上部位疼痛，尻痛是尻骶部位的疼痛，胯痛是指尻尾以下及两侧胯部的疼痛，疼痛的部位不同，应予区别。

（2）腰痛与肾痹：腰痛是以腰部疼痛为主；肾痹是指腰背强直弯曲，不能屈伸，行动困难而言，多由骨痹日久发展而成。

【辨证论治】

1. 辨证要点

（1）辨外感与内伤：腰痛病因主要为外感、内伤与跌仆闪挫，见表9-3。

表9-3 腰痛外感内伤辨证表

鉴别要点	外感	内伤
病因	外感风寒湿邪	劳伤体虚肾虚、跌仆闪挫
起病	多起病较急	多起病隐袭（跌仆闪挫者除外）
特点	腰痛明显	腰部酸痛，病程缠绵
兼症	常伴有外感症状	常伴有脏腑症状

（2）辨标本虚实：肾虚为本，风、寒、湿、热、气滞、血瘀、痰浊为标；初病多实，久病多虚。

2. 治疗原则 腰痛治疗当分标本虚实。感受外邪属实，治宜祛邪通络，根据寒湿、湿热的不同，分别予以温散或清利；外伤腰痛属实，治宜活血祛瘀、通络止痛为主；内伤致病多属虚，治宜补肾固本为主，兼顾肝脾；虚实兼见者，宜辨主次轻重，标本兼顾。

3. 分证论治

（1）寒湿腰痛

证候 腰部冷痛重着，转侧不利，逐渐加重；静卧病痛不减，寒冷和阴雨天则加重；舌质淡苔白腻，脉沉而迟缓。

审证求机 本证的病证特点为腰部冷痛重着，静卧病痛不减，寒冷和阴雨天则加重；基本病机为寒湿闭阻，气血失运，不通则痛。

治法 散寒行湿，温经通络。

方药 甘姜苓术汤加减：干姜、桂枝、甘草、牛膝、川乌、附子、细辛、茯苓、白术、苍术、薏苡仁、杜仲、桑寄生、续断。

临床运用 ①若寒邪偏胜，腰部冷痛、拘急不舒者，可加熟附片、细辛；②若湿邪偏胜，腰痛重着、苔厚腻者，可加苍术、薏苡仁；③冷痹日久入络者，加白花蛇、乌梢蛇、千年健。

（2）湿热腰痛

证候 腰部疼痛，重着而热，暑湿阴雨天气症状加重，活动后或可减轻，身体困重；小便短赤，口干口渴；苔黄腻，脉濡数或弦数。

审证求机 本证的病证特点为小便短赤、舌苔黄腻、痛处有热感；基本病机为湿热壅遏，经气不畅。

治法 清热利湿，舒筋止痛。

方药 四妙丸加减：苍术、黄柏、薏苡仁、栀子、萆薢、泽泻、木瓜、络石藤、川牛膝。

临床运用 ①若小便短赤不利、舌质红、脉弦数者，加栀子、萆薢、泽泻、木通；②湿热蕴久，耗伤阴津，腰痛，伴咽干、手足心热者，治当清利湿热为主，佐以滋补肾阴，酌加生地黄、女贞子、旱莲草。

（3）瘀血腰痛

证候 腰痛如刺，痛有定处，痛处拒按；日轻夜重，轻则俯卧不便，重则不能转侧而拒按；舌紫黯，或有瘀斑，脉涩。

审证求机 本证的病证特点为刺痛，舌紫黯或有瘀斑；基本病机为瘀血阻滞，气血不通。

治法 活血化瘀，通络止痛。

方药 身痛逐瘀汤加减：当归、川芎、桃仁、红花、没药、五灵脂、地龙、香附、牛膝。

临床运用 ①若兼有风湿者，肢体困重，阴雨天加重，加独活、秦艽、狗脊；②腰痛日久肾虚者，兼见腰膝酸软无力、眩晕、耳鸣、小便频数，加桑寄生、杜仲、续断、熟地黄；③腰痛引胁、胸胁胀痛不适者，加柴胡、郁金；④有跌仆、扭伤、闪挫病史者，加乳香、青皮；⑤瘀血明显，腰痛入夜更甚者，加全蝎、蜈蚣、白花蛇等虫类药。

（4）肾虚腰痛

1）肾阴虚

证候 腰部隐隐作痛，酸软无力，喜按喜揉，缠绵不愈；遇劳则甚，卧则减轻，心烦少寐，口燥咽干，面色潮红，手足心热；舌红少苔，脉弦细数。

审证求机 本证的病证特点为腰部隐隐作痛、酸软无力，喜按喜揉，心烦少寐，口燥咽干；基本病机为肾阴不足，不能濡养腰脊。

治法 滋补肾阴，濡养筋脉。

方药 左归丸加减：熟地黄、枸杞子、山茱萸、山药、龟板胶、菟丝子、鹿角胶、牛膝。

临床运用 ①肾阴不足，常有相火偏亢者，可酌情选用知柏地黄丸或大补阴丸加减；②虚劳腰痛，日久不愈，阴阳俱虚，阴虚内热者，可选用杜仲丸。

2）肾阳虚

证候 腰部隐隐作痛，酸软无力，缠绵不愈，反复发作，喜温喜按，遇劳更甚，卧则减轻；少腹拘急，局部发凉，肢冷畏寒，面色㿠白；舌质淡，脉沉细。

审证求机 本证的病证特点为腰部隐隐作痛、喜温喜按、肢冷畏寒、面色㿠白；基本病机为肾阳不足，不能温煦筋脉。

治法 补肾壮阳，温煦经脉。

方药 右归丸加减：肉桂、附子、杜仲、菟丝子、鹿角胶、熟地黄、山茱萸、枸杞子、山药。

　　临床运用　肾虚及脾，脾气亏虚，见腰痛乏力、食少便溏，甚或脏器下垂，应以补肾为主，佐以健脾益气、升举清阳，加黄芪、党参、升麻、柴胡、白术。

　　4. 其他疗法

　　（1）应急措施：外伤引发的腰痛多急发剧烈疼痛，为缓解疼痛可采用以下方法：

　　1）针刺殷门、人中、委中、承山、阿是穴，强刺激，留针 15 ～ 20 分钟。

　　2）耳针腰椎、腰痛点、骶椎。

　　3）口服云南白药、三七伤药片或跌打丸。

　　4）土鳖虫，焙黄研末，每服 3g，每日 2 次，黄柏煎水冲服。

　　5）七厘散或冬乐膏等外敷或外贴。

　　（2）针灸疗法：各种原因之腰痛，均可针大椎、肾俞、承山、殷门、委中；寒湿、湿热者，配足三里、三阴交；脾虚者，配脾俞、足三里；肝郁者，配期门、行间；瘀血者，配血海、人中；肾阳虚、脾虚、寒湿者，可用艾卷隔姜灸肾俞、三阴交、脾俞、足三里等穴。

　　（3）拔罐疗法：适用于寒湿、脾虚、肾虚所致腰痛。

　　【预防与调护】

　　1. 预防调摄　应注意在日常生活中要保持正确的坐、卧、行体位，劳逸适度，不可强力负重，避免腰部跌仆闪挫。避免坐卧湿地，暑季湿热郁蒸时，亦应避免夜宿室外，贪冷喜凉。涉水冒雨或汗出后即应换衣擦身，或服用生姜红糖茶，以发散风寒湿邪。

　　2. 疼痛护理　急性腰痛，应及时治疗，愈后注意休息调养，以巩固疗效。慢性腰痛除药物治疗外，注意腰部保暖，或加用腰托固护，避免腰部损伤。避免劳欲太过，防止感受外邪，经常活动腰部，或进行腰部自我按摩、打太极拳等，有助于腰痛的康复。

　　【结语】

　　腰痛以外感、内伤、跌仆闪挫为发病原因，以肾虚为本，感受外邪、跌仆闪挫为标。肾虚或为肾阳不足，或为阴精亏虚，腰府失养，属虚；寒湿、湿热、瘀血阻滞经脉，气血运行不畅，属实。实证延久可致正虚，虚证又易感邪致病。治疗时实证重在祛邪通脉活络，虚证重在扶正，补肝肾、强腰脊、健脾气是常用治法。腰痛日久，虚实夹杂，治疗应辨清标本虚实，选用祛邪和培本的方法。一般初起以祛邪为主，病久则予补益肝肾、健脾培本，或祛邪与扶正并用，以达到扶正祛邪的目的。治疗本病，除内治外，尚可配合针灸、按摩、理疗、拔火罐、膏贴、药物熏洗等方法综合治疗，疗效较好。

复习思考

1. 为什么说"肾虚是腰痛发病的关键所在"？
2. 腰痛如何辨别虚、实证候？
3. 腰痛如何辨证治疗？

病案分析

方某，女，49 岁。1963 年 6 月 21 日初诊。

患者腰骶部冷痛重着，"如带五千钱"，不能转侧，活动不利，天阴下雨则疼痛尤甚，纳谷不香，时而嗳气，大便秘结，少腹部坠胀不适，下肢困重。舌苔白腻，脉沉而小滑。肾虚寒湿停聚，痹阻络脉。治拟益肾温经为主。

处方：川桂枝 3g，淡干姜 3g，炒白术 9g，生甘草 3g，炒薏苡仁 12g，金狗脊 9g，盐水炒补骨脂 9g，功劳叶 9g，炒陈皮 5g，姜川连 1.5g。

二诊：7 月 15 日，服上方 3 剂，腰痛即止。近因受凉，腰痛复甚，左侧尤重，脘痞作恶。舌苔白腻，脉沉细。仍当祛寒化湿和络。

处方：炒苍术 6g，川桂枝 3g，香独活 9g，生薏苡仁 12g，青防风 3g，左秦艽 6g，酒炒桑枝 12g，炙丝瓜络 9g，姜半夏 9g，上川朴 3g，广陈皮 5g，炒枳壳 5g。

（张小萍，陈明人．中医内科医案精选．上海：上海中医药大学出版社，2001）

中医内科常用方剂

一 画

一贯煎（《柳洲医话》） 沙参 麦冬 当归 生地黄 枸杞子 川楝子

二 画

二陈汤（《太平惠民和剂局方》） 半夏 陈皮 茯苓 炙甘草

二陈平胃散（《太平惠民和剂局方》） 半夏 茯苓 陈皮 甘草 苍术 川朴

二冬汤（《医学心悟》） 天冬 麦冬 天花粉 黄芩 知母 人参 荷叶 甘草

二阴煎（《景岳全书》） 生地黄 麦冬 酸枣仁 生甘草 玄参 茯苓 黄连 木通 灯心草 竹叶

二妙丸（《丹溪心法》） 黄柏 苍术

二至丸（《医方集解》） 女贞子 旱莲草

人参养营汤（《太平惠民和剂局方》） 人参 熟地 当归 白芍 白术 茯苓 炙甘草 黄芪 橘皮 五味子 桂心 炒远志 生姜 大枣

人参胡桃汤（《济生方》） 人参 胡桃肉 生姜

八珍汤（《正体类要》） 人参 白术 茯苓 甘草 当归 白芍药 川芎 熟地黄 生姜 大枣

八正散（《太平惠民和剂局方》） 木通 车前子 萹蓄 瞿麦 滑石 甘草梢 大黄 山栀 灯心草

十灰散（《十药神书》） 大蓟 小蓟 侧柏叶 荷叶 茜草根 山栀 茅根 大黄 丹皮 棕榈皮

十枣汤（《伤寒论》） 芫花 甘遂 大戟 大枣

十全大补汤（《太平惠民和剂局方》） 熟地黄 白芍 当归 川芎 人参 白术 茯

苓 炙甘草 黄芪 肉桂

七福饮（《景岳全书》） 熟地 当归 人参 白术 炙甘草 远志 杏仁

七味苍术散（《医学入门》） 苍术 黄柏 杜仲 当归 川芎 补骨脂 白术

七味白术散（《小儿药证直诀》） 人参 白茯苓 白术 甘草 藿香叶 木香 葛根

七味都气丸（《医宗己任编》） 熟地黄 山茱萸 山药 茯苓 丹皮 泽泻 五味子

丁香散（《古今医统》） 丁香 柿蒂 炙甘草 高良姜

丁香柿蒂散（《症因脉治》） 丁香 柿蒂 人参 生姜

丁香透膈散（《医学入门》） 丁香 木香 香附 陈皮 青皮 砂仁 肉豆蔻 沉香 藿香 厚朴 人参 白术 茯苓 麦芽 生姜 大枣

三　画

三拗汤（《太平惠民和剂局方》） 麻黄 杏仁 生甘草 生姜

三才封髓丹（《卫生宝鉴》） 天冬 熟地黄 人参 黄柏 砂仁 甘草

三子养亲汤（《韩氏医通》） 苏子 白芥子 莱菔子

三仁汤（《温病条辨》） 杏仁 白蔻仁 生薏仁 飞滑石 白通草 竹叶 厚朴 半夏

三圣散（《儒门事亲》） 防风 瓜蒂 藜芦

三物备急丸（《金匮要略》） 大黄 干姜 巴豆

大补元煎（《景岳全书》） 人参 炒山药 熟地黄 杜仲 枸杞子 当归 山萸肉 炙甘草

大补阴丸（《丹溪心法》） 知母 黄柏 熟地黄 龟板 猪骨髓

大定风珠（《温病条辨》） 白芍药 阿胶 生龟板 生地黄 火麻仁 五味子 生牡蛎 麦冬 炙甘草 鸡子黄 生鳖甲

大承气汤（《伤寒论》） 大黄 芒硝 枳实 厚朴

大柴胡汤（《金匮要略》） 柴胡 黄芩 半夏 枳实 白芍药 大黄 生姜 大枣

大建中汤（《金匮要略》） 川椒 干姜 人参 饴糖

大黄黄连泻心汤（《伤寒论》） 大黄 黄连 黄芩

大黄硝石汤（《金匮要略》） 大黄 黄柏 硝石 栀子

大黄䗪虫丸（《金匮要略》） 大黄 䗪虫 干漆 干地黄 甘草 水蛭 芍药 杏仁 黄芩 桃仁 虻虫 蛴螬

大青龙汤（《伤寒论》） 麻黄 桂枝 杏仁 甘草 石膏 生姜 大枣

大半夏汤（《金匮要略》） 半夏 人参 白蜜

大活络丸（《兰台轨范》） 蕲蛇 乌梢蛇 威灵仙 两头尖 麻黄 贯众 炙甘草

羌活　僵蚕　藿香　乌药　黄连　没药　大黄　木香　沉香　姜制南星　赤芍　丁香　松香　乳香　官桂　细辛　青皮　白豆蔻　白术　安息香　黄芩　香附　玄参　防风　龟板　全蝎　血竭　葛根　虎胫骨　地龙　水牛角　熟地黄　麝香　当归　牛黄　冰片　红参　制草乌　天麻　骨碎补

大秦艽汤（《素问病机气宜保命集》）秦艽　当归　甘草　羌活　防风　白芷　熟地黄　白茯苓　石膏　川芎　白芍药　独活　黄芩　生地黄　白术　细辛

川芎茶调散（《太平惠民和剂局方》）川芎　荆芥　薄荷　羌活　细辛　白芷　甘草　防风

己椒苈黄丸（《金匮要略》）防己　椒目　葶苈子　大黄

千金苇茎汤（《备急千金要方》）苇茎　薏苡仁　冬瓜仁　桃仁

小半夏汤（《金匮要略》）半夏　生姜

小半夏加茯苓汤（《金匮要略》）半夏　生姜　茯苓

小承气汤（《伤寒论》）大黄　枳实　厚朴

小建中汤（《伤寒论》）桂枝　生姜　芍药　饴糖　炙甘草　大枣

小青龙汤（《伤寒论》）麻黄　桂枝　芍药　甘草　干姜　细辛　半夏　五味子

小青龙加石膏汤（《伤寒论》）麻黄　桂枝　芍药　甘草　干姜　细辛　半夏　五味子　生石膏

小柴胡汤（《伤寒论》）柴胡　黄芩　半夏　人参　甘草　生姜　大枣

小陷胸汤（《伤寒论》）黄连　半夏　瓜蒌

小蓟饮子（《济生方》）生地黄　小蓟　滑石　通草　炒蒲黄　藕节　当归　山栀　甘草　淡竹叶

小续命汤（《备急千金要方》）麻黄　桂枝　防风　防己　杏仁　人参　黄芩　甘草　大枣　芍药　川芎　附子

四　画

天王补心丹（《摄生秘剖》）人参　玄参　丹参　茯苓　五味子　远志　桔梗　当归　天冬　麦冬　柏子仁　酸枣仁　生地黄　朱砂

天台乌药散（《医学发明》）乌药　木香　茴香　青皮　良姜　槟榔　川楝子　巴豆

天麻钩藤饮（《杂病证治新义》）天麻　钩藤　生石决明　川牛膝　桑寄生　杜仲　山栀　黄芩　益母草　朱茯神　夜交藤

无比山药丸（《太平惠民和剂局方》）山药　肉苁蓉　熟地黄　山茱萸　茯神　菟丝子　五味子　赤石脂　巴戟天　泽泻　杜仲　牛膝

王氏连朴饮（《霍乱论》）黄连　厚朴　石菖蒲　清半夏　香豉　芦根　焦山栀

木香顺气丸（《沈氏尊生书》） 木香 青皮 橘皮 甘草 枳壳 川朴 乌药 香附 苍术 砂仁 桂心 川芎

木香槟榔丸（《医方集解》） 木香 香附 青皮 陈皮 枳壳 黑丑 槟榔 黄连 黄柏 三棱 莪术 大黄 芒硝

木防己汤（《金匮要略》） 木防己 石膏 桂枝 人参

不换金正气散（《太平惠民和剂局方》） 厚朴 藿香 甘草 半夏 苍术 陈皮 生姜 大枣

五磨饮子（《医方集解》） 乌药 沉香 槟榔 枳实 木香

五苓散（《伤寒论》） 桂枝 白术 茯苓 猪苓 泽泻

五生饮（《世医得效方》） 生南星 生半夏 生白附子 川乌 黑豆

五仁丸（《世医得效方》） 桃仁 杏仁 柏子仁 松子仁 郁李仁 橘皮

五汁安中饮（验方） 韭菜 乳汁 生姜汁 梨汁 藕汁

五皮饮（《中藏经》） 桑白皮 陈皮 生姜皮 大腹皮 茯苓皮

五味消毒饮（《医宗金鉴》） 金银花 野菊花 蒲公英 紫花地丁 紫背天葵

止嗽散（《医学心悟》） 紫菀 百部 荆芥 桔梗 甘草 陈皮 白前

止嗽定喘口服液（《中华人民共和国药典》） 麻黄 苦杏仁 甘草 石膏

中和汤（《丹溪心法》） 苍术 半夏 黄芩 香附

中满分消丸（《兰室秘藏》） 厚朴 枳实 黄连 黄芩 知母 半夏 陈皮 茯苓 猪苓 泽泻 砂仁 干姜 姜黄 人参 白术 炙甘草

六一散（《伤寒标本心法类萃》） 滑石 甘草

六君子汤（《太平惠民和剂局方》） 人参 炙甘草 茯苓 白术 陈皮 制半夏

六味地黄丸（《小儿药证直诀》） 熟地黄 山药 山萸肉 茯苓 丹皮 泽泻

六磨汤（《证治准绳》） 沉香 木香 槟榔 乌药 枳实 大黄

六郁汤（《医学正传》） 香附 川芎 苍术 陈皮 半夏 茯苓 砂仁 栀子 甘草

开噤散（《医学心悟》） 人参 黄连 石菖蒲 丹参 石莲子 茯苓 陈皮 冬瓜子 陈米 荷叶蒂

牛黄清心丸（《痘疹世医心法》） 牛黄 朱砂 黄连 黄芩 山栀 郁金

化虫丸（《太平惠民和剂局方》） 鹤虱 槟榔 苦楝根皮 炒胡粉 枯矾 吴茱萸 使君子

化积丸（《杂病源流犀烛》） 三棱 莪术 阿魏 海浮石 香附 雄黄 槟榔 苏木 瓦楞子 五灵脂

化肝煎（《景岳全书》） 丹皮 栀子 白芍 青皮 陈皮 泽泻 土贝母

化痰通络汤（《临床中医内科学》） 茯苓 半夏 白术 天麻 胆南星 天竺黄 紫

丹参　香附　酒大黄

月华丸（《医学心悟》）沙参　麦冬　天冬　生地　熟地　阿胶　山药　茯苓　桑叶
白菊花　獭肝　百部　三七　川贝母

丹参饮（《时方歌括》）丹参　檀香　砂仁

丹栀逍遥散（《医统》）丹皮　栀子　当归　白芍　柴胡　茯苓　白术　甘草　薄荷
煨姜

乌头汤（《金匮要略》）川乌　麻黄　芍药　黄芪　甘草　蜂蜜

乌头桂枝汤（《金匮要略》）川乌　桂枝　芍药　炙甘草　生姜　大枣　干姜　赤
石脂

乌头赤石脂丸（《金匮要略》）乌头　炮附子　蜀椒　干姜　赤石脂

乌梅丸（《伤寒论》）乌梅　细辛　干姜　当归　附子　川椒　桂枝　黄连　黄柏
人参

水陆二仙丹（《证治准绳》）金樱子　芡实

双合汤（《杂病源流犀烛》）桃仁　红花　地黄　芍药　当归　川芎　半夏　茯苓
陈皮　甘草　白芥子　鲜竹沥　生姜汁

少腹逐瘀汤（《医林改错》）小茴香　干姜　延胡索　当归　川芎　官桂　赤芍　蒲
黄　五灵脂　没药

孔圣枕中丹（《医方集解》）龟甲　远志　龙骨　石菖蒲

五　画

玉屏风散（《世医得效方》）黄芪　白术　防风

玉女煎（《景岳全书》）石膏　熟地黄　麦冬　知母　牛膝

玉枢丹（《外科正宗》）山慈菇　续随子　大戟　麝香　雄黄　朱砂　五倍子

玉泉丸（《杂病源流犀烛》）黄芪　人参　天花粉　葛根　麦冬　乌梅肉　甘草
茯苓

玉泉丸（《回春方》）黄连　天花粉　干葛　知母　麦冬　人参　五味子　生地汁
莲肉　当归　甘草　乌梅肉　人乳汁　牛乳汁　甘蔗汁　梨汁　藕汁

玉液汤（《医学衷中参西录》）黄芪　葛根　山药　知母　天花粉　五味子　鸡内金

石韦散（《证治汇补》）石韦　冬葵子　瞿麦　滑石　车前子

正柴胡冲剂（《中医方剂大辞典》）柴胡　防风　陈皮　芍药　甘草　生姜

正气天香散（《保命歌诀》）乌药　香附　陈皮　紫苏　干姜

龙胆泻肝汤（《医方集解》）龙胆草　泽泻　木通　车前子　当归　柴胡　生地（现
方中有黄芩、栀子）

左归饮（《景岳全书》）　熟地黄　山药　山茱萸　枸杞子　茯苓　甘草

左归丸（《景岳全书》）　熟地黄　山药　山茱萸　菟丝子　枸杞子　川牛膝　鹿角胶　龟板胶

左金丸（《丹溪心法》）　黄连　吴茱萸

右归饮（《景岳全书》）　熟地黄　山药　山茱萸　枸杞子　甘草　肉桂　杜仲　制附子

右归丸（《景岳全书》）　熟地黄　山药　山茱萸　枸杞子　杜仲　菟丝子　附子　肉桂　当归　鹿角胶

平胃散（《太平惠民和剂局方》）　苍术　厚朴　橘皮　甘草　生姜　大枣

平喘固本汤（《南京中医学院附院验方》）　党参　五味子　冬虫夏草　胡桃肉　沉香　灵磁石　紫河车　紫苏子　款冬花　法半夏　橘红

平补镇心丹（《太平惠民和剂局方》）　龙齿　朱砂　人参　山药　肉桂　五味子　天冬　生地　熟地　远志　茯神　酸枣仁　茯苓　车前子

甘草干姜汤（《金匮要略》）　甘草　干姜

甘姜苓术汤（《金匮要略》）　甘草　干姜　茯苓　白术

甘遂半夏汤（《金匮要略》）　甘遂　半夏　芍药　甘草

甘露消毒丹（《温热经纬》）　滑石　茵陈　黄芩　石菖蒲　川贝母　木通　藿香　射干　连翘　薄荷　白蔻仁

甘麦大枣汤（《金匮要略》）　甘草　淮小麦　大枣

四君子汤（《太平惠民和剂局方》）　党参　白术　茯苓　甘草

四物汤（《太平惠民和剂局方》）　当归　白芍药　川芎　熟地黄

四逆散（《伤寒论》）　炙甘草　枳实　柴胡　白芍药

四妙丸（《成方便读》）　苍术　黄柏　牛膝　薏苡仁

四神丸（《证治准绳》）　补骨脂　肉豆蔻　吴茱萸　五味子　生姜　大枣

四七汤（《太平惠民和剂局方》引《简易方》）　苏叶　半夏　厚朴　茯苓　生姜　大枣

四海舒郁丸（《疡医大全》）　海蛤粉　海带　海藻　海螵蛸　昆布　陈皮　青木香

四苓散（《丹溪心法》）　猪苓　茯苓　泽泻　白术

四味回阳饮（《景岳全书》）　人参　制附子　炮姜　炙甘草

生脉散（《内外伤辨惑论》）　人参　麦冬　五味子

生脉地黄汤（《医宗金鉴》）　人参　麦冬　五味子　地黄　山萸肉　山药　茯苓　丹皮　泽泻

生姜甘草汤（《备急千金要方》）　生姜　甘草　人参　大枣

生姜泻心汤（《伤寒论》） 半夏　黄芩　黄连　干姜　生姜　人参　炙甘草　大枣

生铁落饮（《医学心语》） 天冬　麦冬　贝母　胆星　橘红　远志　石菖蒲　连翘　茯苓　茯神　玄参　钩藤　丹参　辰砂　生铁落

失笑散（《太平惠民和剂局方》） 蒲黄　五灵脂

代抵当汤（《证治准绳》） 大黄　归尾　生地黄　穿山甲　芒硝　桃仁　肉桂

白及枇杷丸（《证治要诀》） 白及　蛤粉　炒阿胶　生地　藕节　枇杷叶

白金丸（《普济本事方》） 白矾　郁金

白虎汤（《伤寒论》） 知母　石膏　甘草　粳米

白虎加人参汤（《伤寒论》） 知母　石膏　甘草　粳米　人参

白虎加桂枝汤（《金匮要略》） 知母　石膏　甘草　粳米　桂枝

白头翁汤（《伤寒论》） 白头翁　秦皮　黄连　黄柏

半夏秫米汤（《内经》） 半夏　秫米

半夏白术天麻汤（《医学心悟》） 半夏　白术　天麻　橘红　茯苓　甘草　生姜　大枣

半夏泻心汤（《伤寒论》） 半夏　黄芩　干姜　人参　甘草　黄连　大枣

半夏厚朴汤（《金匮要略》） 半夏　厚朴　茯苓　生姜　紫苏

半硫丸（《太平惠民和剂局方》） 半夏　硫黄

归脾汤（《济生方》） 白术　茯神　黄芪　龙眼肉　酸枣仁　人参　木香　炙甘草　当归　远志　生姜　大枣

归芍地黄汤（《症因脉治》） 当归　白芍　熟地黄　山茱萸　山药　茯苓　丹皮　泽泻

加味二妙丸（《丹溪心法》） 黄柏　苍术　当归　牛膝　防己　草薢　龟板

加味四君子汤（《三因极一病证方论》） 人参　茯苓　白术　炙甘草　黄芪　白扁豆

加味四物汤（《金匮翼》） 白芍　当归　生地　川芎　蔓荆子　菊花　黄芩　甘草

加味清胃散（《张氏医通》） 生地　丹皮　连翘　黄连　当归　升麻　犀角（用水牛角代）　生甘草

加减泻白散（《医学发明》） 桑白皮　地骨皮　粳米　生甘草　知母　黄芩　桔梗　青皮　陈皮

加味桔梗汤（《医学心悟》） 桔梗　甘草　贝母　橘红　银花　薏苡仁　葶苈子　白及

加减复脉汤（《温病条辨》） 炙甘草　大生地　生白芍　麦冬　阿胶　火麻仁

加味四斤丸（《三因极一病证方论》） 肉苁蓉　牛膝　菟丝子　木瓜　鹿茸　熟地　天麻　五味子

加减葳蕤汤（《通俗伤寒论》）玉竹　葱白　桔梗　白薇　豆豉　薄荷　炙甘草　大枣

加味不换金正气散（验方）厚朴　苍术　陈皮　甘草　藿香　佩兰　草果　半夏　槟榔　菖蒲　荷叶

圣愈汤（《医宗金鉴》）人参　黄芪　当归　白芍药　熟地黄　川芎

六　画

安神定志丸（《医学心悟》）人参　茯苓　茯神　远志　石菖蒲　龙齿

安宫牛黄丸（《温病条辨》）牛黄　郁金　犀角（用水牛角代）黄连　朱砂　冰片　珍珠　山栀　雄黄　黄芩　麝香　金箔衣

地榆散（《验方》）地榆　茜草根　黄芩　黄连　山栀子　茯苓

地黄饮子（《宣明论方》）生地黄　巴戟天　山萸肉　石斛　肉苁蓉　五味子　肉桂　茯苓　麦冬　炮附子　石菖蒲　远志　生姜　大枣　薄荷

导赤散（《小儿药证直诀》）生地黄　木通　竹叶　甘草

导痰汤（《校注妇人良方》）半夏　陈皮　枳实　茯苓　甘草　制南星　生姜

华盖散（《太平惠民和剂局方》）麻黄　桑白皮　紫苏子　杏仁　赤茯苓　陈皮　甘草

血府逐瘀汤（《医林改错》）当归　生地黄　桃仁　红花　枳壳　赤芍药　柴胡　甘草　桔梗　川芎　牛膝

防己茯苓汤（《金匮要略》）防己　桂枝　黄芪　茯苓　甘草

防己黄芪汤（《金匮要略》）防己　黄芪　白术　甘草　生姜　大枣

防风汤（《宣明论方》）防风　麻黄　桂枝　秦艽　葛根　当归　茯苓　杏仁　黄芩　生姜　甘草　大枣

防风通圣散（《宣明论方》）防风　川芎　当归　芍药　大黄　芒硝　连翘　薄荷　麻黄　石膏　桔梗　黄芩　白术　栀子　荆芥穗　滑石　甘草　生姜

竹叶石膏汤（《伤寒论》）竹叶　石膏　麦冬　人参　半夏　炙甘草　粳米

竹茹汤（《普济本事方》）竹茹　半夏　干姜　生姜　甘草　大枣

交泰丸（《韩氏医通》）黄连　肉桂

百合固金汤（《医方集解》）生地　熟地　麦冬　贝母　百合　当归　芍药　甘草　玄参　桔梗

芎芷石膏汤（《医宗金鉴》）川芎　白芷　石膏　菊花　藁本　羌活

芍药甘草汤（《伤寒论》）芍药　甘草

芍药汤（《素问病机气宜保命集》）黄芩　芍药　炙甘草　黄连　大黄　槟榔　当归

木香　肉桂

　　当归六黄汤（《兰室秘藏》）　当归　生地黄　熟地黄　黄连　黄芩　黄柏　黄芪

　　当归四逆汤（《伤寒论》）　当归　桂枝　芍药　细辛　炙甘草　大枣　通草

　　当归龙荟丸（《宣明论方》）　当归　龙胆草　栀子　黄连　黄芩　黄柏　大黄　青黛
芦荟　木香　麝香

　　当归补血汤（《内外伤辨惑论》）　黄芪　当归

　　回阳急救汤（《伤寒六书》）　附子　干姜　肉桂　人参　白术　茯苓　陈皮　甘草
五味子

　　阳和汤（《外科证治全生集》）　熟地黄　麻黄　鹿角胶　白芥子　肉桂　生甘草　炮
姜炭

　　如金解毒散（《景岳全书》）　桔梗　甘草　黄芩　黄柏　山栀　黄连

　　朱砂安神丸（《医学发明》）　朱砂　黄连　炙甘草　生地　当归

　　至宝丹（《太平惠民和剂局方》）　朱砂　麝香　安息香　金银箔　犀角（用水牛角代）
牛黄　琥珀　雄黄　玳瑁　龙脑

　　舟车丸（《景岳全书》引刘河间方）甘遂　大戟　芫花　大黄　黑丑　木香　青皮
陈皮　轻粉　槟榔

　　再造散（《伤寒六书》）　黄芪　人参　桂枝　甘草　熟附子　细辛　羌活　防风　川
芎　煨生姜　大枣　炒芍药

　　瓜蒌桂枝汤（《金匮要略》）　天花粉　桂枝　芍药　甘草　生姜　大枣

　　瓜蒌薤白半夏汤（《金匮要略》）　瓜蒌　薤白　半夏　白酒

七　画

　　良附丸（《良方集腋》）　高良姜　香附

　　启膈散（《医学心悟》）　丹参　沙参　贝母　茯苓　郁金　荷叶蒂　砂仁壳　杵头糠

　　苇茎汤（《备急千金要方》）　苇茎　生薏苡仁　冬瓜子　桃仁

　　更衣丸（《先醒斋医学广笔记》）　芦荟　朱砂

　　麦门冬汤（《金匮要略》）　麦冬　人参　半夏　甘草　粳米　大枣

　　麦味地黄汤（《医级》）　熟地黄　山萸肉　山药　丹皮　泽泻　茯苓　麦冬　五味子

　　杞菊地黄丸（《医级》）　枸杞子　菊花　熟地黄　山茱萸　山药　泽泻　丹皮　茯苓

　　苏子降气汤（《太平惠民和剂局方》）　苏子　橘皮　半夏　当归　前胡　厚朴　肉桂
甘草　生姜

　　苏合香丸（《太平惠民和剂局方》）　白术　青木香　犀角（用水牛角代）　香附　朱砂

诃子　檀香　安息香　沉香　麝香　丁香　荜茇　苏合香油　熏陆香　冰片

杏苏散（《温病条辨》）　紫苏叶　杏仁　生姜　前胡　苦桔梗　茯苓　半夏　橘皮　枳壳　甘草　大枣

杏苏二陈丸（验方）　杏仁　半夏　陈皮　茯苓　苏子　甘草

冷哮丸（《张氏医通》）　麻黄　生川乌　细辛　蜀椒　白矾（生）　半夏曲　胆南星　杏仁　生甘草　紫菀　款冬花

沙参麦冬汤（《温病条辨》）　沙参　麦冬　玉竹　桑叶　甘草　天花粉　生扁豆

沙参清肺饮（验方）　北沙参　生黄芪　太子参　合欢皮　白及　生甘草　桔梗　薏苡仁　冬瓜子

吴茱萸汤（《伤寒论》）　吴茱萸　人参　生姜　大枣

连理汤（《张氏医通》）　人参　白术　干姜　炙甘草　黄连　茯苓

连朴饮（《霍乱论》）　黄连　厚朴　石菖蒲　制半夏　芦根　栀子　香豉

沉香散（《金匮翼》）　沉香　石韦　滑石　当归　橘皮　白芍　冬葵子　甘草　王不留行

还少丹（《医方集解》）　熟地　枸杞子　山萸肉　肉苁蓉　巴戟天　小茴香　杜仲　怀牛膝　楮实子　茯苓　大枣　石菖蒲　远志　五味子

牡蛎散（《太平惠民和剂局方》）　煅牡蛎　黄芪　麻黄根　浮小麦

补中益气汤（《脾胃论》）　人参　黄芪　白术　甘草　当归　陈皮　升麻　柴胡

补肺汤（《永类钤方》）　人参　黄芪　熟地　五味子　紫菀　桑白皮

补肝汤（《医宗金鉴》）　当归　白芍　川芎　熟地　酸枣仁　木瓜　炙甘草

补阳还五汤（《医林改错》）　当归尾　川芎　黄芪　桃仁　地龙　赤芍　红花

补血荣筋丸（《杏苑》）肉苁蓉　牛膝　天麻　木瓜　鹿茸　熟地黄　菟丝子　五味子

补天大造丸（《医学心悟》）　人参　白术　当归　黄芪　枣仁　远志　芍药　山药　茯苓　枸杞子　大熟地　紫河车　龟板　鹿角

补气运脾汤（《医学统旨》）　党参　白术　茯苓　甘草　黄芪　陈皮　砂仁　半夏曲　生姜　大枣

补髓丹（《百一选方》）　补骨脂　胡桃肉　鹿茸　杜仲　没药

补虚汤（《圣济总录》）　黄芪　茯苓　甘草　五味子　干姜　半夏　厚朴　陈皮

补肾祛寒治尪汤（《焦树德验方》）　补骨脂　续断　生地黄　熟地黄　骨碎补　淫羊藿　桂枝　制附片　赤芍　独活　威灵仙　知母　麻黄　松节　牛膝　防风　伸筋草　苍术　炙穿山甲片

何人饮（《景岳全书》）　何首乌　人参　当归　陈皮　生姜

身痛逐瘀汤（《医林改错》） 秦艽　川芎　桃仁　红花　甘草　羌活　没药　当归
五灵脂　香附　牛膝　地龙

龟鹿二仙膏（《医便》） 鹿角　龟板　人参　枸杞子

附子理中汤（《太平惠民和剂局方》） 炮附子　人参　白术　炮姜　炙甘草

附子粳米汤（《金匮要略》） 炮附子　粳米　半夏　甘草　大枣

附子理苓汤（《内经拾遗》） 附子　干姜　炙甘草　人参　白术　猪苓　茯苓　泽泻
官桂

纯阳正气丸（中成药） 官桂　公丁香　青木香　茅术　陈皮　姜半夏　茯苓　广藿
香　花椒叶　冬术

妙香散（《沈氏尊生书》） 山药　茯苓　茯神　远志　黄芪　人参　桔梗　甘草　木
香　辰砂　麝香

八　画

参附汤（《世医得效方》） 人参　熟附子

参附汤（《校注妇人良方》） 人参　熟附子　姜　枣

参蚧散（《济生方》） 人参　蛤蚧

参苓白术散（《太平惠民和剂局方》） 人参　白术　茯苓　甘草　山药　莲肉　白扁
豆　砂仁　薏苡仁　桔梗　陈皮

参附龙牡汤（验方） 人参　炮附子　龙骨　牡蛎

参附注射液（成药） 红参　附片

参附青注射液（成药） 人参　附子　青皮

参麦注射液（成药） 红参　麦冬

参附龙牡汤（成药） 人参　炮附子　龙骨　牡蛎

参茸地黄丸（成方） 人参　鹿茸　熟地黄　山茱萸　山药　茯苓　丹皮　泽泻

参苏饮（《太平惠民和剂局方》） 人参　紫苏叶　葛根　前胡　法半夏　茯苓　枳壳
橘红　桔梗　木香　生姜　大枣　甘草

参术汤（《兰室秘藏》） 黄柏　当归　柴胡　升麻　人参　陈皮　青皮　神曲　炙甘
草　苍术　黄芪

泻心汤（《金匮要略》） 大黄　黄连　黄芩

泻白散（《小儿药证直诀》） 桑白皮　地骨皮　甘草　粳米

苓桂术甘汤（《金匮要略》） 茯苓　桂枝　白术　甘草

苓甘五味姜辛汤（《金匮要略》） 茯苓　甘草　五味子　细辛　干姜

定喘汤（《摄生众妙方》） 白果 麻黄 桑白皮 款冬花 半夏 杏仁 苏子 黄芩 甘草

定痫丸（《医学心悟》） 天麻 川贝 胆南星 姜半夏 陈皮 茯苓 茯神 丹参 麦冬 石菖蒲 远志 全蝎 僵蚕 琥珀 辰砂 用姜汁 竹沥 甘草 熬膏，和药为丸，如弹子大，辰砂为衣。

羌活胜湿汤（《内外伤辨惑论》） 羌活 独活 川芎 蔓荆子 甘草 防风 藁本

金沸草散（《南阳活人书》） 金沸草 前胡 荆芥 细辛 茯苓 半夏 甘草 生姜 大枣

金铃子散（《素问病机气宜保命集》） 金铃子 延胡索

金匮肾气丸（《金匮要略》） 桂枝 附子 熟地黄 山萸肉 山药 茯苓 丹皮 泽泻

金锁固精丸（《医方集解》） 沙苑蒺藜 芡实 莲须 龙骨 牡蛎 莲肉

金水六君煎（《景岳全书》） 当归 茯苓 半夏 熟地 陈皮 炙甘草

明目地黄丸（《中药成方配本》） 熟地 山萸肉 怀山药 丹皮 茯苓 泽泻 当归 白芍 枸杞子 白菊花 白蒺藜 石决明

知柏地黄丸（《医宗金鉴》） 知母 黄柏 熟地黄 山萸肉 山药 茯苓 丹皮 泽泻

河车大造丸（《扶寿精方》） 紫河车 熟地 杜仲 牛膝 麦冬 天冬 龟板 黄柏

虎潜丸（《丹溪心法》） 龟板 黄柏 知母 熟地 白芍 锁阳 陈皮 虎骨 牛膝

肾着汤（《金匮要略》） 甘草 干姜 茯苓 白术

实脾饮（《济生方》） 附子 干姜 白术 甘草 厚朴 木香 草果仁 槟榔 木瓜 生姜 大枣 白茯苓

炙甘草汤（《伤寒论》） 炙甘草 人参 桂枝 生姜 阿胶 生地黄 麦冬 火麻仁 大枣

青娥丸（《太平惠民和剂局方》） 胡桃肉 补骨脂 杜仲 大蒜头

青蒿鳖甲汤（《温病条辨》） 青蒿 鳖甲 生地 知母 丹皮

青黛散（《杂病源流犀烛》） 黄连 黄柏 牙硝 青黛 朱砂 雄黄 牛黄 硼砂 冰片 薄荷

青麟丸（《邵氏经验良方》） 大黄 鲜侧柏叶 绿豆芽 黄豆芽 槐枝 桑叶 桃叶 柳叶 车前子 鲜茴香 陈皮 荷叶 金银花 苏叶 冬术 艾叶 半夏 厚朴 黄芩 香附 砂仁 甘草 泽泻 猪苓 牛乳 梨汁 姜汁 童便 陈酒 苏叶

泽泻汤（《金匮要略》） 泽泻 白术

驻车丸（《备急千金要方》） 黄连 阿胶 当归 干姜

转呆丹（《辨证录》）人参　半夏　附子　伏神　生酸枣仁　神曲　当归　白芍　天花粉　柴胡　柏子仁　菖蒲

九　画

春泽汤（《医方集解》）白术　桂枝　猪苓　泽泻　茯苓　人参

枳术丸（《脾胃论》）枳实　白术

枳实导滞丸（《内外伤辨惑论》）大黄　枳实　黄芩　黄连　神曲　白术　茯苓泽泻

枳实消痞丸（《兰室秘藏》）厚朴　炙枳实　半夏　黄连　干姜　麦芽曲　白茯苓白术　人参　炙甘草

枳实薤白桂枝汤（《金匮要略》）枳实　厚朴　薤白　桂枝　瓜蒌实

荆蓬煎丸（《卫生宝鉴》）木香　青皮　茴香　枳壳　槟榔　三棱　莪术

荆防败毒散（《摄生众妙方》）荆芥　防风　羌活　独活　前胡　柴胡　桔梗　枳壳茯苓　川芎　甘草

荆防达表汤（《时氏处方》）荆芥　防风　苏叶　白芷　橘红　杏仁　赤苓　生姜葱头　炒建曲

茵陈术附汤（《医学心悟》）茵陈蒿　白术　附子　干姜　炙甘草　肉桂

茵陈五苓散（《金匮要略》）茵陈蒿　桂枝　茯苓　白术　泽泻　猪苓

茵陈蒿汤（《伤寒论》）茵陈蒿　栀子　大黄

茵栀黄注射液（《实用中成药手册》）茵陈蒿　山栀　黄芩

茜根散（《景岳全书》）茜草根　黄芩　阿胶　侧柏叶　生地黄　甘草

胃苓汤（《丹溪心法》）茯苓　苍术　厚朴　陈皮　甘草　生姜　大枣　白术　桂枝泽泻　猪苓

牵正散（《杨氏家藏方》）白附子　僵蚕　全蝎

星蒌承气汤（《临床中医内科学》）胆南星　全瓜蒌　生大黄　芒硝

济川煎（《景岳全书》）当归　牛膝　肉苁蓉　泽泻　升麻　枳壳

济生肾气丸（《济生方》）熟地黄　山药　山茱萸　牡丹皮　茯苓　泽泻　炮附子官桂　川牛膝　车前子

养心汤（《证治准绳》）黄芪　茯苓　茯神　当归　川芎　炙甘草　半夏曲　柏子仁酸枣仁　远志　五味子　人参　肉桂

神犀丹（《温热经纬》）犀角（用水牛角代）石菖蒲　黄芩　生地　金银花　金汁连翘　板蓝根　豆豉　玄参　天花粉　紫草

神术散（《医学心悟》）苍术　陈皮　厚朴　甘草　藿香　砂仁

香薷饮（《太平惠民和剂局方》） 香薷 厚朴 白扁豆

香连丸（《太平惠民和剂局方》） 木香 黄连

香砂六君子丸（《太平惠民和剂局方》） 木香 砂仁 半夏 陈皮 人参 白术 茯苓 甘草

香苏散（《太平惠民和剂局方》） 香附 紫苏叶 陈皮 甘草

香附旋覆花汤（《温病条辨》） 生香附 旋覆花 苏子霜 薏苡仁 半夏 茯苓 橘皮

复元活血汤（《医学发明》） 柴胡 天花粉 桃仁 红花 当归 穿山甲 大黄 甘草

复方丹参注射液（验方） 丹参 降香

复方丹参片（《中华人民共和国药典》） 丹参 冰片 三七

顺气导痰汤（验方） 半夏 陈皮 茯苓 甘草 生姜 胆星 枳实 木香 香附

保元汤（《博爱心鉴》） 人参 黄芪 肉桂 甘草 生姜

保和丸（《丹溪心法》） 山楂 神曲 半夏 茯苓 陈皮 连翘 莱菔子

保真汤（《十药神书》） 人参 黄芪 白术 赤茯苓 茯苓 天冬 麦冬 生地黄 熟地黄 五味子 当归 赤芍药 白芍药 地骨皮 柴胡 厚朴 陈皮 黄柏 知母 甘草 生姜 大枣

独参汤（《景岳全书》） 人参

独活寄生汤（《备急千金要方》） 独活 桑寄生 秦艽 防风 细辛 当归 芍药 川芎 干地黄 杜仲 牛膝 人参 茯苓 甘草 桂心

柏叶汤（《金匮要略》） 侧柏叶 干姜 艾叶 马通汁

宣痹汤（《温病条辨》） 防己 杏仁 连翘 滑石 薏苡仁 半夏 蚕沙 赤小豆皮 栀子

冠心苏合香丸（验方） 苏合香油 檀香 青木香 冰片 乳香

十　画

桂枝汤（《伤寒论》） 桂枝 芍药 甘草 生姜 大枣

桂枝甘草汤（《伤寒论》） 桂枝 甘草

桂枝茯苓丸（《金匮要略》） 桂枝 茯苓 芍药 丹皮 桃仁

桂枝甘草龙骨牡蛎汤（《伤寒论》） 桂枝 炙甘草 煅龙骨 煅牡蛎

桂枝芍药知母汤（《金匮要略》） 桂枝 芍药 知母 麻黄 炮附子 防风 白术 炙甘草 生姜

桂枝加厚朴杏子汤（《伤寒论》） 桂枝 芍药 炙甘草 生姜 大枣 厚朴 杏仁

桂枝加黄芪汤（《金匮要略》） 桂枝 白芍药 炙甘草 生姜 大枣 黄芪

桂附理中汤（验方）肉桂　附子　人参　白术　干姜　炙甘草

柴胡疏肝散（《景岳全书》）柴胡　陈皮　枳壳　芍药　炙甘草　香附　川芎

柴胡舒肝丸（《中华人民共和国药典》1995年版）柴胡　枳壳　厚朴　陈皮　青皮　木香　香附　乌药　槟榔　白芍　茯苓　豆蔻　姜半夏　黄芩　紫苏梗　桔梗　防风　薄荷　山楂　六神曲　当归　三棱　莪术　大黄　甘草

柴胡截疟饮（《医宗金鉴》）柴胡　黄芩　人参　甘草　半夏　常山　乌梅　槟榔　桃仁　生姜　大枣

柴胡桂枝干姜汤（《伤寒论》）柴胡　桂枝　干姜　党参　天花粉　牡蛎　炙甘草

柴枳半夏汤（《医学入门》）柴胡　半夏　黄芩　瓜蒌仁　枳壳　桔梗　杏仁　青皮　甘草

柴胡清骨散（《医宗金鉴》）秦艽　鳖甲　柴胡　地骨皮　青蒿　知母　胡黄连　薤白　甘草　童便　猪脊髓　猪胆汁

逍遥散（《太平惠民和剂局方》）柴胡　白术　白芍　当归　茯苓　生甘草　薄荷　煨姜

桔梗杏仁煎（《景岳全书》）桔梗　杏仁　甘草　金银花　贝母　枳壳　红藤　连翘　夏枯草　百合　麦冬　阿胶

桔梗汤（《济生方》）桑白皮　桔梗　贝母　当归　瓜蒌仁　黄芪　枳壳　甘草　防己　百合　薏苡仁　五味子　地骨皮　知母　杏仁　葶苈子

射干麻黄汤（《金匮要略》）射干　麻黄　细辛　紫菀　款冬花　半夏　五味子　生姜　大枣

涤痰汤（《济生方》）制半夏　陈皮　茯苓　甘草　枳实　制南星　石菖蒲　竹茹　人参　生姜

凉膈散（《太平惠民和剂局方》）连翘　大黄　甘草　芒硝　栀子　黄芩　薄荷　竹叶　蜂蜜

桑杏汤（《温病条辨》）桑叶　豆豉　杏仁　象贝母　南沙参　梨皮　山栀

桑菊饮（《温病条辨》）桑叶　菊花　薄荷　杏仁　桔梗　连翘　芦根　甘草

桑白皮汤（《景岳全书》）桑白皮　半夏　苏子　杏仁　贝母　黄芩　黄连　山栀　生姜

桑螵蛸散（《本草衍义》）桑螵蛸　龙骨　人参　菖蒲　远志　茯神　当归　龟板

调胃承气汤（《伤寒论》）大黄　芒硝　甘草

调营饮（《证治准绳》）莪术　川芎　当归　延胡索　赤芍药　瞿麦　大黄　槟榔　陈皮　大腹皮　葶苈子　赤茯苓　桑白皮　细辛　官桂　炙甘草　姜　枣　白芷

润肠丸（《沈氏尊生书》）当归　生地　麻仁　桃仁　枳壳

桃花汤（《伤寒论》） 赤石脂 干姜 粳米

桃红四物汤（《医宗金鉴》） 桃仁 红花 当归 赤芍 熟地 川芎

桃仁红花煎（《素庵医案》） 丹参 赤芍 桃仁 红花 香附 延胡索 青皮 当归 川芎 生地

桃核承气汤（《伤寒论》） 桃核 大黄 桂枝 甘草 芒硝

桃叶泄春汤（验方） 桃叶 辣蓼草 连根葱 荆芥 苏叶 苦参

通关散（《丹溪心法附余》） 猪牙皂 细辛

通脉四逆汤（《伤寒论》） 生附子 干姜 炙甘草 葱白

通幽汤（《脾胃论》） 生地黄 熟地黄 当归 桃仁泥 红花 甘草 升麻

通瘀煎（《景岳全书》） 归尾 山楂 香附 红花 乌药 青皮 木香 泽泻

通窍活血汤（《医林改错》） 赤芍药 川芎 桃仁 红花 麝香 老葱 大枣 黄酒

消渴方（《丹溪心法》） 黄连末 天花粉末 生地汁 藕汁 人乳汁 姜汁 蜂蜜

益胃汤（《温病条辨》） 沙参 麦冬 生地 玉竹 冰糖

益元散（《医方集解》） 滑石 甘草 朱砂

益肾蠲痹丸（《朱良春经验方》） 熟地黄 淫羊藿 肉苁蓉 鸡血藤 炮山甲蝎 鹿衔草 蛞蝓 老鹳草 蕲蛇 全蝎 蜈蚣 僵蚕 地龙 蜂房 全蝎 土鳖虫

脏连丸（《中药制剂手册》） 黄连 黄芩 赤芍 当归 阿胶珠 荆芥穗 炒槐花 地榆 槐角 地黄 猪大肠

真方白丸子（《瑞竹堂方》） 半夏 白附子 天南星 天麻 川乌 全蝎 木香 枳壳

真武汤（《伤寒论》） 炮附子 白术 茯苓 芍药 生姜

真人养脏汤（《太平惠民和剂局方》） 诃子 罂粟壳 肉豆蔻 白术 人参 木香 肉桂 炙甘草 当归 白芍

秦艽鳖甲散（《卫生宝鉴》） 秦艽 鳖甲 柴胡 当归 地骨皮 青蒿 知母 乌梅

健步丸（《中华人民共和国药典》） 知母 黄柏 熟地 当归 炒白芍 牛膝 制龟板 陈皮 干姜 锁阳 羊肉 制豹骨

十一画

菖蒲郁金汤（《温病条辨》） 石菖蒲 郁金 炒栀子 鲜竹沥 连翘 丹皮 灯心草 木通 淡竹叶 紫金片

麻黄汤（《伤寒论》） 麻黄 杏仁 桂枝 炙甘草

麻杏石甘汤（《伤寒论》） 麻黄 杏仁 石膏 甘草

麻子仁丸（《伤寒论》） 麻子仁 芍药 枳实 大黄 厚朴 杏仁

麻黄连翘赤小豆汤（《伤寒论》）麻黄　杏仁　生梓白皮　连翘　赤小豆　甘草　生姜　大枣

麻黄附子细辛汤（《伤寒论》）麻黄　附子　细辛

银翘散（《温病条辨》）金银花　连翘　桔梗　薄荷　牛蒡子　竹叶　荆芥穗　豆豉　甘草　鲜芦根

清肺饮（《证治汇补》）黄芩　桑白皮　山栀　麦冬　木通　泽泻　茯苓　车前子

清金化痰汤（《统旨方》）黄芩　山栀　桔梗　甘草　贝母　知母　麦冬　桑白皮　瓜蒌仁　橘红　茯苓

清燥救肺汤（《医门法律》）桑叶　石膏　杏仁　甘草　麦冬　人参　阿胶　炒胡麻仁　炙枇杷叶

清胃散（《兰室秘藏》）生地　当归　丹皮　黄连　升麻

清中汤（《医宗金鉴》）半夏　陈皮　茯苓　甘草　黄连　栀子　白豆蔻

清胆汤（验方）栀子　黄连　大黄　柴胡　白芍　延胡索　川楝子　瓜蒌　郁金　蒲公英　金钱草　枳壳　木香

清暑益气汤（《温热经纬》）西洋参　石斛　麦冬　黄连　竹叶　荷梗　知母　甘草　粳米　西瓜翠衣

清营汤（《温病条辨》）犀角（用水牛角代）　生地　玄参　竹叶心　麦冬　丹参　黄连　银花　连翘

清开灵注射液（成药）牛胆酸　猪胆酸　水牛角　珍珠母粉　黄芩苷　栀子　金银花提取物　板蓝根

清脏汤（《万病回春》）黄芩　黄连　黄柏　栀子　地黄　当归　芍药　川芎　地榆　槐角　侧柏叶　阿胶

清瘟败毒饮（《疫疹一得》）生石膏　生地　玄参　犀角（用水牛角代）　黄连　黄芩　栀子　桔梗　赤芍　知母　连翘　甘草　丹皮　鲜竹叶

清瘴汤（验方）青蒿　柴胡　茯苓　知母　陈皮　半夏　黄芩　黄连　枳实　常山　竹茹　滑石　甘草　朱砂

清骨散（《证治准绳》）银柴胡　胡黄连　秦艽　鳖甲　地骨皮　青蒿　知母　甘草

理中汤（《伤寒论》）人参　白术　干姜　甘草

理苓汤（《张氏医通》）人参　干姜　白术　炙甘草　桂枝　茯苓　猪苓　泽泻

黄土汤（《金匮要略》）灶心黄土　甘草　干地黄　白术　炮附子　阿胶　黄芩

黄连阿胶汤（《伤寒论》）黄连　黄芩　白芍　阿胶　鸡子黄

黄连上清丸（《全国中成药处方集》）黄连　黄芩　黄柏　栀子　大黄　连翘　薄荷　石膏　菊花　桔梗　白芷　荆芥　甘草　川芎　防风　蔓荆子　旋覆花

黄连解毒汤（《外台秘要》）　黄连　黄芩　黄柏　山栀

黄连清心饮（《沈氏尊生书》）　黄连　生地黄　当归　甘草　酸枣仁　茯神　远志　人参　莲子肉

黄连温胆汤（《备急千金要方》）　黄连　半夏　陈皮　茯苓　甘草　竹茹　枳实　大枣　生姜

黄连香薷饮（《类证活人书》）　黄连　香薷　厚朴

黄芪汤（《金匮翼》）　黄芪　陈皮　火麻仁　白蜜

黄芪六一汤（《太平惠民和剂局方》）　黄芪　甘草

黄芪建中汤（《金匮要略》）　黄芪　白芍　桂枝　炙甘草　生姜　大枣　饴糖

黄芪桂枝五物汤（《金匮要略》）　黄芪　桂枝　白芍　生姜　大枣

控涎丹（《三因极一病证方论》）　甘遂　大戟　白芥子

旋覆代赭汤（《伤寒论》）　旋覆花　半夏　人参　代赭石　炙甘草　生姜　大枣

羚羊钩藤汤（《通俗伤寒论》）　羚羊角　桑叶　川贝　鲜生地　钩藤　菊花　白芍药　生甘草　鲜竹茹　茯神

羚羊角汤（《医醇滕义》）　羚羊角　龟板　生地　丹皮　白芍　柴胡　薄荷　蝉蜕　菊花　夏枯草　生石决明　大枣

鹿角胶丸（《医学正传》）　鹿角胶　鹿角霜　熟地黄　川牛膝　白茯苓　菟丝子　人参　当归　白术　杜仲　虎胫骨　龟板

猪苓汤（《伤寒论》）　猪苓　茯苓　泽泻　阿胶　滑石

十二画

葛根汤（《伤寒论》）　葛根　麻黄　桂枝　芍药　生姜　甘草　大枣

葛根芩连汤（《伤寒论》）　葛根　黄芩　黄连　炙甘草

葱白七味饮（《外台秘要》）　葱白　葛根　麦冬　干地黄　豆豉　生姜　劳水（甘澜水）

葱豉汤（《肘后方》）　葱白　豆豉

葱豉桔梗汤（《通俗伤寒论》）　葱白　豆豉　薄荷　连翘　栀子　竹叶　桔梗　甘草

葶苈大枣泻肺汤（《金匮要略》）　葶苈子　大枣

程氏萆薢分清饮（《医学心悟》）　萆薢　车前子　茯苓　莲子心　菖蒲　黄柏　丹参　白术

越婢汤（《金匮要略》）　麻黄　石膏　甘草　大枣　生姜

越婢加半夏汤（《金匮要略》）　麻黄　石膏　生姜　大枣　甘草　半夏

越婢加术汤（《金匮要略》）　麻黄　石膏　甘草　大枣　白术　生姜

越鞠丸（《丹溪心法》）川芎　苍术　香附　神曲　栀子

温胆汤（《三因极一病证方论》）半夏　橘皮　茯苓　甘草　枳实　竹茹　生姜　大枣

温脾汤（《备急千金要方》）附子　人参　大黄　甘草　干姜

痛泻要方（《景岳全书》）白术　白芍　防风　炒陈皮

紫金丹（《普济本事方》）信砒　豆豉

紫雪丹（《外台秘要》）寒水石　石膏　滑石　磁石　朱砂　玄参　羚羊角　犀角（用水牛角代）丁香　麝香　升麻　沉香　青木香　甘草　朴硝　黄金　硝石

黑锡丹（《太平惠民和剂局方》）黑锡　硫黄　川楝子　胡芦巴　木香　炮附子　肉豆蔻　阳起石　沉香　茴香　肉桂　补骨脂

犀黄丸（《外科全生集》）牛黄　麝香　没药　乳香　黄米饭

犀角地黄汤（《备急千金要方》）犀角（用水牛角代）生地黄　赤芍　丹皮

犀角散（《备急千金要方》）犀角（用水牛角代）黄连　升麻　山栀　茵陈

疏凿饮子（《济生方》）商陆　茯苓皮　椒目　木通　泽泻　赤小豆　大腹皮　槟榔　羌活　秦艽　生姜皮

滋水清肝饮（《医宗己任编》）熟地黄　山茱萸　山药　茯苓　丹皮　泽泻　当归　白芍　柴胡　栀子　酸枣仁

滋肾通关丸（《兰室秘藏》）知母　黄柏　肉桂

琥珀养心丹（《证治准绳》）琥珀　龙齿　石菖蒲　远志　茯神　酸枣仁　人参　当归　生地　朱砂　黄连　柏子仁　牛黄

十三画

暖肝煎（《景岳全书》）肉桂　小茴香　茯苓　乌药　枸杞子　当归　沉香　生姜

解语丹（《医学心悟》）白附子　石菖蒲　远志　天麻　全蝎　羌活　南星　木香　甘草

新加香薷饮（《温病条辨》）香薷　厚朴　鲜扁豆花　金银花　连翘

十四画

酸枣仁汤（《金匮要略》）酸枣仁　知母　川芎　茯苓　甘草

膏淋汤（《医学衷中参西录》）山药　芡实　龙骨　牡蛎　生地黄　党参　白芍

膈下逐瘀汤（《医林改错》）五灵脂　当归　川芎　桃仁　丹皮　赤芍　延胡索　乌药　甘草　香附　红花　枳壳

槐角丸（《丹溪心法》）槐角　地榆　黄芩　当归　炒枳壳　防风

磁朱丸（《备急千金要方》） 磁石　朱砂　神曲

缩泉丸（《集验方》） 乌药　山药　益智仁

截疟七宝丹（《杨氏家藏方》） 常山　草果　厚朴　槟榔　青皮　陈皮　炙甘草

十五画

增液汤（《温病条辨》） 玄参　麦冬　生地

增液承气汤（《温病条辨》） 玄参　麦冬　生地　大黄　玄明粉

镇肝熄风汤（《医学衷中参西录》） 怀牛膝　生赭石　生龙骨　生牡蛎　生龟板　生杭芍　玄参　天冬　川楝子　生麦芽　茵陈蒿　甘草

十六画

橘皮竹茹汤（《金匮要略》） 橘皮　竹茹　大枣　生姜　甘草　人参

薏苡仁汤（《类证治裁》） 薏苡仁　苍术　羌活　独活　麻黄　桂枝　防风　制川乌　当归　川芎　甘草　生姜

醒脑静注射液（成药）麝香　冰片　栀子　郁金等

赞育丹（《景岳全书》） 熟地黄　当归　杜仲　巴戟天　肉苁蓉　淫羊藿　蛇床子　肉桂　白术　枸杞子　仙茅　韭菜子　山茱萸　制附子（或加人参、鹿茸）

十七画以上

黛蛤散（《中药成方配本》） 青黛　海蛤壳

藿香正气散（《太平惠民和剂局方》） 藿香　厚朴　苏叶　陈皮　大腹皮　白芷　茯苓　白术　半夏曲　桔梗　甘草　生姜　大枣

藿朴夏苓汤（《湿温时疫治疗法》） 杜藿香　真川朴　姜半夏　光杏仁　白蔻仁　生薏苡仁　带皮苓　猪苓　建泽泻　丝通草

鳖甲煎丸（《金匮要略》） 鳖甲　乌扇　黄芩　柴胡　鼠妇　干姜　大黄　芍药　桂枝　葶苈子　石韦　厚朴　丹皮　瞿麦　紫葳　半夏　人参　䗪虫　阿胶　蜂房　赤硝　蜣螂　桃仁

癫狂梦醒汤（《医林改错》） 桃仁　柴胡　香附　木香　赤芍　半夏　大腹皮　青皮　陈皮　桑白皮　苏子　甘草

蠲痹汤（《杨氏家藏方》） 酒当归　羌活　姜黄　炙黄芪　白芍　防风　生姜　甘草

主要参考书目

1. 黄帝内经素问. 北京：人民卫生出版社，1963.

2. 任应秋. 伤寒论语译. 北京：科学卫生出版社，1958.

3. 张机. 金匮要略方论. 北京：人民卫生出版社，1956.

4. 巢元方. 诸病源候论. 北京：人民卫生出版社，1955.

5. 太平惠民和剂局方. 北京：人民卫生出版社，1985.

6. 钱乙. 小儿药证直诀. 太原：山西科学教育出版社，1986.

7. 评叔微. 类证普济本事方. 上海：上海三联书店，1990.

8. 严用和. 济生方. 北京：人民卫生出版社，1956.

9. 刘完素. 伤寒标本心法类萃. 北京：人民卫生出版社，1982.

10. 李杲. 脾胃论. 西安：三秦出版社，2000.

11. 王永炎. 中医内科学. 北京：人民卫生出版社，1999.

12. 王永炎. 今日中医内科上卷. 北京：人民卫生出版社，2001.

13. 蔡淦. 中医内科学. 上海：上海科技大学出版社，1997.

14. 张伯臾. 中医内科学. 上海：上海科技出版社，1985.

15. 张发荣. 中医内科学. 北京：中国中医药出版社，1995.

16. 白淑仪. 中医内科学. 南京：江苏科技出版社，1989.

17. 周仲瑛. 中医内科学. 长沙：湖南科学技术出版社，2002.

18. 周仲瑛. 中医内科学. 北京：中国中医药出版社，2003.

19. 周仲瑛. 中医内科学. 北京：中国中医药出版社，2007.

20. 周仲瑛. 中医内科学. 北京：人民卫生出版社，1988.

21. 周仲瑛. 中医内科学. 北京：人民卫生出版社，2010.

22. 王永炎. 中医内科学. 2版. 北京：人民卫生出版社，2011.

23. 张发荣. 中医内科学. 2版. 北京：中国中医药出版社，2002.

24. 肖振辉. 中医内科学. 北京：人民卫生出版社，2005.

25. 田德禄. 中医内科学. 北京：人民卫生出版社，2002.

26. 周仲瑛. 中医内科学. 北京：中国中医药出版社，2004.

27. 余甘霖. 中医内科学. 北京：中国中医药出版社，2006.

28. 王永炎. 今日中医内科中卷. 北京：人民卫生出版社，2001.

29. 王永炎. 今日中医内科下卷. 北京：人民卫生出版社，2001.

30. 王永炎 . 今日中医内科上卷 . 2 版 . 北京：人民卫生出版社，2011.

31. 李乾构 . 今日中医内科下卷 . 北京：人民卫生出版社，2011.

32. 单兆伟 . 中医内科临床思路与方法 . 北京：人民卫生出版社，2006.

33. 王永炎 . 实用中医内科学 . 2 版 . 上海：上海科学技术出版社，2009.

34. 任继学 . 中医急症学 . 上海：上海科学技术出版社，1997.

35. 薛博瑜 . 易学助考口袋丛书：中医内科学 . 北京：中国中医药出版社，2004.

36. 周仲瑛 . 中医内科学 . 2 版 . 北京：中国中医药出版社，2007.

37. 周英信 . 中医内科学 . 贵阳：贵州科技出版社，2012.

38. 周英信 . 中医内科学助学助考 . 贵阳：贵州科技出版社，2012.

39. 田德禄 . 中医内科学 . 2 版 . 上海：上海科学技术出版社，2013.

40. 高颖 . 中医内科 . 北京：人民卫生出版社，2015.

41. 韦绪性 . 中医内科学 . 北京：中国中医药出版社，2010.

42. 陈建章 . 中医内科学 . 3 版 . 北京：人民卫生出版社，2016.

43. 薛博瑜 . 中医内科学 . 3 版 . 北京：人民卫生出版社，2016.

44. 国家卫生和计划生育委员会医师资格考试委员会 . 2017 医师资格考试大纲中医（具有规定学历）执业医师（医学综合笔试部分）. 北京：中国中医药出版社，2016.

45. 国家卫生和计划生育委员会医师资格考试委员会 . 2017 医师资格考试大纲中医（具有规定学历）执业助理医师（医学综合笔试部分）. 北京：中国中医药出版社，2016.